DICTIONNAIRE

DE MÉDECINE.

DE L'IMPRIMERIE DE T.-F. RIGNOUX,
Imprimeur de l'Académie royale de Médecine,
rue des Francs-Bourgeois-Saint-Michel, n° 8.

DICTIONNAIRE

DE MÉDECINE,

PAR MM. ADELON, ANDRAL, BÉCLARD, BIETT, BRESCHET, CHOMEL, H. CLOQUET, J. CLOQUET, COUTANCEAU, DESORMEAUX, FERRUS, GEORGET, GUERSENT, LAGNEAU, LANDRÉ-BEAUVAIS, MARC, MARJOLIN, MURAT, OLLIVIER, ORFILA, PELLETIER, RAIGE-DELORME, RAYER, RICHARD, ROCHOUX, ROSTAN, ROUX ET RULLIER.

TOME QUATORZIÈME.

MAXI-MYRT.

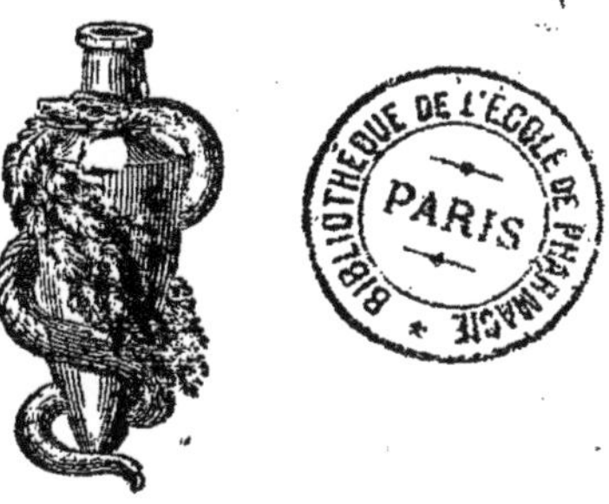

A PARIS,

CHEZ BÉCHET JEUNE,

LIBRAIRE DE L'ACADÉMIE ROYALE DE MÉDECINE,
place de l'École de Médecine, n° 4.

FÉVRIER 1826.

DICTIONNAIRE
DE MÉDECINE.

MAS.

MASQUE, s. m., *larva*. Ce mot a deux acceptions en médecine. Quelques personnes donnent le nom de *masque* à cette teinte particulière que l'on observe assez souvent sur le visage des femmes pendant la gestation, teinte que quelques-unes conservent plus ou moins long-temps après l'accouchement, et quelquefois même durant toute la vie.

En chirurgie on se sert du mot *masque* pour désigner une espèce de bandage qu'on emploie dans les brûlures, les érysipèles, le phlegmon du visage, pour fixer les topiques qu'on met en usage dans ces différentes maladies. Pour faire ce bandage, on prend un morceau de linge de la largeur du visage dans lequel on pratique deux ouvertures pour les yeux; une troisième au niveau et de la grandeur de la bouche; enfin deux autres qui doivent correspondre aux narines. On coud une bandelette aux quatre angles de cette pièce de linge qu'auparavant on a le soin d'arrondir. On conduit les deux bandelettes supérieures à la nuque où on les croise pour les ramener sur le front; les deux bandelettes inférieures sont dirigées également vers la nuque où on doit les fixer au moyen d'une épingle. (MURAT.)

MASSAGE, s. m. Dans certains pays, et surtout dans l'Orient, chez les mahométans, en Turquie, en Perse, en Arabie, en Égypte, dans toutes les régions du nord de l'Afrique, et même chez quelques peuples du nord de l'Europe, on pratique le massage. Cette pratique consiste à exercer sur les membres d'un individu qui sort du bain ou d'une étuve, une pression douce et graduée. Il existe plusieurs manières de masser. La plus simple est de presser les membres à l'aide des mains. Au rapport des voyageurs, on étend quelquefois sur des tapis la personne qui sort du bain; celle qui exerce le massage presse d'abord de ses mains toutes les régions du corps, ensuite elle se met à genoux sur son dos, la pétrit, la foule de la tête aux pieds, lui tire les épaules et la tête en arrière, fait ainsi *craquer* les articulations vertébrales, puis allonge les membres plus ou moins fortement et produit les mêmes bruits dans leurs articulations. Dans certains cas on exerce de simples attouchemens; d'autres fois on fait des frictions plus ou moins fortes sur toute l'étendue du corps, soit avec la main nue, soit avec la main garnie de diverses étoffes. Par ce moyen on détache de la peau des espèces d'écailles qui y adhèrent, on enlève jusqu'aux derniers petits corps qui le salissent. On fait encore de légères percussions sur le torse et sur les membres; on fait ensuite exécuter de grands mouvemens aux extrémités supérieures et inférieures. Le massage donne à la peau tout l'éclat et tout le poli dont elle est susceptible. Le premier effet du massement est une sensation de volupté, difficile à décrire. Les personnes qui l'ont éprouvé disent qu'on ne peut se faire une idée du plaisir que l'on ressent. On croit renaître. Les impressions sont tellement vives qu'on se figure les sentir pour la première fois; il semble que l'on recommence à vivre. La lassitude qu'on éprouvait fait place à un bien-être incroyable. Il n'est pas étonnant que ces pratiques exercent une puissante influence sur les organes de l'innervation, sur le cerveau et ses dépendances. Une douce gaité s'empare de l'âme; l'homme respire l'espérance et le bonheur. Mais je ne doute pas que ces émotions voluptueuses n'aient souvent un retour fâcheux. L'abattement, la tristesse, la mélancolie, le découragement, ne doivent pas tarder à succéder à cette douce mais passagère excitation. Peut-être même cet ébranlement général est-il capable de faire naître la plupart des maladies nerveuses, souvent occasionées, comme on le sait, par des causes analogues. Cependant les femmes se livrent au massage avec une espèce de fureur; elles y consument une partie de la journée.

Le massage augmente l'activité de la peau, appelle vers ce tissu une grande quantité de fluide, par l'espèce d'irritation qu'il détermine. Cette membrane devient souple et perméable. La circulation générale et la circulation capillaire sont accélérées, et par suite la respiration. L'appétit et la digestion, dont les résultats sont de réparer les pertes occasionées par ces pratiques, sont augmentés d'énergie; il en est de même de l'absorption interstitielle et en général de toutes les fonctions organiques, puisque, s'il est permis de s'exprimer ainsi, elles se tiennent toutes par la main, elles sont sous une mutuelle dépendance. Les muscles sont plus agiles, les articulations lubrifiées par une synovie nouvelle, plus mobiles, etc. Mais, il faut l'avouer, ce ne sont pas ces avantages hygiéniques qu'on recherche dans le massage, mais bien les sensations voluptueuses qu'il procure. Indépendamment des inconvéniens que nous venons de signaler tout à l'heure, et qui font payer chèrement un moment de plaisir, le massage produit encore la mollesse et la laxité des chairs, la faiblesse, l'*énervement* général, qui résultent de l'impression de volupté qu'on éprouve, et des pertes considérables que la perspiration occasione, il faut y joindre l'aptitude à être frappé par toutes les causes extérieures, ce qui compromet incessamment l'existence.

Comme moyens thérapeutiques, certaines méthodes de massage pourraient convenir dans quelques maladies chroniques de la peau; dans les rhumatismes anciens et peut-être dans quelques ankyloses. Ce moyen est inusité parmi nous. (ROSTAN.)

MASSÉTER, s. m., *masseter*. Le muscle masséter, situé à la partie postérieure de la joue, s'étend depuis l'arcade zygomatique, jusqu'à la partie postérieure du bord inférieur de l'os maxillaire inférieur et à son angle. Il a la forme d'un carré long; la peau, le peaucier, la glande parotide et son conduit excréteur, le nerf facial, l'artère transversale de la face, le grand zygomatique, et quelques-unes des fibres les plus excentriques de l'orbiculaire des paupières, le recouvrent; il est appliqué sur la face externe de la branche montante de l'os maxillaire inférieur, sur le tendon du muscle temporal et le muscle buccinateur, dont il est séparé par du tissu adipeux.

Ce muscle est formé de deux couches musculaires très-distinctes l'une de l'autre par la direction différente de leurs fibres. L'une, qui est externe, est plus longue et plus épaisse que l'interne qu'elle couvre en partie ; ses fibres sont obliques de bas en haut, et d'arrière en avant; elles s'attachent au bord inférieur des deux tiers antérieurs de l'arcade zygomatique, et à une portion de l'os de la pommette, par une aponévrose très-forte, qui se divise en plusieurs languettes dans l'épaisseur du muscle. Elles s'implantent en bas par de courtes fibres tendineuses à l'angle de l'os maxillaire et à la face externe de la branche de cet os. Les fibres musculaires de la couche interne naissent par de petites fibres aponévrotiques implantées à la partie postérieure du bord inférieur de l'arcade zygomatique et à sa face interne, et se portent en bas et en avant, croisant ainsi la direction des fibres musculaires de la couche externe : les unes confondent leurs insertions avec les précédentes, les autres se fixent à la face externe de l'apophyse coronoïde, par des fibres aponévrotiques assez marquées.

Le masséter élève la machoire inférieure, et rapproche ainsi les dents inférieures des supérieures.

MASSÉTÉRIN, INE, adj., *masseterinus* ou *massetericus*, qui appartient au masséter. On désigne sous ce nom une artère fournie par la MAXILLAIRE INTERNE, et un filet qui naît du nerf de ce nom. (MARJOLIN.)

MASTICATION, s. f., *masticatio*; action de mâcher. On désigne ainsi cette partie préparatoire de la fonction de la digestion qui consiste à broyer les alimens avec les dents, à les imprégner des fluides que contient la bouche. *Voyez* DIGESTION.

MASTICATOIRE, adj. et s. m., *masticatorium*; substance molle ou solide qu'on mâche pour exciter ou fortifier les organes qui sont contenus dans la bouche, et en particulier pour solliciter la sécrétion des glandes salivaires. C'est sous la forme de masticatoires qu'on emploie souvent les sialogogues, mais tous les moyens locaux qui provoquent la salivation, tels que la vapeur de tabac, ne sont pas de véritables masticatoires.

Beaucoup de substances sont en usage comme masticatoires dans tous les pays connus. Parmi celles qui sont simples on trouve les racines d'arum, de pyrèthre, d'iris, de gingembre, de rhubarbe; les tiges d'angélique, d'impératoire, etc.; les feuilles sèches et marronées de tabac, connues sous le nom de *chique*, les feuilles et les graines de plusieurs espèces de poivre, les feuilles du cochléaria, les fleurs de spilanthus, les poudres de quinquina, de rhubarbe, de charbon pulvérisé, enfin la chaux, et la résine connue sous le nom de *mastic*.

On prépare des masticatoires composés en mélangeant plusieurs de ces substances pulvérisées entre elles, et les renfermant dans une espèce de nouet ou en les amalgamant sous forme de bols ou de pilules avec de la térébenthine liquéfiée ou de la cire; on ajoute quelquefois à ces pilules quelques gouttes d'huile essentielle, de canelle, de gérofle, etc.

Les diverses espèces de masticatoires dont se servent habituellement les peuples des régions équinoxiales appartiennent aussi pour la plupart aux masticatoires composés. On emploie aux Indes orientales, sous le nom de *betel,* une espèce de masticatoire préparé avec les feuilles du piper betel, L. celle du tabac, la noix de l'*areca cathecu,* et la chaux vive qui y entre dans la proportion d'un quart. Dans l'île de l'Amirauté, suivant M. Labillardière, les sauvages mâchent seulement les feuilles du *piper siriboa* et de la chaux vive. En Amérique les Péruviens de plusieurs provinces, d'après les observations de MM. de Humboldt et Bompland, se servent aussi comme masticatoire de chaux vive et des feuilles de l'*erythroxylum peruvianum.* Enfin le mastic en Orient et le tabac en Occident et dans le Nord, sont d'un usage presque général comme masticatoires.

Les masticatoires, considérés comme moyens hygiéniques ou thérapeutiques, sont ou des toniques, ou des excitans âcres, ou aromatiques. On conçoit cependant qu'il serait tout aussi utile d'employer des mucilagineux et des émolliens sous cette forme; les pâtes gommeuses, les figues cuites dans du lait deviendraient dans ce cas des masticatoires émolliens; mais les masticatoires excitans ont prévalu. Les effets de ceux-ci se manifestent dès lors sur les parties internes de la bouche; ils augmentent l'action sécrétoire des cryptes muqueux et des organes salivaires. Le betel des Indes détruit même les dents : ceux qui en font constamment usage dès leur jeunesse perdent presque toutes leurs dents avant vingt-cinq ans. L'action des masticatoires ne se borne pas seulement aux organes de la bouche, la salive dissout les parties solubles et les entraîne dans l'estomac, qu'elles excitent souvent très-vivement. Cette excitation s'accompagne d'un flux salivaire abondant. Le masticatoire humecte et rafraîchit la bouche, calme la soif loin de l'augmenter, et appelle constamment les liquides dans l'intérieur, tandis que, d'un autre côté, il s'oppose à la transpiration trop abondante et à la faiblesse qui en est souvent la suite. C'est à ces effets réunis que sont dus les avantages hygiéniques des masticatoires sous la zone torride. Le docteur Peron était convaincu qu'il n'avait conservé sa santé pendant son long et fâcheux voyage que par l'usage habituel du betel, tandis que tous ses compagnons qui n'avaient pas voulu adopter le même moyen périssaient presque tous de la dysenterie. Dans les contrées septentrionales où la transpiration est en général peu abondante, et où les liquides tendent plutôt à se porter vers les organes intérieurs que vers la peau, les masticatoires sont cependant encore quelquefois utiles comme topiques à cause de l'excitation locale qu'ils produisent. C'est principalement aux hommes gras, d'un tempérament lymphatique et sujets aux fluxions, qu'on doit les conseiller comme moyen hygiénique; et la chique chez les gens de mer contribue certainement à prévenir les fluxions et les inflammations chroniques de la bouche auxquelles ils sont très-exposés par la nature de leurs travaux, lors même qu'ils ne sont pas atteints de scorbut. Peut-être devrait-on étendre l'usage des masticatoires et les conseiller dans toutes les réunions d'individus, dans les ateliers de travail, et dans les hôpitaux des orphelins. Je pense que ce serait un moyen de s'opposer chez eux à cette inflammation chronique et fongueuse des gencives qui altère et noircit toutes leurs dents.

L'emploi thérapeutique des masticatoires est fondé sur leur action locale ou topique, ou sur leurs effets comme moyen dérivatif. Comme topiques, ils sont en usage dans les affections inflammatoires chroniques et non douloureuses des gencives et de la face interne des joues, dans l'engorgement chronique des amygdales et des glandes salivaires, dans le prolapsus de la luette, et dans les cas de fétidité de l'haleine; enfin on les emploie aussi quelquefois pour combattre les douleurs dentaires avec ou sans carie des dents. Avec les masticatoires, le médecin cherche à produire une dérivation vers les organes de la bouche pour diminuer certaines affections morbides qui ont leur siége dans la tête. C'est particulièrement dans les fluxions non inflammatoires, les rhumatismes péricraniens, quelques coryza chroniques et dans les engorgemens chroniques non tuberculeux des ganglions du cou que les masticatoires agissent comme dérivatifs; et leur effet est d'autant plus recommandable, alors que l'excrétion des sucs muqueux et salivaires est plus abondante. Quelques paralysies de la langue et des lèvres ont paru diminuer aussi sous l'influence des masticatoires âcres et irritans. Il est presque inutile d'ajouter que les masticatoires même les moins excitans deviendraient nuisibles et dangereux dans toutes les inflammations chroniques de la bouche et du pharynx accompagnées de quelque douleur. Il faut donc prudemment s'abstenir de les mettre en usage pour peu que la membrane muqueuse qui tapisse la bouche et le pharynx offre le plus petit point douloureux, parce qu'alors ils augmenteraient beaucoup l'inflammation. Les masticatoires émolliens sont les seuls qui peuvent convenir dans ce cas. (GUERSENT.)

MASTITE, s. f., *mastitis*; inflammation des mamelles. La phlegmasie de ces organes peut se manifester à différentes époques de la vie et être déterminée par des causes assez variées. On a vu survenir à la puberté chez les jeunes filles et même quelquefois chez les garçons des inflammations phlegmoneuses aux mamelles qui ont nécessité un traitement antiphlogistique. Les vices arthritique, rhumatismal et dartreux se fixent parfois sur les seins et y causent des inflammations plus ou moins violentes. Des coups, des chutes peuvent donner lieu à l'engorgement inflammatoire du sein. Lorsqu'on est appelé immédiatement après une violence quelconque exercée sur la mamelle, il faut calmer l'inflammation locale par l'application de quelques sangsues autour du sein, et recouvrir la partie malade avec un cataplasme de farine de graine de lin arrosé avec du laudanum ; on prescrit en même temps un régime tempérant. Il faut s'abstenir de faire des recherches journalières sur le sein affecté : les recherches faites pour s'assurer des progrès de l'engorgement sont le plus ordinairement inutiles, et peuvent devenir nuisibles. En effet, elles augmentent souvent l'inflammation et aggravent la maladie. Si la contusion est assez forte pour déterminer l'inflammation et la suppuration de la mamelle, on doit s'abstenir de l'emploi des résolutifs et des narcotiques et insister sur les topiques émolliens.

L'inflammation des mamelles se manifeste le plus souvent chez les femmes en couche ou récemment accouchées, quelquefois durant l'allaitement et à l'époque du sévrage. Lorsque, par une circonstance quelconque, l'excrétion du lait se fait avec difficulté, il se forme dans les mamelles un engorgement connu sous le nom de *poil;* dénomination vicieuse que l'on cherche avec raison à bannir aujourd'hui du langage médical. Cette espèce d'engorgement affecte spécialement les femmes qui ne veulent pas nourrir, ou celles qui, ayant beaucoup de lait, allaitent un enfant faible, enfin les femmes qui sèvrent inopinément leur nourrisson. Cette maladie se manifeste ordinairement le quatrième ou le cinquième jour après l'accouchement, quelquefois plus tard. Le plus souvent l'engorgement n'affecte qu'un sein ; dans quelques circonstances les deux sont malades en même temps ; l'engorgement peut passer d'une mamelle à l'autre. Je vais examiner successivement les causes, les symptômes, le siége, les terminaisons, le diagnostic, le pronostic et le traitement de cette maladie.

Causes de l'engorgement des mamelles. — On peut trouver ces causes dans la promptitude avec laquelle le lait se porte aux seins, dans son abondance trop grande, sa congestion dans les vaisseaux lactifères, les glandes mammaires, leurs conduits excréteurs, et dans la résorption de la partie la plus séreuse du lait. Cet engorgement peut provenir aussi du défaut de rapport qui existe quelquefois entre l'abondance du lait et les forces digestives de l'enfant, ou bien encore parce qu'on donne à téter inconsidérément à un enfant qui vient d'être rassasié par d'autres alimens. Les passions violentes, telles que la colère, la terreur, une grande et subite joie, etc., etc.; la très-grande chaleur, l'impression brusque de l'air froid dans les premiers jours qui suivent l'accouchement, ou lorsque le sein découvert d'une nourrice est frappé par le froid; les applications acides et astringentes; la compression des mamelles, leur structure cellulo-adipeuse, leur sensibilité propre, doivent être considérées comme autant de causes de la maladie qui m'occupe. Les dépôts du sein sont déterminés dans quelques cas par les douleurs vives qu'éprouvent les femmes lorsque l'enfant prend le mamelon; et on en a vu qui ne pouvaient pas nourrir à cause de l'irritabilité extrême des organes mammaires. Les personnes chez lesquelles les seins sont mal conformés, peu développés ou aplatis par des vêtemens trop serrés, affectés d'un engorgement antérieur, couverts de cicatrices anciennes et profondes, sont plus disposées à cette maladie que les autres. Les femmes qui n'ont presque pas de mamelon ou qui l'ont trop gros ou trop enfoncé et qui ont négligé de former ce tubercule avant d'accoucher, sont très-sujettes à cette espèce d'engorgement.

Symptômes de l'engorgement des mamelles. — Lorsque l'une des causes que je viens d'énumérer a exercé son influence et a agi directement ou indirectement sur les mamelles, il se manifeste une série de symptômes qui varient suivant que l'engorgement est simple ou se complique d'inflammation. Dans le premier cas, qui doit être considéré comme une congestion laiteuse, la maladie s'annonce par un frisson dans le dos; la chaleur s'établit ensuite; mais la fièvre ne se prolonge pas ordinairement au-delà de vingt-quatre heures, à moins que l'inflammation ne succède à l'engorgement. Les mamelles, auparavant molles, souples et lisses, deviennent dures, inégales, mais sans changement de couleur notable à la peau. On sent parfois que le sein affecté est parsemé de cordes noueuses plus ou moins résistantes. La femme éprouve un état voisin de la douleur, un sentiment de tension incommode qui intéresse toute la mamelle, il s'étend même quelquefois jusqu'à l'aisselle; ce qui produit une certaine gêne dans les mouvemens des membres thoraciques. L'excrétion de l'organe lésé est diminuée, dérangée ou suspendue.

Dans le second cas, c'est-à-dire lorsque l'engorgement se complique d'inflammation, les mamelles augmentent peu à peu de volume, deviennent dures, très-douloureuses, acquièrent de la chaleur, une tension quelquefois extrême, et prennent une couleur rouge; leur forme varie suivant le siége de l'engorgement inflammatoire; la douleur est pongitive; la femme sent des élancemens; il se manifeste de la fièvre dont l'intensité est proportionnée à l'engorgement. Le visage est coloré; la femme éprouve une céphalalgie vive; les urines sont rares, peu abondantes et déposent un sédiment blanchâtre; les matières fécales exhalent une odeur aigre. La mamelle affectée prend quelquefois un volume très-considérable; la tension et la douleur se propagent aux aisselles, à la partie supérieure de la poitrine et même au devant du cou. L'excrétion laiteuse est souvent supprimée ou presque nulle; quelquefois le mamelon est affaissé et semble exister à peine. La douleur est si vive chez quelques femmes qu'elles éprouvent parfois des symptômes cérébraux.

Siége de l'engorgement des mamelles. — Cette maladie, au rapport d'Antoine Petit, peut avoir son siége dans le tissu cellulaire graisseux qui environne les glandes mammaires, ce qui est rare; dans ces glandes elles-mêmes, et cela est plus ordinaire; enfin l'engorgement peut affecter l'un et l'autre en même temps. Ce dernier mode d'engorgement est le plus fréquent de tous.

L'engorgement inflammatoire qui a son siége dans le tissu adipeux se reconnaît aux caractères suivans : la tumeur formée par la mamelle affectée acquiert rapidement le volume qu'elle doit avoir; elle est rouge, douloureuse et uniformément distendue; elle se résout promptement lorsqu'on peut arrêter les progrès de l'inflammation, ou parvient à la suppuration, dans le cas contraire, avec assez de célérité. Il se forme quelquefois differens foyers; mais le plus souvent, les cloisons qui les séparent se détruisent. Ces dépôts occasionent de très-vives douleurs pulsatives avant que la fluctuation soit sensible. Le pus est blanc, abondant et a de la consistance; l'ulcère qui succède à l'ouverture spontanée ou provoquée par l'art, se guérit assez promptement.

Lorsque les glandes mammaires sont affectées isolément, la tumeur se développe lentement; le sein est en général inégal, raboteux et comme bosselé de distance en distance; les différentes portions de la glande engorgée forment des nœuds distincts et séparés par des intervalles sensibles. La peau de la mamelle n'est ni tendue, ni douloureuse au commencement de la maladie, rarement dans l'augmentation, mais seulement sur la fin lorsque l'engorgement prend la voie de la suppuration; les douleurs sont plus violentes, et la résolution est plus difficile à obtenir que lorsque le tissu cellulaire est affecté. La suppuration se fait très-lentement et ne se prépare pas en même temps dans toute l'étendue du sein; elle commence dans un endroit et s'annonce ensuite dans un autre; de sorte que pendant qu'un foyer purulent se vide, un autre point de la mamelle devient douloureux, s'enflamme et abcède. Cette alternative se répète jusqu'à ce que toutes les portions de la glande qui ont été engorgées, et dans lesquelles la résolution n'a pu se faire, aient suppuré. Lorsque cet engorgement prend la voie de la suppuration, on reconnaît cette terminaison par une fluctuation moins facile à distinguer que celle qui a lieu dans le tissu cellulaire, parce que le foyer a plus de profondeur et moins d'étendue. Sur la fin, les tégumens et le tissu cellulaire s'affectent, mais leur état inflammatoire est borné au foyer. Si la maladie est abandonnée à elle-même, les tégumens amincis s'ouvrent spontanément et laissent couler du pus qui a de l'odeur, une teinte grise et une consistance inégale; il reste quelquefois un petit ulcère fistuleux ou quelque dureté.

Quand l'engorgement a son siége dans le tissu cellulaire et dans la glande en même temps, la mamelle est volumineuse, très-douloureuse et présente des inégalités à la vue et au toucher. L'affection inflammatoire de cette tumeur s'annonce par les symptômes suivans : la femme sent des élancemens dans la mamelle; elle éprouve la sensation d'un feu dévorant dans le point lésé; bientôt il se manifeste une fièvre plus ou moins vive;

le pouls est plein, fréquent; il y a de la gêne dans la respiration, des douleurs de tête, quelquefois du délire. Il est plus difficile d'obtenir la résolution de cette espèce d'engorgement que des espèces précédentes. La suppuration est la terminaison la plus ordinaire. Il se forme différens foyers; mais, comme il y a plusieurs portions de la glande engorgée comprises dans chacun de ses foyers, on observe que la mamelle se dégorge plus promptement que dans le second cas, mais plus lentement que dans le premier.

Terminaison de l'engorgement des mamelles. — Lorsque l'engorgement est simple et peu intense, il peut se terminer par résolution; mais la suppuration est la terminaison la plus ordinaire du vrai phlegmon des mamelles. Cette maladie peut aussi passer à l'état de squirrhe. Il n'est pas rare de voir cette affection se terminer par résolution, si la femme se tient chaudement et si on lui fait subir un traitement approprié. Cette terminaison, la plus heureuse de toutes, s'annonce d'abord par la diminution, et bientôt après par la disparition des symptômes inflammatoires; la mamelle affectée se ramollit graduellement, se couvre quelquefois de gouttelettes d'eau; d'autres fois il se manifeste des évacuations critiques, telles qu'une sueur générale, des déjections alvines, des urines abondantes et sédimenteuses, etc.

On reconnaît que la suppuration se forme par la persévérance et même par l'augmentation des symptômes inflammatoires. La mamelle, siége de l'engorgement, s'élève de plus en plus; des élancemens, des douleurs pulsatives se manifestent dans toute l'étendue de cet organe; la peau devient sèche et aride; la fièvre acquiert une intermittence marquée et redouble le soir; la femme éprouve des frissons vagues et irréguliers; quelquefois il se manifeste du délire; une fluctuation plus ou moins sensible dans un point de la mamelle ne laisse aucun doute qu'une collection purulente s'y est formée.

Enfin, l'engorgement des mamelles peut se terminer par induration. Ce dernier mode devient quelquefois, au rapport de Fabrice de Hilden, le germe ou source première d'un cancer. Dans ce cas, la dureté augmente par degrés; mais les progrès de la maladie sont très-lents, et l'expérience apprend que l'on ne doit pas se hâter de proposer l'opération.

Diagnostic de l'engorgement des mamelles. — Le diagnostic de cette affection est facile à établir. En effet, l'engorgement qui survient aux mamelles après les couches ; les douleurs plus ou moins vives que les femmes ressentent dans ces organes sont des signes suffisans pour faire reconnaître la maladie.

Pronostic de l'engorgement des mamelles. — Le pronostic est peu grave par lui-même ; mais les accidens qui accompagnent cette maladie sont toujours plus ou moins fâcheux ; car il peut en résulter des abcès, des ulcères, des fistules, des délabremens plus ou moins considérables, ou quelque dureté qui, n'ayant pu se resondre tout-à-fait, disposera à un nouvel engorgement dans une autre couche.

Traitement de l'engorgement des mamelles. — On peut prévenir cet engorgement en faisant téter l'enfant de bonne heure, en évacuant les mamelles à mesure qu'elles se remplissent, et en s'efforçant de soustraire la femme à l'influence des agens qui le déterminent. Mais si on est appelé trop tard, ou qu'en raison de son intensité on ne puisse pas prévenir cette affection, il faut, si l'inflammation est légère et commençante, la douleur et la dureté peu sensibles, l'engorgement peu considérable, chercher à prévenir ses progrès et à resoudre la congestion déjà formée. La succion que l'enfant exerce est, sans contredit, le meilleur remède connu pour dégorger le sein. Il faut employer ce moyen dès que la mamelle est tendue et tant soit peu douloureuse. Si l'enfant ne tète pas assez pour dégorger les mamelles, il faut tâcher d'en avoir un plus fort et plus robuste, ou faire téter la femme par une personne exercée, ou par de petits chiens dont on a le soin d'envelopper les pattes. En même temps qu'on vide les mamelles, on doit chercher à diminuer la sécrétion du lait en prescrivant un régime peu analeptique ; on s'efforce d'opérer une révulsion en provoquant et en augmentant l'action de quelque autre organe. L'évacuation qu'on doit faciliter d'abord est en général celle des lochies. Le bain de vapeur qu'on dirige vers la vulve est le moyen le plus convenable pour rétablir cette évacuation ou pour en augmenter la quantité ; si les lochies ne coulent pas, on peut exciter la peau, le canal intestinal ou tout autre couloir. Pour rendre la succion avantageuse, il faut en soutenir l'effet par l'emploi de quelques topiques résolutifs sur la mamelle. On couvre le sein affecté avec une peau d'agneau, de lapin préparée, ou mieux encore avec une peau de cygne. Un liniment formé avec l'huile et une proportion convenable d'ammoniaque liquide a eu beaucoup de vogue; on recommande d'étendre ce mélange sur un papier brouillard, dont on recouvre le sein. Ce moyen ne doit être employé que lorsque l'engorgement est peu ou point douloureux. On a aussi préconisé l'application d'un cataplasme de farine de lin et d'eau de savon avec addition de dix à douze grains de sous-carbonate de potasse. Si le gonflement est plus prononcé, si le mamelon est presque effacé, et que l'enfant ne puisse le saisir qu'avec peine, on couvre le sein avec un cataplasme émollient, et on a le soin de faire téter l'enfant aussitôt que cela est possible.

L'engorgement inflammatoire exige un traitement plus actif : ainsi, lorsque l'inflammation est très-vive, la tension et la douleur extrêmes, avec fièvre, chaleur, agitation, céphalalgie, etc., on a recours à la saignée du bras; après cette évacuation générale, on applique un certain nombre de sangsues autour de la mamelle affectée; on couvre le sein avec un cataplasme émollient, qu'on rend un peu narcotique lorsque la douleur est vive. On peut aussi diriger vers le siége de la maladie la vapeur de l'eau de guimauve ou celle de l'eau chaude. On prescrit le repos, la situation horizontale, un diète sévère, des boissons délayantes. Les antispasmodiques et les calmans peuvent être associés aux délayans lorsque la femme est nerveuse, ou lorsque les douleurs sont très-vives. On doit faciliter l'écoulement des lochies par les moyens déjà indiqués. Si la maladie se manifeste après la cessation du flux lochial, on applique des ventouses aux aines, aux cuisses; on administre des purgatifs doux. Il ne faut pas que la femme continue à se faire téter du côté malade, la violence de la douleur s'oppose à la succion; l'action des lèvres de l'enfant attirerait sur la mamelle une nouvelle quantité de liquide, et il en résulterait un gonflement plus considérable de cet organe, des douleurs plus vives du mamelon, des gerçures profondes, etc. Ce n'est que lorsqu'il survient un peu de détente qu'on doit essayer des succions modérées qu'on réitère souvent.

Lorsque l'engorgement prend la voie de la résolution, que la tumeur diminue, se ramollit, on doit favoriser cette heureuse terminaison en associant d'abord les résolutifs aux émolliens. On emploie ensuite les résolutifs seuls. Pour remplir cette indication, on a recours à un cataplasme ordinaire qu'on arrose avec quelques gouttes d'acétate de plomb, du vin rouge, avec la dissolution de muriate de soude, de carbonate de potasse :

c'est vers la chute de l'inflammation qu'il peut être convenable d'employer, sous forme de cataplasme, la pulpe de ciguë; le cerfeuil préconisé par Plessmann convient aussi à cette même époque; on a recommandé le persil amorti sur une pelle à feu exposée à la flamme, qu'on applique très-chaud sur les seins; le vinaigre étendu d'eau; un liniment composé avec la dissolution de savon dans parties égales de lait et d'eau; les douches faites avec une dissolution de carbonate de potasse ou de muriate d'ammoniaque, etc., etc. Il est nécessaire, en même temps qu'on emploie ces différens moyens résolutifs, d'entretenir le ventre libre au moyen de petites doses d'un sel purgatif, et de prescrire un régime convenable. Dès qu'il n'y a plus de douleur aux seins, les mouvemens ménagés des bras, qui mettent en action les muscles pectoraux, sont utiles pour hâter la résolution.

Il arrive assez souvent que le traitement antiphlogistique échoue, et que l'engorgement des mamelles prend la voie de la suppuration. On doit alors insister sur les émolliens auxquels on ajoute quelquefois un peu d'onguent de la mère. Lorsqu'on veut entretenir l'inflammation et faciliter la suppuration, on se sert avec avantage d'un cataplasme fait avec un mélange de vieux levain, d'oseille, de saindoux, et d'ognons de lis cuits sous la cendre. La collection purulente une fois établie et la fluctuation bien sensible, faut-il se hâter de donner issue au liquide, ou doit-on abandonner l'ouverture de l'abcès à la nature? La plupart des praticiens se sont prononcés en faveur de ce dernier parti. En effet, si on a la patience d'attendre que l'abcès s'ouvre de lui-même, la maladie sera moins longue, toutes les duretés se fondront; le pus, par son séjour, détruira les brides et les cloisons qui partagent les différens foyers purulens; l'ouverture spontanée est toujours moins large que celle qui est provoquée par l'instrument tranchant; la cicatrice est aussi moins grande et moins difforme. Il n'en est pas de même lorsqu'on ouvre ces dépôts prématurément. L'expérience apprend que cette espèce de thérapeutique active rend la maladie plus longue; les brides et les cloisons qui séparent les différens foyers existent encore; l'instrument tranchant laisse des cicatrices toujours désagréables et plus ou moins difformes; il reste des engorgemens ou duretés tuberculeuses dont on obtient très-difficilement la résolution, et qui, plus tard, peuvent servir de noyau au cancer.

Quoique la chirurgie expectante présente de grands avantages, surtout lorsque la glande mammaire est affectée, elle doit cependant être abandonnée dans quelques cas. Il peut être utile d'ouvrir les abcès du sein lorsque le pus infiltre le tissu cellulaire et les graisses environnantes, ou lorsque le foyer purulent, situé trop profondément, ne pourrait se faire jour au dehors qu'avec peine, et qu'après avoir désorganisé une grande partie du tissu adipeux qui entoure la mamelle. Dans ce dernier cas, les douleurs très-vives qu'éprouve la malade ne lui laissent aucun repos. Si on ne donnait pas issue au liquide, tout le système organique de la femme en souffrirait, et il pourrait se former au sein affecté des fusées ou des clapiers qui finiraient par détruire complétement le tissu cellulaire de cet organe. On a deux choses à éviter dans l'ouverture de ces abcès : d'abord une incision trop large qui, laissant à l'air un libre accès dans la plaie, pourrait déterminer des accidens par l'altération des liquides à laquelle il donnerait lieu; ensuite il convient de ne faire que les incisions jugées indispensables, afin d'éviter les cicatrices nombreuses et leur difformité. On se sert ordinairement d'un bistouri étroit, avec lequel on pratique une ouverture par ponction à l'endroit le plus déclive et dans le sens vertical; on est quelquefois obligé de faire plusieurs ouvertures, cela est surtout nécessaire lorsque la collection purulente est considérable et ramassée en plusieurs foyers.

Que le pus s'échappe spontanément ou qu'on lui donne issue, Plessmann conseille de vider, au moyen d'une ventouse, tout ce que ces dépôts mammaires contiennent. Cette méthode, peu convenable lorsque la glande est enflammée, pourrait être employée avec avantage dans les cas où le tissu cellulaire est seul engorgé. Au reste, on réussit toujours à évacuer le pus en introduisant une petite bandelette de linge dans l'ouverture; ce petit corps étranger, qui présente les avantages des tentes sans en avoir les inconvéniens, suffit pour empêcher l'ouverture de se boucher trop promptement. L'abcès étant ouvert, la petite bandelette introduite, si on le juge nécessaire, on panse avec de la charpie et on enveloppe la mamelle affectée avec un cataplasme émollient; on continue l'usage de ce topique jusqu'à ce qu'il n'y ait plus de chaleur, et jusqu'à ce que la tumeur cesse d'être douloureuse. Il est très-important, et on ne doit jamais négliger de soutenir le sein affecté avec un bandage approprié à sa forme et à son volume. Quand la tumeur abcédée de la mamelle cesse d'être douloureuse, on passe à l'usage des résolutifs indiqués plus haut. Il reste quelquefois des fistules plus ou moins profondes avec écoulement d'une petite quantité de pus séreux, et souvent avec dureté du sein dans leur trajet. Ces fistules guérissent en général très-lentement. On favorise leur cicatrisation en couvrant le sein avec des cataplasmes émolliens et résolutifs; on a recours aussi aux douches savonneuses et alkalines qu'on rend par degré plus actives.

J'arrive enfin à la conduite qu'on doit tenir dans la dernière des terminaisons, l'induration. Quelquefois l'engorgement inflammatoire est peu intense, d'autres fois un traitement mal dirigé fait avorter l'inflammation, non pas assez complétement pour que la résolution puisse s'opérer, mais suffisamment pour qu'elle ne se termine pas non plus par suppuration; dans ce cas, la mamelle prend un caractère d'induration qui peut passer plus tard à celui de squirrhe et de cancer. La tumeur est indolente et l'allaitement impossible. Dans ce mode de terminaison on retire un grand avantage des frictions faites avec un liniment volatil qu'on répète plusieurs fois par jour; on doit entretenir le ventre libre par l'administration réitérée de quelques doux minoratifs. Pour dissiper cet engorgement indolent, on a recours aussi aux emplâtres de savon, de ciguë, de vigo, et aux moyens assez variés qu'on a conseillés pour hâter et favoriser la résolution de l'engorgement des mamelles. (MURAT.)

MASTODYNIE, s. f., *mastodynia*, de μαστὸς, mamelle, et de ὀδύνη, douleur; douleur des mamelles. Cette affection peut se manifester à différentes époques de la vie de la femme et être déterminée par des causes très-variables. A la puberté les seins se développent, se gonflent chez les jeunes filles et deviennent quelquefois très-douloureux; ce phénomène se fait remarquer quelquefois aussi chez les garçons; Cabanis a eu occasion de l'observer plusieurs fois. Si la douleur est vive, on la calme par l'usage des bains tièdes et par l'application de quelques cataplasmes émolliens et narcotiques.

Les picotemens dans les mamelles et leur gonflement annoncent souvent l'invasion des règles; ces phénomènes surviennent aussi à la suite de la suppression de cette évacuation périodique. Le sang des règles se fait quelquefois jour par les mamelles; on voit alors ces organes devenir à chaque période menstruelle le siége d'une turgescence plus ou moins douloureuse. (*Voy.* MENSTRUATION.) L'engorgement d'un ovaire seul ou avec la moitié de la matrice a été suivi de douleur, de dureté et de tuméfaction de la mamelle du même côté. (M. Portal.)

Les femmes enceintes éprouvent dans les seins des douleurs plus ou moins vives. La douleur se manifeste dans quelques cas dès les premiers jours de la conception; elle est quelquefois si légère que les femmes ne s'en plaignent point. Quelques-unes ressentent dans les mamelles une douleur assez vive pendant trois ou quatre jours; elle se reproduit tous les mois à l'époque où les règles auraient dû avoir lieu sans la conception. Plus la grossesse avance, plus le gonflement des seins est considérable. Lorsque les douleurs qui tiennent aux rapports sympathiques qui existent entre l'utérus et les mamelles sont légères, on doit les respecter : elles sont nécessaires pour attirer vers ces organes les fluides qui doivent s'y porter pour satisfaire au vœu de la nature; on se borne alors à prescrire des vêtemens larges qui n'exercent aucune compression; on engage la femme à éviter avec soin tout ce qui pourrait heurter, contondre ces organes dont la sensibilité est accrue par la gestation. Lorsque la douleur est assez vive pour produire de l'agitation, de la fièvre, on conseille une saignée du bras ou une simple application de sangsues; quelques boissons délayantes et légèrement laxatives; on recommande l'application sur le sein d'un cataplasme émollient et calmant tout à la fois.

Les femmes récemment accouchées ont quelquefois une si grande quantité de lait que les mamelles se distendent et deviennent très-douloureuses; la succion est difficile et fatigue beaucoup la mère. Cependant il est nécessaire, pour opérer le dégorgement du sein, de provoquer la sortie du lait en faisant téter soit l'enfant, soit un petit chien, ou une personne exercée; on couvre la mamelle avec un cataplasme émollient; on recommande des boissons délayantes, diurétiques; on a soin d'entretenir et de faciliter l'écoulement des lochies.

La contusion du sein est ordinairement très-douloureuse, quoique souvent aucune ecchymose n'en indique la trace. La douleur est non-seulement très-aiguë au moment de la percussion, mais elle reste vive et lancinante pendant long-temps; les mouvemens du bras et la pression du sein l'augmentent. Quelquefois la respiration est un peu gênée par suite de la douleur qui accompagne les mouvemens du thorax. La contusion de la mamelle est plus ou moins grave, suivant que la douleur qu'elle détermine est superficielle ou profonde. Dans le premier cas, c'est presque toujours le tissu cellulaire sous-cutané qui est affecté; elle est peu dangereuse alors et cède ordinairement aux fomentations émollientes et anodines. Lorsque la douleur est profonde, c'est le plus souvent dans la glande mammaire elle-même qu'elle se fait sentir : le pronostic est plus grave, surtout si la femme est âgée de trente-six à cinquante ans; on doit alors recourir à la saignée et couvrir le sein de cataplasmes émolliens et anodins. Je ne dois pas parler ici des douleurs lancinantes qui ont lieu dans le cancer du sein. *Voyez* CANCER.

La mastodynie peut avoir lieu à la suite d'une frayeur. Sauvages rapporte qu'une femme ayant éprouvé une terreur subite fut attaquée de douleurs violentes dans les mamelles, qui, après avoir résisté à beaucoup de remèdes, se dissipèrent à la suite de quelques frictions faites devant le feu. Le même nosologiste cite l'exemple d'une femme, âgée de quarante ans, qui, à la suite d'une frayeur, ressentit pendant long-temps des douleurs très-vives dans les deux mamelles; elle ne vint à bout de les calmer qu'en se frottant également les seins auprès du feu.

La mastodynie peut être occasionée par le virus syphilitique, comme tend à le prouver l'observation suivante qui m'a été communiquée par M. Champion médecin à Bar-le-Duc: Une dame, mariée à un ancien officier et mère de deux jeunes enfans, éprouvait une douleur à la mamelle gauche survenue sans cause connue; il n'y avait ni tuméfaction, ni engorgement; le sein était douloureux au toucher. Les bains, les antispasmodiques de toute espèce, l'opium en topique et pris intérieurement, l'application d'un vésicatoire et plus tard de quelques feuilles de tabac, etc., etc., avaient échoué contre cette affection. L'inutilité de tous ces moyens, l'augmentation, quoique peu prononcée, de cette douleur pendant la nuit, déterminèrent M. Champion à employer les pilules mercurielles. Le succès surpassa ses espérances, car la douleur disparut sans retour. Le mari de cette dame avait eu anciennement des ulcères vénériens dont il se fit traiter. Depuis ce temps il n'a jamais éprouvé aucun symptôme de nature syphilitique; la santé de ses enfans ne s'est jamais démentie. Depuis sa guérison cette dame a fait encore deux enfans. Son mari, ses enfans, ainsi qu'elle ont toujours conservé leur santé. (MURAT.)

MASTOIDE, adj. *mastoides*, qui ressemble à un mamelon.

MASTOÏDE. (apophyse); elle est située à la partie postérieure et inférieure de l'os temporal et donne attache au muscle sterno-cléido-mastoïdien.

MASTOIDIEN, adj., *mastoïdeus*, qui a rapport à l'apophyse mastoïde.

MASTOÏDIENNES (cellules): elles sont situées dans l'épaisseur de l'apophyse mastoïde, et communiquent entre elles ainsi qu'avec la cavité du tympan. *Voyez* OREILLE.

MASTOÏDIENNE (gouttière): elle est située à la face interne de la région mastoïdienne du temporal et fait partie du sinus latéral.

MASTOÏDIENNE (ouverture) : c'est l'ouverture de communication des cellules mastoïdiennes avec la caisse du tympan.

MASTOÏDIENNE (rainure): enfoncement creusé derrière l'apophyse mastoïde, et dans lequel se fixe le ventre postérieur du muscle digastrique.

MASTOÏDIEN (trou), placé derrière l'apophyse mastoïdienne, et donnant passage à une artère et à une veine. (MARJOLIN.)

MASTURBATION, s. f., *mastupratio*, *manustupratio*, de *manus*, main, et *stupro*, corrompre. *Voyez* ONANISME.

MAT, adj. On caractérise ainsi le son sourd que la percussion fait rendre aux parois de certaines cavités, lorsque derrière elles se trouvent des parties solides. La *matité* du son, lorsqu'il devrait être clair, fournit des signes importans pour le diagnostic de plusieurs maladies. *Voyez* PERCUSSION.

MATIÈRE, s. f., *materia*, *materies*. La matière est, philosophiquement parlant, la qualité, l'expression modale, de tout ce qui peut être saisi par les sens. Mais on désigne communément, dans les sciences physiques, par ce mot, l'ensemble des particules qui composent un corps, ou ces particules conçues isolément; et, comme tous les termes qui ont une signification assez vague, on s'en est servi dans des acceptions plus ou moins détournées. C'est ainsi qu'on appelle *matière de la chaleur*, la cause inconnue qui produit la chaleur et qui est supposée une substance matérielle. — En médecine, on donne le nom de *matière* à plusieurs substances qui sont le produit de fonctions éliminatoires : matières fécales; matières crues, indigestes, cuites, dans le langage des anciens humoristes; matière de la transpiration, des sécrétions. — On prend aussi le mot *matière*, comme synonyme de *sujet* et de *moyen ;* c'est dans ce sens qu'on dit : matière de l'hygiène, pour exprimer les différens sujets dont traite cette science, comme moyens d'assurer la santé; *matière médicale.*

MATIÈRE MÉDICALE, s. f., *materia medica.* On la définit ordinairement cette partie de la médecine qui s'occupe de la connaissance des médicamens, de leurs propriétés et de la manière de les administrer; mais cette définition n'est plus en rapport avec l'état actuel de la science, d'après l'extension qu'on a donnée à cette partie de la thérapeutique dans les ouvrages modernes qui lui sont consacrés.

La matière médicale, dans les premiers temps de la médecine, se réduisait à une collection de recettes inscrites sur des tablettes déposées au milieu des temples, ou transmises comme héritage dans certaines familles. Chez les Grecs, elle se bornait encore à un petit nombre de substances végétales, que les médecins de l'école hippocratique employoient presque toujours dans leur état de simplicité. Ils connaissaient cependant aussi quelques médicamens composés dont Galien et ses sectateurs ont beaucoup augmenté le nombre; mais presque tout ce qui faisait partie de la matière médicale des anciens est presque entièrement perdu pour nous, parce qu'ils n'ont pas désigné assez clairement les substances dont ils faisaient usage pour qu'on ait pu les reconnaître d'une manière positive. Ce n'est donc réellement que depuis la renaissance des lettres, et surtout depuis que l'histoire naturelle et la chimie ont commencé à faire des progrès, que la matière médicale a pris elle-même une forme scientifique. On a senti d'abord la nécessité de connaître les agens médicamenteux et de les bien distinguer les uns des autres avant d'établir des règles pour s'en servir. Jusque-là la matière médicale était toujours confondue avec la thérapeutique, et les naturalistes, les chimistes, les médecins-praticiens étudiaient les médicamens à leur manière. Les uns attachaient une grande importance à les classer d'après les divisions d'histoire naturelle, et c'est d'après ce principe qu'ont été rédigées les matières médicales de Linné et de Bergius. Les autres s'occupaient spécialement de leurs propriétés chimiques, tels que Cartheuser; quelques-uns enfin, profitant des observations des naturalistes, des chimistes et des médecins, s'attachaient moins à la classification des médicamens qu'à réunir tout ce qui pouvait éclairer sur leur histoire médicale ; et c'est à ceux-ci que nous devons des compilations plus ou moins étendues, telles que l'ouvrage sur les plantes usuelles de Chomel, la matière médicale de Geoffroy, et l'*Apparatus medicaminum* de Murray.

Jusqu'au dix-huitième siècle, quoique les médecins n'eussent pas négligé l'étude des moyens hygiéniques, si puissans dans le traitement des maladies, ils avaient cependant circonscrit la matière médicale à l'histoire seule des substances médicamenteuses. Cullen, un des premiers, sentit qu'il était impossible de séparer la diététique de l'application des moyens médicamenteux, et il réunit ces deux parties dans sa matière médicale. Desbois de Rochefort, dans son *Traité de matière médicale*, étendit encore davantage le domaine de cette partie en adjoignant aux médicamens les moyens puissans que le praticien trouve dans les propriétés des bains, de l'électricité, du magnétisme. Enfin Schwilgué et M. Alibert qui, à la vérité, ont en partie réuni la matière médicale avec la thérapeutique, ont traité dans leurs ouvrages des effets des différentes émissions sanguines. Il est donc impossible de considérer maintenant la matière médicale comme la science des médicamens. Elle comprend l'étude de tous les agens dont le médecin fait usage pour guérir. Elle est à la curation des maladies ce que la matière de l'hygiène est à la conservation de la santé. Nous définirons donc la matière médicale cette partie de la thérapeutique qui s'occupe de la connaissance de tous les moyens qui peuvent modifier l'organisme animal en contribuant à le ramener de l'état de maladie à celui de la santé. D'après cette définition tous les corps de la nature utiles pour la guérison des maladies, seront, ainsi que les moyens hygiéniques et quelques procédés chirurgicaux qui tendent au même but, partie essentielle de la matière médicale. Nous admettrons donc dans cette science trois divisions principales relativement à la nature des moyens que le medecin peut employer : 1° la matière médicale pharmacologique ou médicamenteuse ; 2° la matière médicale hygiénique ; 3° la matière médicale-chirurgicale. *Voyez*, pour ces détails, les articles PHARMACOLOGIE, HYGIÈNE et THÉRAPEUTIQUE. (GUERSENT.)

MATRICAIRE, s. f., *matricaria*. C'est un genre de plantes de la famille des Synanthérées, section des Corymbifères, extrêmement voisin du genre Anthémis ou camomille (*voyez* ce mot), dont il ne diffère que par ses fleurs qui ne sont point accompagnées chacune d'une petite écaille partant du réceptacle commun. L'espèce principale de ce genre est la MATRICAIRE OFFICINALE, *matricaria parthenium*, L., Rich., *Bot. méd.*, tome I, page 384. C'est une grande plante vivace, qui croît assez communément dans les lieux incultes et auprès des habitations. Ses tiges, rameuses et comme paniculées, sont dressées, hautes d'environ deux pieds; ses feuilles sont alternes, ailées, à folióles pinnatifides. Les fleurs sont radiées; les demi-fleurons de la circonférence sont blancs, à trois dents, les fleurons du centre sont jaunes et courts.

La matricaire répand une odeur forte et aromatique. Sa saveur est amère, un peu âcre et très-chaude. C'est un médicament stimulant très-énergique, et le nom de *matricaire* qui lui a été donné, indique l'action spéciale qu'elle exerce dans certains cas sur l'utérus. Aussi la trouve-t-on vantée, dans les traités de matière médicale, non-seulement comme un emménagogue très-puissant, mais encore très-propre à favoriser l'accouchement et l'expulsion du placenta, en déterminant les contractions de l'utérus. Le praticien devra juger quels sont les cas où il doit faire usage de ce médicament actif, qui ne convient généralement que dans les circonstances où il faut stimuler et activer les organes. La matricaire a aussi été rangée parmi les médicamens vermifuges. On sait en effet que cette propriété appartient à la plupart des plantes de la famille des Corymbifères. C'est généralement en infusion que l'on administre les sommités fleuries de matricaire.

Une autre espèce de ce genre est connue sous le nom de *matricaire camomille*. Nous en avons parlé au mot *camomille*. *Voyez* ce mot. (A. RICHARD.)

MATRICE, s. f., *matrix*, *uterus*. *Voyez* UTÉRUS.

MATRONE, s. f., *matrona*, *obstetrix*. On désignait jadis sous ce nom les femmes qui se livraient à la pratique des accouchemens. On y a substitué aujourd'hui les noms d'*accoucheuse*, de *sage-femme*.

MATURATIF, s. m., ou adj., *maturans*. On donne ce nom aux différens topiques qui tendent à favoriser la suppuration dans les tumeurs inflammatoires cutanées ou sous-cutanées. Il n'y a pas réellement de substance qui jouisse de la propriété de former du pus. Cette humeur ne peut s'élaborer que par l'effet d'un certain degré d'inflammation. Les moyens qu'on emploie pour hâter ou favoriser ce travail de la nature doivent donc être différens, suivant l'espèce et l'état de la maladie. Dans les phlegmons et les furoncles qui se développent rapidement et qui s'accompagnent de symptômes inflammatoires aigus très-prononcés, les véritables maturatifs sont les topiques émolliens préparés avec les fécules mucilagineuses, les ognons de lis, et les décoctions émollientes seules ou réunies à des corps gras ou huileux, parce qu'il est nécessaire alors de diminuer la chaleur et l'irritation pour hâter la formation du pus. Lorsque le médecin doit, au contraire, combattre une inflammation ganglionnaire chronique ou une tumeur froide qui a son siége dans le voisinage des ganglions, et qu'il croit nécessaire d'y déterminer un travail suppuratoire, les topiques excitans, tels que les emplâtres de savon, de ciguë, de vigo, les escarrotiques même dans quelques cas, tels que la potasse caustique, deviennent de véritables maturatifs; et les émolliens seraient nuisibles, parce qu'il s'agit dans ce cas d'augmenter le travail inflammatoire qui est trop faible, loin de le diminuer. (GUERSENT.)

MATURATION, MATURITÉ, s. f., *maturatio*, *maturitas*; action de faire mûrir; état d'un fruit qui est mûr, c'est-à-dire qui est parvenu à son entier développement. Par analogie on a parlé de la maturation d'une humeur inflammatoire, de la maturité d'un abcès, lorsqu'on cherche à provoquer la formation et le rassemblement du pus dans un foyer, et lorsque cet effet a eu lieu.

MAUVE, s. f. *malva*. C'est un genre de plantes formant le type de la famille des Malvacées, dont on emploie particulièrement deux espèces connues sous le nom de grande et de petite mauve. Le caractère qui distingue spécialement ce genre consiste dans son calice à cinq dents, accompagné extérieurement d'un calicule formé de trois petites folioles.

La grande mauve, *malva sylvestris*, L., est une plante vivace qui croît communément dans les lieux incultes, le long des haies et dans les bois. Sa racine est pivotante; ses tiges dressées, rameuses, cylindriques, d'un pied et plus de hauteur, velues, portant des feuilles alternes pétiolées, réniformes, arrondies, à cinq ou sept lobes peu profonds. Ses fleurs sont assez grandes, purpurines, réunies au nombre de trois à cinq à l'aisselle des feuilles supérieures. Cette espèce fleurit en général dans les mois de juin et de juillet.

La petite mauve, *malva rotundifolia*, L., Rich. bot. méd. 2, p., 732, se distingue de la précédente par sa racine annuelle, par ses tiges rameuses plus grêles et étalées à la surface du sol; ses feuilles, également réniformes et lobées, sont plus petites. Il en est de même des fleurs qui sont d'un rose pâle ou presque blanches, réunies en grand nombre à l'aisselle des feuilles. Cette espèce se trouve en abondance sur le bord des chemins et des haies, où elle fleurit pendant la plus grande partie de l'été.

Les deux espèces de mauve que nous venons de décrire sont indistinctement employées l'une pour l'autre dans l'usage médical. Cependant on préfère généralement les fleurs de la première, qui sont presque les seules que l'on vende à Paris. Les mauves sont des plantes essentiellement mucilagineuses et émollientes. On fait avec leur herbe entière des décoctions, destinées spécialement pour l'usage externe. Quant à leurs fleurs, on les administre en général en infusion dans les irritations des organes de la respiration ou ceux de la digestion.

Toutes les autres espèces de ce genre, jouissant des mêmes propriétés, peuvent être substituées à celles que nous avons mentionnées.

A. RICHARD.

MAXILLAIRE, adject., pris quelquefois substantivement, *maxillaris*, qui a rapport aux mâchoires.

MAXILLAIRES (artères). L'une est externe, et l'autre interne; la première, désignée aussi sous le nom de labiale, a été décrite au mot CAROTIDE.

La seconde, la MAXILLAIRE INTERNE, est une des branches de terminaison de la carotide externe; elle est plus grosse que la temporale. Aussitôt après sa naissance, l'artère maxillaire interne se courbe en dedans et en bas sous le col du condyle de l'os maxillaire inférieur, se porte, ensuite en haut, en avant et en dedans, entre les muscles temporal et ptérygoïdien externe, quelquefois entre les deux ptérygoïdiens, jusque vers la partie supérieure et superficielle de la base de ce dernier muscle: elle s'engage alors entre les fibres charnues de ce muscle, ou dans l'espace celluleux qui sépare la portion qui s'insère à la grande aile du sphénoïde, de celle qui se fixe à l'aile externe de l'apophyse ptérygoïde. Dans tout ce trajet, elle présente des flexuosités nombreuses qui varient dans les différens sujets, et parvenue vers le plancher de l'orbite, elle devient horizontale, et se partage là en plusieurs rameaux par lesquels elle se termine.

Arrivée derrière le col du condyle de la mâchoire inférieure, l'artère maxillaire interne donne ordinairement naissance à un ou deux rameaux qui se distribuent à l'oreille. L'un, nommé *auriculaire profond*, est destiné au conduit auditif, se répand dans les deux membranes de ce conduit, et donne des ramifications aux glandes cérumineuses. L'autre, appelé rameau *tympanique*, se porte vers la fissure glénoïdale en se distribuant à l'articulation temporo-maxillaire, fournit des ramifications au muscle antérieur du marteau, et s'introduit avec lui jusque dans la caisse du tympan. Ces deux petits rameaux naissent quelquefois de la carotide externe, de la faciale ou de la temporale.

L'artère *petite meningée*, ou *ptérygoïdienne externe*, est un troisième rameau de la maxillaire interne, qui n'est pas constant, et auquel la meningée moyenne ou l'une des ptérygoïdiennes donne souvent naissance. Il se distribue aux muscles ptérygoïdiens, à ceux du voile du palais, à la dure-mère voisine de la selle turcique, et pénètre quelquefois dans le crâne par le trou ovale.

La *grande meningée*, *meningée moyenne*, *sphéno-épineuse*, est le plus gros rameau fourni par l'artère maxillaire interne. Il se porte directement de bas en haut, fournit d'abord des ramifications aux ptérygoïdiens, au constricteur supérieur du pharinx, au temporal et au pérystaphilin externe, et pénètre ensuite dans le crâne par le trou spléno-épineux. Cette artère donne alors quelques rameaux à la dure-mère et à la cinquième paire de nerfs; l'un d'eux se glisse dans l'hiatus de Fallope, passe dans l'aquéduc du même nom, où il s'anastomose avec la stylo-mastoïdienne; un autre se distribue à la membrane du tympan et au muscle interne du marteau. Quelques autres se portent en avant, traversent les trous creusés dans l'épaisseur de l'os malaire, et se jettent dans la glande lacrymale. Le tronc de l'artère meningée, collé à la face externe de la dure-mère, se divise ensuite en un grand nombre de rameaux qui se répandent en avant et en arrière, s'anastomosent avec ceux de l'artère du côté opposé, et communiquent aussi avec ceux des artères temporales et occipitales. Les sinuosités des principaux rameaux sont indiquées par les sillons creusés à la surface interne des os du crâne, et dans lesquels ils sont en partie contenus : l'artère meningée moyenne fournit quelquefois la sphénoïdale et la lacrymale.

L'artère *dentaire*, ou *maxillaire inférieure*, fournie quelquefois par la précédente, naît toujours du côté inférieur de la maxillaire interne. Elle descend le long de la face interne de la mâchoire inférieure, au côté externe du grand ptérygoïdien, devant le ligament sphéno-maxillaire, derrière le nerf dentaire inférieur, jusqu'à l'ouverture du conduit dentaire dans lequel elle pénètre avec ce nerf. Dans ce trajet, elle fournit quelques rameaux au muscle ptérygoïdien interne, et aux nerfs dentaire et lingual. Avant d'entrer dans le conduit dentaire, elle donne naissance à un rameau qui est logé dans le sillon creusé à la face interne de l'os maxillaire, et qui se distribue au mylo-hyoïdien et à la membrane buccale. L'artère dentaire parcourt le conduit de ce nom, d'arrière en avant, donnant à chaque dent et à chaque nerf dentaire, des ramifications qui pénètrent, ainsi que ces nerfs, dans les alvéoles et dans la cavité des dents, par l'ouverture que présentent leurs racines. Vis-à-vis le trou mentonnier, elle fournit un rameau qui se distribue à la dent canine et aux deux incisives de ce côté, et le tronc de l'artère sort par ce trou, se divise en ramifications qui se répandent dans les muscles de la lèvre inférieure, et qui s'anastomosent avec celles de la labiale.

En passant entre le muscle temporal et le ptérygoïdien externe ou entre les muscles ptérygoïdiens, l'artère maxillaire interne donne naissance à la *temporale profonde postérieure* qui vient quelquefois d'un tronc commun avec la dentaire inférieure. Elle s'enfonce aussitôt dans l'épaisseur du muscle temporal auquel elle donne de nombreuses ramifications ainsi qu'au péricrâne, et s'anastomose avec les autres artères temporales. C'est immédiatement avant de s'enfoncer dans le ptérygoïdien externe ou pendant qu'elle le traverse, que l'artère maxillaire interne fournit ensuite *la temporale profonde antérieure*, qui monte dans la partie antérieure de la fosse temporale sous le muscle temporal : ses branches se réunissent avec celles de la précédente. Quelques-uns de ses rameaux pénètrent dans l'orbite par les trous de l'os malaire, se répandent dans la glande lacrymale, et s'anastomosent avec l'artère lacrymale.

L'artère *massétérine* n'existe pas toujours : elle naît quelquefois de la temporale profonde postérieure. Elle se porte directement de dedans en dehors, en passant au-dessus de l'échancrure demi-circulaire de l'os maxillaire inférieur, s'enfonce dans l'épaisseur du muscle masséter, à sa partie supérieure, et s'anastomose avec la transversale de la face; elle donne quelques rameaux au muscle temporal et aux ptérygoïdiens, surtout à l'externe.

Les *ptérygoïdiennes* sont très-petites et d'un nombre variable. Elles naissent presque toutes immédiatement de la maxillaire interne; d'autres fois elles sont fournies par la temporale profonde postérieure; elles se distribuent aux muscles ptérygoïdiens, surtout à l'externe.

En continuant son trajet à travers le muscle ptérygoïdien externe, la maxillaire interne donne naissance à l'artère *buccale*, qui naît aussi quelquefois de la temporale profonde antérieure, ou de l'alvéolaire, ou de la sous-orbitaire. Cette branche se porte de derrière en devant, entre le ptérygoïdien interne et la branche de la mâchoire inférieure, et se distribue au buccinateur, au grand zygomatique, etc., à la membrane muqueuse de la bouche et aux glandes buccales. Elle est quelquefois remplacée par plusieurs rameaux de l'alvéolaire.

L'*alvéolaire* naît de la maxillaire interne, et quelquefois de la temporale profonde antérieure ou de la sous-orbitaire. Flexueuse dans son trajet, elle descend d'arrière en avant sur l'os maxillaire inférieur, fournit des rameaux gros et petits aux dents molaires et incisives, dont un plus considérable a été nommé *dentaire supérieur*. Ses autres ramifications se distribuent aux gencives, au périoste, aux muscles buccinateur et grand zygomatique, et s'anastomosent avec ceux des artères faciale, buccale et sous-orbitaire.

L'artère *sous-orbitaire* vient de la maxillaire interne, dans le fond de la fosse zygomatique, et pénètre bientôt dans le canal sous-orbitaire, en envoyant quelques ramifications dans l'orbite. Arrivée à quelque distance du trou sous-orbitaire, elle se divise en deux branches; l'une descend dans le conduit creusé dans l'épaisseur de la paroi antérieure du sinus maxillaire, et se distribue à la membrane du sinus maxillaire, à la dent canine et aux incisives; l'autre sort par le trou sous-orbitaire derrière le releveur propre de la lèvre supérieure, et se divise en nombreuses ramifications qui se répandent dans les muscles de la lèvre supérieure, et qui s'anastomosent avec les artères alvéolaire, buccale, faciale et le rameau nasal de l'ophthalmique.

Enfin, arrivée tout-à-fait dans le fond de la fosse zygomatique, l'artère maxillaire interne se divise en plusieurs branches par lesquelles elle se termine. La première, la *palatine supérieure*, s'engage aussitôt dans le canal palatin postérieur, donne plusieurs ramifications qui traversent les trous de la tubérosité de l'os palatin, pour gagner les parties molles du voile du palais, sort de ce canal et se recourbe de derrière en devant, en s'avançant sous la voûte palatine, et se distribue à l'os maxillaire, à la membrane muqueuse et à ses follicules. Quelquefois une de ses ramifications s'avance jusqu'au trou palatin antérieur, par lequel elle remonte dans les fosses nasales. Cette artère fournit souvent la *ptérygoïdienne* ou *vidienne* qui pénètre immédiatement après son origine dans le conduit ptérygoïdien, et qui en sort en arrière pour se distribuer à la membrane muqueuse du pharynx et du conduit d'Eustache. Cette branche naît quelquefois de la maxillaire interne. Il en est de même de l'artère *ptérigo-palatine* ou *pharyngienne supérieure*, qui est encore plus petite que la précédente, qui provient quelquefois de la sphéno-palatine, et qui se porte en dedans et en arrière, s'enfonce dans le trou ptérygo-palatin et se distribue comme la ptérygoïdienne, en envoyant aussi comme elle des ramuscules dans l'épaisseur du sphénoïde. Enfin, l'artère *sphéno-palatine* que plusieurs anatomistes considèrent comme la terminaison de la maxillaire interne, s'enfonce par le trou sphéno-palatin dans la partie postérieure de la fosse nasale, se divise quelquefois en plusieurs rameaux avant d'y pénétrer, et donne alors deux ramifications principales dont l'une, qui est interne, a reçu le nom *d'artère postérieure de la cloison*, et se répand le long de la partie postérieure de la cloison des fosses nasales, en donnant des ramuscules à la partie supérieure du pharynx, aux cellules postérieures de l'ethmoïde, au vomer et au cornet supérieur; l'autre est externe, se subdivise autour du cornet ethmoïdal, du cornet inférieur, et se distribue principalement dans la partie postérieure de la fosse nasale et du sinus maxillaire.

MAXILLAIRES (veines). Elles suivent le même trajet, et présentent les mêmes divisions que les artères, qu'elles accompagnent plus ou moins constamment. La veine maxillaire interne s'ouvre dans la jugulaire externe ou dans le tronc veineux formé par l'anastomose de la veine jugulaire interne avec l'externe.

MAXILLAIRES (glandes). *Voyez* SOUS-MAXILLAIRE.

MAXILLAIRES (nerfs) : ils sont au nombre de deux qu'on distingue en maxillaire supérieur et maxillaire inférieur.

Le nerf *maxillaire supérieur* naît de la partie moyenne du plexus ganglionnaire du nerf TRIJUMEAU, se dirige en avant et un peu en dehors, et sort de la cavité du crâne par le trou grand rond du sphénoïde; ce nerf, qui jusque-là était aplati de dehors en dedans, devient rond aussitôt après avoir franchi cette ouverture. Il se trouve alors dans le fond de la fosse zygomatique, descend d'arrière en avant et de dedans en dehors, s'engage dans le conduit sous-orbitaire et en sort par le trou orbitaire inférieur pour se distribuer aux muscles de la face. Dans cette partie de son trajet, il prend le nom de *sous-orbitaire*.

Avant d'avoir traversé le trou grand rond ou dans son passage, il se détache du maxillaire inférieur un filet qu'on peut appeler *orbitaire* ou *sous-cutané malaire*, qui pénètre dans l'orbite par la fente sphéno-maxillaire, et se divise en deux autres filets dont l'un s'anastomose avec le nerf lacrymal, traverse ensuite l'os de la pommette, se distribue à l'orbiculaire des paupières, à la peau, et se réunit avec des filets du nerf facial. L'autre s'engage dans un des trous de la portion orbitaire de l'os de la pommette, pénètre dans la fosse temporale où il s'anastomose avec un filet du maxillaire inférieur, remonte ensuite en arrière, et se distribue aux tégumens de la tempe et du sommet de la tête : ses filets s'unissent à ceux du facial.

Le nerf maxillaire supérieur fournit un ou deux filets qui se réunissent bientôt en un seul, lequel communique avec un petit ganglion, arrondi, cordiforme, placé en dehors du trou sphéno-palatin, et recouvert par le tissu adipeux qui remplit le fond de la fosse zygomatique : ce ganglion, qui est rougeâtre, est nommé *ganglion de Meckel* ou *sphéno-palatin;* quelquefois il n'existe pas, et l'on n'observe alors qu'un léger renflement du filet dont nous venons de parler, et que quelques anatomistes appellent *nerf ptérigo-palatin*. Du tronc de ce nerf, ou du ganglion, quand il existe, émanent plusieurs filets qu'on distingue en postérieur, internes, et inférieur.

Le filet postérieur, nommé *vidien* ou *ptérigoïdien*, s'engage dans le conduit de ce nom, fournit dans son trajet quelques filets très-ténus qui traversent les parois du conduit ou l'apophyse ptérygoïde, et se répandent dans la partie postérieure de la membrane muqueuse du nez, dans celle qui tapisse l'orifice de la trompe d'Eustachi, et dans les muscles du voile du palais. Parvenu à l'extrémité postérieure du canal ptérygoïdien, le nerf vidien se divise en deux filets, dont l'un inférieur, qui est plus gros, traverse la substance fibro-cartilagineuse placée entre le sphénoïde et le rocher, se dirige en dehors et en arrière, et pénètre dans le canal carotidien, dans lequel il descend, collé contre l'artère carotide, et où il se réunit avec un filet de la sixième paire et avec l'extrémité supérieure du ganglion cervical du grand sympathique. L'autre filet, qui est supérieur, après avoir également traversé la substance fibro-cartilagineuse indiquée, rentre dans le crâne, passe sous le nerf maxillaire supérieur, et se porte en arrière, en haut et en dehors, dans le sillon creusé sur la face supérieure du rocher pour pénétrer dans l'hyatus de Fallope, qui termine ce sillon.

Ce filet n'est pas simple, comme le disent la plupart des anatomistes, mais il est réellement composé lui-même, ainsi que l'a démontré Jacobson, de plusieurs filets qui pénètrent dans deux conduits découverts par cet anatomiste. De ces filets, le supérieur plus gros se porte dans l'hyatus de Fallope, et s'anastomose là avec le nerf facial; le moyen sort par une petite ouverture située au-dessous de l'extrémité postérieure de la gouttière qui loge le muscle interne du marteau, ouverture qui mène supérieurement au sillon pétreux superficiel, et inférieurement à une gouttière qui descend sur le promontoire dans la caisse du tympan. (*Voyez* OREILLE.) Cette gouttière se convertit à sa partie inférieure en un canal qui s'ouvre en dehors, sur la face inférieure de la pyramide, entre le canal carotidien et le sillon de la veine jugulaire. C'est par cette voie que passe le filet moyen du nerf pétreux superficiel; il passe ainsi dans la caisse du tympan, reçoit le filet inférieur qui se porte au promontoire, en traversant un canal situé derrière l'extrémité interne de la trompe d'Eustachi, et se joint avec un filet du grand sympathique, sorti du canal carotidien; il résulte de cette réunion un seul tronc qui descend le long du promontoire accompagné d'une artériole, couvert par la membrane de la caisse, pour gagner l'orifice inférieur du canal, où il s'unit au ganglion du nerf glosso-pharyngien (*voyez* PNEUMO-GASTRIQUE), après avoir fourni quelques filets à la membrane de la fenêtre ovale et à la membrane secondaire du tympan.

Cette triple anastomose, découverte par Jacobson et qui a été reconnue par Lobstein, ne manque jamais, et existe chez tous les mammifères. La fonction de lier plus intimement la langue et l'oreille ensemble, qu'on attribue à la corde du tympan, paraît plutôt applicable à cette anastomose; car, comme le fait observer Jacobson, elle envoie dans la membrane secondaire du tympan quelques branches qui semblent établir entre elles et l'organe de l'ouïe une connexion plus intime qu'il n'y en a entre cet organe et la corde du tympan.

Les filets internes du ganglion sphéno-palatin pénètrent aussitôt dans la fosse nasale correspondante par le trou sphéno-palatin et se répandent dans la membrane muqueuse de la partie supérieure et postérieure de cette fosse, et dans celle des cellules ethmoïdales postérieures.

Le filet inférieur ou descendant du ganglion sphéno-palatin est connu sous le nom de *nerf palatin;* mais, d'après sa distribution, il serait mieux désigné sous celui de *naso-palatin.* Il se dirige vers le canal palatin postérieur dans lequel il s'engage après avoir fourni deux petits filets qui traversent la tubérosité de l'os palatin pour se répandre dans les muscles du voile du palais. Dans son trajet au milieu de ce canal, ce nerf donne un ou deux petits filets qui passent dans des trous de la portion nasale de l'os palatin, et se distribuent à la membrane pituitaire. En sortant du canal palatin, le nerf se divise en deux branches, dont l'une est interne et se porte dans l'épaisseur du voile du palais, tandis que l'autre, plus grosse, qui est externe et antérieure, se distribue dans la membrane muqueuse de la voûte palatine et à celle des gencives.

Immédiatement après avoir fourni les filets qui communiquent supérieurement avec le ganglion sphéno-palatin, le nerf maxillaire supérieur se dirige vers le canal sous-orbitaire, et donne naissance, avant de s'y introduire, à un ou deux filets qu'on nomme *dentaires postérieurs,* qui pénètrent dans l'épaisseur de la paroi du sinus maxillaire et se rendent aux trois ou quatre dernières dents molaires ; l'un d'eux communique en avant avec le nerf dentaire antérieur, et un autre descend derrière la tubérosité maxillaire, et se distribue à la partie externe des gencives et au muscle buccinateur. Le tronc du maxillaire supérieur, engagé dans le canal sous-orbitaire, fournit, avant sa sortie, une branche qu'on appelle *dentaire antérieure*, laquelle descend dans le canal dentaire antérieur, creusé dans la paroi correspondante du sinus maxillaire, et se divise en filets qui se distribuent aux deux premières molaires, à la canine et aux incisives ; l'un d'eux s'anastomose avec un de ceux des dentaires postérieures. Ces différens nerfs distribuent aussi des filamens à la membrane muqueuse qui tapisse le sinus.

Immédiatement après la sortie du trou sous-orbitaire, le nerf maxillaire supérieur est situé derrière le muscle releveur propre de la lèvre supérieure auquel il donne quelques filets, et se divise ensuite en dix ou douze branches qui s'anastomosent diversement entre elles et avec le nerf facial, en formant ainsi une espèce de plexus dont les filets se répandent dans la paupière supérieure, la peau et les muscles du nez, les muscles canins, zygomatique, buccinateur, triangulaire, dans les tégumens de la lèvre supérieure, ainsi que dans la membrane muqueuse qui la recouvre. Un de ces filets traverse le muscle releveur propre de cette lèvre, et se réunit vers la racine du nez avec un filet du nerf nasal.

Le nerf *maxillaire inférieur* sort de la partie postérieure et inférieure du nerf trijumeau, dont il est la plus grosse branche, se dirige de dehors en avant pour s'engager dans le trou ovale ou maxillaire inférieur du sphénoïde, et pénètre ainsi dans la fosse zygomatique, où il se divise en six ou sept filets. Les uns, nommés *temporaux profonds*, sont ordinairement au nombre de deux ; quelquefois il n'y en a qu'un, d'autres fois il y en a trois ; ils peuvent naître des nerfs buccal ou massétérin. Ils se portent entre la paroi supérieure de la fosse zygomatique et le muscle ptérygoïdien externe, et s'enfoncent dans l'épaisseur du muscle temporal auquel ils se distribuent. Ils s'anastomosent avec le lacrymal et le maxillaire supérieur. Un autre filet, désigné sous le nom de *massétérin*, se dirige en dehors et un peu en arrière, également entre le muscle ptérygoïdien externe et la paroi supérieure de la fosse zygomatique, passe entre le col du condyle de l'os maxillaire inférieur et le bord postérieur du muscle temporal, et s'enfonce dans l'épaisseur du muscle masséter, dans lequel il se termine.

Le nerf *buccal*, autre filet plus gros que les précédens, descend en avant entre les muscles ptérygoïdiens, donne quelques filets au muscle externe ainsi qu'au muscle temporal, se porte ensuite entre le ptérygoïdien interne et l'os maxillaire inférieur, et se distribue aux muscles buccinateur, canin, triangulaire, orbiculaire des lèvres et à la peau. Ce nerf s'anastomose avec le facial, et, suivant Haller, avec le sous-orbitaire.

Le nerf *temporal superficiel* ou *auriculaire* est la plus grosse des branches résultant de la division du tronc du nerf maxillaire inférieur : il résulte assez souvent de la réunion de deux filets entre lesquels passe l'artère méningée moyenne. Ce nerf se dirige de dedans en dehors, au côté interne de l'articulation temporo-maxillaire, entre le condyle de l'os maxillaire et le ligament latéral de l'articulation, et remonte profondément devant le conduit auditif, couvert par la glande parotide. Dans ce trajet, il fournit deux filets qui s'anastomosent avec le nerf facial, et d'autres plus petits qui se distribuent à l'oreille et à son conduit. Il se divise ensuite au devant de l'oreille, en deux rameaux principaux qui accompagnent toutes les divisions de l'artère temporale, et qui se répandent dans l'épaisseur de la peau de la tempe, du front et du sommet de la tête, en s'anastomosant avec les filets du nerf facial.

Le nerf *ptérygoïdien* est un autre filet du nerf maxillaire inférieur; il est très-petit, vient quelquefois du buccal, et descend entre le ptérygoïdien externe et le péristaphylin externe, pour se distribuer au ptérygoïdien interne.

Après avoir donné naissance à ces differens filets, le nerf maxillaire inférieur se prolonge un peu entre les deux ptérygoïdiens, fournit en avant une grosse branche qu'on nomme *nerf lingual*, et pénètre ensuite dans l'orifice interne du conduit dentaire inférieur. Le nerf *lingual* communique quelquefois près de son origine avec le tronc du nerf maxillaire inférieur, par un filet assez gros qui forme ainsi un intervalle dans lequel passe l'artère maxillaire interne. Un peu au-dessous, la branche nerveuse, connue sous le nom de *corde du tympan*, se réunit à angle aigu au nerf lingual, lequel descend obliquement en avant, entre le muscle ptérygoïdien interne et la branche de la mâchoire inférieure, passe entre la membrane buccale et la glande sous-maxillaire dont il accompagne le conduit excréteur, en pénétrant entre la face supérieure du muscle mylo-hyoïdien et l'hypoglosse, et gagne la partie latérale et inférieure de la langue jusqu'à sa pointe, après avoir passé au-dessus de la glande sublinguale. Dans ce trajet, le nerf lingual fournit d'abord près de la glande sous-maxillaire quelques filets qui forment une espèce de plexus, ou qui se réunissent à un petit ganglion, d'où sortent de nombreux filets qui se distribuent à cette glande. Il en donne ensuite d'autres qui s'anastomosent avec le nerf HYPOGLOSSE; quelques-uns se rendent dans la glande sublinguale, la membrane buccale et la partie interne des gencives, et enfin ses principales divisions pénètrent dans la langue, entre les muscles génio-glosse, stylo-glosse et lingual, et la plupart d'entre eux gagnent les bords et la pointe de cet organe, et se terminent en houppes nerveuses dans sa membrane muqueuse et ses papilles.

Avant de s'engager dans le canal dentaire inférieur, le tronc du nerf maxillaire inférieur fournit un petit filet qui est placé dans la gouttière creusée à la face interne de l'os maxillaire inférieur, et qui se distribue à la glande sous-maxillaire, aux muscles mylo-hyoïdien, génio-hyoïdien, et au ventre antérieur du digastrique. Il pénètre ensuite dans le canal dentaire, donne des filets aux grosses molaires et à la première petite molaire, et, parvenu vis-à-vis le trou mentonnier, il fournit un petit filet qui se rend aux autres dents; enfin, le nerf maxillaire sort par le trou mentonnier en se divisant en nombreux filets qui se distribuent aux muscles carré du menton, triangulaire, houppe du menton, buccinateur, demi-orbiculaire inférieur, aux tégumens, à la membrane muqueuse de la lèvre inférieure. Ces filets s'anastomosent avec le facial.

MAXILLAIRES (os). Les os maxillaires sont au nombre de trois, deux supérieurs et un inférieur.

Les *os maxillaires supérieurs* ont une forme très-irrégulière, occupent le milieu de la face, et concourent à former les cavités du nez, de l'orbite et de la bouche. Ils ont l'un et l'autre une face orbito-faciale, une face naso-palatine, et une circonférence. La face externe ou orbito-faciale est surmontée à sa partie interne et antérieure par une apophyse aplatie transversalement, nommée *nasale*, qui s'articule supérieurement avec l'os frontal, en avant avec l'os propre du nez, et en arrière avec l'os unguis par le bord postérieur d'une gouttière qui fait partie du canal nasal, et dont le bord antérieur donne attache au tendon du muscle palpébral ; en dedans cette apophyse forme une partie de la paroi externe de la fosse nasale correspondante, répond au méat moyen, et s'unit par une crête inégale au cornet inférieur. Derrière et en dehors de l'apophyse nasale, existe une surface triangulaire, un peu inclinée en dehors, faisant partie du plancher de l'orbite, donnant attache en avant au muscle petit oblique de l'œil, et traversée à peu près dans son milieu et d'arrière en avant par la gouttière sous-orbitaire, qui se convertit bientôt en un conduit qui loge les vaisseaux et le nerf sous-orbitaires ; ce conduit se divise antérieurement en deux canaux, l'un supérieur, qui est le trou sous-orbitaire, et l'autre inférieur, creusé dans l'épaisseur de la paroi antérieure du sinus maxillaire, dans lequel son trajet est ordinairement indiqué par une crête osseuse plus ou moins marquée. Cette surface orbitaire de l'os maxillaire supérieur est limitée, en arrière, par un bord arrondi qui concourt à former la fente sphéno-maxillaire, en dedans, par un autre bord inégal articulé avec l'os palatin, l'ethmoïde et l'os unguis, et en avant par un bord arrondi, peu étendu, qui fait partie du contour de l'orbite. En dehors de la surface orbitaire, on observe une surface rugueuse qui s'articule avec l'os de la pommette, et fait partie de l'apophyse malaire ou jugale, qui est irrégulièrement triangulaire, et au-dessous de laquelle on voit un bord mousse et concave; au devant de ce bord est la fosse canine qui donne attache au muscle canin, et dans la partie supérieure de laquelle on remarque le trou sous-orbitaire, et plus en avant et en bas, une dépression légère où s'insère l'abaisseur de l'aile du nez. Derrière le bord mousse et concave de l'apophyse malaire, le reste de la face externe de l'os maxillaire supérieur est convexe, tourné en arrière, et porte le nom de *tubérosité maxillaire* : cette tubérosité est saillante chez les jeunes sujets, parce qu'elle renferme la dernière dent molaire; mais elle s'affaisse à mesure que cette dent sort de son alvéole.

La face interne ou naso-palatine des os maxillaires supérieurs concourt à la formation des cavités nasale et buccale. On observe vis-à-vis son tiers inférieur l'éminence palatine, apophyse horizontale, aplatie de haut en bas, formant à la fois une partie du plancher des fosses nasales et de la voûte palatine, confondue au dehors avec le reste de l'os, s'articulant en dedans avec l'apophyse analogue du côté opposé par un bord rugueux, inégal, rétréci en arrière, plus large en avant, où il présente une gouttière oblique de haut en bas qui concourt à former le canal palatin antérieur; de l'accollement de ce bord avec celui de l'autre apophyse résulte une rainure longitudinale qui reçoit le vomer. Au-dessous de l'apophyse palatine, on voit une surface concave et rugueuse correspondant au bord alvéolaire. Au-dessus de cette même apophyse, on observe un plan vertical correspondant à la paroi latérale externe des fosses nasales, présentant successivement d'avant en arrière une gouttière profonde qui forme la plus grande partie du canal nasal, l'ouverture d'une cavité, nommée *sinus maxillaire*, qui est profonde, à peu près triangulaire; la circonférence de cette ouverture, présente en haut des portions de cellules qui s'abouchent avec celles de l'ethmoïde, et en bas une scissure qui reçoit une lame de l'os du palais. Enfin, derrière l'orifice du sinus maxillaire, une surface raboteuse qui s'articule avec la tubérosité de l'os palatin, et sur laquelle est creusée une gouttière dirigée obliquement en devant, qui concourt à former le canal palatin postérieur.

Les deux faces que nous venons de décrire se réunissent en avant à un bord libre et concave en haut, qui forme en partie le contour de l'ouverture antérieure des fosses nasales; dans le reste de son étendue, ce bord est vertical, surmonté de l'épine nasale antérieure, et s'articule avec son semblable du côté opposé. Inférieurement, ces deux faces sont séparées par le bord alvéolaire, qui est épais en arrière, où il donne attache au buccinateur, et qui présente les alvéoles dont la grandeur et la disposition varient suivant l'espèce de dents qu'elles contiennent: les côtés de ce bord présentent des saillies et des enfoncemens alternatifs, correspondant aux alvéoles et à leurs cloisons. Le reste de la circonférence de l'os maxillaire supérieur a été indiqué dans le cours de la description.

Le développement de l'os maxillaire supérieur est très-compliqué, et n'avait point été exactement décrit avant Béclard, auquel on doit les observations que nous allons rappeler sommairement. C'est de trente à trente-cinq jours de conception qu'on y aperçoit les premiers points osseux, qui au bout de quelques jours dessinent la forme parabolique de l'arcade alvéolaire supérieure. Vers quarante-cinq jours, la voûte palatine, ainsi que les régions faciale et nasale de l'os, sont ossifiées. A cinquante jours, la surface orbitaire et l'apophyse malaire sont formées. L'apophyse nasale et la région faciale ont également chacune un germe particulier. Vers trois mois, tous ces germes distincts se réunissent; quant à l'os incisif, il se réunit si promptement au reste, qu'il est rare et difficile de le trouver isolé : Il forme les alvéoles qui renferment les germes des dents incisives, et l'épine nasale antérieure. Ce sont ces deux portions qui quelquefois ne se réunissent pas dans certaines divisions congénitales de la voûte du palais, et qui produisent une saillie plus ou moins prononcée des dents incisives. Béclard a trouvé aussi plusieurs fois le germe d'un petit os particulier qui forme la partie supérieure du canal nasal.

La non-réunion des deux os maxillaires, ainsi qu'on vient de le dire, résulte ordinairement de la trop grande brièveté de l'une et l'autre apophyse palatine : c'est alors qu'il existe une libre communication des cavités de la bouche et du nez (*voyez* BEC-DE-LIÈVRE); suivant Meckel, il arrive aussi quelquefois que l'apophyse palatine se prolonge tellement en arrière, qu'elle forme même l'épine postérieure. On observe encore l'absence d'une partie ou de la totalité de l'arcade alvéolaire dans la difformité connue sous le nom de *gueule de loup*. Assez ordinairement alors la voûte palatine manque entièrement. Dans ce cas aussi, les os incisifs seuls peuvent ne pas exister. Enfin, une autre anomalie de l'os maxillaire consiste dans le non-développement de son sinus. On sait aussi que cette cavité est susceptible d'acquérir une ampleur assez considérable quand elle devient le siége d'une hydropisie particulière, ou qu'elle contient un polype. Le sinus maxillaire s'agrandit aussi par les progrès de l'âge par suite d'une atrophie sénile qui amincit ses parois.

L'*os maxillaire inférieur*, qu'on nomme encore la mâchoire inférieure, est impair, symétrique, aplati, à peu près parabolique, et situé à la partie inférieure de la face. Sa face antérieure ou externe est convexe, présente à sa partie moyenne une ligne verticale plus ou moins marquée, nommée symphyse du menton, et qui se termine à une surface triangulaire un peu saillante. Sur les côtés de cette ligne, on remarque une dépression plus ou moins profonde qui donne attache à la houppe du menton; plus en dehors, le trou mentonnier qui est l'orifice externe du canal dentaire inférieur; la ligne oblique externe, qui se continue en arrière avec le bord antérieur de l'apophyse coronoïde, et à laquelle s'insèrent les fibres des muscles abaisseurs de l'angle des lèvres et de la lèvre supérieure, et celles du peaucier. Plus en arrière, cette face de l'os maxillaire est tout-à-fait tournée en dehors, et présente une surface plane, quadrilatère, répondant à la branche de cet os, et qui est recouverte par le muscle masséter qui s'y attache.

A la face postérieure ou interne, on remarque également sur la ligne médiane, dans le fond de sa concavité, la trace de la symphyse du menton terminée par l'apophyse géni à laquelle se fixent les muscles génio-glosses et génio-hyoïdiens; plus latéralement, un enfoncement pour la glande sublinguale; des inégalités qui donnent attache au muscle digastrique; la ligne oblique interne, assez saillante, dirigée à peu près comme la ligne oblique externe, et le long de laquelle s'insèrent les muscles mylo-hyoïdiens et constricteur supérieur du pharynx; au-dessous de cette ligne, une dépression oblongue qui loge la glande sous-maxillaire; un sillon assez marqué qui renferme un nerf et une artère fournis par le nerf et l'artère dentaires inférieurs qui pénètrent par le trou de ce nom, lequel offre à son orifice un bord saillant qui donne attache au ligament latéral interne de l'articulation temporo-maxillaire, et au-dessous de lui des inégalités où s'insère le muscle ptérygoïdien interne.

Le bord inférieur, ou la base de l'os maxillaire, est épais, arrondi, donne attache au peaucier, présente quelquefois en arrière un léger sillon dans lequel passe l'artère faciale. Le bord supérieur ou alvéolaire est creusé de seize cavités plus ou moins régulièrement coniques, séparées par des cloisons, dont la disposition varie et qui reçoivent les racines des DENTS. Plus latéralement et en arrière, ce bord se continue avec une éminence triangulaire, aplatie, nommée coronoïde, à laquelle le muscle buccinateur s'attache en avant et en bas, et dont le sommet donne insertion au muscle temporal. Les bords supérieur et inférieur de l'os maxillaire se réunissent à un troisième bord qui est postérieur, à peu près vertical, arrondi, formant avec le bord inférieur un angle mousse où se fixent en dehors le masséter, en dedans le ptérygoïdien interne, et postérieurement entre ces deux muscles le ligament stylo-maxillaire; ce bord qui correspond à la glande parotide, et qu'on appelle pour cela parotidien, se termine en haut par le condyle de la mâchoire, éminence oblongue, convexe, dirigée transversalement, qui s'articule avec la cavité glénoïde du temporal, et qui est supportée par une partie plus rétrécie qu'on nomme le col du condyle, à laquelle s'insèrent antérieurement le ptérygoïdien externe, latéralement le ligament externe de l'articulation, et qui se continue inférieurement avec un bord concave et mince, qui forme en se prolongeant le bord postérieur de l'apophyse coronoïde, et au-dessus duquel passent les vaisseaux et le nerf massétérins.

Béclard a observé que, dans le fœtus de trente à trente-cinq jours, il existe de chaque côté une petite lamelle recourbée en gouttière, qui forme le bord inférieur de l'os; vers quarante-cinq jours, l'apophyse coronoïde est indiquée par un germe osseux distinct qui se réunit promptement; l'angle et le condyle forment une partie plus épaisse que le reste de l'os, qui lui est jointe par une partie plus mince; le côté interne des alvéoles, et surtout des antérieures, est formé par une partie qui semble avoir été distincte du reste de l'os, quelques jours plutôt. A deux mois, les deux parties de l'os maxillaire inférieur ne paraissent plus avoir été formées d'abord de plusieurs germes distincts. On commence à distinguer aussi quelques cloisons inter-alvéolaires. A partir de cette époque, le développement de l'os se prononce davantage, et le principal changement qu'on observe dans cet os, par les progrès de l'âge, indépendamment de ceux qui sont relatifs aux DENTS, concerne la direction des branches qui deviennent de plus en plus perpendiculaires à la base de l'os, avec laquelle elles forment au contraire dans le principe un angle excessivement obtus.

L'os maxillaire inférieur peut manquer complètement; c'est ce qui constitue l'*agnathie*, défectuosité qui existe toujours dans l'aprosopie ou absence de la face. Les cercles osseux des oricules sont alors très-rapprochés ou confondus en partie. L'os maxillaire inférieur peut aussi être très-petit; il semble que les individus affectés de ce vice de conformation soient privés de menton. Les conduits auriculaires sont aussi dans ce cas plus ou moins rapprochés l'un de l'autre, suivant que le raccourcissement de l'os maxillaire est plus ou moins prononcé.

(MARJOLIN.)

MÉAT, s. m., *meatus*, de *meare*, couler; expression qu'on emploie, en anatomie, comme synonyme de *conduit*.

MÉAT AUDITIF. On nomme ainsi le conduit auditif externe. *Voyez* OREILLE.

MÉAT CYSTIQUE; nom donné au canal cystique. *Voy.* VÉSICULE.

MÉATS DES FOSSES NASALES. On désigne sous ce nom les intervalles qui existent entre chacun des cornets qui entrent dans la composition des parois latérales externes des fosses nasales. *Voyez* NASAL et ETHMOÏDE.

MÉAT URINAIRE : c'est ainsi qu'on appelle la partie antérieure du canal de l'urètre chez la femme. *Voy.* URÈTRE. (MARJOLIN.)

MÉCANICO-DYNAMIQUE, adj. Sprengel a exposé sous ce nom le système médical de Hoffmann, qui est fondé sur cette considération que tous les phénomènes de la vie dépendent de mouvemens opérés en vertu des lois départies à la matière organique, que le corps humain est une machine dans laquelle s'exécutent des mouvemens d'une mécanique supérieure. Ce système, qui est la base du solidisme moderne, est plus particulièrement désigné sous ce dernier nom, et sera exposé à ce mot avec ceux dont il est l'origine. *Voyez* SOLIDISME.

MÉCANIQUE, adj. et s. f. *mechanicus*, *mechanice*, de μηχανή, machine. On donne le nom de fonction, d'action *mécanique*, en physiologie, à toute action des parties vivantes qui dépend de mouvemens soumis aux mêmes lois que ceux des corps organisés. On donne aussi le nom de causes et d'actions *mécaniques* à celles qui agissent sur les organes par des chocs, des pressions, des tiraillemens, etc. — La mécanique est cette partie de la physique qui traite des lois de l'équilibre et des mouvemens des corps. Par analogie, ou plutôt par une supposition gratuite, on appelle l'ensemble des lois qui président aux phénomènes organiques *mécanique animale*, mais ce nom est plus consacré pour désigner cette partie de la physiologie qui s'occupe des mouvemens qu'exécutent certains organes et à laquelle on peut appliquer les lois de la statique et de la dynamique. *Voy.* IATROMÉCANIQUE, LOCOMOTION, etc.

MÉCANISME, s. m. On désigne ainsi l'assemblage des parties d'une machine, la manière dont les forces mécaniques produisent un effet, et par suite la structure d'un corps quelconque. — Par analogie, on a donné le nom de *mécanisme animal* à l'ensemble des lois suivant lesquelles se produisent les phénomènes de l'économie animale considérée comme une machine, et l'on dit le *mécanisme* de telle ou telle fonction pour indiquer la série des mouvemens réels ou supposés auxquels se livrent les organes pour produire tel ou tel effet.

MÈCHE, s. f. On donne ce nom à une petite bande de toile ou à un assemblage de brins de charpie, de fils de coton, de soie, que les chirurgiens emploient dans quelques circonstances.

Après l'ouverture des dépôts, il est utile, pour prévenir leur occlusion et faciliter l'écoulement du pus, d'introduire entre les lèvres de la plaie, pendant un jour ou deux, une petite mèche de linge couverte de cérat. On a recours au même moyen dans les plaies étroites, profondes avec contre-ouverture, et dans les plaies fistuleuses. *Voyez* ABCÈS, DÉPÔT.

La mèche dont on se sert pour le séton se fait le plus souvent avec une petite bande de toile effilée sur les côtés. *Voyez* SÉTON.

Lorsqu'on a pratiqué l'opération de la fistule à l'anus par la méthode de l'incision, on recommande d'introduire dans le trajet de la plaie une mèche que l'on fait avec plusieurs brins de charpie longs et rapprochés les uns des autres. Cette mèche, que l'on plie en deux, doit avoir de deux à trois pouces de longueur : on l'enduit de cérat après avoir fixé sa partie moyenne sur un porte-mèche; l'index de la main gauche est porté ensuite jusque dans le fond de la plaie; la mèche est introduite le long de ce doigt et placée à l'angle le plus élevé de la solution de continuité. *Voyez* FISTULE *à l'anus*.

On emploie une grosse mèche de charpie dans la fissure lorsqu'on a divisé le sphincter de l'anus et fait cesser la constriction de ce muscle (*voyez* FISSURE); on a recours aussi à une mèche plus ou moins grosse dans quelques autres maladies du rectum. *Voyez* RECTUM, SQUIRRHE, CANCER, ULCÈRE. (MURAT.)

MÉCHOACAN, s. m., *radi mechoacannæ;* racine du *convolvulus mechoacan*, ainsi appelée du nom d'une province du Mexique où cette plante croît naturellement, telle qu'on la trouve dans le commerce. Cette racine est en morceaux irrégulièrement globuleux de la grosseur du poing, ou en rouelles circulaires, généralement dépourvues de leur écorce, d'une couleur blanchâtre, marquées quelquefois de lignes concentriques comme celles du jalap, mais beaucoup moins prononcées, inodores, d'une saveur d'abord fade, puis faiblement âcre.

Cette racine se compose presque en totalité d'amidon et d'une petite quantité de résine analogue à celle qui existe dans la racine de jalap. Elle est faiblement purgative: aussi aujourd'hui son usage est presque totalement abandonné; on lui préfère la racine de jalap. (A. RICHARD.)

MÉCOMÈTRE, s. m., *mecometrum*, mesure de longueur; instrument propre à mesurer la longueur du corps, et qu'on emploie surtout pour déterminer d'une manière précise la longueur des fœtus.

Cet instrument, dont on fait un fréquent usage à l'hospice de la Maternité de Paris, est composé d'une tige carrée en bois, longue d'un mètre, et divisée, sur deux côtés opposés, en décimètres, centimètres et millimètres; une lame de cuivre est placée perpendiculairement à une extrémité de cette tige, et y est solidement fixée. Un curseur de même forme et de même métal, qui glisse sur la tige, et qu'on peut ainsi éloigner ou rapprocher à volonté de la lame fixe, et arrêter au moyen d'une vis de pression, sert à marquer d'une manière positive et invariable l'étendue du corps dont on veut mesurer la longueur, laquelle se trouve exprimée par la distance qui sépare le curseur de la lame fixe.

MÉCONATES, s. m. pl. L'acide méconique forme, avec les oxydes alcalins, terreux et métalliques, des combinaisons neutres, qui se distinguent particulièrement par la propriété de rougir les sels de fer. Mélangés avec les acides sulfurique, phosphorique et borique, et chauffés, ils laissent dégager leur acide méconique qui se sublime. Quelques méconates sont solubles dans l'eau, d'autres sont insolubles; l'alcool ne paraît en dissoudre aucun, si ce n'est le méconate de morphine.

MÉCONIQUE (acide). L'acide méconique a été entrevu par d'anciens chimistes; mais ils ignorèrent sa nature. Les uns le considéraient comme de l'acide acétique, les autres le prenaient pour de l'acide malique. C'est à M. Sertuerner et à M. Robiquet que nous devons des connaissances positives sur la nature de cet acide et de ses propriétés. L'acide méconique est blanc; il est tantôt en aiguilles, tantôt en lames carrées, et tantôt en ramifications formées par des octaèdres très-allongés. Une température de cent vingt à cent vingt-cinq degrés suffit pour le fondre et pour le sublimer. Il volatilise en entier et sans altération, si la chaleur est convenablement ménagée. Il rougit très-bien le tournesol ; il est très-soluble dans l'alcool et dans l'eau ; il a pour caractère distinctif la propriété de colorer en rouge de sang les dissolutions de fer, quel que soit leur degré d'oxidation. Il forme des sels cristallisables avec les différentes bases.

État naturel. — Sertuerner avait supposé que l'acide méconique existait dans l'opium combiné avec la morphine. M. Robiquet paraît avoir démontré qu'il existe, au moins en partie, à l'état de méconate acide de chaux.

Extraction. — C'est à M. Robiquet qu'on doit le meilleur procédé connu pour son extraction. Il consiste à former du méconate de magnésie, en faisant bouillir cette terre en excès avec une dissolution d'opium; le dépôt, lavé à l'eau et épuisé par l'alcohol, est ensuite décomposé par l'acide sulfurique. Le liquide retient l'acide méconique ; on le précipite de nouveau par le muriate de baryte, et l'on décompose le méconate obtenu par l'acide sulfurique. D'après Choulant, l'acide méconique est composé d'oxigène, hydrogène et carbone. Sertuerner admet qu'il contient aussi de l'azote. Ses propriétés sur l'économie animale n'ont été l'objet d'aucun examen. (J. PELLETIER.)

MÉCONIUM, s. m.; nom dérivé de μήκων, pavot, et sous lequel on désigne les matières excrémentitielles que renferment les intestins du fœtus, et que l'enfant rend peu de temps après sa naissance. On les a nommées ainsi parce qu'on a trouvé que leur couleur et leur consistance étaient analogues à celles du suc de pavot.

Le méconium est d'une couleur verdâtre ou noirâtre très-foncée dans les derniers mois de la gestation ; mais dans la première moitié de la grossesse, il est blanchâtre, muqueux, et ne prend une couleur plus foncée qu'après cette époque. Il est alors d'un jaune verdâtre, sa consistance augmente successivement ; plus tard, il devient visqueux, poisseux et d'une teinte de plus en plus foncée, d'abord dans le gros intestin, puis dans l'intestin grêle, de sorte que vers la fin de la vie utérine, il présente les mêmes caractères dans toute l'étendue du canal intestinal qu'il distend souvent par son accumulation ; il est quelquefois d'une consistance et d'une ténacité très-grandes : il contient une grande quantité de petits poils soyeux.

Suivant M. Chaussier, le méconium est contenu dans l'estomac pendant les trois premiers mois; au quatrième mois, on le trouve dans le duodénum; il remplit l'intestin grêle jusqu'à sept mois, pénètre ensuite dans le gros intestin, et dans le rectum vers la fin de la grossesse. Des faits assez nombreux semblent démontrer, en effet, que cette matière est principalement sécrétée dans la partie supérieure du canal digestif.

Il existe deux opinions différentes sur l'origine du méconium. Les uns le regardent comme le résultat de la digestion de l'eau de l'amnios qui a été avalée; les autres comme le produit et le résidu des sécrétions perspiratoires et folliculaires de l'estomac, des intestins, du foie et du pancréas. On cite en faveur de la première opinion, les faits qui prouvent la pénétration du fluide amniotique dans l'estomac, et l'existence des poils soyeux qu'on trouve mêlés au méconium, et qui sont exactement semblables à ceux qui recouvrent la surface du corps du fœtus. Les objections qu'on oppose à cette origine du méconium viennent à l'appui de la seconde opinion. Ce sont les cas d'acéphalie, d'absence de bouche, etc., dans lesquels on ne peut supposer qu'il y ait eu déglutition du liquide, et où cependant les intestins étaient remplis de méconium. D'autres fois, on a trouvé une interruption du tube digestif, et il existait du méconium à la fois au-dessus et au-dessous de l'obstacle. Dans certains cas, il est vrai, on n'a trouvé cette matière que dans la partie supérieure du canal, mais cette circonstance ne prouve pas directement la déglutition et la transformation de l'eau de l'amnios en méconium; elle fait voir seulement que la sécrétion de cette matière s'opère principalement dans la partie supérieure du canal.

Quant à la coloration du méconium, il est probable que la présence de la bile n'y est pas étrangère, puisqu'elle commence à se manifester à l'époque où le fluide biliaire devient apparent, ainsi que Lobstein et Meckel l'ont observé; en outre, sa couleur devient progressivement de plus en plus foncée, en même temps que la bile acquiert davantage tous les caractères qui lui sont propres, et qu'elle devient elle-même plus colorée. M. Vauquelin a d'ailleurs trouvé de la bile dans cette matière excrémentitielle. Cependant toutes ces probabilités échouent encore devant certains faits qui constatent qu'on a rencontré du méconium d'un vert-noirâtre dans la partie supérieure de l'œsophage qui était oblitéré au-dessus de l'estomac: tel est le cas rapporté par M. Lallemand. Comment la bile aurait-elle pu franchir l'obstacle pour aller colorer le méconium qui était vert comme celui que contenait le reste du canal digestif, et qui distendait par son accumulation le pharynx et l'œsophage? Quoi qu'il en soit, M. Meckel pense que la bile paraît avoir quelque part à la production du méconium, parce que dans plusieurs exemples rapportés par les auteurs, il est fait mention de quelques différences entre le méconium contenu dans la portion d'intestin qui communiquait avec le système biliaire, et celui que renfermait l'intestin inférieur : il ne pense pas que cette opinion soit détruite par les résultats négatifs qu'a fournis la chimie, et desquels il résulte que le méconium ne contient pas de bile (M. Vauquelin en a trouvé) : il admet aussi que, lorsque le foie manque, le canal intestinal peut suppléer en partie à l'action de cette glande.

En résumé, on voit que toutes les assertions et les faits avancés à ce sujet laissent encore dans le doute sur la véritable origine du méconium. Cette matière est composée d'environ deux tiers d'eau, d'un tiers d'une substance particulière de nature végétale, de quelques centièmes de mucus : elle renferme des poils soyeux. Suivant M. Vauquelin, elle contient de la bile. *Voyez* OEUF HUMAIN. (C.-P. OLLIVIER.)

MÉDECIN, s. m., *medicus;* nom de celui qui exerce la médecine. Ce nom est consacré particulièrement pour désigner l'homme de l'art qui se livre à la pratique de certaines maladies comprises sous le titre de pathologie interne, tandis que, par opposition, on donne le nom de chirurgien à celui qui étudie et traite spécialement les affections dites externes et qui exécute les diverses opérations que réclame le traitement des maladies. *Voyez* MÉDECINE.

MÉDECINE, s. f., *medicina, iatrice*, ἰατρική; mots dérivés de *medere*, remédier à, guérir, et de ἰάομαι, qui a la même signification que *medere*. On définit communément la médecine d'après le sens étymologique du mot qui la représente, et l'on dit qu'elle est l'art de guérir. Mais cette définition, qui en indique seulement le but, ne suffit pas pour donner une idée convenable d'une science aussi vaste dans les objets qu'elle embrasse, qu'importante dans la fin qu'elle se propose. Prise dans l'acception la plus générale et la plus étendue, la médecine sera pour nous cette science qui a pour objet l'histoire physique de l'homme, qui fait connaître l'organisme de cet être dans toutes les modifications qu'il éprouve au milieu des influences nécessaires ou accidentelles des divers corps de la nature, et qui fournit les règles propres à conserver sa santé et à guérir ses maladies. L'application de ces règles forme la partie pratique ou l'*art*, qu'on peut, jusqu'à un certain point, distinguer de l'ensemble des faits sur lesquels il est fondé, et qui constitue la *science*. Considérée indépendamment des résultats utiles qu'elle procure, la médecine serait encore pour l'homme une des études les plus intéressantes, puisque l'homme lui-même en est le sujet; et, à ce titre, elle prend place comme division principale de la zoonomie à la tête des sciences naturelles.

Mais, soit que nous séparions la médecine de ses applications immédiates, que nous en fassions uniquement, comme des autres sciences naturelles, le sujet d'une étude curieuse, soit que la connaissance des phénomènes offerts par l'organisme humain nous serve à établir les préceptes et la pratique d'un art bienfaisant, nous avons à nous livrer à la même série de recherches, d'observations et d'expériences; dans l'un et dans l'autre cas, ces recherches exigent la même marche logique. Il se joindra seulement dans le dernier la difficulté de l'application des règles, et le besoin d'une habileté particulière dans certaines manœuvres à exécuter. Dans tout le cours de cet article nous envisagerons la médecine sous le double point de vue qu'elle présente comme science et comme art; mais, pour mieux signaler le nombre et l'importance des connaissances dont elle se compose, nous les rapporterons constamment au but pour lequel elles sont acquises : la conservation de la santé et la guérison des maladies.

Le corps humain est formé de parties dont la composition, la structure et l'action offrent une variété et une complication infinies. Placé au milieu de tous les autres corps de la nature, il puise dans quelques-uns les principes nécessaires à l'entretien de ses organes et à l'excitement de leurs fonctions, et reçoit des autres des influences variées, suivant que le hasard ou certaines circonstances l'y soumettent. La mesure dans laquelle l'homme exerce ses organes donne également lieu à des effets divers. Ainsi, indépendamment des lésions physiques de toutes sortes auxquelles il est exposé, l'organisme est souvent altéré dans sa structure et ses fonctions par des causes multipliées qui agissent en troublant d'une manière quelconque l'action départie à chaque tissu vivant. Des phénomènes nouveaux et particuliers surviennent, et indiquent le trouble de l'économie animale. Ce trouble se dissipe quelquefois de lui-même par l'éloignement des causes qui l'ont produit, mais plus souvent encore les affections des organes dont il est l'expression exigent l'emploi de divers moyens propres à le faire disparaître. Or, pour apprécier les lésions des organes et les phénomènes insolites auxquels elles donnent lieu, pour appliquer aux parties malades les moyens que réclame la guérison des maladies, il faut connaître la composition, la texture, les rapports de position de ces organes dans l'état habituel; savoir quelle est l'action dévolue à chacun d'eux, quelles sont les relations établies entre les différentes parties vivantes : en un mot, il faut connaître l'homme dans l'état de santé.

La conservation de la santé tient à l'exercice régulier des fonctions, à l'usage bien ordonné des substances destinées à les entretenir, au soin d'éviter tout ce qui pourrait en troubler l'harmonie. Il est donc indispensable de connaître en quoi consiste cette harmonie, les choses qui la conservent, celles qui la détruisent. De là ressort la nécessité d'étudier tous les corps dont l'homme fait usage, ainsi que ceux dont il peut recevoir une influence quelconque, afin d'apprécier et de corriger les mauvaises qualités des uns, et de soustraire l'organisme à l'action contraire des autres.

Préparés par ces notions diverses, instruits des conditions nécessaires à la manifestation régulière des phénomènes de la vie, nous pouvons nous livrer à l'étude des maladies. Ce n'est que dans l'observation des causes qui les produisent, dans la connaissance de la nature et du degré de l'altération organique qui les constitue, de la marche qu'elles affectent, et de l'issue qu'elles auraient si elles étaient abandonnées à elles-mêmes, que nous pouvons puiser l'indication de ce qui est à faire pour les combattre, les pallier et les prévenir. Nous avons, par conséquent, à étudier les maladies sous ces divers rapports. Nous devons considérer leur origine, c'est-à-dire les conditions où elles se montrent, et les circonstances qui les déterminent; suivre le développement des altérations dont les organes sont le siége; constater les signes ou phénomènes extérieurs par lesquels ces altérations manifestent leur existence pendant la vie, et permettent de pressentir la durée et la terminaison heureuse ou funeste qu'elles doivent avoir.

Les moyens de remplir les indications que présentent les maladies, dont l'application méthodique forme, à proprement parler, l'art de guérir, sont variés comme les circonstances qui les réclament. De nouvelles études et d'un genre particulier se présentent ici.

Nous avons déjà considéré l'influence des agens destinés par la nature à satisfaire nos besoins. Nous en avons tiré des règles propres à nous conserver dans l'état de santé. Par la même raison que l'abus ou l'usage vicieux de ces agens détermine souvent les maladies, l'emploi méthodique qu'on en fait dans ce dernier cas concourt puissamment à combattre les altérations qui se sont formées. Transportant à l'homme malade les données que nous avons acquises concernant leurs effets sur l'homme sain, nous aurons à prescrire la mesure et la continuité de ces effets d'après les indications à remplir. Ainsi certains moyens employés à la guérison des maladies consisteront dans une simple modification apportée à l'exercice ordinaire des fonctions, à l'usage des choses nécessaires à l'existence. Par là l'économie animale se trouvera soustraite à des actions ou à des influences naturelles qui augmenteraient les maladies existantes, ou qui peuvent même leur avoir donné lieu; on aura fait naître des conditions organiques susceptibles de neutraliser l'action des causes de maladie. C'est pour répondre à ces différentes vues, qu'un organe est, dans certains cas, condamné au repos, tandis que, dans d'autres occasions, l'exercice de ses fonctions doit être augmenté; qu'on prescrit l'usage ou l'abstinence de certains alimens et de certaines boissons; qu'on corrige la température défavorable de l'air.

Ces moyens ne sont pas toujours suffisans. Il est nécessaire de susciter dans l'économie animale des phénomènes particuliers, contraires à ceux qui sont ordinaires à l'état de santé, et dont le résultat est de faire disparaître les altérations survenues au sein des organes, d'en diminuer les accidens, d'en retarder l'issue funeste, quand on ne peut espérer de faire davantage. On provoque ces phénomènes favorables, ces modifications de l'action des organes, en appliquant au corps animal certaines substances qui ont subi des préparations ou des combinaisons particulières. C'est ainsi qu'on excite des vomissemens ou des évacuations alvines; que l'on active certaines sécrétions; que l'on produit l'accélération ou le ralentissement des circulations générale et capillaire, etc. Il faut donc que nous cherchions dans la nature les substances qui déterminent ces effets; que nous connaissions les caractères qui servent à les faire distinguer les unes des autres; que nous étudions leur composition chimique, afin de mieux nous rendre compte de leur action sur l'économie animale; que nous cherchions, enfin, comment elles doivent être préparées, combinées, pour être appliquées de la manière la plus convenable à l'intention qu'elles doivent remplir.

Une troisième série de moyens est réclamée par plusieurs des maladies dont l'économie humaine peut être assiégée; moyens extrêmes que la nature de l'affection exige souvent irrévocablement, mais que l'emploi de ceux que nous venons d'indiquer peut quelquefois faire éviter, et qui doivent toujours être précédés et accompagnés de l'usage de ces derniers; ce sont des actions mécaniques opérées sur les parties vivantes qui les constituent. On divise celles-ci, on les réunit suivant qu'elles présentent des réunions ou des divisions qui ne doivent pas exister; on retranche avec le fer, ou on détruit avec le feu, avec des caustiques, celles qui ne peuvent être conservées sans inconvénient ou sans danger; on extrait du sein des organes des liquides ou des corps étrangers incompatibles avec l'exercice régulier des fonctions; on replace les parties qui se sont éloignées des endroits qu'elles doivent occuper; on comprime, on oblitère des vaisseaux, on dilate des cavités, etc.

Ces différens points de vue sous lesquels l'organisme humain est envisagé successivement ont donné lieu à diviser la médecine en plusieurs branches, qui, réunies par un but commun, mais composées d'objets assez distincts, forment en quelque sorte autant de sciences particulières. Ainsi, la première de ces grandes divisions, celle qui sert de fondement à toutes les autres, la connaissance de l'homme sain, est étudiée sous le nom d'*anthropologie*; celle-ci comprend elle-même l'*anatomie*, qui traite des parties diverses dont le corps humain est composé et de l'arrangement de ces parties entre elles, de son organisation en un mot; et la *physiologie*, qui s'occupe des phénomènes que présente ce même corps, autrement dit des résultats de l'organisation. L'*hygiène* constitue la seconde division. Guidée par les notions puisées dans l'anatomie et la physiologie, elle étudie les conditions nécessaires à la régularité des fonctions du corps humain, c'est-à-dire à la santé. Les deux autres grandes divisions sont formées par la *pathologie* et la *thérapeutique*: la première fait connaître l'homme malade, c'est-à-dire les dérangemens qui surviennent dans l'organisation du corps humain et dans ses fonctions; l'autre s'occupe des moyens de remédier à ces dérangemens, et suivant la nature de ces moyens, qui sont employés séparément ou simultanément, elle est subdivisée en *thérapeutique hygiénique* ou *diététique*, *thérapeutique pharmaceutique* ou *pharmacologie*, *matière médicale*, et en *thérapeutique chirurgicale* ou *médecine opératoire*. Cette dernière subdivision de la thérapeutique, jointe à l'étude de certaines maladies et principalement des lésions mécaniques dont le corps humain peut être atteint, forme le domaine de la *chirurgie*.

Ces différentes branches de la médecine sont liées par des principes communs, par des services mutuels. On ne peut réellement en isoler aucune de toutes les autres: ainsi la pathologie, qui est entièrement fondée sur l'anatomie et la physiologie, rend souvent à ces deux sciences les secours qu'elle en reçoit. Dans quelques cas, la texture des parties se dessine davantage lorsqu'elles sont malades. Le trouble de l'économie montre les rapports qui lient les organes dans l'état de santé; il indique quelquefois des fonctions difficiles à apprécier dans ce même état. Il en est de même de la thérapeutique qui n'est à proprement parler que le complément de la pathologie.

L'étendue des connaissances qui composent la médecine et la diversité des qualités nécessaires à celui qui la pratique ont fait établir dans la pathologie et la thérapeutique deux divisions principales que nous devons signaler ici. Ce sont la *médecine* proprement dite, et la *chirurgie*. Les operations forment la principale attribution de celle-ci, et la distinguent sous ce rapport assez nettement de la médecine; quant aux maladies qui appartiennent à l'une ou à l'autre, il serait impossible de les indiquer d'une manière précise. La distinction des maladies en internes et en externes; en celles qui sont traitées par des moyens diététiques et des médicamens internes, et en celles dont la guérison réclame des opérations; enfin en celles qui se développent spontanément, ou mieux sous l'influence de dispositions organiques intérieures, et en celles qui reconnaissent des causes extérieures ou mécaniques; cette distinction, comme on l'a remarqué depuis long-temps, ne saurait servir de base pour déterminer les limites qui séparent le domaine de la pathologie médicale de celui de la pathologie chirurgicale. En effet, ces caractères opposés, par lesquels on a cherché à distinguer les maladies dont l'étude et le traitement sont exclusivement réservés au médecin ou au chirurgien, ou manquent entièrement de justesse, ou ne comprennent pas toutes les affections, ou enfin s'appliquent à la fois aux deux groupes qu'ils devraient diviser. C'est ainsi que beaucoup de maladies réputées médicales réclament des moyens opératoires, tels que la saignée, le moxa, l'extraction des liquides exhalés, etc., et que la plupart des maladies placées dans les attributions du chirurgien sont traitées par des moyens empruntés à la diététique et à la pharmacologie. Un régime particulier, certains médicamens n'entrent-ils pas comme parties essentielles dans le traitement d'un phlegmon, d'une plaie, d'une fracture, etc. Les mêmes lois président à tous les phénomènes qui s'observent dans l'économie animale. Les affections diverses dont elle est susceptible, quels que soient leur siége, leur nature, peuvent se succéder ou se compliquer. Des maladies dites internes et des maladies chirurgicales peuvent avoir des symptômes communs. C'en serait assez pour démontrer que le médecin ou le chirurgien ne peuvent pas rester étrangers aux connaissances qui composent la science entière, quand même les maladies affectées à leurs domaines respectifs seraient aussi tranchées par leurs caractères et leur mode de traitement que le vulgaire le croit communément. On voit souvent l'inflammation des principaux viscères survenir à la suite des grandes opérations chirurgicales dont elle constitue l'accident le plus redoutable. Le traitement des plaies de tête, des fortes contusions de la poitrine, consiste plus encore dans les moyens dirigés contre l'inflammation du cerveau et des poumons, que dans la solution de continuité ou la dilacération des parties extérieures qui recouvrent ces organes. L'étranglement d'une hernie peut simuler les symptômes d'une phlegmasie gastro-intestinale, une luxation spontanée du fémur présenter dans ses commencemens et même à une période assez avancée des phénomènes communs à une affection rhumatismale du membre inférieur. Il serait donc absurde de chercher à établir une séparation tranchée entre la médecine et la chirurgie, à élever, comme le voulait un célèbre chirurgien du dix-huitième siècle, un mur d'airain entre ces deux branches d'une même science et d'un même art. Mais tous les hommes ne sont pas doués de cette force d'âme qui laisse impassible à la vue du sang et aux cris de la douleur; tous n'ont pas cette dextérité manuelle nécessaire pour se livrer aux différentes manœuvres chirurgicales. De plus, les objets dont se compose la pathologie sont tellement nombreux, qu'on ne peut porter sur tous une égale attention. Ces raisons justifient la division pratique de la médecine en médecine proprement dite, et en chirurgie.

Des divisions plus arbitraires et plus circonscrites se remarquent encore dans la pratique de l'art. Les occasions qu'on a d'observer certains ordres de maladies, ou d'exécuter certaines opérations, l'étude spéciale qu'on fait d'un sujet, permettent d'acquérir plus d'habileté sur tout ce qui le concerne. L'*art des accouchemens*, qui est si souvent isolé dans l'étude et la pratique, a été manifestement séparé de la chirurgie à la nature de laquelle il participe. Mais nous le répétons, la science de l'homme est une; tout s'y tient et s'y enchaîne; il faut connaître l'ensemble pour pouvoir juger sainement de la partie la plus restreinte. Des inconvéniens souvent très graves sont résultés des divisions qu'on y a établies d'une manière trop absolue.

Jusqu'à présent, l'homme a été considéré en quelque sorte individuellement. La disposition de ses organes, la régularité de ses fonctions, les dérangemens qu'il éprouve dans sa santé, les moyens capables d'y remédier ont été étudiés dans le but immédiat de préserver et de guérir son individu des maux qui l'assiègent isolément. Mais ces connaissances, qui conduisent déjà à un si beau résultat, peuvent fournir des applications non moins utiles et plus générales. L'état de société, qui n'est que le concours des facultés de tous dans le but du bien-être physique et moral de chacun, donne lieu à des rapports d'une nature particulière. Il appartient aux législateurs des nations de prescrire la mesure dans laquelle les facultés de l'homme doivent être exercées au milieu de ses semblables. Mais c'est dans son histoire naturelle qu'ils devront chercher les bases des considérations et des lois qu'ils ont à établir. D'un autre côté, les relations de tous genres établies par la société développent des causes contraires à la salubrité, et qui agissent sur un grand nombre d'individus de toutes les classes, ou sur certaines classes du peuple. Il est du devoir des gouvernans de chercher les moyens de prévenir ou de réparer les effets de circonstances qui sévissent sur le corps social tout entier. Un grand nombre de lois et de réglemens seront donc fondés sur la connaissance de l'organisme, sur celle des modifications auxquelles donnent naissance les relations sociales, sur l'observation des causes générales des maladies qu'elles suscitent. Enfin, les différentes branches de la médecine auront à fournir des documens indispensables aux magistrats chargés d'appliquer certaines lois civiles ou criminelles, lorsqu'il entre dans les élémens de la contestation quelques phénomènes physiologiques ou morbides de l'économie animale, ou quand il s'agit de constater un délit dont le corps de l'homme a été le sujet. L'ensemble des considérations qui ont trait aux rapports de la médecine avec la législation, l'administration de la justice et la police, forme une branche de la médecine diversement dénommée, et qu'on peut désigner sous le nom de *médecine politique*, divisée elle-même en *médecine légale* qui procure aux tribunaux les moyens d'appliquer les lois établies, et en *police médicale*, dont nous avons déterminé précédemment l'objet.

En exposant successivement le nombre et le genre de connaissances qu'il convient de posséder pour atteindre au but que se propose la médecine, nous avons déterminé l'objet et les limites de cette science. Mais, comme nous l'avons exprimé, l'homme emploie à ses besoins les divers corps de la nature. Il a des rapports multipliés avec eux. Il faut qu'il en apprécie les diverses qualités. Son organisme en reçoit des influences variées. De plus, le corps humain, comme corps, participe aux lois imposées à la matière. Dès-lors l'étude de la médecine ne peut être abordée sans être précédée de celle qui a pour objet les corps naturels, les lois qui les régissent dans leur composition, leurs combinaisons, les phénomènes auxquels donnent lieu les rapports de ces corps. Les sciences purement descriptives, telles que la *minéralogie*, la *botanique*, la *zoologie*, fourniront les caractères auxquels pourront être reconnues les substances d'où l'homme tire des alimens et des médicamens, ou qu'il doit éviter à cause de leur action délétère sur son économie. Mais c'est surtout à la *chimie* et à la *physique* que la médecine empruntera des documens nombreux, soit pour se rendre compte des phénomènes que présente l'organisme vivant, soit pour apprécier la composition et l'action des corps qui l'environnent de toutes parts, soit enfin pour chercher des moyens médicamenteux et mécaniques appliqués à la conservation de la santé et à la guérison des maladies. La *pharmacie*, qui consiste à préparer et à conserver les médicamens, et qui s'appuie presque entièrement sur la chimie, ne forme réellement pas une science à part de la médecine. Réunie jadis à la pratique de cette dernière, elle n'en a été séparée que parce que les opérations auxquelles elle se livre, devenues plus nombreuses et plus compliquées, étaient incompatibles avec les occupations des médecins. Du reste, ceux-ci doivent connaître les règles qui président à la préparation des médicamens; autrement ils seraient condamnés à appliquer aveuglement ceux qui leur seront livrés tout préparés, ou s'exposeraient à ne pas obtenir les résultats qu'ils attendent des combinaisons ou mélanges qu'ils ont prescrits.

Mais, comme nous l'avons fait pressentir, les sciences physiques et chimiques ne se bornent pas à fournir des moyens à la thérapeutique, ou à faire pénétrer la nature des agens hygiéniques. L'analyse chimique nous fait connaître les principes constituans des tissus organisés. Nous parvenons à apprécier leurs formes élémentaires à l'aide du microscope. Tout porte à croire que les phénomènes organiques sont soumis aux mêmes lois que les autres corps de la nature, quoique les résultats soient modifiés et soustrait au calcul à cause de l'extrême complications et de la variation infinie des conditions physiques et chimiques dans lesquelles se trouvent les différentes parties du corps humain. On doit donc penser qu'on n'arrivera probablement à la connaissance complète des phénomènes organiques que par l'étude des lois physiques et chimiques. On nierait cette proposition que la même étude serait encore nécessaire pour apprécier la différence qui existe entre les phénomènes des corps organisés et ceux des corps inorganiques. D'ailleurs, l'économie animale présente des phénomènes qu'on ne peut se refuser à rapporter à des lois physiques : tels sont l'hématose, dont la combinaison de l'oxygène avec le sang veineux forme une partie essentielle, le développement de la chaleur animale, la marche de la lumière à travers les différentes parties de l'œil, la communication des vibrations sonores à l'oreille, la formation de la voix dans le larynx, la circulation d'un liquide dans des canaux élastiques, le résultat de la contraction des muscles ou la locomotion. On a souvent contesté certaines applications de la physique et de la chimie, mais jamais on n'a complètement nié les services nombreux que ces sciences ont rendus à la médecine. C'est pourquoi, dans l'enseignement de celle-ci, elles ont été désignées sous le nom de *sciences accessoires à la médecine.*

Quelques autres sciences qui ont, par la nature des recherches ou de leur but, de l'analogie avec la médecine, fournissent à cette science des secours précieux. Nous voulons parler de l'anatomie et de la physiologie des animaux, qui ont éclairé et éclairent encore l'anatomie et la physiologie humaine, et de la vétérinaire, ou médecine des animaux domestiques, dans laquelle on peut puiser des faits et des principes directement applicables à la médecine humaine. Il nous suffit d'indiquer ces rapports pour en faire sentir toute l'utilité.

Après avoir montré comment toutes les sciences naturelles concourent à élever l'édifice de la médecine, il nous resterait à signaler les services qu'elle rend à son tour à d'autres branches des connaissances humaines. Tous les phénomènes qui s'observent chez l'homme, quelle que soit leur nature, dépendent de son organisation. C'est par conséquent sur la connaissance de l'homme physique que seront fondées toutes les considérations qui ont trait à ses facultés intellectuelles et affectives, nécessairement à son éducation et à son perfectionnement, à ses besoins et à ses passions, aux moyens et au droit de les diriger convenablement, d'en prévenir ou d'en réprimer les excès. Les sciences morales et politiques ne sauraient donc être traitées d'une manière exacte et complète sans l'étude des phénomènes organiques, dans l'état de santé comme dans l'état de maladie. Et nous croyons pouvoir l'avancer, c'est parce que les plus grands philosophes ont négligé presque toujours cette étude, que malgré leur génie, ils ont été conduits à des erreurs combattues et détruites si souvent par d'autres erreurs, et que leur science manque de ces principes stables sans lesquels tout peut être mis continuellement en discussion. Les travaux de Cabanis, qui a commencé à tracer la véritable route de la psycologie sans avoir toutefois atteint la vérité, et surtout ceux de M. Gall, qui en approche de plus près sans avoir démontré complètement tous les faits sur lesquels s'appuie sa doctrine, ces beaux travaux, disons-nous, nous semblent avoir mis hors de doute cette proposition.

§ II. Toutes les connaissances qui constituent la science et l'art de la médecine sont loin d'être parvenues au degré de perfection qu'on peut espérer de leur voir atteindre un jour. Dans l'anatomie, l'une des parties de la science dont l'avancement est le plus marqué, quelques lacunes restent encore à combler. La structure de tous lés organes n'est pas complètement connue. Nous n'avons que des données peu satisfaisantes sur les élémens constitutifs et les formes moléculaires des tissus vivans. Un plus grand nombre de points douteux ou tout-à-fait obscurs existent dans les autres branches de la médecine. L'action intime des organes est presque entièrement ignorée. Le mécanisme de beaucoup de fonctions nous échappe. Nous ne pouvons pas toujours apprécier les causes qui ont apporté le trouble dans l'économie animale; les organes s'altèrent souvent sans que nous puissions saisir des phénomènes qui signalent positivement leurs lésions; d'autrefois, au contraire, un trouble des fonctions se manifeste, et il nous est impossible d'assigner le siége et la nature des altérations qui l'occasionent; enfin, l'action d'un grand nombre de médicamens est complètement inconnue. Malgré cet état d'imperfection, dont nous devons faire l'aveu, la science est assez riche encore pour répondre aux besoins les plus urgens de la société; et la méthode rigoureuse adoptée aujourd'hui dans l'investigation des phénomènes organiques et dans les recherches des lois qui les régissent, rapprochera de plus en plus la médecine des sciences physiques, tout en désespérant de parvenir, dans la théorie et les applications, à la certitude de celles-ci. Mais après combien de travaux et d'erreurs est-elle arrivée au point où nous la voyons maintenant. Comme toutes les sciences d'observations, la médecine a suivi dans ses progrès la marche lente des siècles. Moins favorisée que la plupart de ces sciences, un plus grand nombre d'obstacles ont même arrêté sa marche. Les entraves qu'elle a rencontrées n'ont pas été formées seulement par la nature même des recherches auxquelles elle se livre, par la complication des phénomènes organiques et de leurs causes, par l'instabilité constante des influences qu'il faut apprécier, par le peu d'avancement des sciences naturelles, physiques et chimiques, auxquelles elle est liée si intimement. De plus grandes difficultés sont nées de causes en quelque sorte étrangères. Un respect mal entendu pour les morts arrêta long-temps l'essor de l'anatomie et de la physiologie, ces bases essentielles de la médecine. On ne put étudier dans les cadavres l'organisation de l'homme et les effets de ses maladies. Mais une influence plus funeste s'étendit sur la science, et se fait encore ressentir, ce fut en quelque sorte cette fureur de vouloir continuellement remonter à l'essence même des choses, de devancer sans cesse l'observation, soit en appliquant à la médecine les principes d'une fausse philosophie et d'une physique absurde, soit en adoptant des faits bien prouvées de quelques autres sciences, mais qu'on ne pouvait prendre pour principe d'une théorie médicale avant d'avoir démontré leur réalité dans l'organisme. Nous pourrons reconnaître à chaque pas les résultats de cette méthode vicieuse de procéder dans le tableau rapide que nous allons tracer des états par lesquels a passé la médecine. Nous ne nous attacherons qu'aux caractères généraux des révolutions qu'elle a subies depuis son origine jusqu'à nos jours, négligeant de nous appesantir sur les détails des doctrines, auxquelles est consacré un article spécial dans cet ouvrage.

Il en est de la médecine comme de la plupart des sciences, dont l'origine se perd dans la nuit des temps. Aucune autre peut-être ne remonte à une antiquité plus reculée. Si l'on consulte la nature des choses, on peut conjecturer que l'art de guérir est né du moment que les hommes ont souffert; qu'il est né par conséquent avec le genre humain. Soumis à des causes inévitables de maladie, dont le nombre et l'intensité suivirent les progrès de la civilisation, un sentiment naturel les porta à communiquer à leurs semblables souffrans les moyens dont ils avaient éprouvé ou remarqué les heureux résultats dans des circonstances analogues. Ces connaissances, grossières et restreintes d'abord, se propagèrent par tradition et s'accrurent par des observations successives. Si, dans l'impossibilité où nous sommes de pénétrer plus avant dans les ténèbres qui couvrent le berceau de la médecine et où rien ne saurait nous servir de guide, nous nous en rapportons aux documens historiques que nous possédons sur les sociétés naissantes, nous voyons les chefs de peuplades, les rois, les héros, les poëtes et les prêtres, exercer un art qui augmentait leurs moyens de puissance ou de considération parmi les peuples. La fable et Homère nous peignent les héros grecs savans à guérir les blessures qu'ils avaient faites; et l'on présume qu'Orphée, Linus, Hésiode, ne se sont pas bornés à chanter les vertus des plantes. Les livres saints célèbrent les connaissances du roi Salomon en médecine. Les prêtres, qui s'établissent partout les intermédiaires nécessaires entre les mortels et la divinité, recevaient à ce titre les vœux fréquens qui avaient la santé pour objet; placés à la tête des peuples par leurs lumières, leurs richesses et leur crédit, ils s'emparèrent bientôt exclusivement de la médecine, en y ajoutant toutes les pratiques superstitieuses que leur ministère rendait plus imposantes. Ces nouvelles attributions ne furent pas les moins favorables à leur influence sur des hommes simples et ignorans, chez lesquels on mettait habilement en jeu la crainte et l'espérance, ces deux passions éternelles du cœur humain qui ont à peine perdu de leur empire dans des siècles plus éclairés.

Les voies que parcourt l'homme avant d'arriver à la civilisation sont partout les mêmes. Aussi, chez quelques peuples que nous observions les commencemens de la médecine, nous la voyons entre les mains des prêtres : il n'en a pas été autrement chez les Égyptiens, les Indous, les Juifs, les Grecs ; et les peuples sauvages dont on a pu récemment étudier les mœurs ont pour médecins leurs prêtres ou jongleurs. Mais, sans nous livrer davantage à des recherches vaines pour savoir ce qu'était et ce que devint la médecine chez les différens peuples, attachons-nous seulement à suivre ses progrès chez les Grecs. C'est à ces précepteurs du genre humain qu'il faut toujours remonter quand on veut signaler la véritable création des arts et des sciences ; on vit ces heureux fruits des facultés humaines et de la civilisation se développer avec éclat sous l'influence de leurs institutions libres et de leur génie ; la politique superstitieuse et tyrannique qui pesa sur les autres nations en étouffa constamment les germes.

Les Grecs reconnaissaient plusieurs divinités tutélaires de la santé. Suivant leurs usages, ils placèrent au rang des dieux les hommes bienfaisans qui se consacrèrent au soulagement de leurs semblables. De tous les héros auxquels la reconnaissance publique éleva des autels, le plus renommé est Asclépias ou Esculape, qui devint généralement le dieu de la médecine. Malgré les cures merveilleuses qu'on lui attribue, il paraît que sa science, qu'il avait apprise du centaure Chiron, se bornait à panser les plaies et les ulcères. Les descendans de ce héros médecin bâtirent en son honneur des temples dont ils étaient les desservans, et où sous le nom d'*asclépiades* ils pratiquèrent la médecine. On cite comme les plus anciens et les plus célèbres de ces temples ceux d'Épidaure, de Cos, de Cnide et de Pergame, dans l'Asie-Mineure. La médecine, renfermée dans l'enceinte de ces temples, resta long-temps entre les mains des asclépiades un tissu de pratiques superstitieuses, fondées entièrement sur l'empirisme le plus grossier. En l'unissant à la religion, ils avaient su l'entourer de prestiges qui en dérobaient la connaissance et surtout la pratique au vulgaire. Toutefois, il faut remarquer que ces prêtres, que la crédulité avait mis en possession exclusive de l'art de guérir, employèrent dès lors une méthode qui eut une influence très-grande sur ses progrès; ce fut celle d'inscrire sur des tables les noms des malades, leur genre de maladies et les remèdes qui les avaient guéris.

Jusqu'à la cinquantième olympiade, au temps de Solon à peu près, la médecine fut uniquement pratiquée dans les temples. Mais alors la philosophie générale, à laquelle on commençait à se livrer avec ardeur, envahit nécessairement l'étude de l'homme, et quelques sectes philosophiques empiétèrent sur le privilége de pratiquer la médecine, que s'étaient si long-temps arrogé les prêtres d'Esculape. Ces nouveaux médecins, en divulguant les secrets de leur art et en le professant publiquement, forcèrent peu à peu les asclépiades à déchirer les voiles mystérieux dont ils s'étaient entourés, et à communiquer les connaissances médicales qu'ils avaient acquises. L'institution des gymnases, dans lesquels s'établirent des médecins populaires chargés de diriger le régime des jeunes gens élevés dans ces établissemens et de traiter les malades qui s'y présentaient, contribua aussi principalement à cette révolution de la médecine.

Jusqu'au temps d'Hippocrate, c'est-à-dire jusqu'au siècle brillant de Socrate et de Périclès, la médecine ne mérite pas le nom de science. Ce grand homme, sans l'avoir créée, parce que le génie lui-même ne peut improviser une science qui se compose d'un grand nombre de recherches et d'observations; ce grand homme, disons-nous, eut la gloire de montrer ce qu'il fallait faire pour la former. Né dans une famille vouée au culte d'Esculape dont la tradition le fait descendre, il avait trouvé préparée, il est vrai, la révolution que son génie et ses travaux devaient faire subir à la médecine. Déjà l'expérience avait été reconnue comme devant présider à tout ce qui concerne l'histoire des maladies. Les inscriptions votives retraçaient le tableau fidèle des symptômes et du traitement des affections observées dans les temples depuis une longue série d'années. Hippocrate, en exploitant ces matériaux et en y joignant ses propres observations, jeta les véritables fondemens de la science. Il sépara, comme on l'a dit souvent, la médecine de la philosophie, c'est-à-dire, il proscrivit de la médecine les subtilités des sectes philosophiques, les idées hypothétiques par lesquelles on cherchait à expliquer tous les phénomènes de la nature avant de les avoir observés. Il montra que l'observation est dans la médecine, comme dans toutes les sciences, la seule voie qui conduise à la vérité; que l'observation seule doit fournir les principes généraux par lesquels on embrasse le plus grand nombre de faits possible; qu'enfin, tout ce qui est inféré comme conséquence de principes admis d'avance, quelque probables qu'ils soient, doit être rejeté comme ne pouvant représenter ce qui existe réellement. Hippocrate fut-il constamment fidèle dans ses écrits à ces préceptes éternels de la raison? La gloire d'avoir tracé la véritable route à cette époque doit sans doute paraître assez grande; et il faut l'avouer, Hippocrate eût trop dépassé ce qu'on peut attendre des efforts humains, s'il n'eût cédé dans quelques points à l'influence de son siècle, et si au milieu de toutes les difficultés d'une science naissante, il fût toujours resté dans les bornes du positif et du vrai. L'anatomie et la physiologie n'existaient en quelque sorte pas, si l'on excepte une ostéologie assez exacte. Mais tout ce qu'on pouvait faire avec si peu de ressources, Hippocrate l'a fait en médecine. Il a étudié les causes extérieures des maladies, il a observé et décrit les phénomènes principaux de celles-ci avec une précision et une indépendance de tout système qu'on ne saurait trop admirer. Réduit souvent au rôle d'observateur et ne pouvant que rarement remonter au siége et à la nature des maladies, il a du moins signalé avec sagacité les signes qui indiquaient leur tendance vers une terminaison heureuse ou funeste. Enfin, et c'est un de ses plus beaux titres de gloire, il a tracé, d'après une expérience à laquelle on a peu ajouté depuis deux mille ans, des préceptes sur le régime qu'on doit tenir dans les maladies, il a créé, comme il s'en félicite lui-même, la diététique. Mais quoi qu'en aient dit d'enthousiastes partisans, la pathologie était et ne pouvait qu'être très-incomplète. Hippocrate ne voyait que les symptômes les plus frappans des maladies, sans y attacher le plus souvent l'idée des lésions organiques dont ils sont l'expression. La considération des phénomènes qu'il avait observés lui fit admettre, trop précipitamment peut-être, des principes théoriques sur la force conservatrice et médicatrice de la nature, sur l'influence de la bile et de la pituite dans les premières voies, sur la coction ou élaboration des humeurs morbifiques, etc.; idées que l'on retrouve dans plusieurs systèmes ultérieurs de médecine, élevés avant qu'on eût une connaissance assez complète de ce qui se passe dans l'organisme.

La chirurgie, qui s'occupe de maladies plus accessibles aux sens, et qui fut nécessairement exercée avant la médecine proprement dite, sans en être alors séparée, avait déjà, malgré l'imperfection des connaissances anatomiques, fait des progrès remarquables du temps d'Hippocrate, qui y contribua beaucoup de son côté. Le médecin de Cos pratiquait plusieurs des opérations les plus importantes de la chirurgie. L'opération du trépan, celle de l'empyème, les cautérisations, la réduction des fractures et des luxations, le traitement des plaies et des ulcères lui étaient familiers.

Nous nous sommes plus étendus sur cette époque de la médecine que nous n'avons dessein de le faire sur toutes les autres, pour montrer combien la science, après avoir brillé d'un si vif éclat à son aurore, dégénéra par la suite des siècles. Quelles belles destinées semblaient alors lui être réservées! Elle seule, parmi toutes les sciences, voyait dès son origine ses fondemens établis par une main puissante; mais l'esprit humain, qui ne peut arriver aussi promptement à la maturité, n'était pas assez fort pour comprendre les grandes vérités professées par Hippocrate. Ce ne fut en quelque sorte que les erreurs qui lui étaient échappées qu'on recueillit; et quoique la science s'enrichît successivement d'un grand nombre de faits, la manière dont ils furent exploités les rendit stériles pour la création d'une bonne théorie, qui seule peut nous guider au milieu des phénomènes innombrables que présente l'organisme. La philosophie, les sciences et les arts suivirent le sort de la liberté en Grèce; tout y dégénéra : la médecine ne fut pas plus heureuse. Les successeurs immédiats d'Hippocrate, négligeant les préceptes de ce grand homme, introduisirent de nouveau dans la médecine les principes des sectes philosophiques qui régnaient. Les rêveries des écoles de Platon, d'Aristote, des épicuriens, des stoïciens, furent mises en œuvre pour expliquer le mécanisme des fonctions et la formation des maladies du corps humain. C'est alors que se forma la première école dogmatique.

Alexandrie, par la protection éclairée des Ptolémée fondateurs du royaume d'Égypte après la mort d'Alexandre, était devenue le centre des connaissances humaines, en même temps que celui du commerce du monde entier. Il fut permis aux médecins d'ouvrir des cadavres humains. L'anatomie fit d'immenses progrès par les travaux d'Hérophile et d'Érasistrate, sans beaucoup servir à la médecine, livrée à toutes les subtilités d'esprits sophistiques. La chirurgie, qui paraît avoir été dès ce temps séparée de la médecine proprement dite, dut au contraire à ces travaux un avancement réel. Au milieu des discussions frivoles, des idées chimériques qui formaient les théories médicales de ces temps, s'éleva la secte empirique, qui s'efforça de ramener la médecine dans la véritable voie, dans celle de l'expérience. Frappée des abus que les dogmatiques faisaient des connaissances anatomiques, ils eurent le tort de vouloir les proscrire. Cette secte, qui aurait pu avoir la plus heureuse influence sur la médecine si elle eût été plus nombreuse et si elle n'eût pas dégénéré, dura jusqu'au temps de Galien à peu près. Pendant cette période, des sectes rivales l'emportèrent sur les empiriques.

Les Romains, vainqueurs de la Grèce et de l'Orient, commençaient à attirer dans leur capitale les sciences et les arts. Jusque-là la médecine avait été peu en honneur auprès de ces peuples guerriers. Asclépiade, de l'école d'Alexandrie, arrive à Rome du temps de Cicéron et de Pompée, et jette les fondemens du système méthodique, qui fut plus particulièrement développé par Thémison. Basé sur la philosophie corpusculaire, ce système, qui admettait deux états morbides généraux opposés, le *strictum* et le *laxum*, se retrouve dans les théories des solidistes modernes, quoiqu'il soit loin de s'être conservé pur jusqu'à nos temps. Cette façon de considérer d'une manière trop générale les maladies n'empêcha pas les méthodiques de les observer et de les décrire dans leurs particularités. Cœlius Aurélianus, l'un des derniers des médecins de cette secte et le seul d'entr'eux dont les écrits nous soient parvenus, est remarquable par le soin avec lequel il a tracé les signes des maladies. Nous devons mentionner aussi comme paraissant appartenir à cette secte l'auteur le plus élégant parmi les médecins latins, Celse, dont les écrits attestent les progrès qu'avait faits alors la chirurgie, et l'étendue de connaissances que l'on possédait sur la plupart des maladies.

Pendant que les méthodistes étaient à leur plus haut degré de splendeur, les dogmatiques, qui s'étaient emparés de la philosophie d'Aristote, s'abandonnèrent à toutes les subtilités scholastiques qui furent propres à l'école péripatéticienne. Toutes les maladies sont attribuées à la lésion d'un principe hypothétique nommé *pneuma*, souffle, esprit, d'où le nom de pneumatiques qu'ils prirent. Quelques passages font croire qu'Arétée, le meilleur observateur de l'antiquité après Hippocrate, adopta les opinions de cette secte fondée par Athénée. Mais ces théories futiles ne l'empêchèrent pas de décrire avec la plus grande exactitude les phénomènes extérieurs des maladies, de rechercher leurs causes avec sagacité. De la réunion des diverses sectes qui régnaient, des méthodiques, des empiriques et des pneumatiques, imitée d'une réunion analogue des académiciens avec quelques autres sectes de philosophie, se forma, sous le nom d'*éclectique* ou d'*épisynthétique*, une école qui eut la prétention absurde de concilier les différens principes des partis qui se divisaient le domaine de la médecine.

Alors parut Galien, vers la fin du second siècle de l'ère chrétienne, sous le règne de Marc-Aurèle; génie puissant, qui, doué de toutes les qualités d'un observateur profond, mais en même temps emporté par une imagination ardente, eut l'influence la plus étendue sur les destinées de la médecine. Nul médecin n'eut une érudition plus immense, ni une facilité plus grande pour en profiter ou plutôt pour en abuser. L'école éclectique avait eu peu de succès. Galien, fort des connaissances puisées dans toutes les sectes philosophiques et médicales, entreprit de fonder un nouveau dogmatisme qui réunît les doctrines des principales écoles qui avait régné jusqu'alors Tout en exaltant le génie d'Hippocrate, il ne prit pour l'édifice médical qu'il voulait construire que les matériaux épars dans les écrits apocryphes du médecin de Cos. Il fondit ensemble les opinions philosophiques de Platon et d'Aristote : et quoique formé des débris de toutes les anciennes doctrines, son système offre un ensemble séduisant et bien coordonné; rien n'échappe à ses explications et à ses distinctions subtiles. On conçoit quel enthousiasme dut inspirer à des esprits peu sévères un homme qui sut présenter de la science un tableau en apparence aussi complet. Son influence sur la médecine s'étendit dans les siècles ultérieurs comme celle d'Aristote en philosophie ; on ne jura que d'après les paroles du maître. A quelques erreurs qu'ait été entraîné Galien par ses théories basées sur les qualités élémentaires, sur les facultés ou forces spéciales, et sur les cacochymies ou vices des humeurs, ses nombreux écrits sont un vaste répertoire de faits qu'il faut, il est vrai, chercher au milieu de ses prolixes et fatigantes discussions; et l'on y voit quels progrès immenses la science avoit faits sous ce rapport depuis Hippocrate. Mais déjà, il faut l'avouer, les empiriques dégénérés avaient créé une foule de médicamens informes auxquels on attribuait les propriétés les plus imaginaires. Galien contribua surtout à répandre ce goût d'une absurde polypharmacie.

Des pratiques superstitieuses s'étaient presque toujours mêlées au culte de la médecine. Elles finirent, dans le temps de décadence de la liberté et de la civilisation des peuples anciens, par envahir entièrement le domaine de cette science. La philosophie mystique des orientaux, née des dogmes religieux de Zoroastre, commença surtout dans les temps qui suivirent la mort de Galien à propager parmi le peuple et les médecins les arts cabalistiques. L'établissement du christianisme, opéré par des prodiges, concourut à donner du crédit à toutes les absurdités de la magie chez des peuples ignorans. La décadence complète des arts et des sciences favorisait l'irruption de tous les genres de superstitions qui régnèrent sous toutes les formes pendant les épaisses ténèbres dont le monde entier fut couvert si long-temps. Dans cette longue période, on ne peut guère citer, comme pouvant être distingués du vulgaire, que Cœlius Aurélianus, Oribase, Aëtius, Alexandre de Tralles, Paul d'Egine. Toutefois jusqu'à la prise d'Alexandrie par les Sarrasins, cette ville conserva quelques restes de son ancienne splendeur.

Pendant les siècles de barbarie qui suivirent la chute de l'empire romain, les Arabes recueillirent quelques débris de la littérature et des sciences des Grecs; mais attachés trop servilement aux doctrines d'Aristote et de Galien, ils ne firent que commenter avec subtilité les écrits du célèbre médecin de Pergame; on doit en excepter toutefois quelques-uns d'entr'eux qui cherchèrent à observer par eux-mêmes la nature, et qui nous ont laissé des descriptions assez fidèles de maladies. L'établissement de collèges de médecine, d'hôpitaux favorisa l'étude et la pratique de la médecine. Bagdad, sous les califes, devint ce qu'avait été Alexandrie sous les Ptolémée, et l'on se rendait de tous les côtés de l'Europe à Cordoue, capitale de l'empire des Sarrassins en Espagne, pour y puiser des leçons sur l'art de guérir. Si le génie oriental des Arabes était peu propre à avancer la médecine, on leur doit au moins d'avoir conservé le feu sacré des sciences qui semblait devoir s'éteindre.

Pendant tout le temps du moyen âge, la médecine devint en quelque sorte ce qu'elle avait été à son origine : l'art de guérir, abandonné presque exclusivement à des moines ignorans, n'était qu'un empirisme grossier, joint à des pratiques superstitieuses, où l'on n'aperçoit aucune trace de système scientifique. Il tomba dans un tel état d'abjection que les souverains pontifes et les conciles en défendirent plusieurs fois, mais vainement, l'exercice aux ecclésiastiques, et principalement l'exécution des opérations chirurgicales. C'est à ces époques que remonte l'absurde séparation de la chirurgie et de la médecine proprement dite, qui s'est maintenue jusque dans nos temps modernes avec les préjugés de prééminence de cette dernière branche sur l'autre.

Le quinzième siècle vit enfin, avec la renaissance des lettres, fleurir de nouveau la médecine. On se livra de toutes parts à l'étude des auteurs anciens, dont les écrits furent alors multipliés par l'art admirable de l'imprimerie récemment découvert. On s'adonna à la culture de l'anatomie qui pouvait seule faire avancer les différentes branches de la médecine. Malheureusement les écrits scolastiques d'Aristote, de Galien et des Arabes mirent des entraves aux progrès que la science aurait pu faire au milieu de l'ardeur qui animait tous les esprits. Galien fut le seul dieu de la médecine; le culte qu'on lui rendit alla jusqu'à l'idolâtrie. L'on doit faire une exception en faveur de quelques hommes d'un profond mérite, qui, s'attachant aux écrits d'Hippocrate, suivirent la route de l'observation que ce grand homme avait tracée, tout en sacrifiant à quelques erreurs du temps. Cependant les opinions théosophiques qui dominaient dans ce siècle, et surtout les efforts de l'alchimiste Paracelse et de l'animiste Vanhelmont ébranlèrent le galénisme. Les qualités élémentaires furent remplacées un moment par les élémens chimiques. Le goût décidé pour la chimie donna lieu au système chémiatrique de Sylvius, dans lequel toutes les maladies étaient expliquées par l'acidité et l'alcalinité des humeurs, et traitées par des remèdes que l'on supposait agir par des propriétés chimiques sur ces états morbides de l'économie animale. Mais soit qu'on se rangeât du côté des nouvelles opinions de Sylvius, soit qu'on conservât encore les doctrines galéniques auxquelles les premières semblaient être opposées, toutes les théories médicales étaient fondées sur des altérations imaginaires des humeurs. Quelque dominans qu'aient été par la suite les systèmes de médecine professés par des hommes supérieurs, les théories humorales, qui paraissent si spécieuses, se sont toujours maintenues parmi le plus grand nombre des médecins, et ont jeté dans le vulgaire des racines difficiles à extirper. Toutefois, pendant cette époque assez stérile pour la médecine proprement dite, puisqu'on ne fit que substituer des erreurs nouvelles aux erreurs du galénisme, l'anatomie fit des progrès étonnans par suite des travaux de Vesale, de J. Dubois, d'Eustachi, de Fallope, de Riolan, de Varole, de Fabrice d'Aquapendente et de beaucoup d'autres qu'il serait trop long de nommer. Ces travaux, qui eurent d'abord une influence heureuse sur la chirurgie, s'accumulaient pour servir plus tard aux progrès de la science tout entière.

Cependant durant le cours du dix-septième siècle, une nouvelle philosophie semblait devoir imprimer à la médecine une marche plus sévère. Galilée avait introduit la méthode expérimentale dans les sciences physiques. Descartes, secouant le joug de la scholastique qui asservissait tous les esprits, avait substitué l'examen et le doute aux dogmes tranchans du péripatétisme si en faveur. Bacon embrassait toutes les connaissances humaines et traçait d'une main ferme la route qui pouvait conduire à la vérité : il avait appris à dédaigner les préjugés, à ne reconnaître pour autorités que l'observation et l'expérience, et avait montré comment on devait s'élever par l'induction des faits particuliers aux résultats généraux, afin de poser les principes des sciences. Ce grand homme avait exposé sur la médecine en particulier des vues qui auraient servi l'avancement de cette science, si l'on y avait eu constamment égard. Mais ce n'était que plus tard que l'on devait apprécier et mettre en œuvre les préceptes qu'avait donnés l'illustre chancelier anglais dont le génie avait devancé son siècle. L'importante découverte de la circulation, démontrée par Harvey au moyen des méthodes de l'expérience et de l'induction sévère, ainsi que la découverte du réservoir du chyle et du canal thoracique, avait, après des luttes obstinées et ridicules, porté les derniers coups au galénisme vers la fin du dix-septième siècle. Mais ces connaissances n'eurent pas sur la médecine l'influence que l'on pouvait en attendre. Les sciences physiques et mathématiques étaient alors cultivées avec ardeur par l'impulsion que leur avait donnée Galilée. On voulut expliquer les phénomènes de l'économie animale d'après les lois de la mécanique; de là provint le système intro-mathématique dont Borelli fut le fondateur, et qui compta de nombreux partisans à cause de l'appareil scientifique qui l'entourait. Mais l'observation plus sévère des faits ne devait pas laisser long-temps l'esprit satisfait de ces théories mécaniques. Plus tard et en même temps qu'elles étaient professées, des doctrines qui se rapprochaient davantage de la véritable philosophie médicale s'établissaient en Allemagne : c'étaient le système de l'animisme de Stalh, et la théorie mecanico-dynamique ou le solidisme d'Hoffmann. Le premier, dont la puissance conservatrice et médicatrice de la nature résidant dans l'ame rationnelle constituait la base, avait pour résultat la méthode expectante dans le traitement des maladies. Les inconséquences de ce système empêchèrent qu'il fût adopté par beaucoup de médecins. Toutefois il porta ses sectateurs à observer avec fidélité tous les phénomènes dont l'organisme est le siége; et l'on retrouve dans plusieurs doctrines métaphysiques modernes quelques idées dominantes de l'animisme, que l'on peut d'ailleurs rapporter à Hippocrate, et plus près de Stalh à Vanhelmont. La théorie d'Hoffmann, au contraire, qui se fonde principalement sur l'état de spasme ou d'atonie des solides, et qui est l'origine du solidisme actuel, compta plus de partisans, sans être universellement adoptée. Cet honneur fut plus particulièrement réservé aux doctrines qui réunirent les théories humorales aux théories mécaniques; telle fut celle que professa Boerhaave.

Il serait certainement très-utile de s'élever à des principes généraux qui puissent embrasser l'universalité des faits; mais ces derniers n'étaient pas encore assez connus pour qu'on pût parvenir à cet heureux résultat; c'est à cette cause que l'on doit sans doute les nombreux systèmes qui se sont succédé en médecine dans nos temps modernes. Cependant le milieu du dix-huitième siècle voyait fleurir deux hommes qui devaient changer, plus ou moins long-temps après eux la face entière de la science.

Ces deux hommes sont Haller et Morgagni. Sans doute, des travaux semblables à ceux de ces célèbres médecins avaient été entrepris avant eux. Mais par l'étendue, la généralité de leurs recherches, par la sagacité avec laquelle ils les ont dirigées, par, l'esprit dans lequel ils les ont constamment poursuivies, c'est à eux qu'on doit rapporter la méthode que l'on s'accorde assez généralement à regarder comme la meilleure pour fonder la physiologie et la pathologie de l'homme. Jusqu'à Haller et trop souvent encore après lui, la physiologie fut un champ ouvert à tout ce que l'imagination peut enfanter. Haller recueillit ce qu'il y avait de positif dans les connaissances acquises sur les phénomènes organiques; il se livra à de nombreuses expériences sur les animaux pour observer le mécanisme des parties vivantes. Ses recherches sur l'irritabilité sont l'origine de presque tous les travaux entrepris pour connaître l'action, les propriétés des divers tissus animaux, les relations sympathiques qui les unissent.

La pathologie se ressentait nécessairement de cet état d'imperfection de la physiologie, à laquelle elle est intimement liée. On s'était livré à la recherche des causes prochaines des maladies avant de bien connaître celles-ci. Les systèmes auxquels avait donné lieu cette manière de procéder ne pouvaient être que faux ou ne comprenaient qu'un petit nombre de faits. Morgagni posa les véritables bases sur lesquelles seules peut être élevé l'édifice de la pathologie. Il rechercha les traces que laissent les maladies après la mort; il fit plus : il chercha constamment à rattacher les symptômes aux altérations des organes, en un mot à connaître les conditions organiques des dérangemens qu'éprouve l'économie animale. Le système étiologique de Brown, calqué sur l'ancien méthodisme de Thémison, arrêta un moment l'essor qu'avait pris la médecine en ramenant les pathologistes à ces considérations vagues d'états morbides généraux sur lesquels s'appuient des indications curatives nécessairement hypothétiques. Mais les travaux des physiologistes qui suivirent la voie de l'expérimentation, les recherches non moins recommandables des pathologistes qui s'étudièrent de nouveau, d'après l'exemple de Morgagni, à ne point séparer les symptômes des altérations des organes dont ceux-là ne sont, comme on l'a dit, que l'ombre, ont remis sur la route qui semblait avoir été abandonnée encore une fois.

Nous nous sommes contentés, en terminant ce tableau très-succinct des vicissitudes de l'art de guérir, d'indiquer les résultats généraux auxquels la science est parvenue aujourd'hui, sans signaler en particulier les auteurs et les travaux qui les ont amenés. Autrement il nous eût fallu exposer l'état actuel de la médecine, entrer dans des discussions qui agitent encore ceux qui cultivent cette science; et tout cet ouvrage est consacré, en quelque sorte, à cet objet. De plus on trouve, dans des articles généraux, exposés et appréciés, les théories modernes auxquelles ont donné lieu les diverses modifications du système de Brown, celles qu'a subies l'animisme de Stalh dans le vitalisme moderne, professé par Barthès et l'école célèbre à laquelle il a appartenu, enfin la doctrine médico-philosophique de M. Pinel, qui provoqua l'examen de toutes les questions médicales, en tournant constamment les esprits du côté de l'observation et de l'expérience, et en préconisant sans cesse l'analyse des phénomènes morbides; les travaux de l'école anatomique française, et le système de M. Broussais qui prétend n'avoir fait que suivre l'impulsion donnée par notre immortel Bichat.

§ III. De ces révolutions successives qu'a éprouvées l'art de guérir, de cette instabilité de principes sur lesquels s'est fondé le traitement des maladies, quelques-uns ont inféré que la médecine n'était pas une science, que l'application des préceptes qu'elle fournit pour le rétablissement de la santé dérangée ne pouvait constituer qu'un art conjectural. Cabanis a cherché à diminuer la force de cette objection contre la certitude de la médecine, en avançant que, malgré l'opposition apparente des systèmes et des théories, une même méthode de traitement avait été généralement adoptée pour les divers états morbides de l'économie animale; mais malheureusement l'histoire de la médecine est là pour démontrer l'inexactitude de cette assertion. Si la thérapeutique n'a pas toujours changé avec les explications diverses qu'on a données de la production des maladies, on ne peut se dissimuler qu'elle ait varié très-souvent sous l'influence de systèmes différens. Pour nous borner à quelques exemples pris dans les temps modernes, pendant que les humoristes prodiguaient, en raison de leurs idées sur la dégénérescence des humeurs, les cordiaux, les antiseptiques, les évacuans, nous voyons Hecquet, qui attribuait la plupart des maladies à la constriction de la fibre, à la pléthore, ne prescrire que les saignées et les boissons délayantes, et prouver facilement l'abus que l'on faisait des purgatifs et des amers au commencement et à la fin des maladies. L'école de Stalh rejetait presqu'entièrement l'usage du quinquina, sous le prétexte que la fièvre est un effort salutaire de la nature. Junckér, un des plus célèbres Stalhiens, va même jusqu'à prétendre que ce remède n'est pas en état de guérir une simple fièvre tierce. On sait jusqu'à quel point l'asthénie si redoutée de Brown a fait prodiguer les toniques et les stimulans, malgré l'inflammation à laquelle étaient en proie les organes. Enfin, les idées opposées qui tendent à s'établir de toutes parts font employer aujourd'hui presque exclusivement les antiphlogistiques pour combattre une irritation que l'on voit dans la plupart des maladies. Nous ne voulons pas nous établir juge entre ces différens systèmes : notre intention n'est que de constater l'influence qu'ils ont eue sur la pratique de la médecine. On ne peut disconvenir que, si tels principes de thérapeutique étaient bons, ceux qui leur étaient opposés ne pouvaient être que défavorables. Toutefois, il faut l'avouer, la diversité des méthodes curatives adoptées par les différentes sectes médicales dans les mêmes maladies n'a pas eu des effets aussi funestes qu'on serait tenté de le croire. L'expérience a presque toujours porté à modifier les idées de thérapeutique qu'une fausse théorie faisait admettre; et la tendance d'un grand nombre de maladies à la guérison a souvent fait le reste. Mais en attribuant aux systèmes tout le mal qu'on les a accusés d'avoir produit, on n'aurait rien prouvé contre la médecine. Il n'est pas démontré, parce qu'on a presque toujours suivi de fausses routes, qu'il n'en existe pas de bonne.

Si une science, pour mériter ce nom, doit être parfaite, si elle ne doit être composée que d'objets qui se lient entre eux par des rapports toujours aperçus, la médecine sans doute ne sera pas une science; mais la physique, la chimie, dont certaines parties sont encore très-incomplètes, et dans lesquelles des découvertes récentes ont changé successivement les théories, ne pourraient pas davantage être honorées de cette dénomination. Il n'en est pas ainsi : quel que soit l'état d'imperfection des connaissances qui se rattachent à un objet quelconque bien déterminé, l'ensemble de ces connaissances constitue une science. La médecine pouvait donc dès son origine même prétendre à ce titre.

Considérée maintenant sous le rapport de ses applications, comme art de guérir, il s'agit d'examiner de quel genre de certitude la médecine est susceptible : question assez ardue, sur laquelle les médecins ne s'entendent pas toujours, uniquement peut-être parce que les élémens de la discussion n'ont pas été posés d'une manière assez précise, et qu'elle a été embarrassée d'idées accessoires qui doivent en être séparées.

C'est ordinairement l'issue des maladies qu'on envisage quand on parle de la certitude de la médecine. Mais cette manière de raisonner, tout au plus excusable de la part des malades qui en réclament les secours, ne doit pas être celle du philosophe qui considère cette science d'après la nature des choses. On prend trop souvent l'impuissance pour l'incertitude de l'art. En supposant même, contre toute probabilité, qu'il soit possible d'extirper, lorsqu'elles sont traitées dès l'origine, toutes les maladies qui assiégent l'espèce humaine, on serait forcé d'admettre qu'il est des périodes où, une fois arrivées, elles sont au-dessus de toutes les ressources. Quand un organe aussi essentiel à l'existence que le poumon est détruit par de vastes ulcérations, est-il au pouvoir de qui que ce soit de réparer un mal aussi profond. S'il s'agit d'un organe extérieur qui n'est pas immédiatement nécessaire à la vie, d'un membre, par exemple, frappé de gangrène, on obtient la guérison en le retranchant; mais on n'a pas encore pensé à exiger de la médecine de reproduire l'organe détruit. D'autres fois l'exercice même de la vie amène des maladies inévitables chez des individus dont l'organisation est primitivement vicieuse: comment arrêter les progrès des anévrysmes du cœur, lorsque orignairement le volume de cet organe est trop considérable ou que ses ouvertures sont trop étroites. Plus souvent encore l'intensité des causes morbifiques, l'impossibilité de soustraire les malades à celles qui ont déterminé leurs maux et qui continuent d'agir, l'influence de circonstances tout-à-fait imprévues rendront inutiles les efforts les mieux combinés du médecin. Dans tous ces cas, accusera-t-on l'incertitude de la médecine, si elle n'a pas été assez puissante pour amener la guérison? Ce serait absurde : le médecin qui connaît l'incurabilité d'une maladie, qui par les moyens qu'il emploie ne peut prétendre qu'à retarder les progrès du mal, à les rendre moins pénibles, moins douloureux, le médecin qui ne peut guérir une affection entretenue par une cause interne ou extérieure qu'il n'est pas en son pouvoir de détruire, n'agit pas avec moins de sûreté que celui qui traite le moindre rhume. Dans certains cas, l'observation nous a appris que nous n'avions rien à attendre des remèdes et des efforts de la nature, dans d'autres, que les maladies combattues par un régime et des moyens convenables avaient le plus ordinairement une terminaison heureuse, ou ne présentaient que certaines chances de succès : voilà tout ce que nous pouvons assurer. Une certitude mathématique concernant le résultat des moyens employés est refusée au médecin, parce qu'il n'est pas maître de toutes les conditions, et qu'il est une foule de circonstances qu'il ne saurait ni prévoir ni éviter. La médecine n'a donc qu'un pouvoir incertain sur l'issue des maladies; et il ne peut exister sur cet objet, comme dans beaucoup de circonstances de la vie sociale où une infinité d'élémens mobiles sont mis en jeu, que des probabilités plus ou moins nombreuses. Exiger autre chose de la médecine, ce serait méconnaître la nature de l'organisation humaine.

C'est par conséquent un autre côté de la question qu'il faut envisager quand on veut soutenir la certitude de la médecine. Si cette certitude existe réellement ou est susceptible d'exister, ce n'est, à notre avis, que dans les indications hygiéniques et thérapeutiques, c'est-à-dire dans la détermination des moyens les plus convenables pour prévenir et traiter les maladies, qu'on peut et qu'on doit la chercher. Déjà un grand nombre de points présentent des indications précises et évidentes qu'il serait difficiles de méconnaître sans aveuglement ou sans ignorance, et la manière de procéder actuellement dans l'étude des maladies et de leur thérapeutique fait espérer qu'un jour il en sera de même pour la plupart des cas où les secours de la médecine seront réclamés. Toutefois, il en est quelques-uns, il faut l'avouer, peut-être même en sera-t-il toujours ainsi, où l'ignorance du siége et de la nature de la maladie, où la complication extrême des affections, rendent très-obscures ou très-difficiles à tracer les indications thérapeutiques. Mais le nombre de ces cas se restreindra de plus en plus par les recherches des médecins auxquelles on ne saurait assigner réellement de limites.

On croit avoir beaucoup prouvé, quand on a opposé la certitude de la chirurgie à l'instabilité de cette partie de la science qu'on a nommée *médecine*. Mais, si la première a des avantages sur celle-ci, ce n'est que parce qu'elle s'occupe d'affections qui présentent des indications plus faciles à saisir, de maladies qui attaquent des organes peu importans, sur lesquels on peut agir directement, parce qu'enfin elle possède par ces mêmes raisons des moyens thérapeutiques assez puissans. Un chirurgien est certain d'amputer un membre, de rapprocher les fragmens d'un os fracturé, de mettre en contact les bords d'une plaie; il a tout préparé pour la guérison: mais est-il sûr de l'obtenir? il n'oserait l'affirmer. L'action organique qui a lieu dans ces circonstances est la même que dans les maladies placées dans le ressort de la médecine: des inflammations, des affections scrofuleuses, cancéreuses ou autres, qui attaquent des parties extérieures, ne diffèrent nullement des mêmes affections sévissant sur des organes plus profondément placés ou immédiatement nécessaires à l'existence. Si l'on consulte les écrits des chirurgiens, on pourra se convaincre que pour ce qui concerne la nature et le traitement des états morbides qui ne présentent pas uniquement l'indication de moyens mécaniques, ils n'ont pas été plus réservés que les médecins sur l'admission de théories absurdes ou d'hypothèses toutes gratuites.

Des aveux que nous avons faits sur la difficulté de connaître dans tous les cas la nature et le siége des maladies, sur l'impuissance d'y porter toujours remède, même lorsqu'on les connaît; enfin, sur l'imperfection dans laquelle a été nécessairement et est encore la médecine; de ces aveux, disons-nous, conclura-t-on, avec quelques philosophes, que cette science a été peu utile au genre humain, qu'elle lui a même été funeste? Ce serait juger sans avoir considéré la question sur toutes ses faces. La médecine, dans les temps même qui touchent à son origine, pouvait déjà donner des conseils utiles aux hommes. L'expérience avait appris que certaines circonstances étaient favorables au maintien de la santé, que d'autres y déterminaient divers dérangemens, il en était déduit des régles hygiéniques qui prescrivaient de chercher les unes et d'éviter les autres. Des observations semblables purement empiriques avaient fait établir des préceptes également utiles dans les cas de maladies. Dans les temps même où la médecine fut le plus infectée d'erreurs, par l'esprit de système qui l'avait envahie, le nombre de pratiques favorables employées par les médecins l'emportait encore sur celles qu'on peut regarder comme réellement funestes. D'ailleurs, un penchant irrésistible porte les hommes à chercher un soulagement à leurs maux. Ce penchant, qui les rend crédules, leur fait accueillir avec faveur tout ce qui flatte leurs désirs ou leurs espérances. Les charlatans, dont le succès est fondé sur cette faiblesse humaine, auraient le champ le plus libre pour exercer leur coupables manœuvres. Avec quelque rigueur ou quelque prévention que l'on juge la médecine et les médecins, on ne saurait penser sans absurdité qu'il est plus dangereux de confier les intérêts de sa santé à des personnes qui ont porté toute leur attention sur ce sujet, quelque erronées que soit leurs opinions en plusieurs points, qu'à des gens sans aveu, qui n'agissent qu'aveuglément et au hasard.

§ IV. Il ne suffit pas à celui qui se consacre à l'exercice de la médecine de posséder toutes les connaissances qui constituent cette science; pour les utiliser, pour en diriger avec justesse l'application dans les cas où il s'agit de prévenir et surtout de traiter les maladies, des qualités particulières lui sont nécessaires, et la profession à laquelle il se voue lui impose des devoirs nombreux. La science du diagnostic est la partie la plus essentielle pour le médecin praticien; s'il ne sait reconnaître le siége, la nature, le degré de la maladie qu'il est appelé à traiter, comment pourrait-il indiquer et exécuter les moyens propres à la combattre. Un jugement droit, une attention capable de se concentrer sur tous les phénomènes qui se présentent à son observation, cette pénétration qui fait qu'on saisit au milieu des complications sans nombre les symptômes auxquels il faut accorder le plus d'importance, enfin cette sagacité non moins nécessaire, capable de faire apprécier avec justesse les effets des moyens thérapeutiques, et surtout de les appliquer convenablement; telles sont les qualités sans lesquelles un médecin ne pourra jamais prétendre au titre de bon praticien, quelque expérience, ou plutôt quelque long usage qu'il ait de la pratique de la médecine, et quelques connaissances théoriques qu'il possède. C'est l'ensemble de ces qualités, développées et perfectionnées par l'exercice, mais données seulement par la nature, qui constitue ce qu'on a appelé le tact médical, dont on a fait si ridiculement une qualité mystérieuse. Sous ce rapport, la nature seule peut donc faire le bon médecin, comme elle crée le poëte, le peintre, l'architecte.

Appelé à soulager la douleur, et obligé pour mieux arriver à ce but de posséder la confiance entière des malades, dépositaire souvent de secrets importans au repos des familles, le médecin doit joindre aux talens et aux connaissances nécessaires à son état des qualités morales qui le rendent digne de la noble profession à laquelle il s'est voué. Simple dans son extérieur, décent dans ses mœurs et ses manières, réservé dans ses discours, il montrera qu'il sent toute l'importance de ses fonctions. Il sera également éloigné de cette gravité qu'accompagne un ton sententieux et tranchant, qui n'est qu'un ridicule pédantisme, et de ces manières sémillantes qui font supposer la futilité du caractère et de l'esprit; le goût des convenances doit lui dicter le ton que commandent les différentes situations où il se trouve. Il ne cherchera pas à éblouir par des mots scientifiques des auditeurs incapables de l'entendre : le ridicule est le moindre inconvénient auquel il s'exposerait auprès des gens sensés, qui savent que ce langage n'est souvent qu'un vernis propre à cacher l'ignorance, et qu'un moyen employé par le charlatanisme. Que sa conversation décèle un homme éclairé, qui n'est point étranger aux diverses connaissances dont sa profession ne lui fait pas un devoir; il prouvera plus sûrement à un public qui ne peut pas le juger sous tout autre rapport, qu'il est doué de toutes les facultés nécessaires aux études longues et difficiles de la médecine.

S'il sent la dignité de sa profession, il se fera chérir des pauvres auprès desquels il sera doux et affable, et dont il n'attend pas le salaire de ses soins, et par la noblesse de sa conduite il commandera le respect des riches et des grands, qui réclament de lui des services que l'or ne paie pas tout entiers. Compatissant auprès des êtres souffrans, quels qu'ils soient, il écoutera avec complaisance le récit de leurs maux réels ou imaginaires. Il se montrera indulgent pour leurs faiblesses et leurs préjugés. Par l'attention qu'il leur prête, il prouve qu'il se dispose à employer pour les guérir toutes les ressources de son art. La confiance qu'il inspire alors est le moyen auxiliaire le plus puissant des remèdes qu'il emploie. Si l'inquiétude d'esprit est elle-même en quelque sorte une maladie, ou du moins une cause de maladie, l'espérance, qui met l'âme dans un état opposé, verse un baume salutaire sur toutes les douleurs. Combien serait cruel celui qui sans pitié détruirait l'illusion de ce malade qui s'avance à son insu vers la tombe! la franchise à l'égard d'un malade mortellement atteint n'est permise que bien rarement au médecin; ce n'est que lorsqu'il a la certitude que la fermeté d'âme de celui qui l'interroge sur son état n'est point factice, et lorsqu'un intérêt présent le force de lui répondre. Autrement, il doit toujours aborder le lit de ses malades, quelle que soit leur position; d'un visage calme et serein, et chercher à leur faire partager la sécurité dont il montre l'apparence. Mais en même temps, il doit mettre sa responsabilité à couvert en déclarant avec les ménagemens convenables toute la vérité à ceux qui les entourent. Du reste, pour tout ce qui regarde le pronostic, la nature même de son art, et par conséquent l'intérêt de sa réputation, commandent au médecin une prudence et une réserve extrême.

Mais, quel que soit le mérite du médecin, quelque soin qu'il apporte à n'agir jamais que conformément aux règles de l'honneur et de l'humanité, il doit s'attendre à éprouver dans l'exercice de sa profession de nombreux dégoûts. Les médecins, a dit Hippocrate, se font une vie pleine de tribulations à force de s'occuper des malheurs des hommes. Depuis un grand nombre de siècles que cette observation a été faite, elle n'a rien perdu de son exactitude, et les médecins sont souvent l'objet de préventions et de persécutions injustes. La nature même de l'art qu'ils pratiquent, et surtout la trempe de l'esprit humain les rendent inévitables. Souvent l'intrigue, l'ignorance et le charlatanisme l'emporteront sur le talent modeste. Les actions du médecin le plus habile et le plus instruit sont jugées avec légèreté : les connaissances qu'il est nécessaire de posséder pour avoir une notion complète de la nature des maladies et de la manière de les traiter, sont si nombreuses et si étrangères aux idées communes des hommes, qu'il n'est peut-être pas de sciences qui soient moins accessibles que la médecine à ceux qui n'en font pas une étude spéciale. Il n'en est pas cependant sur lesquelles le vulgaire s'attribue le droit de raisonner avec plus d'assurance, et sur lesquelles par conséquent circulent plus d'erreurs et de préjugés. Le savant n'est pas plus à l'abri de ce ridicule que l'ignorant, et il oublie, quand il s'agit de médecine, les règles les plus simples de la logique, qui lui défend de raisonner sur des suppositions gratuites, sur ce qu'on ne peut voir, sentir ou toucher. Aussi les théories les plus absurdes sont-elles le plus en faveur auprès du vulgaire, dont elles flattent la manie raisonnante, et qui cherche pour chaque maladie des explications qui soient à sa portée : il attache, par une sorte de prestige merveilleux, une vertu spéciale à chaque plante, à chaque médicament; il disserte sur l'âcreté, la putridité des humeurs; il les voit se transporter à la tête, à la poitrine, et y causer les ravages les plus affreux. Les nerfs sont tendus, agacés, la fibre est relâchée, etc., etc. Et c'est avec de telles idées qu'on condamne ou qu'on approuve la conduite d'un médecin. Malheur à lui s'il veut démontrer que toutes ces idées sur les maladies sont autant de chimères : il trouvera autant d'incrédulité et de résistance que s'il attaquait une croyance religieuse ou politique, et pourrait bien être accusé d'ignorance, parce qu'il ne partage pas des opinions aussi respectables.

La médecine, depuis Molière surtout, est en butte aux traits malins de la multitude. Molière mit en scène et corrigea le grotesque pédantisme des médecins de son temps. Il rendit service à la science en combattant un ridicule qui retombait sur elle; mais beaucoup de philosophes et de moralistes, qui ont condamné la médecine sans la connaître, qui prirent constamment l'impuissance pour l'incertitude de l'art, se sont livrés à des déclamations que l'on répète tous les jours. Chez quelques-uns on découvre facilement la cause de ce faux jugement. Montaigne, Rousseau, étaient atteints de maladies incurables. Il est curieux de voir le sceptique Montaigne, après avoir montré la vanité de la médecine, ajouter foi aux pratiques les plus absurdes, à la vertu des remèdes les plus insignifians. C'est là l'histoire de presque tous les hommes; la philosophie, la logique, sont oubliées quand il s'agit de l'intérêt de sa santé et de sa vie : c'est là aussi la source du succès du charlatanisme. Ces erreurs dureront autant que l'espèce humaine. Le médecin qui connaît le cœur humain puise dans cette connaissance l'indulgence avec laquelle doivent être envisagées toute ces faiblesses. Tant que l'espérance l'accompagnera, il verra tout soumis à son empire; mais il excusera facilement les plaintes et les injustices de la douleur. Quelquefois aussi il doit s'attendre à voir ses services accueillis par l'ingratitude: on rejettera sur la puissance de la nature les bienfaits les plus évidens de son art. C'est une manière de raisonner à l'usage de beaucoup de gens, qui trouvent ainsi commode de se débarrasser du fardeau de la reconnaissance.

§ V. Il est peu d'institutions où le besoin d'une protection et d'une surveillance éclairée de lapart du gouvernemeut se fasse plus sentir que celles qui concernent l'enseignement et la pratique de la médecine. Les difficultés nombreuses que présentent l'étude et l'exercice de cette science, la facilité avec laquelle on peut sans aucun titre capter la faveur du public, ont fait que des abus ont souvent paru accompagner l'une des professions les plus utiles de la société, et en altérer la noblesse. La médecine touche aux premiers intérêts des hommes, puisqu'elle s'occupe d'assurer leur santé. Ils sont facilement trompés sur les moyens employés pour la rétablir, et ne peuvent juger sainement du talent de ceux qui se présentent pour la leur rendre. Il est donc du devoir et de l'intérêt du gouvernement de les défendre contre leur propre faiblesse, de les garantir des erreurs funestes auxquelles ils sont exposés. Une liberté absolue, si convenable dans tant de choses, entraînerait ici une foule d'inconvéniens, que n'a pas même une mauvaise législation. Mais trop souvent, les hommes, éclairés d'ailleurs sous tout autre rapport, qui se trouvent à la tête des peuples partagent les erreurs et les préjugés du vulgaire sur la médecine, ou sont entraînés par des ambitions particulières, toujours opposées au bien public. Que faudrait-il donc faire pour rendre entièrement la médecine à sa destination? D'abord proscrire le charlatanisme public, qui fait tant de victimes, et qui entretient les erreurs de la multitude pour en profiter, puis surveiller et favoriser l'instruction des médecins, qui rendront alors plus de services à la société. Une bonne organisation des écoles de médecine est une des principales conditions propres à faire obtenir le résultat que nous avons énoncé. Les chaires doivent être remplies par les personnes les plus capables pour enseigner, et pour juger les élèves auxquels doit bientôt être accordé le droit d'exercer un art aussi difficile que la médecine. Le concours est le seul mode d'élection qui puisse fournir les garanties nécessaires pour le choix des professeurs. Une autre condition non moins utile, c'est la sévérité dans les examens de réception des candidats au doctorat, et surtout l'abolition de la ridicule institution des officiers de santé auxquels est délivré un diplôme de demi-capacité.

Mais ce n'est point assez d'avoir assuré l'instruction première des médecins; il faut leur donner, ou du moins donner au plus grand nombre possible, la facilité d'acquérir une véritable expérience; il faut fournir à ceux qui ont reçu de la nature des talens précieux tous les moyens de les mettre en œuvre et de concourir à l'avancement de la science. Que ceux qui au concours seront jugés les plus dignes soient appelés à exercer la médecine pendant un temps déterminé dans les hôpitaux ou autres établissemens dans lesquels se trouve une réunion considérable de malade, on verra alors une noble émulation s'emparer des médecins. Dès qu'ils verront les places les plus honorables et les plus avantageuses occupées uniquement par le talent, ils s'efforceront tous d'acquérir ce qu'il faut pour y arriver. Les médecins sont condamnés à n'avoir de juges de leurs talens et de leur conduite que parmi des gens incapables de se former une idée juste sur leur compte. On leur fournira par la voie des concours des occasions d'être appréciés par leurs véritables juges. Ils seront animés d'une louable émulation : on entendra moins souvent les plaintes et les accusations de l'envie. Le champ de l'intrigue sera rétréci, s'il n'est pas comblé tout-à-fait. Enfin une instructiou solide se répandra parmi eux, et la considération, qui est le partage de quelques hommes seulement, accompagnera partout une profesion qui l'emporte sur toutes par l'utilité, et qui ne le cède à aucune autre par l'élévation des objets dont elle s'occupe. On n'affectera plus surtout de la mettre au rang des arts mécaniques, comme le fait encore maintenant la législation française qui, sur ce point, est près, il est vrai, de subir une modification depuis long-temps réclamée.

Un des moyens qui pourront influer le plus sur la considétion que la médecine a droit d'obtenir, est l'établissement d'une chambre de discipline formée par les médecins mêmes : l'intérêt direct qu'ils ont à voir leur profession honorée les portera à maintenir parmi ceux qui la professent les sentimens qui devraient toujours les animer. Assez nombreuses pour ne pas être influencées par un esprit de parti, quel qu'il soit, indépendantes des autorités locales sous le rapport des opinions, qui n'auront point à craindre d'être gênées ou étouffées, ces chambres empêcheront l'introduction d'abus qui se sont nécessairement introduits dans la médecine, parce qu'elle a toujours été méconnue jusqu'à présent dans ses applications générales et mal appréciée dans son utilité particulière. Ces chambres, organisées de manière à ce que tous les médecins puissent y passer tour à tour, les empêcheraient d'oublier jamais la dignité de leur profession. Ces institutions pourraient être surtout utiles dans les départemens où trop souvent l'exercice de la médecine légale est peu cultivée, et où il serait néessaire qu'une commission permanente fut établie pour s'occuper de tous les objets d'un intérêt public. On a depuis long-temps sollicité ces institutions sans les avoir encore obtenues. Espérons qu'enfin on en sentira l'utilité, ou pour mieux dire la nécessité.

Ces idées générales sur l'enseignement et l'exercice de la médecine mériteraient des développemens que nous ne pourrions donnerici, sans dépasser de beaucoup les bornes qui nous sont prescrites. Nous aurions pu indiquer encore un grand nombre de mesures relatives à l'avancement de la science, et qu'il est au pouvoir des gouvernemens seuls de diriger. Mais les mêmes motifs nous ont encore arrêté. Quant aux rapports spéciaux qu'a la médecine avec la législation, l'application des lois et l'administration policiale, et que nous n'avons dû qu'indiquer dans cet article, ce sera l'objet des considérations qui seront présentées au sujet de la médecine politique, où il sera question de ses deux divisions principales, la médecine légale et la police médicale. *Voyez* POLITIQUE. (médecine).

(RAIGE-DELORME.)

MÉDECINE (thér.), dans un temps où toute la science consistait à purger pour obtenir la guérison de maladies qu'on attribuait à la présence d'humeurs âcres ou corrompues, on donna à toute potion le nom de la science elle-même. Cette acception du mot médecine est tout-à-fait vulgaire.

MÉDIAN, ANE, adj. pris substantivement dans quelques circonstances; *medianus*, de *medium*, le milieu.

MÉDIANE (ligne); ligne idéale qu'on suppose diviser le corps exactement en deux moitiés, l'une droite, et l'autre gauche.

MÉDIAN (nerf). Il est le plus gros des nerfs fournis par le plexus BRACHIAL, et formé principalement par la première paire dorsale, les septième et huitième paires cervicales, auxquelles se joint un cordon venant des cinquième et sixième; ces branches d'origine entourent l'artère axillaire.

Ce nerf descend obliquement en dehors, derrière la partie interne du biceps, en dedans de l'artère brachiale, passe au devant du pli du bras, à côté et en dedans du tendon du biceps; derrière la veine médiane. Il pénètre ensuite plus profondément en s'enfonçant entre les muscles brachial antérieur et rond pronateur, et continue son trajet le long de l'avant-bras, entre les muscles fléchisseurs superficiel et profond. Arrivé près du poignet, il devient apparent entre les tendons du fléchisseur superficiel, passe avec eux au-dessous du ligament annulaire antérieur du carpe, et, parvenu dans la paume de la main, il se divise en cinq rameaux qui se rendent aux doigts.

Dans le trajet que nous venons d'indiquer, le nerf médian envoie des filets aux muscles rond pronateur, radial antérieur, palmaire grêle, cubital antérieur, fléchisseur des doigts, long fléchisseur du pouce, et près du coude il s'en détache une branche considérable, appelée *nerf interosseux*. Cette branche donne d'abord un filet au muscle fléchisseur superficiel, descend sur la partie antérieure du ligament interosseux, fournit d'autres filets latéraux au fléchisseur profond et au long fléchisseur du pouce, se réfléchit sur le bord antérieur du carré pronateur, et traverse l'ouverture inférieure du ligament interosseux pour se porter sur le dos de la main. Le nerf médian distribue encore quelques filets aux fléchisseurs des doigts et au radial antérieur, et inférieurement il fournit un rameau palmaire cutané qui se répand dans les tégumens de la paume de la main.

C'est alors que le nerf médian, parvenu vers les articulations supérieures du métacarpe, se divise en cinq rameaux digitaux qu'on distingue par leur ordre numérique en comptant du pouce vers le petit doigt. Le premier descend le long du bord radial du pouce, donne des filets au court abducteur, à l'opposant et au court fléchisseur du pouce, et se porte jusqu'à l'extrémité de ce doigt après avoir fourni un filet à sa face postérieure. Le second descend le long du bord cubital du premier os du métacarpe et du pouce, envoie des filets à la face postérieure de ce doigt et au court fléchisseur. Le troisième se porte le long du bord radial du second os métacarpien, et de l'indicateur jusqu'à son extrémité, après avoir fourni un filet au premier lombrical. Le quatrième descend entre le deuxième et le troisième os métacarpien, donne un filet au second lombrical, et se divise en deux rameaux secondaires qui suivent, l'un le bord cubital de l'indicateur, l'autre le bord radial du médius. Le cinquième, qui se prolonge dans la direction du nerf médian, se porte entre le troisième et le quatrième os métacarpiens, donne un filet au troisième lombrical, se divise aussi en deux rameaux secondaires qui suivent les bords cubital du doigt médius et radial du doigt annulaire; ce dernier s'anastomose avec le nerf cubital. Ces différens rameaux digitaux fournissent ainsi tous des filets postérieurs qui se perdent dans la peau, et se terminent dans la pulpe de l'extrémité des doigts, où ils s'anastomosent avec les rameaux opposés.

MÉDIANES (veines). Elles sont sous-cutanées et situées au niveau du pli du coude, à la partie antérieure de l'avant-bras. L'une, nommée médiane céphalique, branche de la veine CÉPHALIQUE, ordinairement volumineuse, descend en dedans, dans le pli du bras, à côté du tendon du biceps, et se réunit bientôt à la veine *médiane basilique*. Celle-ci, fournie par la veine BASILIQUE, descend obliquement en dehors en côtoyant le tendon du biceps, et au devant de l'artère brachiale dont elle croise la direction à angle très-aigu : elle s'anastomose bientôt avec la médiane céphalique, et de leur réunion naissent deux branches; l'une, profonde qui s'enfonce dans le muscle rond pronateur et communique avec les veines radiale et cubitale; l'autre, superficielle, est désignée sous le nom de *médiane commune* : elle descend sur la partie antérieure de l'avant-bras, au devant de l'aponévrose, jusqu'à l'articulation du poignet, en fournissant des rameaux latéraux qui s'anastomosent avec ceux des veines céphalique et radiale superficielle. La plupart du temps elle est simple, quelquefois elle est double, d'une longueur variable, et fait ainsi communiquer les veines superficielles de cette partie du membre avec les veines profondes.

Ces veines sont sujettes à beaucoup de variétés. Quelquefois la veine médiane céphalique est la terminaison de la veine céphalique qui répand seulement quelques rameaux à la partie externe de l'avant-bras. Assez souvent l'anastomose des veines médiane, cephalique et basilique n'a pas lieu à angle aigu, mais par l'intermédiaire d'un rameau transversal qui s'étend de l'une à l'autre. (MARJOLIN.)

MÉDIASTIN, s. m., *mediastinum* ou *medianum.* On désigne sous ce nom une cloison membraneuse, résultant de l'adossement des deux PLÈVRES, étendue de la face postérieure du sternum à la partie antérieure du rachis, et qui divise la cavité du thorax en deux parties, l'une droite et l'autre gauche. Les lames qui la forment ne sont pas immédiatement unies l'une à l'autre; en avant elles laissent entre elles un intervalle qui est plus large inférieurement que supérieurement, très-étroit à sa partie moyenne, qu'on a, pour cette raison, comparé à la lettre X, mais dont les branches seraient moins rapprochées inférieurement que supérieurement. Le thymus et du tissu cellulaire en occupent la partie supérieure; tandis qu'inférieurement on n'y trouve que du tissu cellulaire adipeux qui correspond à la partie antérieure du PÉRICARDE. C'est à cet espace, où l'adossement des deux lames est immédiat, que la plupart des anatomistes ont donné improprement le nom de *mediastin antérieur :* le cœur, le péricarde et les gros troncs vasculaires remplissent l'écartement inférieur du médiastin. Cette cloison membraneuse n'a pas une direction perpendiculaire; elle est oblique de haut en bas et de droite à gauche, de sorte qu'elle correspond en haut à l'articulation des cartilages costaux du côté droit avec le sternum, et en bas aux cartilages costaux du côté gauche. Il en résulte que la cavité thoracique droite a plus de capacité que la cavité thoracique gauche. On a vu quelquefois la partie antérieure du médiastin occuper la partie moyenne du sternum et être exactement perpendiculaire; d'autres fois elle est inclinée à droite au lieu de l'être à gauche, mais ces exceptions ne sont pas fréquentes : les deux lames peuvent être aussi plus ou moins écartées dans toute leur étendue. En arrière, elles laissent au devant du rachis un intervalle irrégulièrement triangulaire, dont la base correspond aux corps des vertèbres, et le sommet au péricarde. Supérieurement il se trouve au niveau de la première vertèbre dorsale, et correspond inférieurement à la face supérieure du diaphragme. Cet intervalle, qu'on appelle communément *médiastin posté-*

rieur, renferme l'aorte, la veine azygos, le canal thoracique, la plus grande partie de l'œsophage, la partie inférieure de la trachée artère, l'origine des bronches, du tissu cellulaire, et un assez grand nombre de glandes lymphatiques. La direction de cette partie du médiastin est la même que celle du rachis. *Voyez* PLÈVRES.

Les artères du médiastin viennent des mammaires internes, des thymiques; inférieurement des phréniques, et postérieurement des artères thyroïdiennes inférieures, des péricardines postérieures, des intercostales supérieures, des bronchiques, et des œsophagiennes. Les veines ont une origine et un trajet analogues à ces branches artérielles.

MÉDIASTINE ANTÉRIEURE (artère). Elle naît de la MAMMAIRE INTERNE, et quelquefois de la courbure aortique immédiatement, ou de l'artère innominée. Elle descend dans l'écartement supérieur du médiastin antérieur, donne quelques rameaux au péricarde près l'origine de l'aorte, et se divise en deux branches. L'une remonte vers la partie inférieure du cou, couverte par les sterno-thyroïdiens, et se répand dans le corps thyroïde où elle s'anastomose avec les thyroïdiennes inférieures. L'autre branche, plus considérable, continue de descendre dans le médiastin, et se termine en se divisant en deux rameaux qui se portent à l'une et l'autre plèvre, et se distribuent aux ganglions lymphatiques, au thymus, et au tissu cellulaire du médiastin.

MÉDIASTINES POSTÉRIEURES (artères) On comprend sous ce nom un grand nombre d'artérioles qui naissent de la partie antérieure de l'aorte, dans sa portion thoracique, et qui se répandent sous les plèvres, l'œsopage et dans le tissu cellulaire du médiastin. Il en est plusieurs qui se ramifient dans les parois de l'aorte elle-même. (MARJOLIN.)

MÉDICAL, adj.; qui a rapport à la médecine ou aux médecins : *sciences médicales*, *matière médicale*, *sociétés médicales*.

MÉDICAMENT, s. m.; *medicamentum*, de *medicare*, guérir. Ce mot, pris d'après son étymologie et dans le sens le plus général, semblerait devoir s'appliquer à tout moyen de guérir, et être le synonyme de remède; mais, dans l'acception restreinte que l'usage a consacré, le nom de médicament est réservé seulement aux substances, simples ou composées, non essentiellement alimentaires, qui tendent à produire des changemens salutaires sur les individus malades. Quoique d'après cette définition on écarte de la classe des médicamens toutes les substances véritablement nutritives, cependant plusieurs corps médicamenteux qui contiennent de la gomme, du sucre, du mucus, peuvent nourrir jusqu'à un certain degré; et dans quelques cas, des alimens très-légers, tels que le lait étendu dans des décoctions mucilagineuses ou gélatineuses, deviennent de véritables et d'utiles médicamens. La démarcation entre l'aliment et le médicament est donc très-peu tranchée. Le poison et le médicament, qui sont si opposés dans leurs résultats, puisque l'un altère et détruit même quelquefois les tissus organisés, tandis que l'autre est employé pour combattre ou pallier les maladies, ne sont cependant pas beaucoup plus distinctes dans leur nature. En effet, la plupart des poisons les plus énergiques sont souvent des médicamens précieux et héroïques, tandis que, dans quelques circonstances, beaucoup de médicamens peuvent agir comme de véritables poisons. L'aliment même, dans une maladie grave, devient quelquefois une espèce de poison. La différence réelle entre le médicament, l'aliment et le poison ne consiste donc pas réellement dans la nature différente des subtances, mais plutôt dans la manière dont on les administre, et les différentes circonstances de leur application.

L'étude des médicamens est de la plus haute importance pour le médecin; il est nécessaire qu'il les connaisse sous tous leurs rapports, et c'est le but de la pharmacologie. (*Voyez* ce mot.) (GUERSENT.)

MÉDICAMENTEUX, adj.; qui tient de la nature du médicament : *substance médicamenteuse.*

MÉDICATION, s. f. *medicatio.* On appliquait autrefois cette expression aux méthodes générales de traitement. Bichat, le premier, je crois, dans son cours de matière médicale a changé le sens de ce mot et l'a employé pour désigner l'ensemble des changemens immédiats ou des phénomènes physiologiques que produisent sur l'économie animale les agens thérapeutiques. M. Barbier a ensuite développé cette idée dans la thèse qu'il a soutenue en 1803 à la faculté de médecine. Ce nouveau sens, donné au mot médication, a été bientôt adopté par Schwilgué dans son ouvrage de matière médicale, et depuis par presque tous les médecins de l'école moderne, de sorte qu'il est maintenant généralement admis dans le langage médical. Il ne faut pas borner cette expression aux effets directs du médicament ; elle doit comprendre aussi les phénomènes immédiats déterminés par tous les agens hygiéniques, puisqu'il font également partie de la matière médicale. Quant aux effets secondaires des agens médicamenteux ou hygiéniques, ils se combinent avec beaucoup d'autres causes qui peuvent concourir à la curation des maladies. *Voy.* THÉRAPEUTIQUE. (GUERSENT.)

MÉDICINAL, adj. *medicinalis;* qui sert de remèdes; c'est ainsi qu'on dit : *plantes médicinales.*

MÉDICINIER, s. m., *Iatropha;* genre de plantes de la famille des Euphorbiacées et de la monœcie monadelphie, que l'on reconnaît surtout à ses fleurs unisexuées monoïques, ayant un calice à cinq divisions profondes, quelquefois munies d'un calicule extérieur. Les fleurs mâles ont dix étamines monadelphes; les femelles un ovaire à trois loges monospermes, surmonté de trois styles bifides. Le fruit est une capsule déprimée à trois côtes très-saillantes, composée de trois coques monospermes. Toutes les espèces de ce genre sont exotiques. Ce sont des arbustes grimpans, laiteux, portant de larges feuilles entières ou palmées et des fleurs disposées en grappes. Parmi ces espèces nous mentionnerons ici les deux suivantes.

MÉDICINIER MANIOC, *Iatropha manihot,* L., Rich., *Bot. méd.,* tome 1, page 211. C'est un arbuste sarmenteux et grimpant, dont la racine est très-grosse, tubéreuse, charnue, blanche intérieurement, et remplie d'un suc blanc et laiteux d'une très-grande âcreté. Les feuilles sont alternes, pétiolées, divisées en trois, cinq ou sept lobes lancéolés, profonds, aigus, un peu sinueux sur les bords, d'un vert foncé en dessus, glauques à leur face inférieure. Les fleurs sont monoïques, disposées en grappes axillaires. Le manioc est originaire des contrées chaudes de l'Amérique, on le cultive dans l'Inde et dans les diverses parties du Nouveau-Monde, depuis le détroit de Magellan jusque dans les Florides.

La racine de manioc est la partie de la plante qui offre le plus d'intérêt. Il en est qui acquièrent une grosseur très-considérable et qui pèsent jusqu'à trente livres. Cette racine est presque uniquement composée d'amidon, auquel se joint un suc blanc âcre et laiteux, analogue à celui qui existe dans la plupart des autres plantes de la famille des Euphorbiacées. Néanmoins on parvient très-facilement à priver la racine de manioc de son principe âcre et vénéneux, soit par l'action de la chaleur, soit par des lavages fréquemment répétés. Cette racine devient alors un aliment aussi sain qu'abondant. Pour cela il suffit de la râper, tandis qu'elle est encore fraîche, et d'en former une pâte grossière que l'on lave dans l'eau à plusieurs reprises, ayant soin de changer l'eau à chaque fois. Lorsque cette pâte a été bien lavée, on la sèche, on en forme des gâteaux irréguliers qui portent alors le nom de *pain de Cassave*. Quand on veut le manger on en forme des galettes plates, que l'on fait griller sur le feu. Ces galettes sont fort nourrissantes et d'une saveur agréable. C'est la nourriture principale d'une grande partie des peuples qui habitent l'Amérique méridionale.

L'eau dans laquelle on a lavé la pâte de manioc laisse déposer au fond des vases une poudre blanche, qui est de la fécule amylacée très-pure. C'est cette fécule que l'on fait sécher et que l'on vend dans le commerce sous le nom de *tapioka*. *Voyez* ce mot.

La seconde espèce de ce genre est le CURCAS, *Iatropha curcas*, L. C'est un arbrisseau touffu de la grosseur de nos figuiers, qui croît naturellement dans les forêts de l'Amérique équinoxiale. Il se distingue du précédent par ses feuilles cordiformes, dont les cinq lobes sont à peine marqués par ses fleurs disposées en corymbes axillaires ou latéraux. Ses fruits sont presque globuleux, de la grosseur d'une petite noix, marqués de trois côtes obtuses. Ils renferment sous une écorce coriace et légèrement charnue trois coques crustacées blanchâtres, s'ouvrant en deux valves, et contenant chacune une semence blanche et charnue. Ce sont ces fruits que l'on désigne dans les pharmacies sous le nom de *noix des Barbades* et de *pignons d'Inde*. Leur amande, dont M. Felix Cadet Gassicourt a publié récemment une analyse (*Journ. pharm.*, avril 1824), se compose d'albumine, de gomme, de fibre végétale, d'huile fixe, d'une petite proportion d'un acide et d'un principe âcre ou résineux, que l'auteur propose de désigner sous le nom de *curcassine*. Les pignons d'Inde sont un violent purgatif; un seul fruit suffit pour purger un individu adulte. Mais aujourd'hui on a renoncé à l'usage de ce médicament, ainsi qu'à son huile qui est d'une trop grande âcreté. M. le Dr Cloquet avait proposé d'en former une pommade irritante et épispastique. (A. RICHARD.)

MÉDIUS, s. m., *medius*, moyen. On a donné ce nom au doigt intermédiaire, à l'indicateur et à l'annulaire. *Voyez* MAIN.

MÉDULLAIRE, adj., *medullaris*, de *medulla*, moelle; qui a rapport à la moelle.

MÉDULLAIRE (tissu). On comprend collectivement sous ce nom et sous celui de *moelle*, un tissu membraneux, vasculaire et vésiculaire, renfermé dans les cavités des os, et un corps gras, plus ou moins fluide, qu'on trouve dans le canal central des os longs, les aréoles du tissu spongieux des os courts, dans celui du bord des os plats, des extrémités des os longs, et même dans les porosités de la substance compacte des os en général.

La membrane médullaire, dont quelques anatomistes on nié l'existence, que d'autres, au contraire, ont dit être composée de deux lames, et qu'on a nommée *périoste interne*, est facile à observer en employant le procédé de Kaw Boerhaave, qui consiste à plonger un os pendant quelque temps dans l'eau bouillante, et à le scier ensuite. On voit alors cette membrane, qui s'est détachée de l'os, crispée et rétractée par l'action de la chaleur, de manière qu'elle comprime la moelle contenue dans son intérieur. L'action du feu ou d'un acide affaibli produit le même effet. Cette membrane, qui est analogue, par son apparence, à l'arachnoïde, tapisse le canal intérieur de l'os, et semble se continuer à ses deux extrémités avec la moelle qui les remplit. Elle envoie en dehors des prolongemens nombreux dans la substance compacte, et en dedans des filamens et des lamelles, comme on en voit dans les membranes celluleuses, et qui sont soutenus par les fibrilles du tissu réticulaire de l'os, ou par des vaisseaux. Cette membrane est essentiellement formée, suivant Béclard, d'un réseau artériel et veineux, et probablement aussi d'un réseau de vaisseaux lymphatiques; d'un plexus nerveux, destiné soit à l'artère, soit aux autres parties en même temps; de la gaîne celluleuse propre à ces parties, laquelle fournit des fibrilles dont la réunion constitue une sorte de membrane incomplète frangée; enfin de vésicules très-apparentes, dans les sujets frais, et qu'on distingue d'autant mieux que la moelle est moins fluide. Ces vésicules sont tout-à-fait semblables à celles du tissu ADIPEUX général. Les aréoles du tissu spongieux des os, dans lesquelles se ramifient un grand nombre de vaisseaux, ont aussi une membrane médullaire, mais moins distincte que celle du canal central de ces mêmes os; elles paraissent renfermer des vésicules semblables à celles de la membrane du canal, ainsi que les porosités de la substance compacte.

C'est cette membrane qui contient la moelle ou la graisse des os, qu'on nomme *moelle* dans leur canal central, suc médullaire dans le tissu spongieux et *suc huileux* dans la substance compacte, matière grasse qui ne diffère du tissu ADIPEUX ordinaire, que par plus de fluidité, et une couleur plus jaune ou rougeâtre.

La sensibilité de la membrane médullaire est très-manifeste, mais elle n'est pas aussi grande que Bichat l'avait dit; c'est à tort que quelques anatomistes ont avancé qu'elle n'existait pas. Béclard en a démontré l'existence par des expériences directes, et a fait voir en outre que la différence de sensibilité observée par Bichat résultait de la hauteur à laquelle on faisait la section de l'os : comme les nerfs accompagnent l'artère nutricière, il suffit que l'amputation soit faite au-dessus ou au-dessous du conduit nourricier de l'os pour que la douleur soit ou non perçue. Le tissu médullaire jouit d'une contractilité obscure; ce sont les artères qui se ramifient dans son épaisseur qui sécrètent la graisse.

La membrane médullaire ne préexiste point à la formation du canal de l'os, ainsi que Bichat l'a dit; tant que l'os est à l'état de cartilage, la moelle n'existe pas; on n'y voit pas davantage d'artère ou de veines. Béclard a remarqué que la cavité des os longs n'est d'abord qu'un canal étroit que l'artère remplit; que celle-ci se déjette sur le côté et s'accole aux parois, quand le canal commence à s'élargir, et il contient alors une substance visqueuse et gélatineuse; enfin de la moelle s'y produit, mais en petite quantité, et qui augmente à mesure que le canal s'élargit davantage par les progrès de l'âge.

D'après ce que nous venons de dire, on voit que le tissu médullaire a pour usage de servir à la fois de réservoir à la graisse des os et à soutenir les vaisseaux qui la sécrètent, ainsi que ceux qui concourent à la nutrition de l'os. Quant aux fonctions de la moelle, sa consistance ou sa fluidité qui sont en rapport direct avec l'augmentation ou la diminution de la graisse en général, prouvent que, comme cette dernière, elle est un aliment mis en réserve et résorbé dans certaines circonstances. En outre, elle remplit le vide qui, sans elle, existerait à l'intérieur des os. Mais c'est à tort qu'on a dit qu'elle rendait les os plus flexibles et moins cassans, puisque les os des enfans, qui contiennent très-peu de graisse, sont bien moins cassans que ceux des vieillards qui en contiennent beaucoup : c'est également sans fondement qu'on a dit que la moelle servait à la reproduction des os, à leur nutrition, à lubrifier ses surfaces articulaires, etc.

Dans les fractures, le tissu médullaire devient compacte, finit par s'ossifier, et contribue ainsi à la solidification du cal : insensiblement il reprend ses propriétés quand la consolidation est complète. A la suite des amputations, il devient plus vasculaire, participe à l'inflammation, se gonfle, fait quelquefois saillie à l'extrémité de l'os, et se confond avec la cicatrice des parties molles environnantes. L'inflammation de ce tissu paraît être la cause des douleurs ostéocopes. Béclard a remarqué dans le rachitis un endurcissement particulier de la membrane médullaire qui n'a pas encore été décrit ; enfin le spina-ventosa est aussi le résultat de son altération, qui consiste, tantôt en une dégénération carcinomateuse, ou bien fibreuse et cartilagineuse, tantôt en une substance rouge très-vasculaire, d'une nature qui n'est pas bien déterminée.

MÉDULLAIRE (substance). *Voyez* ENCÉPHALE.

MÉDULLAIRES (artères). On nomme ainsi les artères nutricières des os.

MÉDULLAIRE (suc). *Voyez* TISSU MÉDULLAIRE. (MARJOLIN.)

MÉDULLINE, s. f. ; nom donné par M. John à la moelle des plantes, épuisée par l'eau et par l'alcohol, qu'il considère comme un principe immédiat des végétaux, caractérisé par sa blancheur, son peu d'élasticité, sa légèreté, son insolubilité dans l'eau, dans la potasse, dans l'alcohol, l'éther, les huiles, et par la propriété qu'il a de s'enflammer lorsqu'on l'approche d'une bougie allumée ; l'acide nitrique le fait passer à l'état d'acide oxalique. Il n'a point d'usages. (ORFILA.)

MÉGALANTHROPOGÉNÉSIE, s. f. Ce mot formé des trois mots grecs, μεγας, grand, ἄνθρωπος, homme, et γενεσις, engendrer, a été créé il y a une vingtaine d'années pour désigner l'art, le pouvoir d'engendrer de grands hommes, des enfans qui tout à la fois fussent beaux et eussent de l'esprit ; car le mot *grand* est pris ici dans le sens moral comme dans le sens physique. A l'article *génération*, nous nous sommes déjà expliqués sur ce qu'il y a de réel, ou au moins de possible dans cet art prétendu de la mégalanthropogénésie. Nous avons en effet établi à cet article, que, bien que notre volonté ne puisse absolument rien sur la conception, par exemple faire qu'elle ait lieu ou non, influer sur les qualités de son produit, sur le sexe de l'enfant, cependant celui-ci pouvait recevoir une influence, en premier lieu du degré d'énergie et de plénitude avec lequel les époux au moment de l'union accomplissent la fonction, et en second lieu des conditions d'organisation des deux époux, puisque ces conditions sont souvent transmises plus ou moins par la génération. Or, on va voir que ces deux faits sont les seuls sur lesquels repose la possibilité de la mégalanthropogénésie, et que la mesure dans laquelle on peut les régler à volonté, déterminera les limites dans lesquelles il faut la renfermer.

D'abord ce mot mégalanthropogénésie ne s'entend que de l'influence qu'on peut exercer sur le produit de la conception au moment même de sa formation. On n'y comprend pas toutes les influences par lesquelles on tâche, après la naissance de l'enfant, de diriger son développement dans tel ou tel sens déterminé : celles-ci, dont le pouvoir sur le physique et sur le moral ne peut être contesté, rentrent dans ce qu'on appelle l'*éducation.* On n'y rapporte pas non plus toutes les influences exercées par les mères sur leurs enfans pendant la grossesse, influences qu'on avait sans doute exagérées lorsqu'on avait tant accordé au pouvoir de l'imagination; mais qui sont réelles sous le rapport de la santé générale, et qu'expliquent assez les connexions organiques qui existent entre les deux êtres.

En second lieu, pour que l'art de la mégalanthropogénésie soit possible, il faut absolument deux conditions : 1° que le produit de la conception soit susceptible d'être modifié dans un sens ou dans un autre au moment même de sa formation; 2° que les influences qui le modifient soient dépendantes de notre volonté, et puissent être déterminées à notre gré. Ce sont là vraiment les deux questions que nous avons à examiner.

A l'égard de la première, nous venons de rappeler qu'au mot génération, nous avions reconnu que, bien que la nature ait soustrait à notre volonté l'acte de la conception, cependant son produit pouvait recevoir une double influence, du degré de perfection avec lequel s'accomplit la fonction, d'une part, et des conditions d'organisation des pères et mères qui se transmettent plus ou moins par la génération, de l'autre. Nous ne croyons pas possible de nier cette double influence. Qui ne conçoit en premier lieu, que selon que l'acte de la génération sera effectué avec langueur ou énergie, il en résultera un fœtus faible ou vigoureux? N'a-t-on pas observé dès long-temps que les enfans de l'amour étaient plus remarquables par les qualités de l'esprit et du corps, et cela sans doute, parce qu'au moment de leur création il y avait plus d'abandon chez leurs pères et mères? On a fait la même remarque à l'égard des aînés dans les familles; et peut-être est-ce un des fondemens sur lesquels a été établi dans l'origine des sociétés, et avant qu'une saine raison ait réglé les droits civils et politiques de chacun, l'injuste droit d'aînesse. En second lieu, il n'est pas moins évident que très-souvent les parens transmettent à leurs enfans leur tempérament, leurs qualités physiques et morales, leurs dispositions maladives et jusqu'à leurs formes extérieures; et par conséquent que les conditions d'organisation des parens influent sur celle des enfans. Ici les faits se pressent en foule pour prouver cette assertion : les races d'hommes, par exemple, se conservent pures et distinctes par la génération; si elles se mêlent dans des mariages, elles engendrent des individus métis. La même chose s'observe dans les animaux. Dans notre espèce humaine, que de familles qui offrent dans une suite de générations les mêmes formes extérieures, les mêmes qualités physiques et morales, les mêmes dispositions aux maladies! Dans celles-ci, on est généralement d'une grande stature; dans celles-là, on est petit; les uns sont tous blonds, les autres sont tous noirs; ceux-ci parviennent à une grande longévité, ceux-là meurent jeunes. A Rome, certaines familles étaient distinguées par quelques conformations singulières qui se transmettaient des pères aux enfans, témoin les *strabones*, les *nasones*, les *frontones*, les *silones*, les *labeones*, etc. Les ressemblances des enfans avec leurs pères et mères sont des faits journellement observés; et ces ressemblances, encore une fois, portent, non seulement sur les traits du visage, mais sur le tempérament général, sur les qualités physiques et morales, sur les dispositions aux maladies. Dans certaines familles, la folie, l'épilepsie, la phthisie pulmonaire, sont héréditaires : dans d'autres, ce sont les talens; et c'est ainsi que Racine, Crébillon, Cassini, ont des fils dignes d'eux; et que l'art de la peinture semble être devenu de nos jours un patrimoine de la famille Vernet. Concluons donc, en ce qui concerne la première question, qu'il existe réellement deux circonstances qui influent sur le produit de la conception au moment de sa formation.

Maintenant jusqu'à quel degré ces circonstances sont-elles dépendantes de notre volonté, et peuvent-elles être déterminées à notre gré? D'abord, il est certain que l'on peut être dans des dispositions physiques et morales plus ou moins favorables à l'exercice du coït; et ne serait-il pas possible dès lors de n'accomplir cet acte que dans les conditions qui sembleraient présager pour l'enfant plus de vigueur? Sans doute nous n'accueillons pas l'idée évidemment chimérique d'Aristote, que le vent du midi est mauvais pour la génération, comme affaiblissant le sperme, comme rendant cette humeur trop humide et disposant à la procréation de filles; tandis que le vent du couchant lui serait au contraire favorable et ferait engendrer des garçons. Mais il n'est pas déraisonnable de penser, qu'il n'est pas indifférent pour le produit de la conception, d'avoir été conçu dans un état de fatigue physique et d'abattement moral des deux époux, ou bien au contraire dans un état d'énergie et d'alacrité. Le sage Plutarque donne lui-même d'après cette vue des conseils sur les temps auxquels il faut accomplir la génération; et sans invoquer en pareille matière l'autorité de Tristam Shandy, il est sûr qu'il existe pour l'accomplissement de cette fonction des temps plus ou moins opportuns, et qu'il nous serait plus ou moins possible de choisir.

D'autre part, puisque les qualités physiques et morales des pères et des mères se transmettent plus ou moins aux enfans, ne serait-il pas possible d'influer par avance sur ceux-ci, en faisant choix des époux qui doivent leur donner l'être. Théoriquement notre volonté n'a pas ici moins de pouvoir que dans le cas précédent; et l'on pourrait, en établissant les mariages d'après ces vues, assurer aux enfans qui doivent en naître, une conformation générale plus belle, une vigueur plus grande, et peut-être même quelques qualités spéciales. C'est ce que nous faisons avec succès sur nos animaux domestiques; en faisant choix des individus que nous accouplons, nous améliorons leur race, nous en prévenons au moins la détérioration; par un mélange des qualités opposées, qui lorsqu'elles sont extrêmes sont un défaut, nous obtenons des qualités mixtes : pourquoi tout cela ne serait-il pas applicable de même à l'espèce humaine? Nul doute qu'une famille dans laquelle tous les individus sont débiles ne serait graduellement fortifiée, en associant successivement plusieurs de ses générations à des individus forts. Nul doute que par un croisement on ne puisse détruire certaines dispositions maladives héréditaires, affaiblir quelques inclinations morales trop prononcées, et donner plus d'intensisé à quelques autres. Il est certain que ces croisemens après un certain temps deviennent nécessaires; des familles peuvent bien se conserver belles et supérieures pendant quelque temps, en ne s'unissant qu'entre elles; mais l'expérience a fait voir que cela n'a qu'un terme, et à la longue il faut qu'elles se mésallient, ou se détériorent. La variété est ici nécessaire comme en beaucoup d'autres actes de notre économie; et il faut, si l'on peut parler ainsi, que de temps en temps les élémens de notre organisation soient refondus et retrempés.

Ainsi, nous avons jusqu'à un certain point pouvoir sur les deux influences qui modifient le produit de la conception au moment de sa formation, et par conséquent l'art de la mégalanthropogénésie, théoriquement au moins, est possible. Mais nous disons théoriquement, car nous ne dissimulerons pas les d'obstacles qui s'opposent à son application. En premier lieu, dans l'accomplissement d'un de nos besoins les plus impérieux, dans l'exercice d'un acte qui fonde un de nos plaisirs les plus vifs, et auquel d'ailleurs vient le plus souvent se joindre un sentiment moral, est-il permis de faire entrer le calcul? et entraîné par le désir, peut-on penser à toutes les opportunités que réclame le bon Plutarque? En second lieu, dans notre état social où tant de motifs divers plus ou moins raisonnables décident les mariages, est-il bien possible de régler les alliances d'après les vues que nous avons exposées? et les époux ne pensent-ils pas plus à leurs propres convenances, qu'aux qualités que leur union donnera aux enfans qui naîtront d'eux? Cependant, avouons ici que les lois sur le mariage laissent peut-être une trop grande latitude à notre liberté: ne devraient-elles pas interdire les alliances entre les individus d'un âge trop disproportionné, alliances qui, si elles ne sont pas inféconde, ne produisent que des enfans débiles, et qui ne sont que trop souvent une cause d'inconduite et d'immoralité pour l'un des époux? Ne devraient-elles pas proscrire de même les mariages aux individus affectés de maladies héréditaires, puisqu'ils ne donnent la vie à de nouveaux êtres que pour les vouer à la souffrance et les condamner à une mort précoce ? Il est sûr qu'ici, comme nous l'avons dit ailleurs, non seulement l'homme ne cherche pas à améliorer son espèce, mais il ne travaille pas même à en prévenir les détériorations. Enfin reconnaissons que la mégalanthropogénésie ne doit guère s'entendre que de la faculté d'assurer d'une manière générale aux enfans une vigueur plus grande, une conformation plus régulière, par conséquent des facultés physiques et morales plus énergiques; mais qu'il est difficile de supposer qu'elle puisse arriver à faire procréer des spécialités déterminées. Il est bien vrai, sans doute, que, puisque des traits physiques isolés sont transmis par la génération, des talens déterminés peuvent l'être également; nous avons même cité des exemples de ces derniers. Hippocrate nous dit que des peuples du Phase qui avaient adopté la singulière pratique d'aplatir la tête de leurs enfans au moment de leur naissance, bientôt mirent au jour des enfans qui avaient originellement cette conformation, d'où le nom de *macrocéphales* qu'il leur a donné : beaucoup de physiologistes conjecturent que les dispositions acquises par les organes par le genre de vie se transmettent et sont désormais conservées par la génération; et par exemple à ce titre, ils avancent que le cerveau de nos hommes civilisés a, dans ses diverses parties, un développement plus grand que celui qu'offrait cet organe dans les premiers âges du monde. Tout cela sans doute est vrai, ou vraisemblable; mais cela n'empêche pas que la faculté de créer à volonté des enfans avec telle ou telle qualité déterminée ne doive être regardée comme chimérique; tant de données se réunissent pour la production d'un phénomène de vie, qu'il est impossible de les rassembler et surtout de les régler à son gré : notre savoir se borne à pouvoir concevoir les faits qui se présentent à nous, mais non à les produire à notre volonté. Par exemple, pour que la transmission d'une qualité morale ait lieu, il faut que cette qualité, tout en étant prononcée, ne soit pas trop exclusive; sinon occupant toute l'activité de l'être, elle le rend moins propre à tous les autres actes de la vie, et particulièrement à l'acte génital : or, comment évaluer ce degré de prédominance, et garantir la transmission? Que de grands hommes qui ont des fils indignes d'eux ? Et que de talens qui tout à coup se décèlent dans des familles où jusque là ils avaient été inconnus ? Ainsi que nous l'avons dit, pour admettre la mégalanthropogénésie, il faut, non-seulement concevoir la possibilité de modifications imprimées à l'embryon au moment de sa création, mais encore reconnaître que la volonté peut à son gré régler les influences qui modifient : or, n'est-il pas évident que nous n'avons pas cette volonté en ce qui concerne les spécialités ? et que ne connaissant des causes qui influent sur le produit de la conception que les plus grossières, et encore sans pouvoir les calculer, nous ne pouvons réduire leur application en un art rigoureux ? Si l'agriculteur dans ses semis, ses plantations et la génération de ses bestiaux, est souvent trompé dans ses espérances les plus fondées, combien doit être plus conjectural encore ce même art appliqué à l'espèce humaine ? Nous n'admettons donc la mégalanthropogénésie que théoriquement et dans ses effets les plus généraux ; et nous reconnaissons que de nombreuses difficultés, prises dans la nature de la génération elle-même et dans notre état social, s'opposent à son application, et rendent incertains ses effets les plus spéciaux. (ADELON.

MELÆNA, s. m., *morbus niger*, *melæna* ; de μέλας, noir. On a appelé du nom de *melæna* une maladie ou plutôt des maladies dont le symptôme le plus remarquable consiste dans des vomissemens de matières d'un noir plus ou moins foncé, presque toujours accompagnés ou suivis de déjections alvines de même nature.

Les anciens attribuaient à l'atrabile la noirceur des matières ainsi rejetées, mais on a reconnu, en les examinant avec soin, qu'elles ont pour base principale du sang altéré à divers degrés. Dès lors tout point de démarcation entre le melæna et l'hématemèse a disparu, et la plupart des médecins modernes, à l'imitation de M. Pinel, ont regardé les deux affections comme identiques. Quelques-uns d'entre eux, néanmoins, ont cru devoir réserver le nom de melæna pour les cas où l'on observe une marche chronique et des évacuations très-noires, et celui d'hématemèse pour ceux qui, affectant un caractère aigu, offrent en outre des évacuations dans lesquelles le sang conserve la plupart de ses qualités physiques. M. Chomel pense que l'on devrait exclusivement appeler melæna les vomissemens noirs occasionés par des lésions organiques, principalement par le cancer de l'estomac.

Toutes les questions relatives au mélæna, considéré comme hémorrhagie idiopathique par exhalation, de la muqueuse gastrique (Mérat, *Mém. sur les exhal.*), ayant été soigneusement traitées au mot hématémèse, il serait déplacé de les reproduire ici ; nous dirons seulement quelques mots du mélæna syptmoatique. Il s'observe dans une foule de circonstances dont voici les principales : tantôt il consiste en une simple exhalation de sang, tantôt il est le résultat d'une véritable solution de continuité éprouvée par les vaisseaux sanguins de l'estomac. On doit rapporter à la simple exhalation les vomissemens sanguinolens quelquefois assez foncés que l'on observe de temps à autre, en France, dans les fièvres adynamiques, les typhus, etc. ; le vomissement noirâtre qui, suivant Savarésy, n'est pas très-rare dans la peste d'orient; les vomissemens tout-à-fait noirs que présentent la plupart des sujets atteints, soit de la fièvre jaune, soit du typhus-amaril, enfin ceux que déterminent certains poisons. Dans cette dernière circonstance à la vérité, le vomissement n'est pas toujours le produit de l'exhalation, il dépend assez fréquemment d'une véritable érosion. C'est constamment à une cause analogue qu'il faut attribuer l'ouverture des tumeurs artérielles ou veineuses qui épanchent dans l'estomac le sang dont elles étaient remplies; les hémorrhagies occasionées par l'ulcération de la membrane interne de cet organe, celles que déterminent les érosions profondes, étendues du même organe jusque dans l'intérieur de la rate ou du foie; genre de mélæna plutôt pressenti que véritablement connu par les anciens, que Schenkius, Bonnet, Hoffmann, MM. Portal, Latour, etc., paraissent avoir observé, et dont M. Rayer vient de publier un cas très-circonstancié. Des phénomènes analogues ou identiques à ceux que présente l'estomac ont sans doute lieu pour les intestins. Nous nous bornerions à cette unique remarque, s'il ne nous semblait d'obligation d'ajouter quelques réflexions sur l'hémorrhagie intestinale idiopathique, qui n'a pas été traitée au mot hémorrhagie.

Outre les symptômes communs aux hémorrhagies des membranes muqueuses (*Voyez* HÉMORRHAGIE), elle en présente qui sont propres à faire connaître son siége avec plus ou moins de précision. On doit considérer comme tels le caractère et le lieu de la douleur quand il en existe, ce qui à la vérité n'est pas constant; ensuite l'aspect du sang et l'orifice par où il s'échappe. Ordinairement le sang fourni par la muqueuse intestinale est profondément altéré, et presque toujours uniquement rejeté par l'anus. Cependant il lui arrive quelquefois de remonter dans l'estomac, et d'être rejeté par le vomissement, ayant la plupart de ses qualités physiques. Le contraire peut se présenter dans l'hémorrhagie gastrique, c'est-à-dire que le sang, au lieu d'être vomi, peut sortir entièrement par l'anus, après avoir subi dans les intestins un degré d'altération très-considérable. Au reste, une incertitude ou même une erreur de diagnostic quant au siége précis de l'hémorrhagie, ne saurait avoir de conséquences fâcheuses. Qu'importe en effet que le sang soit fourni par une portion de la membrane muqueuse située un pouce en deçà ou un pouce au delà du pylore, puisque les indications thérapeutiques ne sauraient notablement différer dans l'un ou l'autre cas? On aura donc toujours recours aux moyens curatifs employés contre l'hématemèse. En général leur succès est assuré dans les hémorrhagies intestinales modérées, comme le sont la plupart d'entre elles; mais le mal ne se présente pas toujours avec ce caractère de bénignité. Par exemple, M. Lefèbvre a vu succomber en quelques heures, par une hémorrhagie intestinale excessivement abondante, un sujet dont il trouva à l'autopsie les intestins entièrement remplis de sang; et M. Bourgeoise en a vu un autre qu'une hémorrhagie de même genre jeta en fort peu de temps dans un état de faiblesse si grand que la mort semblait devoir en être promptement le résultat, lorsque, l'écoulement du sang s'étant arrêté, les symptômes menaçans disparurent, et furent remplacés par une amélioration bientôt suivie d'un rétablissement complet.

Quoique en fort petit nombre chez les auteurs, les faits analogues ne sont peut-être pas très-rares dans la pratique : on sent dès lors combien il importe d'appeler sur eux l'attention des médecins. En attendant que des recherches ultérieures remplissent la lacune que présente l'histoire de l'hémorrhagie intestinale, je ne laisserai pas cet important sujet, sans parler d'une question nombre de fois débattue sans résultat satisfaisant; savoir si le mélæna de nos jours est la maladie noire des anciens.

Si jusqu'à présent on continue d'appeler mélæna toutes les affections dans lesquelles les malades rendent par les vomissemens et par les selles des matières noires, bien que ces affections, comme il a été dit, soient souvent fort différentes les unes des autres, les anciens ont dû nécessairement commettre la même erreur nosologique. Cette assertion me paraît tellement évidente, que je crois inutile de l'appuyer sur l'analyse des faits particuliers. D'ailleurs la concision avec laquelle les médecins de l'antiquité les ont rapportés, en diminue singulièrement la valeur. Dans l'impossibilité, par conséquent, d'appuyer ma manière de voir sur des observations directes, je m'en tiendrai au raisonnement et je dirai : l'organisation de l'homme n'a pas plus changé d'une manière appréciable que la nature des causes morbifères auxquelles il est exposé. Cela étant, on doit voir se répéter de nos jours tous les phénomènes pathologiques accompagnés de selles et de vomissemens noirs, qui ont reçu des anciens le nom de mélæna. (ROCHOUX.)

MÉLÆNAGOGUE, adj. *melænagogus*, de μέλας, noir, et de ἄγειν, chasser; nom des médicamens que, dans leur théorie humorale, les anciens croyaient propres à expulser l'atrabile. Il n'y a ni atrabile ni médicament susceptible de la chasser.

MÉLANCHLOROSE, s. f., *melanchlorosis*, de μέλας, noir, et de χλωρὸς, jaune; ictère noir. *Voyez* MÉLASICTÈRE.

MÉLANCOLIE, s. f., *melancholia*, dérivé de μέλας, noir, et χολὴ, bile; ce mot a deux acceptions. Dans le langage ordinaire, on donne ce nom à un état habituel de tristesse, sans dérangement de la raison. Les médecins ont désigné sous le nom de *mélancolie* cette variété de l'aliénation mentale caractérisée par un délire exclusif, et que M. Esquirol a appelée plus justement *monomanie*. Les anciens attribuaient la mélancolie à l'action de la bile noire ou atrabile sur le cerveau, comme l'indique l'expression dont ils se sont servis pour désigner cette maladie. *Voyez* FOLIE. (GEORGET.)

MÉLANÉ, adj.; qui tient de la nature de la *mélanose*. *Voyez* ce mot.

MÉLANIQUE (acide), nom sous lequel on a désigné dans ces derniers temps une matière acide noirâtre, encore peu connue, que l'urine laisse déposer dans certains cas de maladie.

MÉLANOSE, s. f., de μελάνωσις, couleur noire. On donne ce nom, en anatomie pathologique, à une production accidentelle qui a pour caractère distinctif une couleur noire plus ou moins foncée.

La mélanose a été ainsi dénommée et décrite pour la première fois par M. Laennec. (*Bulletins de la Société de l'École de mé-*

decine, 1806, n° 2.) Depuis, plusieurs médecins français et étrangers ont recueilli des observations de mélanoses trouvées dans divers organes. Enfin, en 1821, M. le Dr Breschet a publié de nouveaux faits sur la nature des mélanoses, sur leur composition chimique, sur les dispositions variées qu'elles affectent dans les diverses parties du corps de l'homme ou des animaux. Malgré tant d'importans travaux, il s'en faut que la mélanose soit encore parfaitement connue; son histoire présente un certain nombre de lacunes que nous aurons occasion de signaler dans le cours de cet article.

Les mélanoses peuvent exister sous quatre formes : 1° on les voit assez souvent constituer des masses enkystées ou non enkystées; 2° la matière qui les compose peut, à l'instar de la matière tuberculeuse, être à l'état d'infiltration dans différens tissus; 3° elle peut être répandue, comme une couche plus ou moins épaisse, à la surface libre des organes membraneux; 4° enfin cette matière peut exister à l'état liquide, soit pur, soit mêlé à d'autres liquides. Les trois premières espèces de mélanoses ont été admises par M. Laennec; quant à la quatrième, il n'en parle point, et cela devait être, puisque, donnant à la mélanose le nom de *tissu*, il ne pouvait point regarder comme tel une matière liquide. Mais pour ceux qui envisagent autrement la mélanose, et qui ne la considèrent que comme un simple dépôt inorganique de matière colorante, son état liquide n'est pas plus difficile à concevoir que son état solide. Quoi qu'il en soit, occupons-nous d'abord de décrire ces quatre formes principales sous lesquelles, selon nous, peut également se montrer la mélanose.

A. *Mélanose en masse.* — On a aussi donné à cette première forme le nom de *masse*, ou de *concrétion mélanique*. Assimilées par M. Laennec aux productions accidentelles qui sont sans analogue dans l'état sain, les masses mélaniques, d'après ce professeur, présentent dans leur existence deux périodes ou états : 1° un état de crudité; 2° un état de ramollissement.

Dans leur état de crudité, les mélanoses en masse présentent les caractères anatomiques suivans : leur couleur n'est pas toujours exactement la même. Quelques-unes sont d'un brun-jaunâtre, de sorte que, sous le rapport de la couleur, le nom de *mélanose* ne convient plus à cette variété; plusieurs ont une teinte de bistre; d'autres ont une couleur de suie; d'autres enfin sont d'un beau noir foncé; écrasées sur du linge ou sur du papier blanc, elles le colorent comme l'encre de la Chine. Leur forme est tantôt sphérique, exactement arrondie, tantôt irrégulière, de manière à représenter des figures bizarres, qu'on ne peut plus comparer à aucune forme géométrique. Certaines masses mélaniques sont parsemées d'aspérités, elles sont bosselées et comme mamelonnées à leur périphérie; d'autres ressemblent assez exactement à des baies de cassis ou aux fruits de mûrier; d'autres enfin, au lieu de présenter un aspect uniforme et de ne constituer qu'un tout homogène, sont divisées en lobules que sépare un tissu cellulaire plus ou moins abondant, ou bien encore elles semblent comme formées par un assemblage de lames, de feuillets superposés ou placés de champ.

La consistance des masses mélaniques peut être comparée, dans un grand nombre de cas, à celle du suif, et dans d'autres circonstances à celle des ganglions lymphatiques.

Leur volume peut varier généralement depuis celui d'un grain de millet, ou d'un petit pois, jusqu'à celui de deux œufs de poule réunis. Cependant on a vu quelquefois des masses mélaniques beaucoup plus considérables; on en a trouvé, par exemple, dans l'abdomen des chevaux, y constituant des tumeurs énormes qui pesaient jusqu'à trente-six livres. Mais généralement ces volumineuses tumeurs sont formées de plusieurs masses mélaniques qui, après s'être développées isolément, se sont ensuite rapprochées, réunies, et plus ou moins intimement confondues.

Cependant il arrive une époque, d'après M. Laennec, où les mélanoses perdent de leur consistance, et tendent à se ramollir de leur centre vers leur circonférence. Lorsque ce ramollissement est encore peu avancé, la mélanose conserve sa forme; mais, soit par l'incision, soit par la pression, on voit suinter de son intérieur un liquide rousseâtre, brun ou noir, au milieu duquel sont suspendus des grumeaux noirs plus ou moins abondans. A une période plus avancée de son ramollissement, la mélanose cesse de constituer une matière solide; elle est transformée, d'abord partiellement, puis en totalité, en une sorte de pulpe ou de bouillie noirâtre. Alors autour de celle-ci commence à s'établir un travail d'inflammation éliminatoire; à l'instar des corps étrangers, la mélanose ramollie tend à se frayer une route au dehors, et, en raison du lieu qu'elle occupe, elle est évacuée avec plus ou moins de facilité et de promptitude. A la place qu'elle occupait, existe alors une cavité ulcéreuse qui, en raison de sa position, de l'organe où elle a son siége, et des dispositions de l'individu, peut s'agrandir, rester stationnaire, ou tendre à se cicatriser.

Telle est la description qui a été généralement donnée de la période de ramollissement des mélanoses. Mais notons d'abord que ce ramollissement est un phénomène fort rare; a-t-il même été réellement observé? M. Laennec (*Traité de l'Auscultation médiate*, tome 1, page 293) dit n'avoir jamais trouvé lui-même dans le poumon des excavations occasionées par la mélanose ramollie. Il en cite, comme en fournissant des exemples, les observations 20 et 21 de l'ouvrage de Bayle sur la phthisie pulmonaire. Dans ces deux observations, le parenchyme pulmonaire, dur et noir, était creusé par un grand nombre de petites cavités dont les parois étaient tapissées d'une couche de pus. Il nous semble que rien ne prouve que ces cavités aient été produites, comme le pense M. Laennec, par un ramollissement de mélanoses, puisqu'on ne trouvait dans leur intérieur aucune trace de cette production accidentelle: elles auraient pu être tout aussi bien considérées comme dues à la fonte de petits tubercules isolés, ou bien à des dilatations partielles de bronches. Plusieurs fois, en effet, j'ai rencontré des cavités semblables à celles dont il est question dans les observations de Bayle, entourées également d'un tissu pulmonaire dur et noir, et la dissection m'a convaincu que ces cavités n'étaient autre chose que des bronches dilatées. Je serais fort porté à croire que ce qu'on a appelé ramollissement de la mélanose dépend tout simplement, dans certains cas, du ramollissement même des tissus naturels ou accidentels, auxquels cette production était unie et comme combinée.

La mélanose en masse peut être entourée d'un kyste, ou en être dépourvue. Le premier cas est infiniment plus rare que le second. En 1819, M. Laennec n'avait trouvé de mélanose enkystée que dans le foie et dans le poumon; et encore n'en avait-il rencontré qu'une seule fois dans ce dernier. M. Breschet dit avoir constaté l'existence des mélanoses enkystées dans diverses portions du tissu cellulaire. Toutes les fois que j'ai eu l'occasion d'examiner des masses mélaniques, je les ai constamment trouvées dépourvues de kyste; tantôt elles adhéraient intimement aux tissus environnans; tantôt elles leurs étaient unies moins fortement, et pouvaient en être aisément détachées en entier sans qu'on les déchirât. Les auteurs qui disent avoir trouvé des mélanoses entourées d'un kyste décrivent celui-ci comme étant de nature celluleuse; jamais ils ne l'ont trouvé ni fibreux, ni cartilagineux, ni osseux. Par sa face externe, ce kyste celluleux adhère lâchement aux tissus avec lesquels il se trouve en contact; par sa face interne il semble envoyer assez souvent des prolongemens très-fins dans l'épaisseur de la concrétion mélanique.

Vainement chercherait-on dans la mélanose en masse quelque trace d'organisation; on n'en trouve aucune. Elle n'offre qu'une masse homogène, qui n'est quelquefois divisée en lobules ou en lamelles que par du tissu cellulaire qui la parcourt sans lui appartenir. On n'y trouve d'ailleurs ni cavités, ni aréoles, ni fibres; aucun vaisseau ne s'y distribue; aucun nerf ne s'y rend; en un mot, véritable produit inorganique, elle ne semble avoir aucun des caractères qui pourraient lui mériter le nom de *tissu*. Il nous semble donc qu'on n'a point employé un langage exact, lorsqu'on a donné à la mélanose le nom de *tissu accidentel*; et en général ce dernier terme a reçu, à mon avis, une extension beaucoup trop grande.

B. *Mélanose infiltrée.* — On a décrit sous ce nom l'induration noire de certains organes, et en particulier du poumon et des ganglions lymphatiques. Cette induration, a-t-on dit, résulte de la présence dans le poumon ou dans tout autre organe d'un tissu de nouvelle formation, qui se trouve uni ou combiné, molécule à molécule, avec le tissu même de l'organe où il s'est développé. On conçoit qu'il en peut être ainsi dans un certain nombre de cas; on conçoit que la matière colorante qui constitue la mélanose puisse se déposer et se solidifier dans chacune des mailles ou aréoles du parenchyme, d'où résultera une apparence d'endurcissement de celui-ci, comme tout à l'heure nous l'avons vue former un dépôt solide en un point circonscrit, et y constituer une masse ou concrétion mélanique. Mais je crois facile de démontrer que, dans le plus grand nombre des cas, l'induration d'un organe qui est en même temps coloré en noir est indépendante de cette couleur noire, et qu'elle est le simple résultat d'une phlegmasie chronique. Tel est le cas, par exemple, de l'induration noire du poumon, qui constitue la phthisie avec mélanose de Bayle.

En effet on retrouve cette même induration du parenchyme pulmonaire avec toutes les couleurs possibles, le rouge, le gris clair, le gris foncé, l'ardoisé. Dans certains cas, on peut suivre dans un même poumon la transition insensible de la teinte grise à la couleur noire la plus foncée, et là où celle-ci n'existe pas, le parenchyme pulmonaire n'est pas moins dur. Il faut donc nécessairement en conclure que l'état d'endurcissement du poumon avec coloration noire ne diffère pas essentiellement de ce même état d'endurcissement avec coloration blanchâtre ou grisâtre. Dans ce dernier cas, on n'hésite pas à rapporter l'induration pulmonaire à une simple inflammation chronique : pourquoi n'en ferait-on pas dépendre l'induration noire? Une simple nuance de couleur n'est certainement pas suffisante pour regarder comme différens deux états qui se ressemblent d'ailleurs tout-à-fait soit sous le rapport de leurs autres caractères anatomiques, soit sous celui des symptômes qui les ont annoncés pendant la vie, soit enfin sous celui des causes qui leur ont donné naissance. Ainsi donc, ou il faut regarder la phthisie avec mélanose de Bayle comme une simple variété de pneumonie chronique, ou il faut augmenter encore le nombre des phthisies, et y rapporter, comme autant d'espèces distinctes, l'induration blanche, grise, jaune du parenchyme pulmonaire. Il est des cas où, au milieu d'un parenchyme pulmonaire généralement sain, on trouve éparses quelques masses noires et dures, qui, au premier aspect, semblent être étrangères au tissu du poumon; mais isolez, sans le couper ni le déchirer, un lobule où existe une de ces masses, vous verrez ce lobule induré partiellement ou en totalité offrir plusieurs nuances de coloration; il sera grisâtre en plusieurs points, brunâtre en d'autres, et enfin tout-à-fait noir là où vous n'aviez d'abord reconnu autre chose que l'existence d'une masse mélanique; alors celle-ci ne paraîtra plus que ce qu'elle est réellement, savoir: une portion même du tissu pulmonaire, chroniquement enflammée, indurée, et colorée en noir, comme les portions voisines, également indurées, sont colorées en rouge, en gris, ou en brun.

Si les considérations précédentes conduisent à admettre que l'induration noire du poumon n'est autre chose qu'une pneumonie chronique avec addition d'une matière colorante, on concevra des cas où celle-ci peut se former, sans que le tissu où elle a pris naissance se soit préliminairement induré; c'est ce que ne pouvaient pas admettre les auteurs qui regardaient l'induration avec coloration noire comme appartenant à la présence de la mélanose. Aussi M. Laennec en a-t-il séparé avec soin cette simple couleur noire que l'on observe souvent dans les poumons, sous forme de lignes ou de plaques, sans que la consistance ordinaire de ces organes soit en rien changée. Mais, s'il est démontré que l'induration du poumon n'est pas le produit de la mélanose, et qu'elle coïncide simplement avec elle. Il n'y aura plus de raison pour établir une distinction entre la coloration noire qui accompagne certaines indurations pulmonaires, et celle qui existe sans induration etdont M. Laennec a fait une classe à part, sous le nom de *matière noire pulmonaire.*

C. *Mélanoses déposées sous forme de couches solides à la surface des membranes.* — Cette forme de mélanoses a surtout été observée à la surface libre des membranes séreuses. Ainsi, chez les individus qui succombent à une péritonite chronique, on trouve assez souvent le péritoine tapissé partiellement ou en totalité par une couche solide d'un noir foncé qui a plusieurs lignes d'épaisseur. Mais, si l'on enlève cette couche de la surface du péritoine, on trouve qu'elle a tous les caractères des pseudo-membranes des séreuses, et qu'elle ne diffère de celles-ci que par sa couleur noire : de ces faits il faut conclure, ce me semble, que beaucoup de productions mélaniques, rangées dans cette troisième classe, doivent rentrer dans la seconde, puisque, en dernier résultat, ce ne sont que des fausses membranes colorées en noir ou infiltrées de mélanose. Il est assez remarquable que cette coloration noire des fausses membranes ne se montre presque exclusivement que dans le péritoine. Je ne l'ai jamais rencontrée dans les fausses membranes des autres séreuses, et en particulier dans celles de la plèvre.

La mélanose se montre aussi quelquefois sous forme de couche solide à la surface adhérente des membranes séreuses. J'en ai vu récemment un exemple sur un cheval : la surface externe d'une anse intestinale était couverte dans une étendue de cinq à six pouces de long sur trois de large par une couche de matière noire, épaisse d'un demi-pouce environ, et d'une grande consistance. Elle était située dans le tissu cellulaire qui unit le péritoine à la tunique musculaire.

D. *Mélanoses à l'état liquide.* — M. Breschet a déjà désigné sous ce nom un certain nombre de matières liquides remarquables par leur couleur noire plus ou moins foncée, qui semblent résulter d'une sécrétion morbide de plusieurs organes. Ainsi, dans certains cas d'inflammations aiguës, et surtout chroniques, la membrane muqueuse gastrique secrète un liquide dont on a comparé la couleur à celle de la suie ou du chocolat; il y a souvent une frappante ressemblance entre ce liquide fourni par l'estomac enflammé, et le sang noir, plus ou moins modifié dans sa composition, qui remplit les cellules de certaines rates.

Dans quelques cas de péritonite chronique, j'ai trouvé la séreuse abdominale remplie par un liquide très-noir; mais ce cas est beaucoup plus rare que celui dans lequel le péritoine contient un liquide rougeâtre, qui est évidemment du sang plus ou moins pur.

Dans un cas rapporté par M. Proust, l'urine présentait une couleur d'un noir foncé, que ce chimiste attribue à la présence dans l'urine d'un acide nouveau, qu'il désigne sous le nom d'*acide mélanique*.

Composition chimique de la mélanose. — La mélanose n'a pas été seulement étudiée sous le rapport de ses diverses propriétés physiques, on a aussi voulu pénétrer sa composition chimique, et ce second genre de recherches n'a pas peu contribué à faire connaître la véritable nature de cette production accidentelle. M. Thénard s'est occupé, l'un des premiers, de l'analyse de la mélanose; il l'a trouvée essentiellement composée de carbone. M. Clarion y a signalé l'existence de l'albumine, et d'une matière colorante noire particulière. M. Lassaigne a trouvé dans les mélanoses du cheval: 1° de la fibrine; 2° une matière colorante noirâtre, soluble dans l'acide sulfurique affaibli, et dans une solution de sous-carbonate de soude, qui en même temps se teint en rouge; 3° un peu d'albumine; 4° enfin divers produits inorganiques, tels que chlorure de sodium, sous-carbonate de soude, phosphate de chaux, oxyde de fer. Enfin, d'après M. Barruel, la mélanose est principalement constituée par un dépôt de la matière colorante du sang, unie à de la fibrine; l'une et l'autre, ajoute ce chimiste, *se trouvant dans un état particulier*. On y rencontre de plus trois matières grasses distinctes, la première soluble dans l'alcohol à une chaleur modérée, et cristallisable; la seconde, soluble seulement dans l'alcohol bouillant, et non cristallisable; la troisième, liquide à la température ordinaire. M. Barruel y a aussi constaté l'existence de beaucoup de phosphate de chaux et de fer. Les détails de cette analyse se trouvent consignés dans le savant Mémoire de M. Breschet sur les mélanoses.

Ces diverses analyses concourent toutes en un point important, et voilà pourquoi il m'a semblé utile d'en rapprocher les résultats. Elles montrent toutes que la production accidentelle, dite mélanose, est uniquement formée des divers élémens du sang, plus d'une matière colorante qui se rapproche plus ou moins de celle du sang, mais qui cependant ne lui est pas identique. C'est donc la présence de cette matière colorante qui semble essentiellement constituer la mélanose. Quant aux diverses matières grasses signalées par M. Barruel, appartenaient-elles à la mélanose, ou bien n'existaient-elles pas dans le tissu de l'organe où s'était développée la mélanose, et qu'on a dû nécessairement analyser collectivement avec celle-ci? Je ne vois pas en effet que dans aucune des analyses précédentes on se soit occupé de faire cette distinction importante.

Mélanose considérée dans les différens tissus. — Il n'est guère de tissu dans lequel on n'ait eu occasion de rencontrer cette production accidentelle, sous l'une et l'autre des formes qui ont été précédemment indiquées. Elle n'est pas, d'ailleurs, également fréquente, soit dans ces différens tissus, soit dans les parties diverses d'un même tissu.

Des concrétions mélaniques ont été quelquefois observées dans plusieurs portions du tissu cellulaire. Ainsi on en a vu dans le tissu cellulaire sous-cutané sous forme de masses arrondies, de volume variable, soulevant la peau, et en déterminant plus ou moins promptement l'inflammation et l'ulcération perforative. On a également trouvé des mélanoses en masse dans le tissu cellulaire sous-muqueux; plusieurs fois, par exemple, on a observé, à la surface interne du canal intestinal, des tumeurs noires, subjacentes à la membrane muqueuse qu'elles soulevaient. Les tumeurs de ce genre, que j'ai eu moi-même occasion d'examiner, avaient, terme moyen, le volume d'une noisette; je les ai vues plus souvent dans le gros intestin que dans le reste du tube digestif; elles étaient dures, et aucune ne paraissait tendre à se ramollir. M. Cruveilhier a vu de semblables tumeurs dans l'estomac. J'ai déjà cité un cas de mélanose développée dans le tissu cellulaire sous-séreux (entre la tunique charnue des intestins et le péritoine). On voit fréquemment de petites masses mélaniques déposées entre la plèvre pulmonaire et le parenchyme même du poumon, qui ne participe en rien à l'altération. Une fois j'ai vu une plaque d'un noir foncé, large comme une pièce de deux francs, et épaisse de sept à huit lignes, couvrir la surface externe du cœur. La dissection fit reconnaître que cette plaque existait entre la substance même du cœur et le péricarde, par conséquent, dans le tissu cellulaire sous-séreux. Dans un journal anglais (*London medical repository*, 1823) on lit un cas relatif à des tumeurs noires, arrondies, de consistance pulpeuse, qui faisaient saillie au-dessous du feuillet séreux du péricarde qui recouvre immédiatement le cœur; chez le même individu on trouva plusieurs tumeurs semblables à la surface externe de la plèvre costale. Plusieurs auteurs ont rapporté des observations de masses mélaniques développées dans le tissu cellulaire plus ou moins lâche, interposé entre les muscles ou entre les faisceaux d'un même muscle. Enfin M. Chomel a cité le cas intéressant d'une masse de mélanose qui avait envahi le paquet de tissu cellulaire graisseux du fond de l'orbite.

Faut-il rapporter à une mélanose de la peau, 1° les taches noires que présente quelquefois la peau des individus de la race blanche, sans que cette membrane ait d'ailleurs subi d'altération dans son épaisseur et dans sa consistance. 2° Les tumeurs noires, dures, de forme et de grandeur variées, qu'on a vues dans quelques circonstances s'élever de la surface de l'enveloppe cutanée, et qui ont été décrites par M. Alibert sous le nom de *cancer mélané*, et par M. Jurine de Genève sous celui de *cancer anthracine*? Dans le cas fort curieux rapporté et représenté par M. le professeur Alibert dans sa nosologie naturelle, toute la peau était parsemée d'une grande quantité de tumeurs sphériques, dont plusieurs avaient le volume, la couleur, et même le luisant des baies du cassis ou du genévrier. A leur intérieur, elles étaient également noires, et offraient une grande ressemblance avec le parenchyme des truffes. M. Breschet dit avoir trouvé, sur plusieurs sujets, une infinité de petites tumeurs noires, ressemblant à des grains de cassis, ayant leur siége dans la peau, et paraissant s'élever du tissu de Malpighi. Dans les cas qui ont été rapportés par M. Jurine, on voit une tache très-noire se manifester en un point quelconque de la peau. Cette tache devient bientôt une tumeur granuleuse, assez semblable au fruit du mûrier. A une certaine époque de son existence, elle change de couleur, acquiert une teinte bistrée ou olivâtre; enfin, elle se ramollit, s'ulcère, et dès lors la solution de continuité qui s'établit présente les mêmes caractères que l'ulcération cancéreuse ordinaire sous le rapport de son aspect, de sa marche, des symptômes auxquels elle donne naissance, de la tendance de la tumeur à repulluler, après qu'elle a été enlevée. Une semblable lésion ne me paraît pas pouvoir être considérée comme une simple mélanose; elle rentre dans la classe des productions accidentelles composées, dont il sera question plus bas.

Plus souvent que la peau, les membranes muqueuses présentent une coloration noire, qui, insolite chez l'homme, représente l'état normal d'un grand nombre d'animaux. La membrane muqueuse intestinale présente surtout de fréquens exemples de cette teinte noire accidentelle. Elle s'y montre sous forme de points, de taches, ou de plaques plus ou moins étendues. Chez un homme atteint de diarrhée chronique, le gros intestin m'a présenté à sa surface interne une couleur aussi noire que celle de l'encre de la Chine, depuis la valvule iléo-cœcale jusqu'au rectum. Cette couleur résidait dans la membrane muqueuse, qui n'offrait d'autre altération qu'un remarquable développement de ses follicules. Non-seulement dans ce cas la membrane muqueuse était intimement combinée avec une matière colorante noire, puisque la macération dans l'eau ne lui rendit pas sa blancheur, mais encore cette matière colorante était déposée à la surface libre de la muqueuse, qui noircissait le linge avec lequel on l'essuyait. Cet état rappelait tout-à-fait celui que présente naturellement la membrane choroïde. Des cas à peu près semblables ont été rapportés par M. Billard.

Dans le cas qui vient d'être cité on trouve réunies les deux circonstances d'une infiltration noire de la membrane muqueuse, et d'une sécrétion de même nature à sa surface. Ces deux circonstances peuvent aussi exister isolées : ainsi on trouve quelquefois une matière noire contenue dans le tube digestif, et résultant manifestement d'une sécrétion morbide de sa membrane interne, et celle-ci ne présente qu'une couleur rouge, grise ou ardoisée. Bien plus souvent encore il y a coloration noire de la muqueuse, sans transudation à sa surface. Cette coloration n'est pas le plus ordinairement uniforme. Si on l'examine avec attention, on voit qu'elle résulte d'une véritable injection noire des villosités, de sorte que c'est principalement dans celles-ci que paraît s'opérer la sécrétion de la matière colorante noire ou de la mélanose. Cela m'a paru surtout bien évident chez le cheval.

On ne doit pas ranger parmi les mélanoses de petites tumeurs brunes ou même noires, qui font quelquefois saillie à la surface interne des intestins, tantôt soutenues par un pédicule, tantôt en étant dépourvues. Ces tumeurs ne ressemblent aux mélanoses que par leur couleur; elles ont d'ailleurs une texture toute différente; elles présentent des traces non douteuses d'une véritable organisation : l'anatomie y découvre un tissu formé par des filamens qui s'entrecroisent en divers sens, laissant entre eux des espaces, des aréoles, où le sang paraît épanché. Ces tumeurs semblent constituées par un véritable tissu érectile accidentel; elles sont d'ailleurs assez rares, et, lorsqu'elles existent, on n'en trouve ordinairement qu'une ou deux dans toute l'etendue du canal intestinal. Une seule fois j'ai vu la muqueuse du cœcum en présenter huit ou dix pressées les unes contre les autres. En quoi diffèrent ces tumeurs de celles auxquelles le nom de mélanose doit être réservé? C'est que dans celles-ci rien n'indique qu'il y ait production d'un tissu nouveau. Ce n'est qu'une infiltration, un simple dépôt de matière colorante dans l'intérieur ou à la surface d'un tissu naturel.

Les mélanoses, que l'on a dit avoir leur siége dans les membranes séreuses, existent bien plus souvent dans le tissu cellulaire subjacent à ces membranes, ou bien dans les concrétions membraniformes, qui, dans les cas de phlegmasie, tapissent leur surface libre. J'ai cité plus haut des cas de ce genre, ainsi que ceux dans lesquels on avait vu les membranes séreuses exhaler un liquide noir, qui ne semblait pas résulter seulement de l'exhalation des élémens physiologiques du sang. Quelquefois, cependant, il m'a semblé que la coloration noire des membranes séreuses avait son siége dans le tissu même de ces membranes : ainsi, dans deux circonstances, j'ai vu le péritoine parsemé dans sa portion intestinale d'un assez grand nombre de petites taches noires, assez régulièrement arrondies, et qu'on enlevait avec la membrane séreuse, le tissu cellulaire restant intact au dessous d'elle; il n'y avait d'ailleurs aucune trace de péritonite. Chez un cheval affecté d'hydrocèle, la portion de membrane séreuse qui recouvrait la tunique albuginée de l'un des testicules m'a offert une large tache d'un noir d'ébène, ronde et grande comme une pièce de cinq francs. Non loin de cette tache principale, il y en avait trois ou quatre autres plus petites, d'une forme moins régulière, et plutôt ardoisées que véritablement noires. Une dissection attentive me convainquit que cette coloration résidait uniquement dans la membrane séreuse ellemême.

Les divers tissus qui entrent dans la composition des parois des artères ont jusqu'à présent offert la mélanose sous deux formes principales : 1° sous forme de masses plus ou moins volumineuses, déposées entre le tunique moyenne et la tunique interne du vaisseau, à l'instar des dépôts de phosphate calcaire. 2° On observe encore plus fréquemment une couleur d'un noir foncé autour d'un certain nombre d'ulcérations de la membrane interne de l'artère, ainsi que dans le fond de ces mêmes ulcérations. C'est même là un des cas où l'on peut le mieux suivre dans tous ses degrés la transformation de la teinte rouge des phlegmasies en une teinte successivement grise, ardoisée, brune, noire peu foncée, et enfin d'un noir d'ébène ou d'encre de la Chine. Quant aux concrétions noires, placées au-dessous de la membrane interne, elle n'offrent pas plus de traces d'organisation que les diverses masses mélaniques jusqu'à présent examinées. On n'y voit autre chose qu'une masse noire, homogène, qui tantôt s'écrase assez facilement sous le doigt, et tantôt offre une résistance beaucoup plus grande. J'ai vû une fois une de ces concrétions, du volume d'un pois, qui, semblable à un petit calcul par sa dureté, n'en différait que par sa couleur noire. Je regrette beaucoup que l'analyse de ce corps n'ait point été faite; peut-être y aurait-on trouvé une réunion de matière colorante mélanique et de phosphate de chaux.

Je ne connais point d'exemple de mélanose trouvée dans les parois des veines. Mais il est un fait bien remarquable, qui a déjà été indiqué par MM. Breschet et Cruveilhier, et que je crois aussi avoir constaté, c'est la présence d'une matière noire, ou, en d'autres termes, de mélanose plus ou moins liquide, dans la cavité même de petits vaisseaux artériels ou veineux. Ce ne sont point seulement les parois vasculaires qui sont teintes en noir; car quelquefois, au rapport des deux savans observateurs que je viens de citer, on peut voir dans l'intérieur même de la cavité du vaisseau des globules noirs bien distincts que l'on déplace par la pression. Enfin, dans l'observation précédemment citée de M. le Dr Halliday (London, Journ.), et dans laquelle il y avait mélanose simultanée d'un grand nombre d'organes, on lit que des gouttelettes d'une matière noire s'apercevaient le long des vaisseaux de la base du cerveau et des plexus choroïdes, comme si cette matière y avait été déposée par voie d'exhalation. C'est surtout dans le poumon, et principalement lorsque celui-ci était notablement mélanosé, que j'ai vu bien des fois se dessiner à la surface des lobules pulmonaires, ou dans leurs intervalles, dans le tissu cellulaire interlobulaire, des lignes noires, bien distinctes du tissu qui les environnait, et ressemblant tout-à-fait, si ce n'est par leur couleur, à des petits vaisseaux. Dans ces différens cas, la matière colorante qui constitue la mélanos , est-elle donc charriée par des canaux vasculaires, qui viennent la déposer à la surface ou dans le parenchyme des organes ?

Le tissu osseux a été rarement vu envahi par la mélanose. Un des faits les plus remarquables de coloration mélanique des os qui ait été publié, est celui qui a été consigné par M. Halliday dans le journal anglais déjà cité. L'individu qui fait le sujet de cette observation, avait des mélanoses dans un grand nombre d'organes; mais, de plus, tout le sternum, la partie antérieure des côtes, la plus grande portion des pariétaux et de l'occipital, étaient uniformément colorés en noir. Ces os étaient devenus en même temps plus fragiles que dans l'état normal; le périoste qui les recouvrait ne présentait point d'altération appréciable.

On n'a encore donné avec détail aucune observation de mélanose ayant son siége dans les tissus fibreux et cartilagineux. Dans son mémoire sur cette production accidentelle, M. Breschet dit seulement que le système fibreux offre aussi des mélanoses; il ajoute que c'est surtout dans la portion de ce système qui tient aux muscles. L'auteur anglais déjà cité, M. Halliday, rapporte, d'une manière très-vague, qu'il a trouvé de petites tumeurs noires sur la dure-mère. Enfin, M. Dupuy, professeur à l'école vétérinaire d'Alfort, m'a dit avoir observé plusieurs fois, chez des bœufs, une coloration noire d'une partie de la dure-mère qui enveloppe le prolongement rachidien.

Quant au tissu musculaire, il n'a point été vu jusqu'à présent affecté de mélanose. A la vérité, plusieurs auteurs ont parlé de masses mélaniques trouvées dans les muscles; mais ces masses n'avaient point envahi les fibres musculaires elles-mêmes; elles s'étaient seulement interposées dans le tissu cellulaire qui les unit.

Parmi les muscles de la vie organique, le cœur seul a été vu mélanosé. M. Breschet a trouvé une fois plusieurs masses mélaniques dans l'épaisseur des parois de cet organe. Je n'en connais pas d'autre exemple.

Les divers tissus parenchymateux ne sont point affectés de mélanose avec une égale fréquence. Ainsi, par exemple, on en trouve souvent dans le poumon; on n'en a pas encore rencontré dans le cerveau, bien que celui-ci, dans son état normal, présente en divers points une couleur noire, qu'on pourrait appeler de la *mélanose naturelle*.

Il a déjà été question dans cet article de la mélanose du poumon. C'est certainement de tous les organes celui qui présente le plus souvent la coloration noire. Elle s'y montre, 1° avec conservation de la consistance ordinaire du poumon; 2° avec augmentation de cette consistance. Dans le premier cas, elle a été séparée par M. Laennec de la mélanose proprement dite, et désignée par lui sous le nom de *matière noire pulmonaire*. On a vu plus haut sur quels motifs je m'étais fondé pour ne pas admettre cette distinction.

La coloration noire du poumon, sans augmentation de sa consistance, peut se montrer, cet organe paraissant d'ailleurs très-sain. Tantôt elle n'existe que dans le tissu cellulaire interlobulaire, et souvent alors on voit la plus grande partie des lobules pulmonaires exactement circonscrits par des lignes noires qui en marquent des limites; tantôt cette même couleur mélanique s'empare des lobules eux-mêmes, et s'y montre sous forme de points ou de taches plus ou moins étendues. Elle ne saurait être regardée comme constituant, à proprement parler, un état morbide.

La coloration noire du poumon, avec augmentation de sa consistance, n'est autre chose, dans un grand nombre de cas, ainsi que j'ai déjà essayé de le démontrer plus haut, que la coloration précédente, plus une induration inflammatoire, qui en est tout-à-fait indépendante. En d'autres termes, le poumon, chroniquement enflammé, se colore en noir, comme cela arrive à l'intestin, qui, frappé de phlegmasie chronique, passe par degrés de la couleur rouge à la couleur brune et même noirâtre. Souvent l'une de ces teintes se transforme en une autre par des nuances si insensibles, si fugitives, qu'il est impossible de dire où commence l'une, et où finit l'autre. Comment donc pourrait-on dire davantage à quel degré de ces nuances commence le tissu accidentel qu'on appelle mélanose ?

On compte les cas dans lesquels, jusqu'à présent, la mélanose a été observée dans le foie. Elle n'y a encore été vue que sous forme de masses plus ou moins considérables. Un cas de ce genre, dont on doit la connaissance à M. Laennec, a déjà été cité par M. Ferrus dans l'article de ce dictionnaire consacré à la description des maladies du foie (tom. IX, p. 213). Une autre observation fort intéressante de mélanose du foie a été recueillie et publiée par M. Chomel (tome III du *nouveau Journal de Médecine*). J'en rappellerai ici les principaux traits. Le sujet de cette observation était un maître de danse, âgé de cinquante-deux ans, qui succomba dans le dernier degré du marasme. Le foie remplissait la plus grande partie de la cavité abdominale. Il refoulait supérieurement le diaphragme jusqu'à la cinquième vraie côte, et s'étendait en bas jusqu'à la région iliaque droite ; il pesait quatorze livres sept onces. Sa substance était parsemée d'un certain nombre de tumeurs blanchâtres, énucléables, offrant tous les caractères du squirrhe. En outre, en beaucoup de points existaient d'autres tumeurs bosselées, dures et énucléables comme les précédentes ; les unes avaient une belle couleur noire, les autres présentaient seulement une teinte d'un gris foncé. La plus volumineuse de ces tumeurs égalait un œuf de poule ; la plupart des autres n'étaient pas plus grosses qu'une aveline. Le foie était en outre parsemé de petits points noirs, qui, entremêlés au tissu rouge obscur du foie, lui donnaient un aspect comme marbré. La vésicule et les canaux biliaires étaient remplis de bile.

On a encore vu des masses mélaniques dans les mammelles, où elles semblaient moins occuper la glande elle-même que le tissu cellulaire ou adipeux, situé entre les granulations qui la composent ; on en a vu dans le corps thyroïde et dans l'utérus ; très-souvent enfin on en rencontre dans les ovaires. Les petites tumeurs noires que l'on observe dans ces derniers organes méritent même de fixer particulièrement l'attention, parce que leur disposition et les différens aspects sous lesquels elles se présentent, peuvent servir à éclairer la nature de la mélanose. Souvent en un ou plusieurs points d'un ovaire, on trouve une ou plusieurs petites cavités que remplit un peu de sang épanché ; ce sang est liquide, tantôt rouge, tantôt d'un brun plus ou moins foncé. Les parois de ces cavités sont tapissées par une couche noirâtre, qui n'est évidemment que du sang coagulé, qui a pris une teinte plus foncée par le seul fait de sa coagulation.

Mais dans d'autres ovaires, le sang qui remplit ces mêmes cavités a perdu sa liquidité, il est entièrement coagulé; dans plusieurs cas, il n'est formé que d'un petit morceau de fibrine blanchâtre; on dirait d'abord que la matière colorante a été résorbée, mais on la retrouve disposée sur les parois de la cavité sous forme d'une couche pulpeuse, rouge, brune ou noire. D'autres fois, cette espèce de départ des élémens du sang ne semble plus avoir lieu; toute la cavité est occupée par un caillot noirâtre. Ailleurs, ce caillot prend une consistance de plus en plus grande, et peu-à-peu il se transforme en une concrétion noire et très-dure. Assez souvent, on observe à côté de celle-ci ou autour d'elle une belle couleur jaune semblable à celle qu'on observe sur les parois d'un certain nombre de foyers apoplectiques du cerveau.

On peut suivre clairement, dans ces différens cas, les remarquables modifications que le sang peut subir, lorsqu'une fois sorti de ses canaux naturels, il reste plus ou moins long-temps épanché au sein des tissus vivans. Il arrive une époque où il devient tellement dissemblable à lui-même, qu'on peut se demander si le nouvel aspect qu'il présente, n'est pas le résultat d'une véritable création de nouveaux matériaux qui n'existaient pas dans le sang, au moment où il est sorti de ses vaisseaux. Quoi qu'il en soit, de l'une de ces modifications, résulte bien évidemment ici une production noire, plus ou moins dure, tout-à-fait semblables à celles qui, dans les autres organes, constituent la mélanose.

Les ganglions lymphatiques des diverses parties du corps se colorent assez fréquemment en noir; on connaît en particulier la fréquence de cette coloration dans les ganglions bronchiques, et les hypothèses par lesquelles on a cherché à s'en rendre compte. La mélanose des ganglions lympathiques est ordinairement accompagnée d'une augmentation plus ou moins notable de leur volume; on a parlé de masses énormes de mélanoses trouvées dans le bassin et au-devant de la colonne vertébrale; ces masses sont décrites comme formées par l'agglomération de corps noirs et durs qui se réunissent en chapelets; j'ai vu quelquefois de semblables masses, et j'ai acquis la conviction qu'elles étaient le résultat de l'engorgement et de l'induration noire du grand nombre de ganglions lymphatiques situés sur le trajet des principaux vaisseaux qui vont se rendre au réservoir de Pecquet. En effet, parmi ces corps, il y en avait plusieurs qui, n'étant pas encore noirs, ressemblaient entièrement à des glandes lymphatiques; ailleurs la coloration noire n'y existait encore que sous forme de points ou de tâches isolées. C'est ainsi qu'une dissection attentive conduit également à penser qu'un grand nombre de masses cancéreuses et tuberculeuses du mésentère ont aussi leur siége dans les ganglions lymphatiques.

La mélanose peut exister seule dans un organe, ou s'y trouver réunie à d'autres productions accidentelles. Souvent, par exemple, on l'observe combinée avec les tissus squirrheux ou encéphaloïde dans le foie, dans l'estomac, dans la mamelle, dans le testicule. M. le docteur Rouzet a rapporté le cas d'un cancer ulcéré du sein d'où s'écoulait un liquide noir comme de l'encre; peut-être les masses mélaniques, trouvées par M. Chomel dans un foie qui était en même temps squirrheux, et dont il a été question précédemment, n'étaient-elles autre chose que des tumeurs cancéreuses, colorées par la mélanose. Quelquefois aussi elle se mêle au tubercule, mais elle ne le teint pas uniformément, et le plus souvent elle y existe sous forme de points isolés, de taches ou de stries irrégulières. J'ai trouvé chez un phthisique, plusieurs calculs pulmonaires qui étaient comme tachetés d'une foule de petits points noirs.

A l'instar du tubercule et du cancer, la mélanose peut envahir à la fois, chez un même individu, un plus ou moins grand nombre d'organes. Dans le cas déjà cité du docteur Halliday, elle existait simultanément dans une grande étendue du tissu cellulaire sous-cutané et intermusculaire, dans le péritoine, le péricarde et la plèvre, dans les ovaires, dans le sternum et les os du crâne. M. Alibert a vu un malade chez lequel des mélanoses occupaient à la fois la peau, le tissu cellulaire des diverses parties du corps, le médiastin, le mésentère, l'épiploon, un grand nombre de glandes lymphatiques, le corps thyroïde et les poumons. (*Nosologie naturelle*, tom. 1.) Enfin chez l'individu dont M. Chomel a publié l'histoire (*loc. cit.*), le foie, les poumons, et le tissu cellulaire du fond de l'orbite, contenaient des mélanoses.

La mélanose a été observée à tous les âges de la vie. J'ai

trouvé une induration noire très-prononcée de tout le lobe supérieur du poumon gauche chez une fille de neuf ans (morte à l'hôpital des Enfans dans le service de M. Jadelot). Fréquemment à la Charité, j'ai observé cette même induration noire pulmonaire chez des individus qui n'avaient pas trente ans. Cependant, il est vrai de dire que c'est surtout chez les vieillards que la pneumonie chronique s'accompage le plus souvent de coloration noire; comme si la disposition à la formation des tubercules, très-prononcée dans la jeunesse, était remplacée plus tard par la disposition à la sécrétion de la matière mélanique.

La mélanose n'est pas une affection propre à l'homme : comme toutes les productions accidentelles, on la retrouve dans plusieurs animaux chez lesquels elle envahit les mêmes organes que chez l'homme. Le cheval est celui où la mélanose a été le plus souvent observée, non pas, vraisemblablement, parce que chez lui cette affection est plus commune, mais parce qu'elle a été mieux étudiée. Ce sont surtout les ganglions lympathiques qui chez le cheval paraissent être le plus fréquemment envahis par la mélanose. Chez un cheval morveux, j'ai trouvé les glandes lymphatiques sous-maxillaires, très-dures, volumineuses, et d'une belle couleur noire. On sait que ces glandes sont presque toujours chroniquement enflammées dans les cas de morve ; ici donc, il ne semblait y avoir autre chose que la ganglionite ordinaire, plus un dépôt accidentel de matiére colorante noire. Chez un autre cheval j'ai trouvé également noirs, comme charbonnés, des paquets de ganglions lymphatiques engorgés, situés au devant du corps des vertèbres. M. Gohier, professeur à l'école vétérinaire de Lyon, a trouvé chez le cheval des masses mélaniques dans l'épaisseur des parois du cœur, dans le poumon, dans la rate, et jusque dans l'intérieur du canal rachidien. M. Rodet, médecin vétérinaire, a observé chez un cheval âgé de six ans, une induration noire de plus de la moitié d'une des glandes parotides. Le même cheval avait une tumeur mélanique considérable autour de la marge de l'anus, et les ganglions bronchiques étaient noirs. Le vétérinaire que je viens de citer a rencontré chez une jument morveuse une autre espèce de mélanose fort remarquable, ayant son siége dans l'un des yeux : l'espace ordinairement rempli par le corps vitré, était occupé par un liquide noir comme l'encre de la Chine, au milieu duquel étaient suspendus des grumeaux également noirs. Le cristallin, fortement adhérent à la face postérieure de l'iris, avait une couleur d'un jaune foncé, brune en quelques points. (*Journal de Médecine vétér.* tom. 11, pag. 273.)

C'est une circonstance assez remarquable de l'histoire de la mélanose du cheval, que c'est surtout chez des chevaux blancs ou gris-pommelés que cette production accidentelle a été jusqu'à présent observée ; comme si la matière colorante, n'étant plus sécrétée dans l'enveloppe cutanée, allait se former, plus ou moins modifiée, dans les organes intérieurs. Mais peut-être s'est-on trop empressé de généraliser ce fait : du moins est-il certain qu'il n'est pas sans exception : M. Rodet (*loc. cit.*) a publié des cas fort intéressans de mélanoses recueillies chez des chevaux de toutes les robes, et moi-meme j'ai trouvé cette production accidentelle chez des chevaux à poil bai.

Les autres animaux, chez lesquels on a jusqu'à présent observé la mélanose, sont particulièrement, d'après les recherches de M. Breschet, le chien, le chat, le lapin, la souris et le rat.

Quelle est la nature de la mélanose ? D'après les faits consignés dans cet article, et la discussion à laquelle je les ai soumis, je suis porté à penser avec M. Breschet que la mélanose est le résultat du dépôt d'une matière colorante liquide ou solide dans le parenchyme ou à la surface des organes. M. Breschet compare cette matière colorante à celle du sang ; elle peut lui être effectivement identique dans un certain nombre de cas; cependant l'analyse chimique elle-même n'a pas démontré cette parfaite identité, et je crois devoir admettre que la matière de la mélanose est souvent aussi une production nouvelle, résultat d'un travail de sécrétion morbide. La formation de matière colorante au sein des tissus est d'ailleurs un des phénomènes les plus universels que présente le règne organisé soit végétal, soit animal. L'homme de la race blanche est un des êtres chez lesquels on trouve le moins répandue cette matière colorante qui semble au contraire devenir et plus abondante et plus variée dans les êtres des classes inférieures. Chez lui cependant on trouve encore quelques vestiges de ce pigmentum dans la membrane choroïde où il est noir; dans quelques points du cerveau où il est noir, brun ou jaune; dans le système pileux où il affecte des nuances variées. Sécrété accidentellement chez l'homme, ce même pigmentum revêt quelquefois une couleur jaune, ainsi qu'on peut l'observer dans certaines taches de la peau; mais le plus souvent il affecte une couleur noire plus ou moins foncée; comme toute matière colorante, il peut rester à l'état liquide, ou se solidifier. L'inflammation paraît en favoriser singulièrement la production, par la modification qu'elle imprime aux mouvemens nutritifs. Cependant il est des cas où la formation de la matière colorante noire ou mélanose paraît être indépendante de tout travail inflammatoire antécédent. Il en est ainsi en particulier, pour la production de la matière noire pulmonaire de M. Laennec. On a cité des cas où la peau d'individus de la race blanche est devenue tout à coup noire partiellement ou en totalité; M. Rostan a publié, entr'autres, un cas de ce genre, dans lequel il ne paraît pas qu'aucun travail d'inflammation ait précédé cette coloration noire de la peau.

Les symptômes auxquels donne lieu la mélanose n'offrent rien de spécial. Les accidens qu'on lui a attribués paraissent dépendre surtout : 1° de l'inflammation chronique qui existe si souvent en même temps qu'elle, et dont elle n'est en quelque sorte qu'un épiphénomène; 2° de l'existence simultanée d'autres productions accidentelles comme tubercules, cancers, avec lesquelles on la trouve combinée; 3° de la gêne toute mécanique ou de l'irritation qui doit résulter de sa présence, lorsque rassemblée en masses plus ou moins volumineuses, elle comprime comme le ferait tout corps étranger, le parenchyme organique au milieu duquel elle s'est développée. Lorsqu'aucune de ces trois circonstances n'existe, la mélanose peut naître et se développer dans un tissu, sans que son existence soit révélée par aucun accident, par aucun phénomène morbide local ou général. (ANDRAL *fils.*)

MÉLAS-ICTÈRE, s. m., *melas-icterus*, de μέλας noir et d'ἴκτερος ictère. Jaunisse ou ictère dont la couleur foncée s'approche plus ou moins du brun, et même du noir.

Aretée et la plupart des médecins venus après lui attribuaient l'ictère ordinaire à une lésion du foie, et l'ictère noir ou mélas-ictère à une lésion de la rate, qui, suivant eux, déterminaient, l'une le passage de la bile, l'autre celui de l'atrabile dans le sang. Cette opinion ne peut plus être admise à présent qu'il est bien constaté que l'ictère, quelle que soit sa teinte, dépend toujours d'un dérangement dans les fonctions du foie, d'où résulte une surabondance de matière jaune dans le sang, et son transport sur tous les points du corps où pénètre ce liquide. On peut seulement considérer l'ictère noir comme un haut degré de l'ictère ordinaire, soit que dès le début il offre la couleur noire, comme l'avaient déjà remarqué les anciens, soit qu'il y arrive graduellement, et après avoir paru avec une nuance beaucoup moins foncée; ce qui, suivant M. Villeneuve, aurait lieu dans le plus grand nombre des cas. Dans l'une comme dans l'autre circonstance, et quelle que soit l'intensité du mal, il ne présente par rapport à ses causes, à son traitement, etc., rien qui n'ait été exposé au mot *ictère*. En conséquence, je me bornerai à dire quelques mots d'une maladie confondue par plusieurs médecins avec le mélas-ictère, bien qu'elle en diffère essentiellement; je veux parler de la coloration noire de la peau.

Cette affection est tantôt aiguë et tantôt chronique. Quand elle se présente avec le caractère aigu, l'apparition de la couleur noire, qui ordinairement commence par la face, est précédée ou accompagnée de malaise, de lassitudes, de fièvre et autres accidens généraux plus ou moins intenses. En peu d'heures la surface du corps devient violette, livide ou noirâtre, comme dans les fortes ecchymoses. Jamais la coloration n'est générale, et il y a constamment certaines portions de la peau, d'étendue et de figure variables, irrégulièrement arrondies, qui gardent leur couleur naturelle, principalement sur les membres inférieurs. Il est aussi à remarquer que les conjonctives ne participent en rien au changement de couleur de la peau, dont la noirceur est en général moindre dans les aines, à la plante des pieds, à la paume des mains, et plus prononcée au visage, sur la poitrine et au voisinage de certaines articulations. Au bout d'un temps ordinairement assez court, qui n'excède guère quinze ou vingt jours, cette couleur noire s'efface graduellement et disparaît à la manière des ecchymoses. Sa disparition paraît être hâtée par l'usage d'un traitement antiphlogistique et des délayans convenablement administrés.

Lorsque la maladie affecte une marche chronique, c'est moins par la lenteur de son développement, qu'elle appartient aux affections de long cours, que par sa durée prolongée et en quelque sorte indéterminée. On l'observe presque toujours alors sur des sujets d'une constitution graduellement détériorée par l'âge, les fatigues, de profonds chagrins, l'usage d'une mauvaise nourriture, etc. Chez quelques-uns on l'a vue paraître tout à coup, en quelques jours tout au plus, et se développer dans un temps fort court, sous l'influence de violentes secousses morales. Chez d'autres, elle marche avec beaucoup plus de lenteur, quoique en général d'une manière toujours croissante, s'accompagnant quelquefois en outre d'un engorgement du tissu cellulaire sous-cutané, analogue à celui qui s'observe dans la maladie des Barbades. Dans tous ces cas, elle se comporte à peu près comme dans l'état aigu, sous le rapport de la manière dont elle envahit et occupe la peau; mais elle ne paraît pas susceptible de résolution, sans doute à cause de la persistance d'affections pathologiques plus ou moins graves qui la tiennent sous leur dépendance, et elle subsiste jusqu'à la mort.

A l'ouverture des cadavres on trouve le réseau muqueux de la peau presque aussi noir que chez les nègres, excepté sur ces portions de tégumens dont la couleur naturelle s'est conservée, comme celle de la conjonctive et des tissus profondement situés, qui, dans l'ictère, ne manquent au contraire jamais de participer à la jaunisse de la membrane tégumentaire. On a donc, pendant la vie et après la mort, des signes assurés pour distinguer le mélas-ictère de la coloration noire de la peau. En effet, la première maladie est générale, la seconde est locale, bornée à des portions plus ou moins étendues du réseau muqueux, et paraît se rapprocher, tantôt des hémorrhagies sous-épidermiques par exhalation comme le *morbus-maculosus*, tantôt des dépôts pigmentaires ou des mélanoses. Telles sont au moins les conséquences à déduire des observations successivement publiées par MM. Anglade, Chomel et Rostan, et des réflexions que le dernier de ces médecins a opposées à l'opinion de M. Andry qui avait cru reconnaître l'ictère noir dans une de ces observations. (*Bull. de la Fac. de Méd.* An 13, n° 4; 1814, n° 7, 1817, n° 9 et 10. *Nouv. Journ. de Méd.*, mai 1819.) (ROCHOUX.)

MÉLÈZE, s. m., *larix europæa*. L. Rich. *Bot., med.*, tome 1, page 142. C'est un grand arbre de la famille des conifères, qui croît dans les Alpes et qui se distingue de toutes les autres conifères par ses feuilles caduques disposées par petits faisceaux. Il porte des cônes ovoïdes formés d'écailles minces et situés sur les parties latérales des rameaux.

C'est du mélèze que découle la substance résineuse connue

sous le nom de *térébenthine de Venise.* (*Voyez* TÉRÉBENTHINE.) Il fournit encore un autre produit, appelé vulgairement *manne de Briançon.* C'est une matière blancheâtre d'une saveur sucrée, qui exsude des jeunes feuilles et des jeunes rameaux, pendant les jours secs et chauds de l'été. Elle est sous la forme de petits grains irréguliers, que l'on réunit en masse. Cette substance est fort rare, on la dit purgative comme la manne ordinaire. (A. RICHARD.)

MÉLIACÉES, s. f. pl., famille naturelle de plantes que l'on désigne encore sous le nom d'*Azédarachs* et qui appartient à la classe des dicotylédones polypétales à étamines hypogynes. Les végétaux qui composent cette famille sont tous exotiques. Ce sont de grands arbres ou des arbrisseaux élégans ornés de feuilles alternes simples ou composées. leurs fleurs offrent un calice à quatre ou cinq divisions profondes, une corolle de quatre à cinq pétales sessiles, des étamines au nombre de cinq à dix, monadelphes, c'est-à-dire soudées par leurs filets en un tube central. Le fruit est sec ou charnu, à quatre ou cinq loges contenant chacune une ou deux graines. Cette famille, encore assez imparfaitement connue sous le rapport de son organisation, offre peu d'intérêt par ses propriétés médicales. Parmi les produits que la thérapeutique lui emprunte, le plus intéressant est l'écorce du *winterania canella* L., connue sous le nom de *canelle blanche.* On sait que c'est un médicament aromatique et stimulant. La racine de l'azedarach (*melia azedarach.*) a une saveur amère et un peu nauséeuse. Dans l'Amérique septentrionale on l'emploie surtout comme anthelmintique. L'écorce du *swietenia febrifuga* est amère et tonique ; elle est rangée parmi les succédanées du quinquina. Ce court exposé des propriétés médicales des méliacées suffit pour faire voir qu'il règne peu d'uniformité sous ce rapport dans cette famille. L'un de ses produits les plus intéressans pour les arts et le commerce est sans contredit le bois d'acajou, dont on fait de si beaux meubles, et qui est celui d'un grand arbre des forêts de l'Amérique méridionale, nommé par Linné *swietenia mahagoni.* (A. RICHARD.)

MÉLILOT, s. m., *melilotus officinalis*, L., Rich. *Bot. méd.*, tome II, page 550. Cette plante avait été placée par Linné au nombre des trèfles ; mais elle en diffère par ses gousses renflées et striées, plus longues que les calices et contenant chacune deux graines. Le mélilot fait partie de la famille des légumineuses et de la diadelphie-décandrie. Il est annuel et croît naturellement parmi les moissons. Sa tige est grêle, rameuse, haute d'un à deux pieds; ses feuilles sont alternes pétiolées, composées de trois folioles, ovales, obtuses, denticulées. Les fleurs sont petites, jaunes, formant des grappes simples, allongées, unilatérales et placées vers l'extrémité des ramifications de la tige.

Le mélilot exhale une odeur aromatique fort agréable, qui a beaucoup d'analogie avec celle de la fève de tonka, et qui loin d'être fugace, s'accroît par la dessiccation. Cette plante était beaucoup plus employée autrefois qu'aujourd'hui. On la trouve, dans un grand nombre d'ouvrages de matière médicale, singulièrement vantée. Mais cependant son action est faible et simplement adoucissante. On ne l'emploie plus aujourd'hui qu'à l'extérieur; sa décoction est émolliente et légèrement résolutive.

On peut en dire autant du mélilot bleu, *melilotus cærulea*, L., autre espèce du même genre, qui se distingue surtout de la précédente par ses fleurs violacées disposées en épis ovoïdes. Son odeur est extrêmement forte, tenace, et se conserve avec la même intensité pendant un grand nombre d'années dans les individus desséchés. On connaît cette plante sous les noms de *lotier odorant* et de *faux baume du Pérou*. Son infusion est aromatique et excitante; mais on n'en fait presque jamais usage.

MÉLISSE, s. f., *melissa officinalis*. L. Rich. *Bot. med.*, tome 1, page 268. Plante de la famille des labiées et de la didynamie-gymnospermie, qui croît dans les lieux incultes des provinces méridionales de la France et qu'on cultive en abondance dans les jardins. Sa tige est quadrangulaire, rameuse, portant des feuilles opposées cordiformes dentées. Les fleurs sont blanches disposées par verticilles à l'aisselle des feuilles supérieures. Leur calice est tubuleux, bilabié; la corolle à deux lèvres, la supérieure convexe et échancrée, l'inférieure a trois lobes inégaux.

Les feuilles de la mélisse, cueillies avant l'épanouissement des fleurs, exhalent, lorsqu'on les froisse entre les doigts, une odeur agréable de citron. Leur saveur est chaude, un peu amère et aromatique. L'infusion théiforme et l'eau distillée de mélisse sont légèrement excitantes et antispasmodiques. On sait que la mélisse est un des ingrédiens de l'eau spiritueuse des carmes, ou eau de mélisse, que l'on emploie soit intérieurement à la dose d'un à quatre gros, soit plus souvent à l'extérieur, comme toutes les autres eaux spiritueuses. (A. RICHARD.)

MELLITES, s. m. On désigne sous ce nom les sirops préparés avec du miel. Ces médicamens sont plus anciennement connus que les sirops proprement dits. Lorsque le sucre a commencé à être généralement substitué au miel, l'emploi des mellites a beaucoup diminué, et ceux conservés par le nouveau codex sont en petit nombre. On prépare généralement les mellites comme les sirops, en faisant fondre le miel à une douce chaleur dans des infusions ou des décoctions simples ou composées; mais, en général, pour donner aux mellites la consistance requise, celle des sirops, sans laquelle ils ne pourraient se conserver, il faut employer deux fois plus de miel qu'on aurait employé de sucre; ainsi, par exemple, pour le mellite ou sirop de miel, il faut six parties de miel contre une partie et demie d'eau. Le miel rosat, le miel scillitique, le miel mercurial simple et composé, sont presque les mellites maintenant en usage. Au miel on associe souvent le vinaigre. Ces mellites acides sont connus sous le nom d'*oxymel* : tels sont les oxymel simple, scillitique, colchique. Dans les mellites, le miel remplace le sucre, et, comme lui, sert principalement à conserver les matières médicamenteuses, ou à en faciliter l'emploi; et, comme il ne fait au plus que modifier leurs propriétés, nous croyons devoir renvoyer aux articles où il est spécialement traité de ces matières, ce que nous aurions à dire ici des propriétés particulières de ces mellites. (J. P.)

MÉLOÉ. On donne les noms de *méloës*, de *proscarabées*, de *vers de mai*, d'*escarbots onctueux*, à deux insectes coléoptères hétéromérés de la famille des épispastiques et presqu'aussi connus que la cantharide pour leurs propriétés caustiques et vénéneuses. Ces insectes, qui sont souvent confondus l'un avec l'autre par les médecins, ont été depuis long-temps considérés comme deux espèces distinctes par les entomologistes. L'un est le *meloë proscarabœus* de Linnæus; aptère, long d'environ un pouce et d'un noir luisant, il a des élytres très-ponctuées, nuancées de violet, croisées dans une partie de leur bord interne et ne cachant pas entièrement l'abdomen. Ses antennes droites, moniliformes, sont de la longueur au moins de la tête et du corselet réunis, et paraissent irrégulières dans quelques mâles. Il se traîne à terre ou sur les plantes peu élevées, dont il mange les feuilles au printemps. L'autre est le *meloë majalis* du professeur d'Upsal. Il a les antennes courtes, régulières et presque semblables dans les deux sexes. Son corps est d'une teinte mélangée de bronze et de rouge cuivreux. Sa tête et son corselet sont fortement ponctués. Ses élytres sont raboteuses. Il est plus petit que le précédent, mais il a les mêmes mœurs.

Toutes les fois qu'on touche un meloë, il laisse suinter de ses articulations une humeur onctueuse qui teint le linge d'un jaune de gomme-gutte, et qui exhale une odeur ambrée non désagréable. Malgré l'assertion de quelques auteurs, jamais ce fluide, quoique fort âcre, ne m'a causé aucun accident, et cependant plus d'une fois, dans mes excursions entomologiques, j'ai eu les mains toutes tachées par lui. Sans s'appuyer sur des observations bien précises touchant le mal que les insectes dont il s'agit peuvent faire aux hommes et aux animaux, soit en pénétrant dans leurs corps, soit même en restant à sa surface, plusieurs naturalistes ont pensé néanmoins qu'ils étaient les buprestes si redoutés des anciens. Cette assertion n'est rien moins que parfaitement démontrée non plus ; mais, assez récemment, on a préconisé le proscarabée dans le traitement de la maladie la plus désespérante de toutes celles qui attaquent l'espèce humaine, l'hydrophobie rabienne, dont il a été proposé comme le véritable spécifique. Ce remède appartenait, comme secret, à un paysan de la Silésie, lorsqu'en 1777, le roi de Prusse en fit l'acquisition, et ordonna au Conseil supérieur de santé de Berlin d'en publier la recette. Dans toute l'Europe, les papiers publics en parlèrent avec enthousiasme; personne ne parut se rappeler que Schroëder, Hoffmann et Wier avaient déjà annoncé cette propriété dans le méloë, et aujourd'hui on paraît avoir oublié de même le bienfait dont l'ordonnance d'un monarque paraissait avoir gratifié l'Europe. C'est assez dire que les méloës, de notre temps, sont abandonnés comme antilyssiques. Mais, dans quelques cantons de l'Espagne, on remplace par eux les cantharides ou bien on les mêle avec elles. Spielmann nous apprend aussi que les maréchaux d'Alsace emploient leur infusum huileux pour cautériser les chairs fongueuses des ulcères chez les chevaux.

Nous rappellerons encore que le chimiste Glauber a anciennement donné le proscarabée pour le remède et le préservatif de la goutte, du rhumatisme et des affections néphrétiques. Les Suédois seuls ont respecté ces conseils jusqu'à présent. S'il est pourtant une vertu qu'on ne saurait contester à cet insecte, c'est celle d'être un puissant diurétique et d'exciter les voies urinaires, de la même manière que les cantharides. Il peut d'ailleurs également servir à la confection des vésicatoires, car sa poudre est un épispastique fort actif. (H. CLOQUET.)

MELON, s. m., *cucumis melo*, L., Rich., *Bot. méd.*, tome I, page 354. Le melon appartient au même genre que le concombre. C'est une plante annuelle originaire d'Asie, remarquable par ses fruits extrêmement gros, relevés de côtes, et dont la chair sucrée, fondante et parfumée fait les délices de nos tables pendant les chaleurs de l'été. La tige du melon est étalée, cylindrique, rameuse, charnue, très-longue, portant des feuilles alternes, pétiolées, très-grandes, presque cordiformes, à cinq lobes peu marqués, aigus et dentés, pubescentes et rudes au toucher. Les fleurs sont monoïques, assez grandes, jaunes et solitaires. Le fruit, dont la forme et la grosseur varient beaucoup, suivant les nombreuses variétés que cette plante a fournies par suite de sa culture, offre souvent en dedans une vaste cavité irrégulière aux parois de laquelle sont attachées, au milieu d'un tissu filamenteux très-lâche, des graines blanches elliptiques et comprimées; la chair, qui est aqueuse et fondante, est ordinairement rougeâtre, quelquefois verte ou presque incolore.

Il n'entre pas dans notre sujet de décrire ici les variétés ou races diverses de melon, nous dirons seulement que la plus estimée, pour son parfum, sa saveur sucrée et agréable, est celle que l'on désigne sous le nom de *melon Cantaloup*, et qui se connaît aux côtes très-saillantes et rugueuses dont elle est relevée, et à sa couleur jaune-verdâtre.

Le melon, lorsqu'il est bien mûr et d'une bonne qualité, est un des meilleurs fruits que produisent nos climats. On le sert sur nos tables pendant la plus grande partie de l'été, et on le mange en général en l'assaisonnant de sel, de poivre ou d'autres aromates. En Angleterre, au contraire, où l'on a l'habitude de manger le melon au dessert et où le climat ne permet pas que ce fruit acquière le même degré de maturité qu'en France, on l'assaisonne avec du sucre. C'est un aliment mucoso-sucré, très-peu substantiel, mais rafraîchissant et tempérant. On a remarqué que son usage diminue la transpiration de la peau et les sécrétions en général. Quand on en mange une trop grande quantité, le melon est un peu indigeste et donne souvent la diarrhée. Aussi convient-il surtout aux personnes fortes et robustes, qui digèrent facilement, et surtout aux tempéramens bilieux. Au contraire les vieillards, les individus lymphatiques doivent s'en abstenir. On a recommandé l'usage long-temps prolongé du melon dans le traitement de certaines maladies chroniques, telles que les affections herpétiques. On peut faire avec sa pulpe cuite des cataplasmes émolliens. Les personnes affectées des maladies des voies urinaires se trouvent également bien de l'usage du melon. La pulpe crue, appliquée sur des brûlures ou des contusions, a souvent été favorable.

MÉLONGÈNE, s. f., espèce du genre morelle (*solanum melongena* L.) désignée également sous le nom d'aubergine et dont le fruit se mange, *voyez* MORELLE.

MEMBRANE, s. f., *membrana*. On donne ce nom à des organes larges et aplatis, toujours minces, mais d'une épaisseur variable, mous, quelle que soit d'ailleurs leur texture, présentant de nombreuses différences sous le rapport de leur organisation et de leurs fonctions particulières, destinés à envelopper, soutenir ou à former d'autres organes, à sécréter certains fluides. Bichat a divisé les membranes en simples et composées. Les premières sont les membranes muqueuses, séreuses et fibreuses; il a nommé les secondes, qui ne sont qu'un composé des premières, séro-fibreuses, séro-muqueuses, fibro-muqueuses. M. Chaussier a admis six genres de membranes : 1° les lamineuses; 2° les séreuses ou villeuses simples; 3° les folliculeuses ou villeuses compliquées; 4° les musculeuses ou charnues; 5° les albugineuses et 6° les couenneuses ou albumineuses. Ces dénominations suffisent pour indiquer les différences générales de ce genre d'organe, dont la description se rapporte à divers tissus de l'économie, qu'on a fait connaître aux articles LIGAMENTEUX, MUQUEUX, MUSCULEUX, PEAU, SÉREUX, etc.

MEMBRANES DU FOETUS. On appelle ainsi les enveloppes du fœtus. *Voyez* OEUF HUMAIN.

MEMBRANEUX, EUSE, adj., qui est de la nature des membranes.

MEMBRANEUX (demi). Nom d'un muscle de la cuisse. *Voyez* DEMI-MEMBRANEUX.

(MARJOLIN.)

MEMBRES, s. m. pl. Les membres sont des appendices plus ou moins grands, toujours mobiles, situés et attachés sur les parties latérales du tronc de la plupart des animaux, et généralement destinés à la station, à la progression de ces êtres, à l'accomplissement de tous leurs grands mouvemens. Le nombre et la forme de ces parties diffèrent beaucoup dans la série des animaux. Dans quelques-uns, comme les vers, les serpens, les membres n'existent pas; et c'est sur le tronc lui-même que pose l'animal, et par l'action de ce tronc qu'il se meut. Dans quelques autres au contraire, par exemple, certains *insectes*, les membres existent en très-grand nombre, disposés par paires de chaque côté du tronc. Dans les animaux vertébrés, il n'y en a jamais plus de quatre; deux placés au haut du tronc et appelés *antérieurs* ou *supérieurs*, et deux situés à la partie inférieure du tronc et appelés *postérieurs* ou *inférieurs*: mais il peut y en avoir moins, et par exemple, les serpens dont nous avons déjà parlé n'en ont pas du tout, et les cétacés, qui appartiennent à la classe des mammifères, n'en ont que deux, les *antérieurs*. Enfin les membres diffèrent aussi sous le rapport de la forme. Chez les insectes, par exemple, souvent ils sont de diverses espèces, les uns étant des organes de toucher et de préhension, les autres des armes ou des instrumens pour les besoins de l'animal, d'autres servant à sa station et à sa progression; et on conçoit que leur forme ne peut être la même dans ces divers cas. Il en est de même chez les animaux vertébrés; selon que ces animaux habitent l'air, la terre ou les eaux, leurs membres sont figurés en ailes, en nageoires, en pieds et en mains. Mais nous n'avons pas à nous occuper ici de toutes ces différences, et nous ne devons traiter que des membres de l'homme.

Chez cet être, les membres sont au nombre de quatre, deux *supérieurs* et deux *inférieurs*. Ils sont encore nommés, les premiers *thoraciques*, parce qu'ils sont attachés sur les côtés du thorax; et les seconds *abdominaux*, parce que leurs articulations supérieures concourent à former le bassin qui est une dépendance de la grande cavité de l'abdomen. Les uns et les autres ont une destination distincte et exclusive, les premiers servant à la préhension, les autres à la station et à la progression du corps. Cependant il existe une très-grande analogie de structure entre les uns et les autres, et il n'y a de différences entre eux que celle qui sont commandées par la différence de leurs fonctions.

Ainsi, chacun des membres est formé de quatre articulations, qui sont : dans les membres supérieurs, l'*épaule*, le *bras*, l'*avant-bras* et la *main*; et dans les membres inférieurs, la *hanche*, la *cuisse*, la *jambe* et le *pied*. L'épaule et la hanche sont les parties par lesquelles les membres sont attachés au tronc; le bras et la cuisse leur font suite; après viennent l'avant-bras et la jambe; et enfin la main et le pied sont les parties qui terminent les membres. De ces quatre articulations, les trois supérieures sont inflexibles; mais la dernière, c'est-à-dire la main et le pied, se subdivise en plusieurs parties qui sont mobiles elles-mêmes, et qui doivent d'autant plus l'être, que c'est par elles que les membres sont dans un contact immédiat, soit avec les corps dont ils doivent effectuer la préhension, soit avec le sol sur lequel ils doivent accomplir la station, la progression de l'être.

Nous n'avons pas à décrire ici chacune de ces parties constitutives des membres; elles l'ont été, ou le seront à leurs noms propres; déjà tout ce qui concerne le membre supérieur a été traité (*voyez* les mots ÉPAULE, BRAS, AVANT-BRAS et MAIN); et sauf le *pied*, toute l'histoire du membre inférieur est faite aussi. (*Voyez* les mots HANCHE, CUISSE et JAMBE.) De nouveaux détails sur ces objets seraient donc des répétitions. Nous allons nous borner à quelques considérations sur les membres en général, et surtout faire ressortir les analogies qui existent entre les supérieurs et les inférieurs, et les exceptions que la diversité de leurs fonctions a fait apporter à ces analogies. Nous n'avons pas besoin de dire qu'il y a complète parité entre les deux membres supérieurs, comme entre les deux membres inférieurs.

Le nombre d'os qui entrent dans la composition de chaque membre est de trente-deux pour le membre supérieur, et de trente pour le membre inférieur; les deux os de plus qu'a le membre supérieur sont, la clavicule à l'épaule, et un os de la première rangée du carpe à la main, le pisiforme. Nous ferons sur ces os deux remarques. La première est que, dans les articulations supérieures des membres, les os sont en petit nombre, mais grands; tandis que, dans les articulations inférieures, ils sont accumulés en grand nombre, mais petits. Voyez la main et le pied, par opposition avec le bras et l'avant-bras, la cuisse ou la jambe; tandis que ceux-ci ne sont composés que d'un ou deux os au plus, mais qui sont les plus grands du corps, la main à elle seule en contient vingt-sept, et le pied vingt-six. La seconde remarque est que les articulations supérieures des membres sont celles qui permettent le plus grand nombre de mouvemens et les mouvemens les plus étendus ; tandis que les articulations inférieures, au moins considérées dans chacun des petits os qui les constituent, n'exécutent plus qu'un petit nombre de mouvemens et des mouvemens bornés. La cuisse et le bras, par exemple, se meuvent sur la hanche et l'épaule dans tous les sens, en avant, en arrière, en dedans, en dehors, et leurs mouvemens ont une étendue qui est en raison de la longueur des os qui les forment. Au contraire les phalanges des doigts et des pieds n'exécutent plus que des mouvemens de flexion et d'extension, et ces mouvemens sont aussi bornés que sont les petits os qui forment ces phalanges. Il est aisé d'indiquer les raisons de cette double disposition. Dans le haut des membres, il fallait que la mobilité dominât, pour que tout le reste du membre participât des mouvemens qui y sont produits; et au contraire, dans le bas des membres, il fallait, outre la mobilité, plus de solidité, puisque c'est là que les membres sont dans un contact immédiat avec les corps extérieurs. Or, quoi de plus convenable, pour remplir le premier but, que l'emploi d'os grands et unis entre eux par des articulations lâches ; et, pour concilier la mobilité et la solidité, que le concours d'un grand nombre d'os, mais petits, et unis par des articulations serrées ? Par cela seul qu'ils sont petits, ces os n'exécutent que des mouvemens bornés, et courent moins de risques d'être luxés ; et par cela seul qu'ils sont en grand nombre, il arrive que le mouvement de l'un supplée à ce que ne peut faire le mouvement trop borné de l'autre, et qu'ainsi du mouvement borné de tous résulte un mouvement général assez étendu. Enfin, si dans les membres les articulations mobiles des os sont d'autant plus serrées qu'elles sont plus bas dans le membre, comme à la main et au pied, il en résulte, non-seulement l'avantage de rendre ces membres plus solides là où le contact immédiat des corps les expose à plus de déplacemens, mais encore celui de donner plus de précision à leurs mouvemens là où leur application immédiate aux corps rendait cette précision absolument nécessaire.

Arrivons maintenant à la comparaison des membres supérieurs et inférieurs, sous le rapport de leurs analogies et de leurs différences. — Le plus léger coup d'œil suffit sans doute pour faire reconnaître entre eux une analogie générale de structure : même forme cylindroïde allongée ; même nombre d'articulations secondaires dans leur composition ; même forme, même disposition générale dans ces articulations secondaires, etc. Mais ce même coup d'œil superficiel fait déjà apercevoir entre eux des différences, dont la cause est dans la diversité de leurs fonctions. Ainsi, le membre inférieur, parce qu'il est destiné à soutenir le poids du corps, est plus gros ; son attache au tronc est sur un plan plus rapproché de l'axe médian du corps ; il est peu écarté de l'autre membre inférieur, et les deux se rapprochent de plus en plus par en bas ; enfin, évidemment la nature a eu pour vue principale dans sa structure la solidité. Au contraire, le membre supérieur, qui est l'instrument de préhension, est plus grêle ; son attache au tronc est plus sur le côté ; partant, il est plus écarté de l'autre membre supérieur ; les deux ne se rapprochent pas par en bas, d'où il résulte qu'ils peuvent mieux envelopper entre eux les corps, et embrasser dans leurs mouvemens une plus grande sphère : tout enfin en eux décèle plus de mobilité. Ces premières différences entre les deux membres sont si évidemment commandées par la diversité de leurs fonctions, qu'elles disparaissent dans les animaux chez lesquels les quatre membres ont le même service. Par exemple, dans les quadrupèdes, chez lesquels le membre antérieur a cessé d'être organe de préhension pour devenir organe de sustentation, ce membre est aussi gros que le postérieur ; il a son attache au tronc aussi près de la ligne médiane, et se rapproche autant par en bas de celui du côté opposé. Mais passons au parallèle des membres dans chacune des quatre articulations qui les composent.

1° L'*épaule* et la *hanche* ont ce point d'analogie, qu'elles sont également les deux articulations par lesquelles chacun des membres est attaché au tronc. Il est évident que l'os scapulum de l'une a pour analogue l'os coxal de l'autre. L'un et l'autre de ces os, en effet, porte la cavité par laquelle cette première articulation du membre est jointe à la seconde, et il n'est pas possible de méconnaître l'analogie des cavités glénoïde et cotyloïde, celle des fosses sous-scapulaire et iliaque, etc. Mais voici, d'autre part, des différences qui tendent à donner à l'une, l'épaule, cette plus grande mobilité que nous avons dit devoir être l'attribut de tout le membre supérieur, et, à l'autre, la hanche, une plus grande solidité. 1° La hanche est formée d'un seul os, et n'est pas flexible en elle-même. Au contraire, l'épaule est formée de deux os, la clavicule et le scapulum; et, comme ces deux os sont unis entre eux par une articulation qui est un peu mobile, il en résulte que cette épaule est un peu flexible en elle-même. 2° A l'épaule, le scapulum n'est en arrière qu'appliqué sur le thorax; des muscles seuls l'y attachent. A la hanche, au contraire, l'os coxal est en arrière articulé avec le rachis lui-même, la partie inférieure de ce rachis, le sacrum, et cela par une symphise qui ne permet aucun mouvement. 3° A la hanche, l'os coxal de chaque membre inférieur vient en avant s'unir à celui du côté opposé, sur la ligne médiane, par une symphise qui ne permet que d'obscurs mouvemens. A l'épaule, au contraire, il n'en est pas ainsi: d'abord les deux scapulum ne sont pas joints comme le sont les os coxaux; cet os que l'épaule a de plus que la hanche, la clavicule, les écarte; ainsi les membres supérieurs sont projetés sur un plan plus latéral, et le champ de leur action est agrandi: ensuite, les deux clavicules elles-mêmes ne s'unissent pas entre elles, elles aboutissent seulement à un os qui leur est intermédiaire, le sternum. De ces deux dernières différences, il résulte que, tandis que la hanche ne peut se mouvoir séparément, ni du rachis, auquel elle est fixée solidement en arrière, ni de la hanche du côté opposé, à laquelle elle est fortement unie par devant; l'épaule, au contraire, peut être mue isolément, soit du tronc, auquel elle ne tient que par l'articulation sterno-claviculaire qui est flexible, soit de l'épaule du côté opposé, de laquelle elle est entièrement séparée. 4° Enfin, l'épaule étant, à la différence de la hanche, mobile sur le tronc, a des muscles destinés à la mouvoir, et dont la hanche ne présente pas les analogues. Tels sont: le *trapèze* et l'*angulaire*, qui l'élèvent; le *rhomboïde*, qui la tire en arrière; et le *sous-clavier*, le *petit pectoral* et le *grand dentelé*, qui tout à la fois la tirent en avant et l'abaissent. Évidemment ces différences entre l'épaule et la hanche sont dues à la mobilité plus grande dont devait jouir le membre supérieur, et à la solidité plus grande que devait avoir le membre inférieur. Nous pouvons en appeler à la même preuve que nous avons déjà invoquée. Lorsque, dans les animaux, le membre antérieur devient organe de sustentation, l'épaule perd de sa mobilité, et reprend plus de solidité, soit parce que son os additionnel, la clavicule, disparaît, soit parce qu'un troisième os l'attache solidement et d'une manière immobile au tronc, comme dans les oiseaux. De même, lorsque le membre inférieur devient organe de préhension, comme dans les singes, la hanche devient plus mobile, et se change en épaule.

2° Le *bras* et la *cuisse* ont la même situation respective dans l'un et l'autre membre, et sont également formés par un seul os, l'*humérus* et le *fémur*. Ceux-ci présentent, en tout point, la plus complète analogie : ils sont également des os longs : leur extrémité supérieure présente semblablement une tête pour l'articulation avec l'épaule ou la hanche, et deux *tubérosités* appelées *trochiter* et *trochin* à l'humérus, et *trokanter* et *trokantin* au fémur, pour l'attache des muscles rotateurs en dehors et en dedans de l'un et l'autre membre : leur extrémité inférieure offre aussi également de chaque côté une *tubérosité ;* et en arrière de leur corps sont semblablement, pour l'insertion de muscles, des empreintes raboteuses, qui, plus saillantes au fémur, forment ce qu'on appelle la *ligne âpre* de cet os. Le bras et la cuisse sont de plus unis à l'épaule et à la hanche par une articulation du même genre, une énarthrose, et qui leur permet de se mouvoir dans tous les sens, en avant, en arrière, en dedans, en dehors, en circumduction et en rotation sur leur axe. Ils ont enfin pour se mouvoir des muscles qui, s'ils ne sont pas en même nombre, peuvent au moins être rapportés à des groupes semblables, et qui évidemment se correspondent dans ces groupes. Ces muscles, en effet, sont au bras, comme à la cuisse, des abducteurs, des adducteurs, des rotateurs en dehors et des rotateurs en dedans; et il est évident, en ayant égard aux formes, rapports, situations, insertions et usages de ces divers muscles, que le *grand fessier*, abducteur de la cuisse, a pour analogues au bras le *deltoïde* et le *coraco-brachial* ; que le *pectiné* et les *trois adducteurs* de la cuisse sont représentés au bras par le *grand pectoral*, le *grand dorsal* et le *grand rond;* que le *moyen* et *petit fessier*, le *pyramidal*, les *jumeaux*, les *obturateurs interne* et *externe*, et le *carré*, rotateurs de la cuisse en dehors, ont pour analogues au bras les *sus* et *sous-épineux*, et le *petit rond;* et qu'enfin, le *grand psoas* et l'*iliaque*, rotateurs en dedans de la cuisse, sont représentés au bras par le *sous-scapulaire*.

Mais ces deux portions des membres supérieurs et inférieurs offrent aussi de grandes différences à raison de la fonction propre de chacun. 1° A la cuisse, le fémur est plus gros que l'humérus au bras, et les apophyses et insertions musculaires du premier de ces os, trokanter, trokantin, ligne âpre, sont plus développées que ne le sont les analogues du second. 2° A la cuisse, la tête du fémur est soutenue par un col oblique, qui déjette l'axe entier de l'os sur un plan plus externe que n'est celui de l'articulation. Au bras, au contraire, la tête de l'humérus, et, par conséquent, son articulation, sont sur le même plan que l'axe de cet os. Cette différence a ce résultat important, que la cuisse exécute librement tous les mouvemens de rotation sur son axe, ce qui lui était nécessaire à cause du défaut de mobilité des deux os de la jambe, mais est gênée dans les mouvemens de circumduction, qui lui étaient moins utiles, puisque le membre inférieur n'est pas organe de préhension; et qu'au contraire, le bras ne peut exécuter des mouvemens de rotation, que nous verrons être suppléés par l'avant-bras, mais jouit au plus haut degré des mouvemens de circumduction qui lui étaient si importans pour son action de préhension. 3° A la cuisse, l'articulation avec la hanche est plus solide, et, au contraire, celle du bras avec l'épaule est plus mobile : en effet, la cavité cotyloïde de l'os coxal est bien plus profonde que la cavité glénoïde du scapulum ; le ligament cotyloïdien qui en borde le contour est plus large que le ligament glénoïdien, qui a le même usage à la cavité glénoïde; la capsule fibreuse de l'articulation scapulo-humérale est bien plus lâche que celle de l'articulation coxo-fémorale; enfin il existe dans cette dernière articulation de la tête du fémur, à l'échancrure cotyloïdienne, un ligament dit *inter-articulaire*, *triangulaire*, qui manque à l'articulation scapulo-humérale. Rappelons, en outre, ce que nous avons déjà dit, que l'articulation du bras avec l'épaule est plus en dehors que ne l'est celle de la cuisse avec la hanche. 4° Enfin, bien que les deux articulations, du bras avec l'épaule, et de la cuisse avec la hanche, soient également des énarthroses, et permettent les mêmes mouvemens, il y a quelques différences dans l'étendue de ceux-ci, et par conséquent dans le nombre, la grosseur, la disposition mécanique plus ou moins heureuse des muscles qui les exécutent. Ainsi, nous avons déjà vu qu'il y avait opposition dans les deux membres sous le rapport des mouvemens de rotation et de circumduction, les premiers prédominant dans la cuisse, et manquant dans le bras, les seconds étant bien plus prononcés dans le bras que dans la cuisse. Or, par suite, les muscles rotateurs en dehors et en dedans de la cuisse, l'emportent beaucoup sur ceux du bras. Voyez combien le moyen fessier, le petit fessier, le pyramidal, les jumeaux, les deux obturateurs, et le carré, tous muscles attachés au grand trochanter, d'une part, et le psoas et l'iliaque, attachés au petit trochanter d'autre part, l'emportent, à la cuisse, par le volume, le nombre, et leur degré de perpendicularité au fémur, sur les muscles analogues du bras, les sus, sous-épineux, petit rond, attachés au trochiter d'une part, et le sous-scapulaire, attaché au trochin de l'autre! De même, on conçoit que les mouvemens d'abduction et d'adduction devaient avoir au membre qui est organe de préhension, c'est-à-dire au membre supérieur, plus d'étendue qu'au membre inférieur. Or, les muscles agens de ces deux sortes de mouvemens sont au bras plus développés, et surtout insérés plus perpendiculairement à l'os qu'à la cuisse. Pour les abducteurs, voyez le deltoïde et le coraco-brachial, par opposition au grand fessier! Sans doute celui-ci est plus gros; mais les premiers ne le sont pas moins proportionnellement, et la grosseur du moignon de l'épaule qu'ils forment est, on le sait, aussi caractéristique de notre espèce que celle de la fesse. En outre, parce que la tête de l'humérus est dans l'axe de cet os, ces muscles sont exclusivement abducteurs et élévateurs du bras, tandis que, à raison du col oblique du fémur, le grand fessier sert moins à porter cet os en dehors qu'à en fixer la tête dans la cavité cotyloïde. Quant aux adducteurs, leur prédominance au bras était encore plus nécessaire, à cause de la plus grande fréquence et de la plus grande utilité des mouvemens du membre supérieur en avant; aussi, les muscles grand pectoral, grand rond et grand dorsal, sont évidemment mieux disposés mécaniquement pour leur office, que ne le sont à la cuisse leurs analogues, le pectiné et les trois adducteurs; tandis que ceux-ci sont toujours obliques sur le fémur, les premiers sont perpendiculaires à l'humérus. On peut, du reste, d'autant moins contester ce que nous disons ici des adducteurs comparés dans les deux membres, que ceux de la cuisse sont d'autant plus nombreux dans les animaux que leur membre inférieur est plus organe de préhension.

3° L'*avant-bras* et la *jambe* sont l'un et l'autre formés de deux os, le premier du radius et du cubitus, le second du tibia et du péroné : dans l'un et dans l'autre, ces deux os s'articulent ensemble à leurs extrémités supérieure et inférieure; et laissent entre eux dans leur milieu un intervalle dit *interosseux :* ces quatre os se terminent également en bas par une apophyse dite *styloïde*, qui borne latéralement les articulations de l'avant-bras avec la main, de la jambe avec le pied, et qui forme à cette dernière ce qu'on appelle les *malléoles :* les articulations de l'avant-bras avec le bras, et de la jambe avec la cuisse, sont également des ginglymes, et ne permettent que des mouvemens semblables, d'extension et de flexion; par conséquent, les muscles moteurs de l'avant-bras et de la jambe sont de même des extenseurs et des fléchisseurs. Enfin on peut aisément spécifier dans ces deux groupes de muscles, ceux qui dans l'un et l'autre membre sont les analogues. Ainsi, les muscles extenseurs de l'avant-bras sont le *triceps brachial* et l'*anconé*; il est évident que leurs analogues à la jambe sont le *triceps crural* et le *droit antérieur.* De même les fléchisseurs de l'avant-bras sont le *biceps* et le *brachial antérieur;* et il n'est pas moins évident que le premier de ces muscles a pour analogues au membre inférieur, les quatre muscles qui forment le repli interne du jarret; savoir, le *couturier*, le *grêle interne*, le *demi-tendineux* et le *demi-membraneux*; et que le second de ces muscles a pour correspondant le muscle qui forme le repli externe du jarret, savoir, le *biceps* de la cuisse.

Cependant les différences entre l'avant-bras et la jambe sont plus nombreuses qu'en aucune autre région des deux membres, et elles sont telles que souvent elles ont fait méconnaître ou ont rendues douteuses les analogies qui existent entre les parties constitutives de l'un et de l'autre. Quels sont, par exemple, entre les deux os qui composent l'avant-bras et la jambe, ceux qui se correspondent? Vicq d'Azyr croyait que le cubitus était l'analogue du tibia, et le radius celui du péroné : il se fondait sur ce que le cubitus est l'os le plus gros de l'avant-bras, comme le tibia est l'os le plus gros de la jambe; sur ce qu'il est de même situé au côté interne du membre; sur ce que c'est à lui que s'insèrent les extenseurs de l'avant-bras comme c'est au tibia que s'insèrent ceux de la jambe; enfin sur ce qu'il fait, sinon à lui seul, comme cela est du tibia à la jambe, au moins la plus grande partie de l'articulation avec le bras. Cette assertion nous paraît erronée; le radius nous paraît être l'os principal de l'avant-bras, et par conséquent l'analogue du tibia; les anciens l'avaient jugé ainsi, puisqu'ils l'appelaient le manche de la main, *manubrium manûs*. Nous pourrions nous fonder sur ce que cet os forme la plus grande partie de l'articulation avec la main, de même que le tibia forme celle avec le pied; mais la principale preuve que nous invoquerons, c'est que dans les animaux, cet os reste seul ou à peu près, le cubitus disparaissant, à mesure que le membre antérieur devient organe de sustentation; d'un côté l'extrémité supérieure du radius s'élargit et fait à elle seule l'articulation avec le bras; d'un autre côté, le cubitus cesse d'arriver au carpe et est réduit à un léger rudiment en arrière, à l'apophyse olécrane, pour l'attache des muscles extenseurs de l'avant-bras. Ce qui a pu induire en erreur, c'est que parmi les différences qui existent entre l'avant-bras et la jambe, et que nous allons indiquer, une des principales est qu'à raison de la situation en supination de l'un, et de celle en pronation de l'autre, ce qui était au côté interne à la jambe, est au côté externe à l'avant-bras, ce qui était en avant à la première, est en arrière au second, et ainsi de suite : ainsi le radius est au côté externe à l'avant-bras, et le tibia au côté interne à la jambe; le coude est en arrière à l'un, et le genou en avant à l'autre; c'est en avant que se fait la flexion de l'avant-bras, c'est en arrière que se fait celle de la jambe, etc. Mais tout cela disparaît dans les animaux à mesure que leur membre antérieur devient organe de sustentation; et dans les quadrupèdes, par exemple, le radius est au côté interne comme le tibia, le coude est placé en avant comme le genou, et se fléchit de même en arrière. Tout cela tient aux différences que la diversité des fonctions des deux membres a nécessitées entre l'avant-bras et la jambe

Une première différence existe dans l'articulation de ces deux parties avec le bras et la cuisse : d'un côté, les deux os de l'avant-bras concourent à son articulation avec le bras, tandis qu'un seul des os de la jambe l'unit au fémur. D'un autre côté, le cubitus a plus de part à cette articulation que le radius; tandis que son analogue à la jambe, le péroné, n'entre pour rien dans l'articulation du genou. Il est facile de montrer que cette différence était nécessitée par la fonction qu'a le membre supérieur d'être organe de préhension. A ce titre, en effet, ce membre devait avoir une grande mobilité; il a fallu que les deux os de l'avant-bras fussent mobiles l'un sur l'autre, pour effectuer la supination et la pronation de la main, et suppléer à ce que le défaut d'un col oblique à l'humérus avait ôté aux mouvemens de rotation du membre sur son axe; dès lors, il est devenu nécessaire que le cubitus fût le principal moyen d'articulation de l'avant-bras avec le bras, pour que le radius qui porte la main et la fait mouvoir pût trouver en lui un point d'appui et tourner sur lui. Ce que nous disons est si vrai, que toute cette structure cesse dans les quadrupèdes, à mesure que le membre antérieur devient, comme le postérieur, organe de sustentation.

Une autre différence, est que les deux os de l'avant-bras sont mobiles l'un sur l'autre, à la différence de ceux de la jambe qui sont immobiles. La partie supérieure du radius tourne sur elle-même dans l'anneau qui la circonscrit; et son extrémité inférieure se meut autour du cubitus, tantôt de dehors en dedans, et tantôt de dedans en dehors, pour mettre la main en pronation et en supination. Cette seconde différence reconnaît si bien la même cause que la précédente, qu'elle disparaît aussi dans le membre antérieur des animaux vraiment quadrupèdes; chez ceux-ci même, les deux os de l'avant-bras sont non-seulement soudés d'une manière immobile l'un à l'autre, mais fondus en un seul. Elle est vraiment la différence capitale de l'avant-bras et de la jambe, et celle qui a entraîné toutes les autres. 1° C'est à cause d'elle, que le cubitus a dû être employé pour la plus grande partie dans l'articulation du coude, comme nous l'avons dit tout-à-l'heure; 2° c'est consécutivement à elle que l'extrémité inférieure de l'humérus a différé de celle du fémur, et a présenté, au lieu de deux condyles à peu près semblables, comme cela est au fémur, une surface condyloïdienne pour le radius, et une genglymoïdale pour le cubitus; 3° c'est encore à cause d'elle que les rapports des parties constitutives de l'avant-bras et de la jambe se trouvent changés, c'est-à-dire que ce qui est interne et postérieur à cette dernière, est externe et antérieur au premier, comme nous l'avons dit; 4° on conçoit enfin que puisque les deux os de l'avant-bras sont, à l'exclusion de ceux de la jambe, aptes à se mouvoir l'un sur l'autre, l'avant-bras doit avoir des muscles destinés à produire leurs mouvemens, et dont la jambe n'aura pas les analogues : c'est ce qui est en effet; ces muscles sont deux *pronateurs*, le *carré pronateur* et le *rond pronateur*, et deux *supinateurs*, le *long* et le *court;* le carré pronateur est tout-à-fait sans analogue à la jambe et est un des muscles les plus exclusifs de l'espèce humaine. Le rond pronateur, déjà moins favorablement disposé pour son office que le précédent, est d'autant plus court ou d'autant plus long que le membre antérieur est plus ou moins organe de préhension, il a à la jambe un analogue qui est le *poplité*, muscle qui en effet est d'autant plus prononcé dans les animaux, que le membre postérieur est plus, comme chez les singes, organe de préhension. Le court supinateur, enfin, est d'autant plus long, descend d'autant plus dans ces animaux, qu'ils sont plus quadrupèdes, et il finit même par disparaître.

Enfin, si la jambe est plus grosse que l'avant-bras, si l'articulation du genou est plus large, plus solide que celle du coude, a, par exemple, en arrière des *ligamens croisés* qui manquaient à celle-ci, cela tient à ce que le nombre inférieur, étant organe de sustentation, avait besoin de plus de solidité : et si les muscles extenseurs et fléchisseurs de la jambe sont plus gros ou sont plus nombreux que les extenseurs et fléchisseurs de l'avant-bras, c'est parce que la jambe a plus de poids que l'avant-bras.

4°. Enfin le parallèle de la *main* et du *pied* va achever de justifier ce que nous avons dit sur les analogies générales qui existent entre les deux membres, et sur les causes et le caractère des différences qu'il nous présentent. D'une part, les analogies sont nombreuses; la main et le pied sont également composés d'un grand nombre d'os, et d'os petits et courts et semblablement disposés. Ces deux parties se subdivisent également en trois régions, qui sont, pour la *main*, le *carpe*, le *métacarpe* et les *doigts*; et pour le pied, le *tarse*, le *métatarse* et les *orteils*. L'analogie de chacune de ces régions est incontestable : les os du carpe, par exemple, sont disposés sur deux rangées; et il en est de même de ceux du tarse : le métacarpe et le métatarse sont également composés de cinq os; il y a cinq orteils comme cinq doigts : évidemment enfin les os scaphoïde, semi-lunaire, triangulaire et pisiforme de la première rangée du carpe, ont pour analogues à la première rangée du tarse, l'astragale, le scaphoïde et le calcanéum; et les os trapèze, trapézoïde, grand os et cunéiforme de la seconde rangée du carpe, ont pour correspondans dans la seconde rangée du tarse, les trois cunéiformes et le cuboïde. Si du nombre et de la forme des os qui composent la charpente de la main et du pied, nous passons aux articulations qui unissent ces os, soit au carpe et au tarse, soit au métacarpe et au métatarse, soit enfin aux doigts et orteils, nous trouverons la même analogie. Ainsi, mouvemens beaucoup plus bornés dans le carpe et le tarse, que dans les doigts et les orteils; arthrodies aux articulations métacarpo et métatarso-phalangiennes, et simples gynglymes aux articulations des phalanges entre elles, etc. Enfin l'analogie s'étend jusqu'aux muscles moteurs de la main et du pied, et jusqu'aux précautions prises par la nature pour assurer la direction des tendons de ces muscles. En effet, ces muscles, dans la main comme dans le pied, se partagent en ceux qui meuvent ces parties dans leur totalité, et ceux qui sont propres aux doigts et aux orteils. Les premiers sont aux deux membres des extenseurs et des fléchisseurs, et dans chacun de ces deux groupes les analogues sont faciles à indiquer : par exemple, le *grand radial*, le *petit radial*, et le *cubital postérieur*, extenseurs de la main, ont pour analogues au pied les fléchisseurs de cette partie, le *tibial* ou *jambier antérieur*; et au contraire les fléchisseurs de la main, le *grand palmaire* et le *cubital antérieur*, ont pour correspondans les extenseurs du pied, savoir, le *soléaire*, les *jumeaux*, le *jambier postérieur*, le *grand péroné* et le *moyen péroné*. On peut s'étonner que nous opposions les fléchisseurs de l'une des deux parties que nous comparons aux extenseurs de l'autre, *et vice versâ*; mais qu'on se rappelle que ce qui est antérieur à l'avant-bras est postérieur à la jambe, et que le cubitus, le péroné, le pisiforme et le calcanéum, sont les analogues. Ce qui prouve d'ailleurs la justesse de notre assertion, c'est que dans quelques quadrupèdes on voit au membre antérieur l'os pisiforme du carpe s'allonger au talon, et le muscle cubital antérieur faire saillie et constituer un véritable mollet. Qu'on réfléchisse enfin que ce que nous appelons extension à la main est flexion au pied, *et vice versâ*, et cela toujours par cette même cause que la main est en supination, et le pied en pronation. Quant aux muscles propres des doigts et des orteils, ils se partagent aux deux membres, en ceux qui sont communs à tous les doigts et à tous les orteils, et en ceux qui sont propres à chaque doigt et à chaque orteil en particulier. Les premiers sont : A des *extenseurs ;* à la main, l'*extenseur commun des doigts ;* et au pied le *long extenseur commun des orteils :* B des *fléchisseurs*, savoir ; à la main, le *palmaire grêle*, le *fléchisseur sublime*, le *fléchisseur profond*, et les *lombricaux ;* au pied, le *plantaire grêle*, le *fléchisseur sublime* ou *court fléchisseur des orteils*, qui paraît n'être qu'une continuation du précédent, lequel, par suite de la station bipède, se serait coupé en deux, le *long fléchisseur commun des orteils*, les *lombricaux* et l'*accesssoire du fléchisseur commun.* Il est certainement impossible de méconnaître que ces divers muscles se correspondent, dans chaque membre, dans l'ordre selon lequel nous venons de les nommer. Enfin, une semblable correspondance existe entre les muscles propres des doigts et des orteils : le gros orteil est, comme le pouce, celui qui a le plus de muscles propres : après lui vient le petit orteil comme le petit doigt : ces muscles des doigts et des orteils sont également des extenseurs et des fléchisseurs, des adducteurs et des abducteurs : ils sont situés, en partie à l'avant-bras et la jambe, et en partie à la paume de la main et à la plante du pied ; il existe à celle-ci deux éminences, analogues de celles qu'on désigne à la main sous les noms de *thénar* et d'*hypothénar* ; des muscles dit *interosseux* remplissent également les intervalles des os du métacarpe et du métatarse ; une aponévrose soutient les uns et les autres ; des gaînes ligamenteuses enfin contiennent par une disposition semblable les tendons de tous ces muscles. Si nous voulions nous étendre sur tous les faits anatomiques qui révèlent l'analogie de la structure de la main et du pied, nous serions obligés de répéter tout ce que nous avons dit à l'article *main*, et d'anticiper sur ce que nous devons dire à l'article *pied.* Venons aux différences de ces deux parties.

Ces différences ont toujours pour résultat de faire prédominer, en l'une la mobilité, et en l'autre la solidité. 1° Dans la main, la partie qui est essentiellement mobile, le métacarpe, et surtout les doigts, l'emporte beaucoup en longueur sur celle qui est essentiellement solide, le carpe : c'est le contraire au pied, le tarse a beaucoup de longueur proportionellement au métatarse et aux orteils. Lorsque le membre inférieur devient organe de préhension, comme dans les singes, les orteils s'allongent et ressemblent davantage à des doigts. 2° La main s'articule avec l'avant-bras, dans l'axe même de celui-ci, et de manière à augmenter de toute sa longueur la longueur totale du membre supérieur; cette articulation, de plus, n'est pas un pur ginglyme, ne permettant que des mouvemens de flexion et d'extension; elle permet aussi des mouvemens d'adduction et d'abduction. Au contraire le pied s'articule avec la jambe à angle droit, de manière à constituer à tout le corps qui repose sur lui une espèce de piédestal : son articulation, de plus, est une véritable mortaise qui ne permet que les mouvemens de flexion et d'extension. 3° A la main, le pouce peut être mis en opposition avec les autres doigts et faire pince avec eux; l'os du métacarpe qui le supporte est écarté des autres, situé sur un plan plus antérieur, et libre par son extrémité inférieure, afin de permettre cette opposition. Ces dernières dispositions existent bien aussi au gros orteil, mais elles sont bien moins prononcées, et le gros orteil ne peut pas se mettre en opposition avec les autres. 4° Non-seulement les doigts ont plus de longueur que les orteils, mais ils sont bien plus mobiles, leurs muscles moteurs sont en plus grand nombre, et surtout mieux disposés pour que chaque doigt puisse se mouvoir isolément des autres; tandis que le gros orteil n'a que six muscles propres, deux fléchisseurs, un extenseur, un adducteur et deux abducteurs, le pouce en a huit, il a de plus un extenseur et un adducteur. En outre les adducteurs et abducteurs de ce doigt sont bien plus développés que ceux du gros orteil, qui agissent plus comme tels que comme fléchisseurs. De même le deuxième orteil ne présente pas l'analogue du muscle extenseur propre qui appartient au second doigt, ou à l'index. Il n'y a au pied que six muscles interosseux, au lieu de sept qui existent à la main. Enfin, chaque faisceau, dans les muscles qui sont communs à tous les doigts, est plus séparé qu'il ne l'est dans son analogue aux orteils, et peut mieux mouvoir isolément chaque doigt. Le motif de toutes ces différences est si évident qu'il serait oiseux de le rappeler. 5° Le lecteur pressent aussi pourquoi les extenseurs du pied en totalité l'emportent si fort en volume et en nombre sur leurs analogues les fléchisseurs de la main, et pourquoi ceux-ci ne font pas à l'avant-bras une saillie analogue au mollet; c'est qu'à raison de la fonction propre du membre inférieur, les premiers avaient à soutenir droite sur le pied, la jambe chargée du poids de tout le corps. 6° Enfin la dernière différence que nous noterons, est que les articulations métatarso-phalangiennes permettent au mouvement d'extension des premières phalanges des orteils sur le métatarse, une bien plus grande étendue, que les articulations métacarpo-phalangiennes : tandis que les doigts, dans leur plus grande extension sur le métacarpe, ne peuvent que se placer dans la même ligne que ce métacarpe, les orteils peuvent dans leur extension dépasser le métatarse et former un angle droit avec lui.. Cette différence est importante pour le mécanisme des progressions, marche, course, saut; et c'est à elle aussi que nous devons de pouvoir effectuer la station sur la pointe des pieds. (ADELON.)

MEMBRE VIRIL, s. m.; expression employée comme synonyme de PÉNIS, VERGE.

MEMBRE ARTIFICIEL; instrument de prothèse, destiné à faire disparaître, chez les personnes qui ont été privées d'une partie ou de la totalité d'un membre, par une amputation ou toute autre cause, la difformité qui résulte de cette mutilation, en même temps qu'il permet d'exécuter avec le plus de perfection possible à nos moyens mécaniques les mouvemens naturels au membre qu'il remplace.

1° *Bras artificiel.* — La plupart des individus qui ont essuyé la perte d'un bras s'occupent en général assez peu des moyens de le remplacer par des machines compliquées. A peine cherchent-ils à dissimuler leur infirmité en remplissant la manche de leur habit avec du coton cardé, ou toute autre substance propre à donner à cette partie de leur vêtement une forme à peu près semblable à celle du bras qu'ils ont conservé. Cette indifférence s'explique facilement pour beaucoup d'amputés qui l'ont été sur le champ de bataille, par l'honneur qu'ils attachent à des nobles blessures. Cependant il y a eu de tout temps des malades auxquels toute mutilation était tellement sensible qu'ils n'ont épargné ni soins ni dépenses pour trouver les moyens d'y remédier. Il en est résulté des inventions assez ingénieuses, qui, représentant avec plus ou moins de vérité la forme du membre retranché, reproduisaient jusqu'à un certain point les mouvemens dont il était susceptible.

Nous ne connaissons pas au juste quels progrès les anciens avaient faits dans cette branche de la mécanique appliquée à la médecine. Les premières machines bien entendues dont la description nous soit parvenue, sont représentées dans les œuvres d'Ambroise Paré, chirurgien de Henri II, de Charles IX et de Henri III, lesquelles furent publiées vers le milieu du 16e siècle. L'un de ces instrumens est destiné à remplacer le bras. Il est en fer battu, et renferme dans son intérieur des ressorts propres à le faire mouvoir dans le sens des articulations naturelles, tant du coude, que du poignet, et des doigts. Cette machine fort ingénieuse, conçue et exécutée par un habile serrurier de cette époque, nommé Lorrain, présente un inconvénient qu'on est obligé de reprocher à toutes celles de ce genre inventées jusqu'à ce jour : elle est tellement lourde que la plupart des malades ne peuvent la porter long-tems. Le même auteur donne aussi le dessin d'une main fabriquée d'après les mêmes principes, et pouvant convenir aux personnes qui ont eu l'une des extrémités supérieures amputée immédiatement au-dessus du poignet. La même objection peut être faite relativement à son poids; mais elle serait, vu son moindre volume et la facilité plus grande de la fixer, beaucoup plus susceptible d'être employée. On peut du reste, aisément la faire confectionner dans une grande ville comme Paris, où les mécaniciens experts sont en très-grand nombre.

Cette main artificielle, qu'on couvre ordinairement d'un gant de peau fine, s'adapte au moignon par le moyen de courroies, qui appliquent, avec plus ou moins de force, deux tiges aplaties et contournées en forme de gouttière, qui y sont soudées, sur toute la longueur de l'avant-bras. Elle exécute avec assez de précision les mouvemens de flexion, d'extension, et même de préhension des corps, quand on touche un ressort placé à la face palmaire du poignet, sous le bord de la manche de l'habit. On assure que des malades pourvus de pareils instrumens s'en servent assez adroitement, non-seulement pour saisir les objets un peu volumineux, mais encore pour tenir les cartes quand ils font leur partie.

Si l'on en croit quelques autres écrivains, on a fait en cuir bouilli, et même en carton, des mains artificielles au moyen desquelles on pouvait écrire avec une certaine facilité. Cette méthode serait, sans contredit, la plus convenable, si l'on pouvait, en simplifiant la mécanique intérieure de semblables instrumens, diminuer les efforts qu'elle doit inévitablement exercer, quand elle est mise en jeu, sur une enveloppe aussi peu résistante, et qui pourrait être facilement rompue si les ressorts agissaient avec violence.

Du reste il est, je le répète, beaucoup de personnes pour lesquelles ces machines son gênantes, à raison de leur pesanteur, et fort souvent difficiles à fixer assez solidement pour en obtenir tous les avantages qu'on en attend. Un bien plus grand nombre encore renoncent à leur usage, vu le haut prix que les artistes y attachent. Quelques amputés, rebutés par ces inconvéniens, se contentent de revêtir l'extrémité de leur moignon de manière, sinon à remplacer, quant à la forme et aux mouvemens, la portion retranchée du membre, mais tout au moins à rendre cette privation peu sensible, ne fut-ce que pour certains usages. Par exemple, je connais un brave officier général qui, ayant eu le poignet droit emporté dans l'une de nos dernières campagnes d'outre-Rhin, se livre néanmoins, comme auparavant, à son goût pour la musique sur son instrument favori, le violon. Il adapte à l'extrémité de l'avant-bras mutilé une gaîne d'acier, brisée et élastique, à laquelle est soudé son archet; et l'on assure qu'il n'a rien perdu de son habileté sur cet instrument, qui contribue puissamment à charmer ses loisirs. On peut aussi fixer de la même manière, ou au moyen d'une forte vis de pression, une hachette, une queue de billard, et beaucoup d'autres ustensiles d'un usage plus ou moins indispensable.

2° *Jambe artificielle.* — La jambe de bois est le plus simple et le plus généralement employé de tous les instrumens inventés dans la vue de conserver la faculté de marcher aux individus privés de l'une des extrémités inférieures, ou lorsque, par suite d'une maladie quelconque, la jambe, long-temps fléchie à angle droit sur la cuisse, s'y est soudée par une ankylôse du genou. L'invention en paraît fort ancienne; car le célèbre Percy a vu des marbres antiques représentant des guerriers rentrant dans leurs foyers, lesquels portaient des jambes de bois dans leurs bagages.

Cet instrument se compose d'un gros bâton de forme cylindrique, dont l'extrémité inférieure présente une base élargie, destinée à porter sur le sol par une surface assez étendue pour rendre la station et la progression moins vacillantes. Le bout opposé est surmonté par un renflement considérable, sur la face supérieure duquel doit appuyer le genou, qui d'ailleurs s'y trouve défendu contre les dangers d'une pression trop prolongée, par un coussinet de crin ou de laine. Cette jambe de bois est attachée à la cuisse par deux montans aplatis qui en forment la partie supérieure, dont l'un, s'étendant le long du côté externe jusqu'au grand trochanter, est arrêté au moyen de deux mortaises, par une ceinture de cuir fort passée autour du bassin. L'autre, beaucoup moins long, remonte vers la face interne de la cuisse, à laquelle il est fixé par deux autres courroies circulaires, qui, passant également dans le montant externe, servent en outre à empêcher le genou de glisser en avant ou en arrière. Cette jambe de bois, sans contredit la plus économique, est celle qu'on donne aux pauvres dans les hôpitaux. Les particuliers aisés la veulent d'une forme plus élégante : ils la font peindre en noir et vernir; ils substituent aux montans en bois des tiges de fer poli, et y font adapter une genouillère en cuir bouilli, laquelle, fermant par derrière au moyen de petites courroies à boucles, maintient beaucoup mieux encore le genou en place, quels que soient les mouvemens qu'on exécute. De plus, comme un des grands inconvéniens de ces instrumens est de gêner beaucoup par la direction plus ou moins horizontale qu'ils prennent dès que le blessé est assis ou monte à cheval, on leur a encore ajouté un perfectionnement, qui consiste à faire fléchir ou étendre à volonté la portion qui représente la jambe proprement dite, à l'aide d'une espèce de ressort à bascule, placé sur le côté externe du membre, immédiatement au-dessous de la genouillère.

Quoi qu'il en soit du plus ou moins de perfection apportée à la confection des jambes de bois, il faut convenir qu'elles doivent toujours être assez embarrassantes à porter, et il y a lieu de s'étonner de l'agilité que montrent certains individus qui s'en servent. J'en connais un, actuellement employé dans une grande administration, qu'une pareille entrave n'empêche pas de descendre deux ou trois marches d'escalier à la fois, sans qu'il lui arrive jamais de faire un faux pas. D'ailleurs n'en voit-on pas tous les jours qui, sans que ce soit pour eux un bien grand obstacle, courent et dansent avec presque autant de facilité que s'ils avaient deux bonnes jambes. L'on doit pourtant reconnaître que même les personnes les plus favorisées sous ce rapport ne laissent pas que d'être habituellement très-fatiguées par l'exercice de la locomotion. Mais la difficulté est incomparablement plus grande encore chez celles qui ont eu les deux jambes emportées. Pour être plus assurées dans leur marche, et surtout pendant la station debout, il faut de toute nécessité que leurs supports artificiels soient plus courts que n'étaient leurs bons membres, et qu'en outre, pour mieux conserver l'équilibre, elles s'aident encore d'une canne, qui, en se plaçant en avant ou en arrière, suivant le besoin, et faisant pour ainsi dire l'office d'un troisième pied, élargisse leur base de sustentation. Les individus compris dans cette classe ne peuvent se servir avec avantage des machines et autres membres artificiels très-compliqués, de la nature de ceux dont il va être fait mention plus bas. Les jambes de bois les plus ordinaires, le modeste scipion, sont les seules qui leur conviennent.

Ainsi que je viens de le faire pressentir, on ne s'est pas toujours borné à faire usage d'instrumens aussi simples. Des jambes artificielles, semblables, quant à leur configuration et à la plupart des mouvemens dont elles sont susceptibles, à celles qu'elles doivent remplacer, ont aussi été inventées. Il s'en fait en bois de tilleul, sculptées avec soin, qui sont creusées et évidées, pour les rendre plus légères, et dont l'extrémité inférieure, pourvue d'une mortaise, reçoit une saillie d'un pied du même bois, qui lui est fixé par une vis passant d'une malléole à l'autre. Ce moyen d'union représente l'articulation tibio-tarsienne, qu'on fait mouvoir à volonté à l'aide d'un ressort à boudin. Ce membre artificiel peut être chaussé, et remédier en quelque sorte à la difformité qu'on veut dissimuler; mais il ne fait pas entièrement éviter une certaine claudication. D'autres artistes ont construit de ces machines dans lesquelles le pied est uni à la jambe par quatre ou cinq forts ressorts en spirale, longs d'un pouce et demi ou deux pouces, et qui, cédant en avant ou en arrière, suivant qu'on appuye la pointe du pied ou le talon, permettent une progression plus facile et plus naturelle.

On a aussi quelquefois fabriqué de ces instrumens avec le cuir bouilli. Mais ils sont sujets à perdre leurs formes par le seul poids qu'ils ont à supporter, et surtout lorsqu'avec le temps, cette substance vient à se dessécher. Le carton, qui a aussi été recommandé, présente encore moins de solidité pour cet usage.

Les mécaniques les plus solides, mais en même temps les plus coûteuses, et d'une pesanteur toujours fort incommode, sont celles dont l'enveloppe, pleine ou formée de lames plus ou moins éloignées entr'elles, est en fer battu ou en laiton. Elles contiennent dans leur intérieur des ressorts et des rouages dont la mise en jeu produit les principaux mouvemens des membres auxquels on les substitue.

Il est une autre espèce de jambe de bois qui a été autrefois conseillée par Ravaton, chirurgien en chef de l'Hôpital militaire de Landau, et plus tard par Benjamin Bell, pour les cas où la jambe, n'ayant pas été amputée au lieu de l'élection, a conservé la plus grande partie de sa longueur. Le premier de ces auteurs prétendait même que, ne fût-ce que pour éviter au malade des douleurs pendant l'opération, il convenait, toutes les fois que sa maladie le permettait, de pratiquer cette opération le plus bas possible, jugeant à tort la machine qu'il proposait moins incommode que la jambe de bois ordinaire, par cela seul qu'elle n'obligeait pas, comme cette dernière, à conserver le genou dans la flexion. Il enfermait donc ce qui restait de la jambe dans une espèce de bottine creuse, faite en bois léger, représentant à peu près la forme du membre opposé, bien rembourrée intérieurement, et fixée au-dessus du genou par une courroie circulaire tenant à une tige métallique susceptible de se fléchir quand les mouvemens du membre pouvaient l'exiger. L'extrémité inférieure était terminée par un pied tourné, à base large et arrondie, haut d'à peu près cinq ou six pouces, suivant que l'amputation avait été faite à un point plus ou moins élevé au dessus des malléoles. L'intention de Ravaton était que tous les points de la jambe fussent également pressés par la bottine, le sommet du moignon, lui seul, devant être exempt de toute compression. Plusieurs soldats invalides furent, à cette époque, gratifiés de cette espèce de jambe artificielle; mais aucun n'a pu en continuer l'usage, parce que tout le poids du corps, en enfonçant de plus en plus le moignon dans son étui, tendait à en faire remonter la peau vers le genou, ce qui tiraillait la cicatrice en sens contraire, et opérait bientôt sa rupture. Il résultait de là des ulcérations très-difficiles à guérir. La plupart de ces militaires, obligés de revenir à la jambe de bois ordinaire, eurent ensuite beaucoup à regretter qu'on ne leur eût pas pratiqué l'amputation peu au-dessous de la tubérosité du tibia, comme il était déjà, et comme il est encore d'usage, parce que devant dès lors marcher le genou fléchi, le moignon allongé qui leur restait occasionait une gêne continuelle par les secousses et les chocs qu'il éprouvait au moindre mouvement. Cette incommodité était si vivement sentie par un de ces militaires, qu'il a plusieurs fois sollicité feu Sabatier de lui couper une seconde fois la jambe au lieu ordinaire. Cet instrument de prothèse est en conséquence totalement abandonné.

3° *Cuissart.* — On désigne sous ce nom un instrument destiné à remplacer un membre inférieur après l'amputation de la cuisse. Il diffère de la jambe de bois ci-dessus décrite, en ce que sa partie supérieure représente un cône creux renversé, également en bois de tilleul, rembourré et revêtu intérieurement d'une peau douce, disposé pour recevoir le moignon. Il s'élève, du côté externe de sa base, un prolongement qui se fixe autour du bassin par une courroie, un peu au-dessous de la crête iliaque, le reste de cette base étant matelassé de manière à pouvoir, sans craindre d'occasioner de blessure, offrir un point d'appui aux branches du pubis et de l'ischion, ainsi qu'à la tubérosité sciatique. Cette précaution s'oppose à ce que le sommet du moignon ne porte au fond de la cavité qui le contient, et à ce que la peau en remontant vers le tronc ne déchire la cicatrice. L'extrémité inférieure du cuissart est terminée, comme dans la simple jambe de bois, par une tige de bois ou de fer, revêtue d'un cuir épais, pour qu'il soit moins susceptible de glisser sur le sol.

On a aussi proposé et mis en usage des cuissarts mécaniques, construits de manière à représenter les formes et exécuter la plupart des mouvemens naturels aux membres qu'ils doivent remplacer. Paré en donne également un modèle dans ses *OEuvres chirurgicales*. De nos jours, plusieurs mécaniciens habiles en ont fabriqué de plus parfaits encore; et, sans compter MM. Delacroix, Sonneck, et quelques autres, dont la réputation est depuis long-temps établie, il ne sera pas inutile de rappeler qu'il y a quelques années un amputé se présenta à la Société d'encouragement avec un instrument de cette espèce, sorti des ateliers de M. Daret, mécanicien fort ingénieux, et que les personnes qui assistaient à cette séance furent embarrassées pour distinguer le membre artificiel de celui qui était resté intact. Toutefois, je répéterai ici ce qui a déjà été dit pour les jambes mécaniques : ces instrumens sont très-chers; ils deviennent toujours incommodes par leur poids, et, malgré leur apparente solidité, ils sont, tout bien considéré, infiniment moins sûrs pour la marche que les cuissarts ordinaires.

Du reste, pour faire usage des cuissarts simples ou compliqués, il faut en général que le fémur ait conservé une longueur suffisante; car un moignon trop court ne pourrait avoir assez de force pour mettre la machine en mouvement. Les personnes qui se trouvent dans ce cas sont contraintes de se servir de béquilles. *Voyez* CUISSART.

Ici se termine ce que j'avais à dire sur les membres artificiels, renvoyant, pour tous les autres objets de prothèse, à ce dernier mot, où il sera parlé des différens moyens de remplacer des organes qui manquent, tels que le palais, l'œil, le nez, les dents le menton et l'oreille. Un seul instrument de prothèse chirurgicale pourrait cependant se rattacher à l'article dont il est ici question, ce serait celui qui aurait pour but de remplacer le membre viril chez un individu qui aurait subi l'amputation de cette partie. Bien entendu qu'on n'aurait pas la prétention de suppléer par son moyen aux fonctions que la verge est appelée à remplir dans l'acte de la génération. Son utilité se bornerait à servir d'ajutage aux urines, chez les sujets dont la verge aurait été amputée trop près du pubis, et les dispenserait par là de l'obligation, je ne dirai pas humiliante pour un homme, mais au moins toujours fort incommode, de s'accroupir comme les femmes, toutes les fois qu'ils veulent uriner. Ambroise Paré avait proposé pour cet objet une canule en bois ou en fer-blanc, de la longueur et de la grosseur d'un doigt ordinaire, avec un pavillon évasé, et assez large pour pouvoir être appliqué sur le pubis, au pourtour de l'orifice de l'urètre. Cet instrument, bien simple, que le malade peut, sans se gêner beaucoup, porter sur lui, devrait être fait en argent, ou mieux encore en gomme élastique, afin que la souplesse de son pavillon put permettre son application exacte sur le pénil, en même temps qu'elle rassurerait sur la crainte qu'on peut naturellement concevoir de blesser les parties qu'il doit momentanément comprimer. (L.-V. LAGNEAU.)

MÉNESPAUSIE, s. f., formé de μὴν, μηνὸς, mois, menstrues, et de παυσις, cessation; mot proposé par M. Gardane pour désigner la cessation de la menstruation. D'autres ont dit *ménopause*. Ce qui a rapport à ce phénomène et les considérations pathologiques et hygiéniques qui s'y rattachent, seront exposées à l'article *Menstruation. Voyez* ce mot.

MENINGE, s. f., *meninx*. Ce nom, donné aux trois enveloppes membraneuses de l'appareil nerveux cérébro-spinal, est aussi employé pour désigner particulièrement la DURE-MÈRE.

La dure-mère, vasculaire comme le périoste, est une membrane blanchâtre, ferme, épaisse, compacte, de nature fibreuse ou ligamenteuse, tapissée par l'arachnoïde, contenant dans son épaisseur des sinus ou canaux veineux, formant des replis ou cloisons, qui pénètrent entre les divisions de l'encéphale qu'elle enveloppe dans toute sa circonférence ainsi que la moelle épinière. Dans le crâne, elle est immédiatement adhérente à toute la surface des os par un grand nombre de filamens cellulaires et de ramifications vasculaires qui pénètrent jusqu'au péricrâne ou qui s'étendent seulement jusqu'au diploé, et par des prolongemens qui s'enfoncent plus ou moins avant dans les trous nombreux de la base du crâne. Cette adhérence est pour cela plus grande le long des sutures, à la base du crâne, et quand les os sont d'un tissu celluleux peu compacte; elle est aussi plus considérable chez l'enfant et l'adulte que chez le vieillard. La déchirure des filamens celluleux et des vaisseaux rend la surface adhérente de la dure-mère, inégale et floconneuse dans le crâne; mais dans la cavité du rachis où elle n'est unie au canal osseux des vertèbres que par un tissu cellulaire et filamenteux qui contient de la graisse dans les individus qui ont de l'embonpoint, elle ne présente pas le même aspect.

On conçoit, d'après l'étendue de cette membrane, qu'elle a des rapports avec un grand nombre de parties; en effet, après avoir tapissé toute l'étendue de la voûte du crâne, elle se continue sur la base, s'enfonce dans le trou borgne derrière l'apophyse, *crista-galli*, quelle entoure, forme des canaux fibreux qui pénètrent dans les trous de la lame criblée de l'ethmoïde et dans les trous orbitaires internes; elle se prolonge, d'une part, sur les nerfs optiques à l'enveloppe desquels elle concourt, et de l'autre, elle se confond avec le périoste de l'orbite. Derrière le trou optique, la dure-mère offre une ouverture circulaire qui livre passage à l'artère carotide interne, à sa sortie du sinus caverneux : elle forme un canal entre le nerf optique et cette artère, dans lequel passe l'artère ophthalmique, qui est aussi isolée du nerf à son entrée dans l'orbite; elle tapisse ensuite la selle turcique, où elle se trouve recouverte immédiatement par la glande pituitaire qui la sépare ainsi de l'arachnoïde dans cet endroit; de là elle se continue sur les côtés du corps du sphénoïde, et forme les sinus caverneux dont nous parlerons plus tard; plus en dehors, elle se réfléchit sur le bord libre des apophyses d'ingrassias, descend au devant de la fente sphénoïdale qu'elle ferme, en envoyant un prolongement fibreux très-prononcé, qui va se confondre dans le périoste du sommet de l'orbite. La dure-mère adhère peu à la surface des fosses temporales qu'elle tapisse, et à la partie interne desquelles elle est creusée de conduits placés l'un au dessus de l'autre, et qui renferment les nerfs de la troisième et de la quatrième paire; un autre plus large, qui livre passage à la cinquième paire, est un peu plus en arrière et au niveau du bord supérieur du rocher : les trous maxillaires supérieur et inférieur sont également tapissés par des prolongemens fibreux fournis par la dure-mère, de même que le trou sphéno-épineux; en général, ces prolongemens accompagnent les nerfs plus loin que ceux de la dure-mère rachidienne n'accompagnent les nerfs spinaux; ils sont appliqués plus immédiatement sur eux, et quand ces nerfs sortent du crâne, ces prolongemens se continuent avec le périoste des os, tandis que la dure-mère spinale se perd seulement dans la gaine celluleuse des nerfs. Plus en arrière, la dure-mère recouvre la face supérieure du rocher, en passant au-dessus des branches du nerf vidien (*voyez* MAXILLAIRE SUPÉRIEUR), se prolonge sur la région occipitale où elle tapisse la gouttière basilaire, forme les sinus pétreux et transverse; plus en dehors, elle présente une ouverture dans laquelle s'engage le nerf de la sixième paire, pénètre dans le conduit auditif interne jusqu'à son fond où elle est percée de plusieurs trous qui livrent passage aux filets de la septième paire; il paraît qu'elle se prolonge dans l'aquéduc de Fallope pour se continuer avec le périoste du trou stylo-mastoïdien. Au-dessous du conduit auditif interne, la dure-mère envoie deux prolongemens fibreux dans le trou déchiré postérieur : l'un, qui est en devant, correspond aux nerfs vague, glosso-pharyngien et spinal; l'autre, qui est en arrière, à la veine jugulaire; plus en dedans et sur les côtés du trou occipital, elle pénètre dans le trou condyloïdien, forme un canal qui entoure le nerf de la neuvième paire, et se confond en dehors avec le périoste externe. Enfin cette membrane est très-adhérente à toute la circonférence du trou occipital, surtout en arrière.

A l'intérieur du rachis, la dure-mère est en rapport avec les parois de ce tube osseux, et forme un long canal, très-ample, surtout chez les vieillards, et spécialement dans sa portion lombaire, et qui n'est point adhérent aux anneaux vertébraux : on voit que sous ce rapport la surface externe de la dure-mère rachidienne diffère beaucoup de la dure-mère crânienne. Le tissu celluleux qui la recouvre, la fixe un peu plus à la face antérieure du canal, surtout dans le haut de la région cervicale, que postérieurement où elle n'est réellement que contiguë aux lames et aux ligamens des vertèbres. Sur les côtés, elle fournit autant de conduits fibreux qu'il existe de trous de conjugaisons. Ces canaux, dont la direction est presque horizontale dans la région cervicale et qui deviennent de plus en plus obliques en bas, plus larges et plus longs à mesure qu'on les observe plus inférieurement, offrent une dilatation sensible au niveau du trou qui les transmet au dehors, à cause du ganglion intervertébral. Ces prolongemens fibreux ne se continuent pas comme ceux de la dure-mère crânienne avec le périoste extérieur, ils se confondent seulement avec le névrilème. La gaîne méningienne du rachis se termine inférieurement par un grand nombre de prolongemens fibreux de cette espèce, qui entourent les nerfs sacrés, et forme au-dedans du sacrum une espèce de périoste interne qu'on observe jusqu'à la face postérieure du coccyx.

La surface libre ou interne de la dure-mère est lisse et polie, aspect produit par l'arachnoïde qui la tapisse et lui adhère intimement, excepté sur la selle turcique où elle en est séparée par la glande pituitaire. Elle a beaucoup plus d'étendue que la surface externe à cause des replis qu'elle forme dans le crâne. Ces replis sont la faux du cerveau, la faux et la tente du cervelet.

La *faux du cerveau*, *faux cérébrale*, *grande faux*, est une cloison membraneuse, située verticalement entre les deux lobes cérébraux, falciforme comme son nom l'indique, dont l'étendue mesure le diamètre antéro-postérieur de la cavité crânienne, large en arrière, et se rétrécissant successivement en devant : son bord supérieur est convexe et répond à la suture sagittale et à la crête de l'os frontal; son bord inférieur concave, est arrondi et contigu à la partie moyenne du corps calleux; il est quelquefois frangé et terminé par des découpures irrégulières. Son extrémité antérieure est étroite, se fixe à l'apophyse *crista-galli*, tandis que l'extrémité postérieure est plus large et se continue avec la partie moyenne de la tente du cervelet. Ses faces latérales sont contiguës à la face interne de chaque lobe cérébral lesquels ne peuvent ainsi se comprimer mutuellement, parce que cette cloison membraneuse est dans un état de tension évidente. Ses bords supérieur, inférieur et celui qui repose sur le milieu de la tente du cervelet, contribuent à former, par l'écartement de leurs fibres, des sinus dont nous allons parler bientôt.

La *tente du cervelet*, *septum transverse*, est un prolongement transversal, dont la partie moyenne est plus relevée que les parties latérales, et qui sépare les fosses occipitales du reste de la cavité du crâne. Elle correspond supérieurement à la partie inférieure des lobes postérieurs du cerveau; inférieurement elle est contiguë à la partie supérieure des lobes du cervelet, qui sont ainsi séparés des hémisphères cérébraux; la tension de ce repli membraneux empêche qu'ils ne compriment le cervelet. Ces deux faces sont tapissées par l'arachnoïde qui les rend lisses et polies. La partie moyenne de la face supérieure est unie à la base de la grande faux cérébrale, la même partie de la face inférieure correspond à la faux du cervelet. La circonférence externe de la tente du cervelet est unie aux bords de la gouttière latérale de l'occipital et au bord supérieur du rocher : son bord ou sa circonférence interne est libre, forme une ouverture ovalaire et se fixe par deux extrémités allongées, comme bifurquées, aux apophyses clinoïdes postérieures et antérieures, entre lesquelles ce bord couvre latéralement la selle turcique. Ce sont les deux extrémités de la circonférence interne de la tente du cervelet, que quelques anatomistes ont désignés sous les noms de *replis sphénoïdaux*.

La *faux du cervelet*, située au-dessous de la tente, au-devant de la crête occipitale interne, s'étend jusqu'au milieu du bord postérieur du grand trou occipital. Elle est également falciforme, se continue par sa base avec la tente, tandis que son sommet se bifurque et fournit deux petits replis sur les côtés du trou occipital; son bord antérieur, concave et libre, répond dans la scissure interlobaire du cervelet ; son bord postérieur convexe adhère à la crête occipitale interne : ses deux faces sont contiguës aux lobes du cervelet.

A cette description de la dure-mère crânienne, se rattache celle des canaux veineux creusés dans son épaisseur, qu'on nomme *sinus*, et qui sont destinés à recevoir le sang de cette membrane et du cerveau, et à le transmettre de proche en proche dans le golfe de chaque veine jugulaire. Ils sont au nombre de quinze ou seize, savoir : le sinus longitudinal supérieur, les deux latéraux, le longitudinal inférieur, le droit, les deux occipitaux qui sont quelquefois réunis en un seul, les deux pétreux supérieurs, les deux pétreux inférieurs, le transverse, les deux caverneux, les coronaires antérieur et postérieur.

Le *sinus longitudinal supérieur*, qui est le plus long des sinus de la dure-mère, est situé dans l'épaisseur du bord supérieur de la grande faux cérébrale, immédiatement au-dessous de la partie moyenne de l'os frontal, de la suture sagittale et du tiers supérieur de l'occipital, s'étendant ainsi depuis le trou borgne jusqu'à la protubérance occipitale interne. Ce canal qui a la forme d'un triangle dont le sommet est en bas, rétréci en avant, et devenant de plus en plus large à mesure qu'il devient plus postérieur, s'abouche vis-à-vis la protubérance occipitale interne, le plus souvent, avec le sinus transverse du côté droit, quelquefois s'ouvrant en même temps dans le sinus transverse du côté gauche. A l'endroit de cette communication, on remarque un enfoncement particulier qui a reçu le nom de *pressoir d'Hérophile*. La cavité de ce sinus est traversée dans tous les sens par des brides fibreuses, formées par la dure-mère, et recouvertes par la membrane interne qui tapisse le sinus, et qui est de même nature que celle des veines. C'est principalement sous les parois de ce sinus et autour des embouchures veineuses, qu'on trouve un grand nombre de ces granulations blanchâtres, nommées *glandes de pacchioni*, dont les usages ne sont pas connus. Dans son trajet, ce sinus reçoit à droite et à gauche un assez grand nombre des veines de la pie-mère cérébrale, et qui s'y ouvrent après avoir parcouru, d'arrière en avant dans l'épaisseur de ces parois, un trajet de six ou huit lignes d'étendue environ. Cette disposition se remarque spécialement dans les veines les plus postérieures. En outre, il reçoit supérieurement un grand nombre de veinules venant du diploé, et d'autres qui traversent le crâne, et font ainsi communiquer le système veineux extérieur avec le système veineux intérieur. Il y a aussi des ramifications veineuses, nées dans l'épaisseur de la dure-mère elle-même, et qui s'ouvrent dans les parties supérieures et latérales de ce sinus.

Le *sinus longitudinal inférieur* n'est pas constant; il est situé dans l'épaisseur des deux tiers postérieurs du bord inférieur de la grande faux cérébrale. Quand ce bord est dentelé et découpé, ainsi que nous l'avons dit, ce sinus n'existe que dans la partie la plus rapprochée de la tente du cervelet. De même que le sinus longitudinal supérieur, il s'élargit successivement à mesure qu'il se porte en arrière, et se termine dans le sinus droit; il se divise, dans quelques cas, en deux canaux, dont l'un se continue ainsi immédiatement avec le sinus droit, tandis que l'autre qui lui est supérieur, remonte dans l'épaisseur de la base de la faux cérébrale et s'abouche dans le sinus, vers le milieu de sa longueur. On voit sur les côtés de la cavité de ce sinus, qui est très-étroite, de petites ouvertures qui sont les orifices des veinules qui s'y ouvrent, lesquelles viennent de l'épaisseur de la faux cérébrale, et quelquefois de quelques unes des veines de la face interne des lobes cérébraux et du corps calleux.

Le *sinus droit* n'est en quelque sorte que la continuation du sinus longitudinal inférieur; mais il est plus large. Il est triangulaire, un peu oblique de haut en bas et d'avant en arrière, creusé dans l'épaisseur de la base de la grande faux cérébrale qui forme ses parois latérales, tandis que la tente du cervelet forme sa paroi inférieure. Vers sa partie antérieure, il présente des brides plus nombreuses qu'elles ne le sont dans le sinus longitudinal supérieur : il renferme aussi des granulations blanchâtres. Ce sinus, qui fait communiquer le sinus longitudinal inférieur avec le latéral droit et quelquefois avec le gauche, reçoit aussi en avant les deux veines de Galien, et des veinules qui viennent du cervelet et de l'épaisseur de la tente. Quelques anatomistes donnent le nom de pressoir d'Hérophile à tout le sinus droit.

Les *sinus latéraux*, distingués en droit et en gauche, sont les plus larges de tous les canaux veineux de la dure-mère. Ils se dirigent de chaque côté en suivant le trajet de la gouttière transversale de l'occipital qui les forme en partie, s'anastomosent avec le sinus droit et le sinus longitudinal supérieur, et se portant ensuite en bas et en dedans, ils s'ouvrent dans le golfe de chaque veine jugulaire interne. C'est plus ordinairement le sinus latéral droit qui se réunit avec le sinus longitudinal supérieur : il est aussi toujours plus ample que celui du côté gauche. Ils sont quelquefois partagés en deux moitiés, dans une partie de leur trajet et par un feuillet transversal. Ils peuvent manquer, et dans ce cas le sinus longitudinal supérieur descend jusqu'au grand trou occipital qu'il contourne pour gagner le trou déchiré postérieur. Ce sont les veines latérales et inférieures du cerveau, et les veines inférieures du cervelet, qui s'ouvrent dans ces deux sinus.

Les *sinus occipitaux*, connus aussi sous le nom de sinus de Duverney, sont ordinairement au nombre de deux, situés à droite et à gauche; quand il n'y en a qu'un, il est ordinairement à droite. Ils sont creusés dans le bord postérieur de la faux du cervelet, s'ouvrent supérieurement dans les sinus latéraux, rarement, dans le sinus droit, et inférieurement ils s'abouchent dans le golfe de la veine jugulaire ou dans les sinus pétreux inférieurs. Ils reçoivent les veines de la partie postérieure du cervelet, de la dure-mère correspondante, et quelques autres qui remontent du canal vertébral.

Les *sinus pétreux supérieurs* sont très-étroits, suivent le bord supérieur du rocher, et se terminent en avant et en dedans dans le sinus caverneux; ils font communiquer ce sinus avec le transverse, et en arrière ils s'abouchent avec les sinus latéraux. Les veines qui s'y rendent viennent de la partie inférieure et moyenne du cerveau, de la partie antérieure du cervelet, du commencement de la moelle allongée, et de la dure-mère qui tapisse les fosses temporales internes.

Les *sinus pétreux inférieurs* sont plus larges et plus courts que les précédens, et situés entre la partie antérieure du rocher et l'occipital; leur extrémité antérieure s'ouvre dans le sinus caverneux, et leur extrémité postérieure dans le golfe des veines jugulaires : quelquefois ils reçoivent les sinus occipitaux. Les veines qui s'anastomosent avec eux viennent de la moelle allongée, du commencement de la moelle épinière et de la dure-mère correspondante.

Le *sinus transverse* ou occipital antérieur est situé transversalement à la partie antérieure de la gouttière basilaire, le long du sillon qui résulte de la jonction de cet os avec le corps du sphénoïde : il y en a quelquefois deux. Il fait communiquer les deux sinus pétreux inférieurs dans lesquels il s'ouvre par ses deux extrémités, et reçoit quelques veinules de la portion de dure-mère qui tapisse la gouttière basilaire et les parties voisines.

Les *sinus caverneux*, situés sur les parties latérales du corps du sphénoïde, s'étendent depuis l'orifice interne du canal carotidien jusqu'aux apophyses clinoïdes antérieures; chacun d'eux communique en arrière avec les sinus pétreux supérieur et inférieur, et en avant avec les sinus coronaires. Ils forment une dilatation considérable et de forme très-irrégulière. A l'intérieur, ils sont remplis d'un tissu spongieux qui ressemble assez bien à celui des corps caverneux du pénis, et c'est de là que vient leur dénomination. On y trouve encore l'artère carotide et le nerf de la sixième paire, qui les traversent d'arrière en avant, recouverts par la membrane interne du sinus qui se réfléchit sur eux et les unit ensemble : ils baignent dans le sang du sinus. La cavité de ces sinus présente en dedans l'orifice des sinus coronaires, en bas celui d'une veine qui sort du crâne par le canal carotidien, et qui se réunit au plexus veineux qu'on observe sur la paroi supérieure de la fosse gutturale, près des apophyses ptérygoïdes. Ces sinus reçoivent en haut le sang des veines cérébrales antérieures et moyennes inférieures, en avant des veines ophthalmiques, en bas celui des branches veineuses provenant de la dure-mère, et le transmettent dans les sinus pétreux supérieurs et inférieurs.

Le *sinus coronaire*, que quelques anatomistes divisent en deux, l'un antérieur et l'autre postérieur, est ordinairement plus large en avant qu'en arrière; il entoure le corps pituitaire, et est situé derrière la gouttière sur laquelle reposent les nerfs optiques au-devant de la lame quadrilatère du sphénoïde. Il manque souvent soit en devant, soit en arrière; quelquefois aussi il est double en partie, ce qui tient à l'existence d'une branche transversale qui passe sous le corps pituitaire. Il s'ouvre par ses extrémités dans les sinus caverneux, et reçoit les veines du corps pituitaire, et quelquefois de l'ophthalmique.

Pourfour du Petit a décrit encore un autre sinus qu'il a

nommé ophthalmique parce qu'il reçoit les veines de l'œil. Il n'existe pas constamment, et sa forme est sujette à varier : tantôt il est analogue au tuyau d'une plume à écrire, et s'étend alors depuis le premier trou déchiré jusqu'au sinus de l'os pétreux; tantôt il forme une dilatation placée sur la cinquième paire, et qui s'ouvre dans le sinus coronaire.

La surface interne de la dure-mère rachidienne est lisse, blanchâtre, recouverte par l'arachnoïde, et présente, sur les côtés du long conduit qu'elle forme, une série de canaux de plus en plus obliques et correspondant aux prolongemens membraneux que nous avons décrits en parlant de la surface externe. Ce sont ces canaux qui livrent passage aux nerfs rachidiens ; il sont tapissés par l'arachnoïde, qui s'en sépare à leur extrémité, et se réfléchit sur les nerfs eux-mêmes. Les divers appendices du ligament denticulés s'attachent entre les orifices de ces canaux, et semblent se confondre intimement avec la dure-mère. Dans la partie supérieure, au-dessous du trou occipital, on remarque aussi de chaque côté une ouverture qui livre passage à l'artère vertébrale. Inférieurement la cavité cylindroïde de la dure-mère se termine par un nombre de canaux alongés, correspondant à celui des nerfs lombaires et sacrés. M. Ollivier (*De la Moelle épinière, etc.*) a observé que chez les sujets avancés en âge, la face interne de la dure-mère rachidienne présente dans une largeur d'un demi-pouce environ, tout le long de sa partie postérieure, un aspect d'un blanc plus mat et jaunâtre, comme marbré, produit par une multitude de petits points miliaires, opaques et très-rapprochés, sans épaississement marqué de la membrane. Ce changement dans la texture de la dure-mère qui paraît résulter seulement des progrès de l'âge, et qui n'existe cependant qu'à la partie postérieure, ne doit donc pas être pris pour une altération particulière.

L'organisation des sinus, qui sont formés pour la plupart par l'écartement de deux ou plusieurs couches fibreuses, lesquelles semblent résulter d'un dédoublement de la membrane elle-même, a fait admettre par certains anatomistes que la dure-mère était composée de deux lames ; mais il n'en est pas ainsi, et si l'on fait abstraction du feuillet extérieur formé par l'arachnoïde qui la tapisse intérieurement, on reconnaît facilement que la dure-mère n'est qu'une simple couche membraneuse, composée d'un grand nombre de fibres ou de filamens qui se portent en diverses directions. Ces fibres sont peu apparentes à la face externe, et principalement disposées en long. Mais à la face interne elles sont plus marquées, et ont l'aspect tendineux. Beaucoup sont transversales, quelques-unes obliques, d'autres palmées. La nature de ces fibres n'est point musculeuse, ainsi que quelques auteurs l'ont pensé; elles sont formées par un tissu cellulaire condensé, fibreux. Dans l'enfant, la dure-mère paraît être une toile membraneuse, égale et uniforme. Dans le fœtus, elle est plus mince, plus vasculaire, ses replis intérieurs sont peu étendus, et peuvent être divisés facilement en deux lames dans toute leur hauteur. Ses connexions avec le crâne encore imparfait sont bien plus intimes chez l'embryon que chez l'adulte. Le tissu celluleux intermédiaire à la dure-mère rachidienne et au tube osseux des vertèbres est beaucoup plus abondant et plus tenu dans le fœtus et l'enfant; il ne renferme qu'une sérosité rougeâtre.

La dure-mère est extensible, ainsi que le prouvent les exemples d'hydrocéphale; la contractilité de tissu paraît y être nulle. On ne voit pas de nerfs se distribuer dans son épaisseur. Quant à ses vaisseaux, ils sont nombreux et viennent des carotides et des branches que l'aorte fournit dans son trajet le long du rachis. Nous avons indiqué ses fonctions en décrivant successivement toutes ses parties. La dure-mère peut manquer en partie, comme on le voit dans les fœtus simplement anencéphales ou anencéphales avec spina-bifida. On rencontre quelquefois des plaques osseuses à sa surface ou dans son épaisseur; l'inflammation peut aussi déterminer son épaississement : elle est également assez fréquemment le siége de tumeurs fibreuses, carcinomateuses, vasculaires, etc. *Voyez* FONGUS. (MARJOLIN.)

MÉNINGÉ, ÉE, adj.; qui a rapport à la méninge, à la dure-mère.

MÉNINGÉE (artère); branche de la MAXILLAIRE INTERNE. (M.)

MÉNINGITE, s. f., *meningitis*, phrénésie, Pinel. A l'exemple de plusieurs écrivains modernes, nous donnerons le nom de *méningite* à l'inflammation de toutes les membranes du cerveau, du cervelet et de la moelle épinière, mais plus particulièrement à celle de l'arachnoïde et de la pie-mère. Quant à l'inflammation de la dure-mère, comme elle est très-rare, qu'elle est presque toujours le résultat de plaies faites aux os du crâne, et que, d'ailleurs, quand elle a lieu, elle s'accompagne constamment de l'inflammation du feuillet de l'arachnoïde qui la recouvre immédiatement, nous renverrons aux plaies du crâne ce qui concerne particulièrement la dure-mère. Nous ne parlerons ici que de l'inflammation des deux autres membranes. *Voy.* pour la méningite rachidienne, l'article MOELLE ÉPINIÈRE.

Nous comprendrons sous le nom de *méningite* l'inflammation de l'arachnoïde et de la pie-mère, quoique cette maladie présente quelques différences dans ces deux membranes sous le rapport de l'anatomie pathologique. Mais elle les affecte ordinairement à la fois, et les symptômes sont absolument les mêmes. On a même prétendu qu'il était impossible de distinguer l'encéphalite de la méningite, et qu'en conséquence on devait réunir ces deux maladies, d'autant plus que les moyens curatifs ne sont pas différens. Cette opinion est en particulier celle de notre estimable confrère, M. Georget (*voyez* ENCÉPHALITE). Nous ne partageons pas cette manière de voir. Quoiqu'il soit certain que, dans quelques cas, la distinction de ces maladies est impossible, soit parce qu'elles sont réunies, soit parce que les nuances qui les séparent se confondent; cependant, comme elles présentent, lorsqu'elles sont isolées, des caractères souvent assez tranchés pour qu'on puisse les reconnaître sur le vivant, et que les altérations pathologiques qui les accompagnent sont d'ailleurs entièrement différentes, nous pensons qu'elles doivent être considérées, dans des articles séparés, comme la pleurésie et la pneumonie, qu'on n'hésite pas à regarder comme des maladies différentes, quoiqu'elles soient rarement isolées, souvent difficiles à distinguer l'une de l'autre, et que la méthode de traitement soit à peu près semblable.

De la nosographie des méningites. Les symptômes que présente cette maladie ne sont pas les mêmes dans l'état aigu ou chronique; ils varient aussi même dans l'état aigu, suivant les parties des méninges qui sont principalement atteintes d'inflammation, selon l'étendue et la rapidité de la marche de la maladie, selon la susceptibilité plus ou moins grande des individus qui en sont affectés, d'après leur âge, leur sexe, leur idiosyncrasie. Nous offrirons d'abord le tableau des symptômes communs; nous ferons ressortir ensuite les différences.

La durée de la méningite aiguë varie beaucoup depuis trois ou quatre jours jusqu'à trente. Il est rare que les individus qui sont atteints de cette maladie, succombent avant le quatrième ou cinquième jour. J'en ai vu aller jusqu'au vingt-huitième jour, et MM. Parent et Martinet citent même l'exemple d'une malade qui n'a péri que le trente et unième jour. Le plus ordinairement la maladie se termine dans l'espace d'un à deux septenaires. Il n'est pas d'ailleurs toujours possible de fixer d'une manière certaine l'époque de l'invasion des premiers symptômes. Le malade est souvent triste, abattu, dans un état de somnolence, depuis plusieurs jours avant le début de l'inflammation. Quelquefois même il est déjà affecté d'une maladie aiguë ou chronique, lorsque la méningite survient, et complique la maladie première. On peut toutefois partager les symptômes caractéristiques de cette affection en trois périodes, qui souvent, à la vérité, se confondent, mais qui quelquefois sont très-distinctes par le seul état du pouls, comme l'avait depuis long-temps remarqué Robert With. Il est, dans le premier degré de la maladie, plus ou moins serré et fréquent; dans le second, il se ralentit, devient irrégulier, et tombe même quelquefois au-dessous de l'état naturel; enfin, dans le troisième degré, il se relève et s'accélère d'une manière très-remarquable jusqu'au terme fatal. Cette marche régulière, indiquée par l'état du pouls, ne se rencontre pas toujours et appartient plus particulièrement encore aux enfans qu'aux adultes. Le plus ordinairement les périodes sont caractérisées par l'ensemble des symptômes, et non pas par un seul pris isolément.

Première période d'invasion et d'inflammation. La méningite débute ordinairement par des horripilations ou un frisson plus ou moins intense, suivi de chaleur et de fièvre, et par une céphalalgie aiguë, que le malade rapporte tantôt au front, au synciput ou à l'occiput. Elle s'accompagne de somnolence, et offre un caractère très-remarquable. Cette céphalalgie est continue, mais augmente par accès de courte durée, qui arrachent quelquefois aux enfans des cris particuliers, et auxquels M. Coindet donne le nom de *cris hydrencéphaliques*, parce qu'ils se rencontrent souvent avec l'hydropisie des ventricules. Après ces cris, l'enfant retombe dans l'abattement et la somnolence, et dans cet état il grince souvent des dents ou mâchonne, comme s'il avait des fils dans la bouche. La figure des enfans, comme celle des adultes, exprime toujours la douleur; ils froncent les sourcils et le sillon qui se porte des ailes du nez vers les commissures des lèvres. Ils ne sortent de l'état de somnolence et de coma que pour s'agiter, se plaindre et quelquefois délirer. Les mouvemens qu'on imprime au corps réveillent et augmentent les douleurs de tête. La tête est presque toujours pesante, et se renverse en arrière, comme si elle était entraînée par son propre poids. La face est souvent un peu gonflée, tantôt colorée, tantôt pâle, et ces changemens brusques de coloration coïncident ordinairement avec des élancemens douloureux dans une partie quelconque de la tête, mais que les malades rapportent le plus souvent au front. Les paupières sont constamment fermées dans cette première période, parce que les yeux sont très-sensibles à la lumière, et si on cherche à les soulever, même dans l'état de somnolence, le malade les contracte avec force. Les pupilles sont tantôt très-dilatées, tantôt très-resserrées, et souvent agitées d'une oscillation très-évidente. On observe aussi quelquefois, dès cette première période, de légers mouvemens convulsifs dans les muscles de la face et des yeux; mais c'est surtout dans la seconde et troisième période que ces symptômes se rencontrent le plus ordinairement. La fréquence du pouls dans cette première période s'accompagne déjà d'une respiration le plus souvent lente et irrégulière. Il est rare que le malade ne vomisse pas au début de la maladie, et quelquefois, surtout chez les enfans, les vomissemens continuent de loin en loin, ou même d'une manière très-rapprochée, pendant la période suivante. On rencontre cependant quelques malades qui n'ont pas de vomissemens. Ces vomissemens ne s'accompagnent point ordinairement d'une rougeur remarquable de la langue et de la douleur épigastrique, qui caractérisent la gastro-entérite, à moins qu'il n'y ait une complication ; ils coïncident ordinairement avec les élancemens douloureux de la tête, ou leur succèdent. La constipation chez la plupart des malades est presque toujours opiniâtre, à moins que la maladie n'ait été précédée d'une entéro-colite, ce qui arrive quelquefois chez les enfans. Il est rare que les urines s'écoulent involontairement dans la première période, à moins que la maladie ne soit portée à un très-haut degré et le coma très-profond. Je n'ai pas retrouvé, chez les enfans, les urines micacées dont parle Coindet; elles sont chez eux très-sédimenteuses dans cette maladie, comme dans toutes celles où ils urinent rarement, à cause de la quantité de sels calcaires qu'elles contiennent.

Deuxième période d'accroissement et de suppuration.— Cette période est caractérisée par l'accroissement de tous les symptômes, et surtout des symptômes nerveux. La céphalalgie devient souvent plus intense et plus aiguë, et la somnolence plus profonde, portée quelquefois jusqu'à un état carotique. Cet état s'accompagne fréquemment d'une diminution notable de la sensibilité dans une partie quelconque du corps. La face et les membres sont agités de mouvemens convulsifs, de soubresauts des tendons. Les yeux, surtout chez les enfans, sont affectés de strabisme. Les pupilles dilatées ou contractées oscillent d'une manière remarquable. La chaleur de la tête est presque toujours très-élevée, et s'accompagne de rougeur, surtout pendant la durée des exacerbations, qui reviennent fréquemment et d'une manière très-irrégulière; mais le reste du corps est rarement très-chaud; les malades même se plaignant quelquefois du froid, et se cachent sous leurs couvertures. Les symptômes les plus caractéristiques de cette seconde période se rencontrent dans le pouls. Il est souvent, comme nous l'avons annoncé, très-lent, très irrégulier, et tombe même au-dessous de l'état naturel. Si le pouls reste plus fréquent que dans l'état ordinaire, il est rare, au moins, qu'il ne devienne pas quelquefois très-irrégulier. L'irrégularité du pouls coïncide ordinairement avec une inégalité très-grande dans les inspirations. Elles s'accélèrent par moment, deviennent très-courtes, et bientôt après sont suivies d'une longue inspiration suspirieuse très-profonde, après laquelle la respiration semble suspendue pendant quelque temps. La seconde période de la méningite est ordinairement la plus longue. Quand la maladie marche d'une manière peu aiguë, elle peut durer quelquefois douze à quinze jours; c'est ce qu'on observe quand l'inflammation des méninges est bornée à une petite étendue de la base du cerveau, comme il arrive dans cette variété commune chez les enfans, et qui est ordinairement suivie d'épanchement séreux dans les ventricules. *Voyez* HYDROCÉPHALE AIGUË.

Troisième période. Terminaison de la maladie. — Cette période est toujours beaucoup plus courte que la seconde. La céphalalgie a complétement cessé, et est souvent remplacée par le coma le plus profond, qui n'est troublé que par les agitations convulsives des membres, de la face et par les grincemens de dents. Le pouls est très-fréquent, très-régulier; la respiration régulière et en rapport avec la circulation ; mais elle devient souvent ralante et stertoreuse à l'approche de la mort. Les conjonctives sont injectées ; les pupilles sont très-dilatées, et peu sensibles à la lumière. La déglutition est alors très-difficile, à cause du resserrement des mâchoires, et presque toujours l'ingestion des liquides dans l'œsophage détermine un peu de toux et une sorte de régurgitation accompagnée de nausées, parce que les liquides tombent en partie dans la glotte, à cause de la difficulté de la déglutition. Les exacerbations sont accompagnées en général d'une grande chaleur de la peau, de rougeur de la face et de sueurs ; mais, à mesure que les forces s'affaiblissent, les sueurs deviennent froides, et le refroidissement des extrémités avec une respiration stertoreuse termine cette scène de douleur, à moins que des convulsions violentes n'accélèrent le terme de la vie, comme on l'observe quelquefois chez les enfans.

Tels sont les symptômes qui caractérisent en général la méningite ; ils sont pour la plupart communs à l'encéphalite. Cependant, dans l'inflammation des méninges, tous les signes qui caractérisent une excitation vive du cerveau, tels que la céphalalgie, la sensiblité des yeux, l'expression douloureuse de la face, les mouvemens convulsifs, sont en général beaucoup plus prononcés, tandis que ceux qui appartiennent à l'encéphalite, et qui dépendent d'une lésion plus profonde, mais moins douloureuse, s'accompagnent toujours d'une contracture des extrémités et d'une paralysie partielle ou étendue, complète ou incomplète. Ces deux symptômes sont presque pathognomoniques de l'encéphalite, comme l'ont très-bien démontré MM. Rostan et Lallemand, et comme l'a confirmé M. Bouillaud. Ces symptômes ne se rencontrent presque jamais dans la méningite, à moins qu'elle ne soit compliquée de l'inflammation au moins superficielle du cerveau, ou du ramollissement des parties moyennes ou des parois des ventricules du cerveau.

La distinction de la méningite d'avec la fièvre nerveuse ou ataxique essentielle et sans aucune phlegmasie cérébrale, maladie qu'il est impossible de révoquer en doute, quoique plusieurs pathologistes ne veuillent plus l'admettre, est beaucoup plus difficile à établir que celle de l'encéphalite, et offre certainement un des points les plus obscurs encore des maladies du système nerveux. Cependant, comme la différence de ces deux affections est importante à connaître sous le rapport du traitement, je tâcherai d'indiquer les différences qui me paraissent les plus saillantes. Les signes d'excitation cérébrale sont à peu près les mêmes au début des deux maladies; mais la marche en est ensuite différente. Dans la fièvre nerveuse, l'agitation, l'anxiété, les spasmes, le délire et les soubresaults dans les tendons alternent souvent très-promptement avec un calme trompeur, et quelquefois même un véritable sommeil; dans la méningite, au contraire, il y a peu d'agitation, et les mouvemens convulsifs coïncident avec un état de somnolence ou de coma très-prononcé. Ces symptômes sont plus ou moins permanens dans la méningite, et rarement on observe d'intermittence ou de calme parfait, excepté dans la première période. Dans la fièvre nerveuse, les lésions fonctionnelles du système nerveux paraissent être plutôt le résultat d'une véritable perturbation, tandis que dans l'autre elles sont dues à une lésion plus profonde, et qui frappe les organes dans leur tissu.

L'hydrocéphale aiguë, sans méningite, et dépendant seulement d'une simple excitation cérébrale sans phlegmasie, est une maladie très-rare et très-voisine de l'inflammation des méninges de la base, de sorte qu'elle se confond presque entièrement pour les symptômes avec la méningite de la base. Il est probable, cependant, que nous réunissons là deux maladies voisines qu'on parviendra un jour à distinguer.

Hencke a prétendu qu'on a quelquefois, chez les enfans, confondu les symptômes qui appartiennent à la méningite avec ceux qui peuvent être déterminés par la présence des vers; cette méprise paraît cependant difficile à concevoir. En effet, la céphalalgie, la dilatation des pupilles, les vomissemens, les convulsions même qui, dans quelques cas, sont dus à la présence des vers, n'offrent qu'une durée passagère, ne sont point ordinairement précédés et accompagnés d'un état fébrile et d'une respiration inégale et suspirieuse, et, enfin, ne présentent aucune analogie avec la marche des symptômes que nous avons tracés dans la description de la méningite.

Quant aux différences qu'on remarque dans les symptômes de la méningite, suivant le siége qu'occupe l'inflammation et suivant l'âge des individus, l'observation prouve, comme l'ont très-bien reconnu MM. Parent et Martinet, que l'inflammation des membranes qui recouvrent toute la convexité du cerveau, et qui appartient plus ordinairement aux adultes, est presque toujours caractérisée, dès son début, par le trouble des facultés intellectuelles et un délire plus ou moins violent; tandis que, dans l'inflammation des méninges de la base et des ventricules, qu'on retrouve en général plus fréquemment chez les enfans, les facultés intellectuelles ne sont presque jamais altérées. Dans cette dernière espèce d'inflammation, les symptômes d'excitation cérébrale sont, dès le commencement, accompagnés de somnolence; les vomissemens sympathiques sont plus constans; enfin, dans la seconde période, le strabisme et le trismus ne manquent presque jamais, surtout chez les enfans. Lorsque l'inflammation se propage à la fois sur toute l'étendue des méninges, on conçoit que ces distinctions, d'ailleurs assez légères, disparaissent complétement.

Les complications de la méningite avec des maladies des organes de la digestion ou de la respiration sont assez fréquentes, et ces complications modifient nécessairement les caractères propres à l'inflammation des méninges. Il n'est pas rare de voir la méningite succéder à une gastro-entérite, ou compliquer cette affection abdominale. On la rencontre quelquefois avec la pleuro-pneumonie. J'ai assez fréquemment observé que les enfans affectés de phthisie tuberculeuse des poumons succombaient à une méningite de la base du cerveau. Il est vraisemblable que l'inflammation des méninges peut se compliquer avec les différentes maladies éruptives aiguës, telle que la rougeole, la scarlatine, la variole; mais, quoiqu'un médecin ait recemment annoncé que la complication de la méningite avec la variole était assez fréquente chez les adultes, je ne l'ai jamais observée sur les enfans de deux à quinze ans, qui sont cependant, comme nous l'avons dit, très-exposés aux inflammations de la base du cerveau.

Dans la méningite lente ou chronique ou qui passe à l'état chronique, après avoir débuté d'une manière aiguë, la céphalalgie, plus ou moins continue, et la somnolence qui l'accompagne le plus souvent, et même, dans certains cas, chez les enfans, les mouvemens convulsifs et les vomissemens, sont presque les seuls signes qui puissent la faire soupçonner.

Les altérations pathologiques qu'on rencontre à la suite des inflammations des membranes du cerveau sont différentes, lorsque l'arachnoïde a été principalement affectée, ou lorsque l'inflammation a au contraire son siége dans le tissu de la pie-mère. Si l'arachnoïde est seule enflammée, et que le malade ait succombé dans la première période, ce qui est très-rare, à moins qu'il n'ait été pris tout à coup de violentes convulsions, on observe que la surface de cette membrane est sèche, lisse, injectée d'une manière remarquable, comme si on avait poussé une matière colorante rouge dans les capillaires les plus déliées. Il ne faut pas confondre cette injection vasculaire avec celle qui a lieu à la partie postérieure du cerveau, et qui est le résultat d'un effet purement hydrostatique, ou avec les suffusions sanguines qui s'observent dans le tissu sous-arachnoïdien, mais qui se dissipent en incisant l'arachnoïde ou en la détachant.

Quant à la sécheresse de l'arachnoïde, on l'observe aussi quelquefois seule et sans inflammation, dans la turgescence du cerveau auquel on a donné improprement le nom d'hypertrophie. Dans tous les cas de sécheresse de l'arachnoïde et de non infiltration de la pie-mère, les membranes adhèrent fortement au cerveau et ne peuvent en être détachées sans en emporter une partie; bien qu'il ne soit ni ramolli, ni piqueté de rouge, comme dans la véritable encéphalite. Cet état est néanmoins très-voisin de l'inflammation.

Lorsque le malade succombe dans la deuxième ou la troisième période de la méningite, la surface plus ou moins injectée de l'arachnoïde est souvent recouverte d'un liquide séreux ou séro-purulent plus ou moins abondant, et de fausses membranes molles et d'un blanc verdâtre. Dans quelques cas, les cavités des ventricules, ou la grande cavité de l'arachnoïde, sont en partie remplies par un liquide purulent, floconneux, absolument semblable à celui des autres membranes séreuses. Si on observe alors l'arachnoïde, on voit qu'elle a perdu de sa transparence et qu'elle est souvent épaissie. A la suite des inflammations des méninges de la base du cerveau, on remarque ordinairement dans les ventricules un épanchement plus ou moins considérable de sérosité toujours transparente, quand l'arachnoïde des ventricules et les plexus choroïdes n'ont pas participé à l'inflammation. *Voyez* HYDROCÉPHALE AIGUE.

Lorsque la pie-mère est le siége de l'inflammation, on retrouve entre elle et l'arachnoïde, principalement le long des vaisseaux, des couches d'un liquide jaunâtre ou purulent, tantôt disposées par plaques irrégulières, tantôt par bandes parallèles aux plus gros vaisseaux, qui parcourent les méninges, soit vers la convexité cérébrale, soit dans les scissures de Sylvius ou enfin au sommet du cervelet, à l'endroit où les méninges pénètrent par le grand hiatus ventriculaire, pour former les plexus choroïdes. Dans les endroits où le tissu sous-arachnoïdien est très-lâche, comme on l'observe à la base du cerveau, en avant et en arrière de l'entre-croisement des nerfs optiques, on remarque le plus souvent une infiltration séro-gélatineuse jaunâtre très-abondante.

Dans les inflammations chroniques des méninges, on observe un épaississement et une blancheur comme nacrée de l'arachnoïde; elle s'accompagne quelquefois de granulations très-petites et de véritables tubercules qui ont leur siége dans le tissu sous-arachnoïdien ou au-dessous.

Étiologie de la méningite. — Cette maladie affecte tous les âges, depuis la naissance jusqu'à la vieillesse. On la rencontre cependant plus ordinairement depuis la fin de la première dentition jusqu'au-delà de la jeunesse. Elle est assez commune surtout chez les enfans de cinq à quinze ans. Suivant le tableau des âges fourni par MM. Parent et Martinet, la méningite serait cependant plus fréquente de quinze à soixante, que de cinq à quinze; mais on ne peut pas établir de calcul rigoureux sur la proportion de la maladie suivant les âges, d'après les observations qui ont été principalement recueillies dans les hôpitaux consacrés aux adultes. Ce que je puis affirmer, c'est que cette maladie est ordinairement très-fréquente chez les enfans jusqu'à l'âge adulte. Quant à la proportion qu'on remarque entre le nombre des hommes et des femmes affectés de méningite, il semblerait, d'après le travail de MM. Parent et Martinet, que la proportion des hommes est beaucoup plus considérable, puisque sur cent seize observations, on compte quatre-vingt-huit hommes et vingt-huit femmes seulement; mais je crois que cette différence tient encore à quelque localisation; car il me paraît bien prouvé, au moins pour la méningite de la base, chez les enfans, qu'elle est plus commune chez les filles que chez les garçons, et que, parmi ceux-ci, elle affecte plus particulièrement ceux qui ont une constitution grêle, délicate, nerveuse, et qui se rapproche davantage de la constitution des filles. Mais chez les adultes, comme les hommes sont beaucoup plus exposés que les femmes, par la nature de leurs travaux, aux contusions, aux commotions cérébrales, aux fractures des os du crâne, ils doivent être plus fréquemment atteints de la méningite qui dépend de causes extérieures. La proportion des causes extérieures, pour les hommes qui se livrent à des travaux fatigans, étant bien plus considérable que pour ceux qui mènent une vie sédentaire, les rapports de MM. Parent et Martinet, s'appliquent principalement à cette classe d'hommes occupés à des travaux forcés et qui fréquentent particulièrement les hôpitaux ; mais il faudrait bien se garder d'admettre les mêmes calculs pour toutes les classes de la société. Quant aux causes intérieures qui paraissent agir d'une manière plus ou moins éloignée pour produire l'inflammation des méninges, telles que les affections morales et les contentions d'esprit, elles sont à peu près égales pour les deux sexes.

La méningite paraît soumise, comme plusieurs inflammations des membranes séreuses, à l'influence de causes atmosphériques que nous ne pouvons pas bien apprécier : ainsi chez les enfans, nous observons des années où cette maladie est très-fréquente et d'autres où on ne la rencontre presque pas; ce qui a fait dire quelquefois qu'elle avait régné d'une manière presque épidémique. On la retrouve à peu près dans toutes les saisons; mais plus particulièrement au printemps et en automne. Nous n'en avons pas vu un seul cas pendant les chaleurs brûlantes de l'été, tandis que nous en avons observé plusieurs exemples au printemps et surtout en automne.

Thérapeutique de la méningite. — Il n'y a pas de maladie dans laquelle il soit aussi pressant d'agir que dans celle-ci : le plus léger retard est alors bien plus fâcheux que dans toute autre inflammation des membranes séreuses, parce qu'elle ne peut se terminer d'une manière favorable que par résolution. Si la suppuration des méninges a lieu dans une certaine étendue, et qu'il n'y ait pas une prompte résorption, elle entraîne presque nécessairement la mort; tandis que la suppuration du péritoine, du péricarde et des plèvres, n'est pas toujours nécessairement mortelle : aussi dès qu'on soupçonne une inflammation des méninges, la méthode antiphlogistique doit-elle être très-active. Les saignées générales sont presque toujours préférables aux saignées locales par les sangsues et les ventouses : on pratiquera donc d'abord une large saignée au pied ou au bras ou à la jugulaire; on aura recours, si ces moyens sont insuffisans ou impraticables, à de larges applications de sangsues sur les parties latérales du col et de la tête ou à la nuque, suivant le siége des douleurs et les probabilités que l'affection occupe telle ou telle région. Les saignées doivent être secondées par un régime antiphlogistique des plus sévères, des boissons très-légères et douces, des lavemens émolliens. On emploiera en même temps des révulsifs sur les extrémités inférieures, les pédiluves, les cataplasmes chauds légèrement sinapisés. Il est essentiel que la proportion de la moutarde ne soit pas assez considérable pour exciter une vive douleur qui, en réagissant sur l'état général, augmenterait nécessairement la fièvre et l'afflux du sang vers le cerveau. Les applications froides et même glacées doivent être constamment et soigneusement continuées sur la tête, tant qu'il y a beaucoup de chaleur et de réaction. Lorsque ces moyens sont insuffisans, il faut promptement, dès la première période, recourir aux affusions froides sur la tête et le tronc : pour que ce moyen puisse être salutaire, et j'en ai plusieurs exemples remarquables, il faut que le pouls offre encore une certaine résistance et que la température du corps soit très-élevée; on doit même de préférence l'employer au moment des exacerbations. La température de l'eau et la durée de l'affusion seront réglées avec soin d'après les forces du malade et son idiosyncrasie; elle doit toujours être très-courte, de deux à trois minutes pour commencer; on en augmentera ensuite la durée, si les résultats sont évidemment avantageux; il ne faut employer les affusions qu'avec une extrême prudence, car ce moyen thérapeutique est d'abord promptement sédatif et plus débilitant même que la saignée; mais il a sur elle le grand avantage de favoriser puissamment la réaction, si les forces ne sont pas entièrement affaiblies. *Voyez* AFFUSION.

Si les affusions ont été sans effet ou n'ont pas pu être mises en usage, à cause de l'état de la poitrine ou par d'autres raisons, il faut se hâter de recourir aux dérivatifs sur le canal intestinal, si toutefois les organes de la digestion sont parfaitement sains. Les purgatifs doux et particulièrement le calomélas seul ou associé avec quelque véritable purgatif, tel que la rhubarbe, le jalap et l'émétique même en lavage à la manière des chirurgiens, dans les commotions du cerveau, doivent être promptement mis en usage. Tous ces moyens révulsifs, qui agissent plus ou moins sur le canal intestinal, ne peuvent être employés que lorsque les vomissemens ont complétement cessé. Quant à l'emploi de l'émétique, comme contro-stimulant, il ne m'a jamais réussi, dans aucune période de la méningite, ni chez les enfans, ni chez les jeunes gens : *voyez* ce que j'en ai dit à l'article HYDROCÉPHALE AIGUE.

Dans la seconde période de la méningite, lorsque le pouls est devenu très-lent, et lorsque la somnolence s'accompagne de symptômes nerveux très-marqués, les saignées, les affusions froides et tous les moyens antiphlogistiques sont ordinairement sans effet ou produisent même quelquefois un effet nuisible; on peut, dans quelques cas seulement, recourir encore avec succès à des sangsues ou ou à des ventouses scarifiées autour de la tête; mais si les symptômes persistent et que le malade s'affaiblisse, il faut employer ou un séton à la nuque ou un large vésicatoire sur la tête; ce dernier moyen m'a souvent paru très-utile, surtout chez les enfans; il est bien préférable aux vésicans placés sur les extrémités, qui excitent presque toujours une réaction générale, nuisible à l'affection locale, et qui ne diminue en rien cette tendance aux épanchemens séreux qui se rencontrent fréquemment, surtout dans la méningite de la base du cerveau. On continuera, pendant cette seconde période, l'usage des purgatifs et particulièrement celui du calomélas. On pourra aussi solliciter la salivation, à l'aide des frictions mercurielles pratiquées sur les parties latérales du cou, sur la tête et sous les aisselles : quelques praticiens prétendent avoir vu quelques exemples de guérison à l'aide de ce moyen; je n'ai pas été aussi heureux qu'eux; je l'ai toujours employé sans succès, même lorsqu'il procurait une salivation abondante. Mais je dois avouer, au reste, que je n'ai presque vu jamais de guérison, quand la maladie est arrivée à la fin de la seconde période.

La thérapeutique, dans la troisième période de la méningite, se borne uniquement à combattre les symptômes nerveux et à favoriser toutes les évacuations; mais cette médecine palliative est presque toujours impuissante; les frictions éthérées et camphrées modèrent quelquefois les mouvemens convulsifs; mais tous les antispasmodismes administrés à l'intérieur sont presque toujours plus nuisibles qu'utiles, parce qu'ils excitent encore la circulation, qui n'est déjà que trop accélérée à cette époque de la maladie; il est plus rationnel alors de s'en tenir à la digitale associée au calomélas. Je n'ai jamais vu dans cette période avancée aucun bon effet des bains tièdes ou des bains de vapeur qu'on a particulièrement préconisés. Quant aux dérivatifs sur l'intestin, ils ne sont plus d'aucun effet dans ce dernier degré de la maladie, et ne tendent qu'à affaiblir le malade et à accélérer sa fin; la suppuration des vésicatoires sur la tête est le moyen qui offrirait le plus de chance de succès, s'il pouvait y en avoir de favorable dans un état aussi fâcheux. On a publié des observations de fièvres dites cérébrales, guéries par le quinquina. Il n'y a pas de doute que le quinquina administré par la bouche, ou même en lavemens, a souvent triomphé de fièvres rémittentes graves, accompagnées de symptômes cérébraux; mais il ne faut pas confondre ces maladies avec les véritables méningites qu'on n'a jamais guéries par ce moyen. j'ai employé le quinquina à très-fortes doses dans les méningites de la base du cerveau, qui se présentent quelquefois sous les apparences trompeuses d'une fièvre intermittente ou rémittente, et je n'ai jamais observé d'autre effet de ce moyen que celui de retarder dans quelques cas la mort, probablement parce qu'il tend à soutenir les forces. (GUERSENT.)

MÉNINGO-GASTRIQUE, adj.; dénomination par laquelle M. Pinel a désigné la fièvre bilieuse, gastrique, des auteurs, parce que, suivant ce professeur, cette fièvre paraît avoir son siége principal dans le conduit alimentaire, surtout dans l'estomac et le duodénum, non moins que dans les organes sécréteurs de la bile et du suc pancréatique (*Nosogr. philos.*). *Voyez* FIÈVRE.

MÉNINGO-PHYLAX, s. m., *meningo phylax*, de μήνιγξ, μηνιγγος, méninge, et de φύλαξ, gardien, *custos meningis*, gardien des méninges; synonyme de *dépressoire*. Instrument dont on se sert dans le pansement après l'opération du trépan. Le méningophylax consiste en une tige de fer exactement ronde qui a deux pouces de longueur; une de ses extrémités est montée sur un manche, et l'autre est terminée par une sorte de lentille ou bouton large et aplati situé horizontalement par rapport à sa tige. Cette lentille, qui doit être très-polie pour ne pas blesser la dure-mère, a six lignes de diamètre. Avec cet instrument on abaisse un peu la dure-mère, et on place la circonférence du sindon sous le trou fait au crâne par la couronne du trépan. Les chirurgiens se servent aujourd'hui assez rarement de cet instrument qui peut être remplacé par le couteau triangulaire ou par le porte-mèche. (MURAT.)

MÉNINGOSE, s. f., *meningosis*; union des os au moyen de membranes : c'est une des quatre espèces de SYMPHYSE.

MENISPERMÉES, s. f. pl., famille naturelle de plantes dicotylédones polypétales à étamines hypogynes, composée en général de végétaux sarmenteux et grimpans, munis de feuilles alternes pétiolées entières et de fleurs petites herbacées unisexuées et généralement dioïques. Cette petite famille, dans laquelle on compte les racines de colombo et de pareira brava, et les fruits du menisperme, connus sous le nom de *coques du levant*, offre très-peu d'uniformité dans ses propriétés médicales. Ainsi les racines de colombo et de pareira contiennent avec une très-grande quantité de fécule un principe amer qui les rend légèrement toniques et nullement vénéneuses. Les coques du levant au contraire renferment une matière éminemment vénéneuse de nature alcaline, que M. Boullay a décrite sous le nom de *picrotoxine*. Cette famille du reste offre très-peu d'intérêt sous le rapport médical. (A. RICHARD.)

MÉNISPERMIQUE (acide). Cet acide a été découvert par M. Boullay dans la *coque du Levant* (*menispermum cocculus*); il y est combiné à la picrotoxine (*voyez* ce mot). On l'obtient en traitant, par une solution de baryte, une décoction aqueuse de coques du Levant. Il se forme du ménispermate soluble. On sépare la baryte par des proportions très-justes d'acide sulfurique. On obtient alors l'acide ménispermique par évaporation.

Cet acide décompose le sulfate de magnésie, en formant un ménispermate de magnésie insoluble. Il forme un sel soluble avec la chaux; il précipite la baryte de sa solution aqueuse; il précipite en vert foncé l'oxyde rouge de fer dissous dans l'acide sulfurique; il n'a aucune action sur les sels de fer au minimum d'oxygénation. Il trouble les solutions de mercure et d'argent. Malgré l'ensemble de ces propriétés, on peut encore, avec M. Thénard, désirer de nouvelles recherches sur cet acide, en remarquant que, tel qu'il a été obtenu jusqu'ici, il est jaune, non cristallisé, amer; et on peut, par conséquent, penser qu'il n'a pas encore été obtenu parfaitement pur. Il n'est d'aucun usage. (J. P.)

MÉNORRHAGIE, s. f., de μὴν, menstrues, et ῥήγνυμαι, je sors avec violence; écoulement du sang menstruel trop abondant et porté au point de déranger la santé. Ce mot a été employé par beaucoup d'auteurs, dans la stricte acception de son étymologie, pour désigner le flux immodéré des règles; mais beaucoup d'autres l'ont appliqué à toute espèce d'hémorrhagie utérine. En effet, la distinction de ces deux sortes de flux est d'autant plus difficile à faire, que, chez la femme qui n'est pas enceinte, l'hémorrhagie utérine, de quelque cause qu'elle provienne, revêt souvent le caractère périodique de la menstruation, et se confond avec elle. Les points de doctrine qui se rapportent à l'une conviennent également à l'autre, et ce serait m'exposer à des redites continuelles que d'en faire deux articles séparés, surtout devant traiter, dans un de ces deux articles, des hémorrhagies qui surviennent pendant la grossesse et l'accouchement, et qui ne méritent pas le mom de ménorrhagie.

(DESORMEAUX.)

MÉNOSTASIE, s. f., *menostasis*, de μῆν, et de στασις, action de s'arrêter. Sauvages et quelques autres auteurs ont employé ce mot pour désigner la rétention et la suppression des menstrues. Je vois que d'autres personnes l'ont entendu de la difficulté de la menstruation ou *dysménorrhée*; mais je ne sais sur quel fondement. Au surplus, il n'est pas employé actuellement, ou il l'est beaucoup moins que son synonyme *aménorrhée*. *Voy.* ce mot. (DESORMEAUX.)

MENSTRUATION, s. f., *menstruatio*, excrétion sanguine qui se fait par les organes génitaux de la femme, commence à l'époque de la puberté, se renouvelle périodiquement pendant tout le temps de la fécondité, excepté pendant la grossesse et l'allaitement, et cesse avec la faculté de concevoir. Cette excrétion est encore connue sous les noms de *menstrues*, *règles*, *mois*, *ordinaires*. Les femmes, évitant par pudeur de lui donner son nom propre, la désignent par des expressions détournées fort variées, qu'il serait inutile et trop long de rapporter ici. Toutes les femmes, à quelque race d'hommes qu'elles appartiennent, sont assujéties à l'excrétion menstruelle. D'anciens voyageurs avaient prétendu que les femmes qui habitent vers le pôle arctique et les indigènes du Brésil en étaient exemptes; mais des observations récentes plus exactes ont prouvé le contraire. Quelques naturalistes anciens, et même des modernes, ont dit aussi que des quadrupèdes, que la baleine, que des oiseaux, que quelques poissons avaient un écoulement régulier de sang par les organes génitaux. Il est actuellement démontré que c'est une erreur. Il est évident que ce qu'on désigne comme flux menstruel n'est que l'écoulement de mucosité sanguinolente qui a lieu chez quelques-uns de ces animaux, quand ils sont en chaleur, et que, relativement aux autres animaux, les observations sont fautives. Cependant des naturalistes modernes assurent avoir observé l'excrétion menstruelle chez les orangs, les singes et les chauves-souris.

Quoique la menstruation paraisse un résultat nécessaire de l'organisation de la femme, il est cependant quelques femmes chez qui elle n'a pas lieu; mais ces exceptions sont individuelles. Ainsi Linné rapporte avoir vu en Laponie plusieurs femmes qui pendant toute leur vie n'avaient pas été réglées, mais elles étaient restées stériles. La même chose s'observe dans tous les pays. Cependant la stérilité n'est pas la conséquence nécessaire de l'absence de la menstruation. On a des exemples assez nombreux de femmes qui, pendant toute leur vie, n'ont point éprouvé l'évacuation menstruelle, ou chez qui elle a manqué pendant un certain nombre d'années, sans que leur santé ait été dérangée, et sans que cela les empêchât d'être fécondes. De Haller cite une de ses parentes qui, après son premier accouchement, n'a eu ni lochies, ni règles. Piet, son traducteur, dit avoir connu une femme qui, ayant été bien réglée et ayant fait deux enfans, en fit un troisième à vingt-trois ans; les lochies coulèrent comme à l'ordinaire, mais ses règles ne reparurent pas au temps où elles devaient revenir, et ne revinrent plus. Cette femme a vécu plus de douze ans après ce premier accouchement sans avoir de règles, et sans cependant cesser de faire des remèdes pour les rappeler, quoique cette suppression ne lui causât, pour ainsi dire, aucune incommodité. Un fait plus remarquable serait celui que rapporte Deventer, d'une femme qui n'aurait été réglée que pendant le cours de ses grossesses; mais ce fait n'est appuyé que sur le rapport de cette femme elle-même. Baudelocque cite plusieurs exemples semblables, mais également sur le seul rapport des femmes.

La menstruation commence à l'époque où les autres signes de la puberté, tels que le développement des mamelles et l'apparition des poils au pénil, commencent à se manifester : cette époque est aussi celle où le corps a acquis la plus grande partie de son accroissement. Dans nos climats tempérés, c'est ordinairement à l'âge de treize, quatorze, quinze ans que la menstruation s'établit. Cela a lieu plus tôt dans les pays chauds : ainsi les filles sont nubiles à huit ou neuf ans dans les contrées les plus chaudes de l'Asie. Dans les régions septentrionales, au contraire, l'apparition de la menstruation est d'autant plus tardive que l'on approche davantage du pôle; et dans quelques pays de montagnes elle n'a souvent lieu qu'à vingt-quatre ans. Cette époque présente encore des variations suivant le genre de vie et le tempérament des femmes : elle est plus avancée chez celles qui habitent les grandes villes, ont une nourriture succulente, mènent une vie oisive, sont d'un tempérament sanguin et surtout d'un tempérament nerveux; plus retardée chez celles qui sont dans des conditions opposées. Dans le premier cas, il n'est pas rare de voir la première éruption des règles se faire à onze ou douze ans; tandis que, dans le second, elle n'a souvent lieu qu'à dix-huit, dix-neuf, vingt ans et-au delà Osiander nous a fait connaître le résultat suivant : de cent trent-sept femmes, les règles ont paru, chez trois, à l'âge de douze ans; chez huit, à treize ans; chez vingt-une, à quatorze ans ; chez trente-deux, à quinze ans; chez vingt-quatre, à seize ans; chez onze, à dix-sept ans; chez dix-huit, à dix-huit ans; chez dix, à dix-neuf ans; chez huit, à vingt ans; chez une, à vingt-un an; chez une, à vingt-quatre ans. C'est donc la quatorzième année qui est l'époque ordinaire où les règles commencent à paraître dans les environs de Goettingue. De Haller connaissait une jeune personne de neuf ans qui était réglée depuis plusieurs années sans que sa santé en souffrît. Il cite en même temps une jeune fille de Suisse qui accoucha à neuf ans. Les exemples semblables ne sont pas très-rares dans les auteurs, et nous en avons eu un à Paris, il y a quelques années. On trouve aussi des exemples de menstruation beaucoup plus précoce, qui aurait eu lieu chez des enfans de tout âge, et même dès l'instant de la naissance. Il arrive assez souvent, il est vrai, de voir des petites filles, peu de jours après leur naissance, rejeter par la vulve un peu de mucosité sanguinolente. Cet écoulement cesse bientôt de lui-même, et aura sûrement donné lieu à la plupart des histoires de menstruation établie dès la naissance. Quant aux autres observations, en les examinant attentivement, on trouve bien quelques cas extraordinaires de menstruation régulière et prématurée ; mais le plus souvent il ne s'agit que d'écoulemens sanguins qui sont loin d'avoir la régularité et les caractères de la menstruation.

La première éruption des menstrues, qui est elle-même le signal de la nubilité ou puberté, s'annonce par les phénomènes suivans, dont Moschion a tracé le fidèle tableau : les mamelles, qui ont pris un développement rapide, se gonflent; la jeune fille éprouve un sentiment de pesanteur, de la tension, de la chaleur à l'hypogastre, un léger prurit aux parties sexuelles, des lassitudes générales; il survient un écoulement muqueux, qui quelquefois dure plusieurs mois, mais qui souvent est bientôt suivi de l'écoulement du sang, dont l'apparition fait cesser les phénomènes qui viennent d'être décrits. Cette excrétion sanguine, ordinairement peu abondante, dure deux, trois ou quatre jours, puis cesse pour reparaître après un temps plus ou moins long, et, après quelques intervalles irréguliers, elle prend la périodicité régulière qu'elle doit conserver jusqu'à l'époque où elle cessera naturellement d'avoir lieu. Vers cette époque de la puberté, l'extérieur des organes génitaux commence à se couvrir de poils; il se fait aussi des changemens notables dans le moral de la jeune fille : elle devient plus réservée, elle est habituellement pensive, elle rougit et soupire facilement. Ces phénomènes ne se montrent pas régulièrement chez toutes les jeunes filles ; il en est chez qui ils sont à peine sensibles; chez d'autres ils n'existent pas ou sont absolument inaperçus, et l'excrétion menstruelle paraît sans avoir été annoncée; chez d'autres, au contraire, ils sont plus marqués, et s'accompagnent de céphalalgie, de roideur tensive des muscles du col, de quelques éruptions ou de quelques autres symptômes, qui, lorsqu'ils ont un certain degré de gravité, constituent un véritable état maladif, désigné sous le nom de *dysménorrhée*, dont il sera traité dans la suite de cet article. Il est des femmes chez lesquelles chaque période menstruelle est, pendant toute la durée de la menstruation, marquée par le retour d'un certain nombre de ces phénomènes, parmi lesquels Bordeu place aussi les modifications du pouls. Suivant lui, le pouls simple de la matrice, ou pouls des règles, est ordinairement plus élevé, plus développé que dans l'état naturel, ses pulsations sont inégales; il y a des rebondissemens moins constans, à la vérité, moins fréquens et moins marqués que dans le pouls nasal, mais cependant assez sensibles. Il ajoute avec raison qu'il y a des femmes dans lesquelles la révolution des règles est, pour ainsi dire, insensible, et la crise se fait sans qu'il paraisse dans le pouls des changemens bien considérables.

La durée de l'écoulement sanguin à chaque période menstruelle est en général invariable chez une femme bien portante; mais elle diffère d'individus à individus. Elle est le plus ordinairement de quatre à cinq jours, ou, pour mieux dire elle varie de trois à huit. Rarement est-elle en deçà ou au delà de ces deux limites.

La quantité du sang est de même invariable chez le même individu, et très-variable selon les différens individus. Cependant il est à remarquer que souvent il y a alternativement une période où l'écoulement est plus long et plus abondant, et une où il est moindre en durée et en quantité. Suivant Aristote, ce serait à chaque troisième période que la menstruation serait plus abondante. Il est impossible de fixer même approximativement cette quantité, et à cause des grandes différences qu'elle présente, et à cause de la difficulté de recueillir le sang. Hippocrate l'estimait être de deux cotyles, ce qui, d'après Galien, équivaudrait à dix-huit onces. J'ignore si cette estimation est vraie pour le climat de la Grèce, mais je pense avec presque tous les physiologistes qu'elle serait beaucoup trop forte pour le nôtre. Suivant de Haller, la quantité de sang qui s'évacue à chaque période des règles est de six à douze onces. Baudelocque dit qu'on l'évalue en général à trois ou quatre onces. De Haen, qui a employé un procédé fort ingénieux pour parvenir à connaître exactement la quantité du sang menstruel, a trouvé que certaines femmes en perdent trois onces, d'autres quatre ou cinq, très-peu une demi-livre, et qu'il est extrêmement rare d'en voir qui perdent dix onces, si elles n'ont pas quelque maladie de matrice. Les climats paraissent influer d'une manière très-marquée sur l'abondance de la menstruation. On a dit qu'elle croissait en raison de la chaleur du climat. On a peut-être trop généralisé cette assertion, qu'il conviendrait de soumettre à un nouvel examen. Si des observateurs nous assurent que les Européennes transportées à Batavia y périssent presque toutes de menstruation excessive, ils ne nous disent pas si les indigènes des régions les plus chaudes sont réglées plus copieusement que les femmes des pays dont la température n'offre aucun excès. Il serait à désirer aussi qu'on pût avoir des notions exactes sur la menstruation dans les différentes races d'hommes. Outre le climat, et plus que lui, le genre de vie influe sur cette excrétion; elle est plus abondante chez les femmes des villes qui mènent une vie oisive et ont une nourriture succulente, que chez les paysannes qui sont dans des conditions différentes. Il est pourtant à remarquer que les filles de campagne qui viennent se mettre en service à Paris, voient ordinairement leurs règles se supprimer, et que cette excrétion ne se rétablit qu'après plusieurs mois; mais cette anomalie apparente tient au changement opéré dans leur manière de vivre. La même chose, en effet, s'observe chez les jeunes personnes qui, ayant passé leur enfance chez leurs parens, entrent dans des maisons d'éducation seulement après l'époque de la puberté. Moschion prétend que les femmes qui font continuellement un violent exercice de la voix ne sont pas réglées. Quelle que soit la quantité de sang que les femmes perdent à chaque période menstruelle, cette quantité n'est pas également répartie entre les jours pendant lesquels l'écoulement a lieu. Le plus ordinairement le flux est peu abondant le premier jour; il l'est davantage pendant les deux jours suivans, et il va ensuite en diminuant. Chez quelques femmes, après un ou deux jours de durée, il est interrompu pendant le même espace de temps, pour reparaître ensuite. Le flux sanguin est souvent précédé et suivi d'un écoulement de mucosités; et, chez la plupart des femmes, en même temps qu'il diminue, il devient de plus en plus séreux.

On a eu à diverses époques des idées différentes sur la nature et la qualité du sang menstruel; et, tout en rejetant les erreurs des anciens, les physiologistes ne sont pas encore bien fixés à cet égard. Hippocrate et Aristote disent que le sang menstruel est semblable à celui d'un animal récemment tué, et qu'il se coagule promptement. Malgré de si graves autorités, on vit s'établir le préjugé populaire que ce sang est fétide, vénéneux, et que ses exhalaisons même produisent les effets les plus délétères. Ce préjugé, recueilli par Pline et par les médecins arabes, se trouve reproduit dans les écrits de la plupart des médecins du moyen âge, et subsiste encore dans le vulgaire. Cependant les meilleurs esprits l'ont toujours repoussé, et ont reconnu la vérité de l'assertion d'Hippocrate. Quelques médecins ont cru reconnaître au sang des règles l'odeur du souci. Je n'ai point vérifié ce fait. D'autres ont trouvé qu'il est plus visqueux, ce que de Haller attribue au mucus qui s'y trouve mêlé. Le fait et l'explication me paraissent exacts. Dionis pense que le sang des règles ne forme pas de caillot. Cette opinion a été adoptée par beaucoup d'accoucheurs qui fondent sur ce caractère un des signes distinctifs de la menstruation et de la métrorrhagie pendant la grossesse. Le Dr Lavagna a fait quelques expériences qui lui paraissent établir que ce sang ne contient pas de fibrine; mais ces expériences sont trop peu nombreuses, et ont été faites sur de trop petites quantités de sang pour être concluantes. Il est un fait qui semblerait propre à confirmer cette opinion, c'est que le sang qui s'est amassé dans l'utérus chez les filles imperforées, et qui s'écoule après l'incision de la membrane qui le retenait, noirâtre et poisseux, n'est ordinairement pas coagulé. Cependant, dans quelques cas, il a paru mêlé de caillots; d'ailleurs, chez quelques femmes, il se forme dans l'utérus des concrétions fibrineuses, dont on ne peut attribuer l'origine qu'au séjour du sang menstruel. En outre je connais des femmes bien portantes, dont la menstruation est régulière, et qui rendent des caillots toutes les fois qu'elles sont restées pendant plusieurs heures dans une situation horizontale, le sang ayant pu s'accumuler dans le vagin et s'y coaguler. Je me crois donc fondé à conclure que, si le sang menstruel est, chez quelques femmes, dénué de fibrine, il ne l'est pas chez toutes.

Le nom de *menstrues*, de *mois*, donné à cette excrétion, indique assez qu'elle revient périodiquement tous les mois; mais les uns prétendent que la durée de la période menstruelle est celle du mois lunaire, les autres que c'est le mois solaire qu'elle suit. De Haller est de cette dernière opinion. Je vois beaucoup de dames qui marquent sur leur almanach chaque retour de leurs règles, et les retours coïncident avec les mêmes quantièmes des mois solaires. Il est pourtant à remarquer que chez un grand nombre ces retours anticipent de deux ou trois jours sur le terme du mois solaire, ce qui revient à peu près au mois lunaire. Mais on voit bien d'autres anticipations, si je puis ainsi parler; on voit fréquemment des femmes dont les menstrues reviennent après une période de vingt-quatre, de vingt-trois, de vingt-deux ou vingt et un jours. Quelques-unes sont réglées deux fois le mois. J'en connais une qui l'était ainsi, et qui l'était abondamment pendant huit jours chaque fois. Cette femme, extrêment nerveuse, est restée très-maigre tant que la menstruation a duré, mais elle a engraissé rapidement depuis que cette excrétion a naturellement cessé d'avoir lieu. Chez d'autres au contraire la durée de la période menstruelle excède trente jours, est de six semaines, de deux mois et même plus. Linné rapporte avoir vu en Laponie des femmes qui n'étaient réglées qu'une fois par année. Un célèbre anatomiste et physiologiste assure que c'est généralement aux mêmes époques que toutes les femmes sont réglées, et qu'il est des époques du mois où aucunes ne le sont; que toutes les femmes sont à cet égard partagées en deux classes, une de celles qui sont réglées pendant les huit premiers jours du mois, et une autre de celles qui le sont pendant les huit premiers jours de la seconde quinzaine. Ce qui a été dit plus haut de la durée différente de la période menstruelle ne s'accorde guère avec les observations de ce physiologiste; et même par rapport à la menstruation dont les périodes sont régulièrement de trente jours, ces observations sont également en contradiction avec celles de la plupart des médecins qui disent avoir vu des femmes réglées à toutes les époques du mois. De nouvelles observations, nombreuses, exactes et détaillées seraient nécessaires pour décider cette question et bien d'autres qui se rapportent à l'histoire de la menstruation. On dit qu'un jeune médecin s'est occupé de ces recherches. La manière fort avantageuse dont il s'est déjà fait connaître dans la littérature médicale, fait vivement désirer qu'il en publie le résultat.

Une fois que la menstruation est établie, elle continue de se reproduire régulièrement, sans autre interruption que celle qui a lieu pendant la grossesse et la lactation, jusqu'à l'âge de quarante-cinq à cinquante ans. Il s'en faut cependant de beaucoup que ce terme soit fixe. La menstruation se termine quelquefois plutôt. Ainsi, sans rappeler les observations analogues à celles que j'ai citées plus haut, d'une femme qui cessa d'être réglée à vingt-trois ans, après son troisième accouchement, il n'est pas très-rare de voir la menstruation finir à trente-six ou quarante ans, et même long-temps avant cette époque. D'un autre côté la menstruation se prolonge souvent beaucoup au delà du terme ordinaire, jusqu'à soixante et même soixante et quelques années, et la faculté d'engendrer se conserve en même temps. Les observateurs en rapportent beaucoup d'exemples, et j'en pourrois citer aussi. Mais que doit-on penser des observations de femmes qui ont été réglées naturellement et sans interruption jusqu'à soixante-dix, quatre-vingts et même cent six ans, comme Blancard le rapporte? En examinant ces observations on trouve que la plupart ont pour objet des femmes qui, après avoir perdu leurs règles à l'époque ordinaire, les ont vues reparaître après une interruption plus ou moins longue, comme dans le cas de cette religieuse, dont parle Hercules Saxonia, chez qui le flux menstruel se rétablit à cent ans et continua jusqu'à cent trois ans. Ces exemples de retour de la menstruation, non pas à un âge aussi avancé, mais à soixante, soixante-dix ou quatre-vingt ans, sont très-communs. Si quelques-uns de ces cas nous montrent une menstruation régulière et dans l'ordre naturel, ils sont très-rares, et peuvent le plus souvent être attribués à un état de pléthore générale ou à une autre disposition morbide de l'économie. Presque toujours le flux sanguin, qui survient alors, n'est qu'une hémorrhagie dépendant d'une lésion organique de l'utérus. Aussi les médecins ont de tout temps regardé ces renouvellemens de menstruation comme étant de très-mauvais augure. Je pense avec Astruc que beaucoup de cas de prolongation de la menstruation tiennent également à des maladies de l'utérus. En général l'époque de la cessation des menstrues est en rapport avec celle où cette excrétion commence. Les femmes qui sont réglées de bonne heure sont aussi celles qui cessent plus tôt de l'être. Cependant il n'en est pas toujours ainsi. J'ai eu occasion d'observer de nombreuses exceptions à cette règle générale, qui paraît plus vraie, si on l'applique aux masses d'individus qui habitent des climats différens.

La cessation de la menstruation est ordinairement annoncée plusieurs années à l'avance par des dérangemens plus ou moins remarquables. Souvent il y a une diminution progressive dans la quantité de sang évacué à chaque époque et le temps pendant lequel il coule; d'autres fois au contraire cette quantité devient de plus en plus abondante, une ménorrhagie effrayante s'établit, et les époques se prolongent tellement qu'elles semblent se confondre et ne sont plus marquées que par l'augmentation du flux sanguin. D'autres fois les époques s'éloignent successivement, ou ne reviennent qu'après des intervalles irréguliers et souvent fort longs. Très-rarement la menstruation cesse tout à coup spontanément; mais il arrive quelquefois qu'après une suppression accidentelle, les menstrues ne reparaissent plus. Assez souvent un écoulement muqueux, continu ou périodique, s'établit quelque temps avant la cessation complète de la menstruation, et continue quelque temps après. Un malaise général, des engourdissemens dans les membres inférieurs, des douleurs dans la région lombaire, des bouffées de chaleur au visage, sont encore des phénomènes que l'on remarque chez un grand nombre de femmes. Chez quelques-unes cette époque ne se passe pas sans troubles. On voit survenir des symptômes graves; des maladies, qui jusque-là étaient restées latentes, se manifestent subitement; d'autres, jusqu'alors stationnaires, prennent tout à coup une marche rapide; mais ces cas sortent de l'ordre physiologique, et seront examinés plus loin. Ce sont ces cas, dont le nombre est fort exagéré, qui inspirent tant de craintes aux femmes, et ont fait donner à cette époque le nom de *temps critique ;* expression qui ne manquerait pas de justesse, si elle servait seulement à indiquer l'influence que cette cessation du flux menstruel exerce sur l'économie. Un auteur décrit ainsi les changemens qui surviennent alors dans tous les systèmes organiques : la masse des forces des autres organes s'accroît aux dépens de celles de l'utérus, qui n'a plus de vie particulière, et qui restera désormais sans influence. Les femmes acquièrent un fonds de vie inépuisable. Le temps des périls est passé; elles ne sont plus sujettes aux maux particuliers à leur sexe; elles acquièrent la constitution de l'homme au moment où celui-ci commence à la perdre, et sont sujettes aux mêmes affections. La voix éprouve une altération; les mamelles se flétrissent; l'embonpoint diminue; la peau se ride, perd sa douceur, son coloris et sa souplesse. Tout en reconnaissant la vérité de ce tableau, il faut pourtant remarquer que les derniers changemens sont plutôt dus au progrès de l'âge qu'à la cessation des menstrues.

Après avoir décrit les phénomènes de la menstruation avec tous les détails que réclamait l'importance de cette fonction, je vais examiner son *mécanisme* et ses *causes.*

Le sang menstruel est versé par la surface interne de l'utérus, et surtout par celle du corps de cet organe. C'est un fait dont il n'est plus permis de douter. Les observations sur lesquelles sa connaissance est appuyée sont trop multipliées actuellement, pour qu'il soit possible de les citer toutes; il doit suffire d'en énoncer le résultat. En disséquant des femmes mortes pendant l'écoulement des règles, on a vu la surface interne de l'utérus parsemée de taches et de grumeaux de sang, et, en exprimant ses parois, le sang sortoit des pores que l'on aperçoit en grande quantité sur cette surface. Dans les cas d'occlusion de l'orifice de l'utérus ou de la partie supérieure du vagin, la cavité de l'utérus se remplit du sang filtré à chaque période menstruelle. Chez une femme vivante, en portant le doigt dans le vagin pendant que les règles coulent, on sent le sang sortir de l'orifice de l'utérus. Si on a appliqué un pessaire en bilboquet, le sang s'amasse dans la cupule qui reçoit le museau de tanche, si les ouvertures de cette cupule ne sont pas ménagées de manière à permettre un facile écoulement. Dans beaucoup de cas de descentes de matrice on a vu le sang couler de l'orifice. On l'a vu aussi couler à travers une plaie de l'utérus, et à travers la cicatrice restée après l'opération césarienne. Avant que ces observations aient été autant multipliées, on a longtemps disputé sur le lieu d'où les règles sortent. Un grand nombre d'anatomistes et de physiologistes ont soutenu qu'elles viennent du vagin. Outre les raisonnemens dont ils appuyaient leur opinion, raisonnemens tirés surtout de l'existence des règles pendant la grossesse, ils citaient des observations nombreuses dont ils n'est guère possible de contester la vérité. En effet en lisant les observations de Colombus, de Sev. Pineau, de Bohn, de Verduc et d'autres auteurs aussi recommandables, qui rapportent avoir trouvé les lèvres externes et le vagin tout sanglans, l'orifice interne de l'utérus exactement fermé, et le dedans de cet organe à sec, sans aucune marque qu'il y eût coulé du sang, on n'est pas amené à douter du résultat des faits nombreux qui montrent dans l'utérus la source des règles, faits dont chacun peut, comme moi, avoir observé quelques-uns; mais on ne peut guère se refuser d'admettre que dans quelques cas le sang menstruel coule, non de l'utérus, mais de la surface du vagin. Les menstrues qui paraissent pendant la grossesse ne me semblent pas prouver que, même dans cette circonstance, le sang vient du vagin comme par une déviation supplémentaire; car il est évident dans beaucoup de cas qu'il sort par l'orifice de l'utérus, venant probablement de la portion de surface utérine qui n'est pas occupée par le placenta, et surtout de la cavité du col. D'après ce qui vient d'être dit, il serait superflu d'examiner l'opinion de ceux qui font venir les règles de la partie inférieure du col et des lèvres de l'orifice de l'utérus, et de ceux qui pensent qu'elles sont filtrées en même temps par l'utérus et le vagin.

Pendant les jours qui précèdent immédiatement l'écoulement des menstrues, la matrice entre dans un véritable état de turgescence, que Mauriceau et d'autres ont reconnu à l'ouverture des cadavres, et que, d'ailleurs, il est facile de reconnaître sur le vivant. La partie de l'utérus, qui est accessible au doigt par le vagin, est légèrement tuméfiée; l'orifice est plus étroit, ce qui indique la tuméfaction des parois du corps, comme il a été expliqué à l'article *grossesse;* les lèvres du museau de tanche ont plus de chaleur, leur couleur est plus rouge. La dissection des cadavres a aussi montré les veines utérines et celles de l'ovaire distendues par le sang, et, si l'on s'en rapporte à Targioni, les ovaires eux-mêmes sont gonflés. Ces caractères montrent bien que l'utérus est dans un état de fluxion, que Lecat a désigné sous le nom de *phlogose amoureuse*, *d'engorgement hémorrhoïdal*, Robert Emett sous celui d'*érection*. Cet état était déjà suffisamment signalé par les phénomènes que j'ai décrits plus bas. La considération de ces phénomènes chez les différentes femmes indique que cette fluxion est plus ou moins étendue. « Chez les femmes qui se livrent à des travaux pénibles, dit Lordat (*Traité des hémorrhagies*), et chez celles que leur tempérament ne dispose pas aux hémorrhagies, la fluxion ne paraît pas venir de bien loin. Mais, dans des circonstances différentes, on voit le flux menstruel s'accompagner de tout ce qui caractérise les hémorrhagies par fluxion générale : frisson, resserrement général, pâleur de la peau, engourdissement des membres, mouvement fébrile, rien n'y manque. Cela ne pourrait-il pas expliquer les contradictions qu'on trouve dans les résultats des observations sphygmiques faites sur les femmes dans le temps de leurs menstrues? N'est-il pas vraisemblable que le caractère hémorrhagique du pouls ne doit être bien sensible que dans les cas où la fluxion est générale? » Il résulte évidemment, ce me semble, de ce qui vient d'être dit, que la menstruation peut être complétement assimilée aux hémorrhagies actives ou par fluxion, comme Stalh l'avait déjà établi.

Cela posé, il devient superflu de rechercher si le sang menstruel est fourni par les veines ou par les artères, question difficile à résoudre, dit de Haller, et qui a divisé les physiologistes; ou s'il est versé par les cryptes glanduleux, suivant l'opinion de Lister, ou par les extrémités perspiratoires des capillaires artériels, suivant celle d'Hygmore, de Winslow et de Meibomius, qui prétend avoir vu les bouches des capillaires artériels verser le sang, et avoir introduit des soies dans ces bouches. La disposition particulière des veines de l'utérus semblerait peut-être, au premier coup d'œil, devoir être prise en considération dans l'explication de la sécrétion des règles ; mais, en y réfléchissant, on ne voit pas de raison solide pour admettre que le mécanisme de cette sécrétion diffère de celui des autres hémorrhagies qui se font par des surfaces muqueuses. Je sortirais des limites que je dois me prescrire, et je ressasserais un sujet déjà traité, si j'entrais dans l'examen des causes prochaines de ces hémorrhagies, dans la vue d'expliquer plus en détail le mécanisme de la menstruation.

J'ai exposé jusqu'à présent ce qui, dans l'histoire de la menstruation, est évident, certain, ou peut le devenir par des observations et des recherches ultérieures ; il me reste à parler de ce qui est obscur, hypothétique, et le sera probablement toujours, je veux dire des causes qui font que la femme est assujétie à la menstruation, que cette excrétion commence et finit à une certaine époque de la vie, et affecte une périodicité régulière. J'examinerai ces trois points successivement, et le plus succinctement qu'il me sera possible. Des détails étendus appartiendraient à l'histoire de la médecine, et seraient étrangers au plan de ce dictionnaire.

On a en général admis comme cause de la menstruation une surabondance de sang, une pléthore, qui s'établit à l'époque où le corps a pris tout son accroissement. Aristote, qui a émis cette opinion, dit que le superflu du sang, chez les femelles qui ne sont pas vivipares, est employé à l'augmentation du corps, car elles sont, en général, plus grandes que les mâles ; qu'en outre, il est absorbé par la formation des dépouilles annuelles, des écailles, des plumes ; et, chez les animaux vivipares, par la production des poils et d'urines abondantes et épaisses. L'homme seul a la peau lisse. La femme éprouve l'incommodité d'une menstruation plus abondante que celle des autres animaux ; mais elle est exempte des hémorrhoïdes, des varices, des hémorrhagies nasales, qui sont plus fréquentes chez l'homme. Osiander a reproduit cette théorie comme une nouveauté, en substituant à la phléthore sanguine une surabondance de carbone et d'azote dans le sang de la matrice et des parties voisines. Dans cette hypothèse, il resterait à expliquer pourquoi les femmes des orangs et des singes, dont le corps est couvert de poils, sont aussi sujettes à l'excrétion menstruelle. De Haller remarque que les vaisseaux ont bien plus de fermeté dans les grands animaux que dans l'homme; que, chez les animaux, l'utérus n'est ni spongieux ni dilatable, et qu'il n'y a pas dans sa cavité d'orifices ouverts qui y versent du sang. D'après les expériences et les calculs de Clifton Wintringham, il cherche à établir que l'excès de forces des artères, par rapport aux veines, est moindre chez la femme que chez l'homme; que chez elles aussi les artères inférieures qui vont se rendre dans le bassin sont plus lâches; que, par conséquent, le sang que le cœur leur envoie les distend avec plus de facilité, et qu'elles poussent beaucoup moins de sang dans les veines. Il ajoute que l'opinion de quelques physiologistes, qui regardent encore comme une cause de la menstruation, chez les femmes, l'effort perpendiculaire du sang sur la matrice, n'est pas certainement sans vraisemblance; et il déduit de ces diverses circonstances anatomiques la cause qui fait que la menstruation n'existe que dans l'espèce humaine, et chez la femme seulement, non chez l'homme. Avant que le goût de ces explications mécaniques se fût introduit, Paracelse, de Graaf et autres avaient fait consister cette cause dans une fermentation développée, soit dans la masse totale du sang, soit seulement dans celui qui est contenu dans les vaisseaux utérins. Enfin, on a cru expliquer cette cause, en disant que, lorsque la femme est arrivée au terme de son accroissement, ce qui arrive à l'époque où la matrice elle-même a acquis son entier développement et est devenue apte à la conception, le superflu du sang qui n'est plus employé à l'accroissement du corps, se porte à l'utérus pour servir à la nutrition du fœtus, mais que, ne trouvant pas d'emploi, il s'écoule au-dehors par l'effet d'une disposition particulière dans la texture de l'organe. M. Lobstein a modifié cette théorie, dont l'origine remonte à Aristote et à Galien. Suivant son opinion, le sang menstruel est un sang qui, depuis le commencement de la puberté, se porte habituellement à la matrice, et opère dans cet organe les changemens nécessaires pour le mettre en état de remplir ses fonctions; mais, avant la conception, ce même sang sort par les vaisseaux qui s'ouvrent à la surface interne de l'utérus. Cette opinion se rapproche jusqu'à un certain point de celle de Simson et d'Astruc, qui admettent comme cause de la menstruation la pléthore locale de l'utérus. Seulement le premier pense que l'afflux du sang vers l'utérus est destiné à servir à l'accroissement de cet organe, et qu'il ne sort au-dehors que lorsque l'accroissement est achevé. Il est facile de voir que ces théories ne résolvent pas la question, qu'elles donnent plutôt la description du phénomène lui-même que l'explication de sa cause. D'ailleurs, elles admettent l'existence d'une pléthore générale ou locale, sur laquelle tous les physiologistes ne tombent pas d'accord. Quelques-uns la nient, se fondant sur ce que beaucoup de femmes, naturellement faibles, ou affaiblies par des maladies, sont réglées, et même le sont abondamment. A cela on pourrait répondre que la faiblesse n'exclut pas toujours la pléthore sanguine, et que, pour les femmes qui évidemment ne sont pas pléthoriques, il faut faire attention à l'empire de l'habitude. La question de la pléthore ne peut encore être regardée comme résolue, et sa solution n'est peut-être pas aussi importante qu'on l'a cru pour arriver à déterminer la cause de la menstruation. L'étude comparative de la structure de l'utérus dans les divers genres d'animaux pourrait sûrement mieux conduire à rendre raison de l'existence de cette sécrétion chez quelques-uns seulement; mais il resterait encore à trouver la cause qui, vers la puberté, pousse ou appelle le sang vers l'utérus. L'hypothèse de Lecat, qui admet une phlogose voluptueuse, un engorgement hémorrhoïdal; celle de Robert Emett, qui prétend que ce sont les désirs amoureux qui déterminent l'afflux du sang, l'érection et le gonflement de l'utérus, l'irritation des vaisseaux par le séjour du sang, leur contraction et l'écoulement; et d'autres hypothèses encore, ne font que reculer la difficulté. En effet, il faudrait encore trouver la cause de ces premiers phénomènes, s'ils ne sont pas eux-mêmes produits par l'afflux du sang, au lieu de le produire. De Haller, dans sa théorie, explique la cessation de la menstruation par la rigidité trop grande qu'ont alors acquise les artères de la matrice, qui ne leur permet plus de s'étendre, et les fait résister davantage au sang qui est envoyé par le cœur.

La cause de la périodicité de la menstruation n'est pas plus facile à découvrir. On peut bien dire que, si les règles reviennent à peu près tous les trente jours, c'est que la perte du sang qui s'est écoulé se répare en vingt-trois jours; que l'écoulement des règles se fera nécessairement plus tôt, si la réparation est plus tôt faite, ou si la perte a été moindre, et qu'elles reviendront plus tard, si la perte a été très-grande. Mais on ne peut dire pourquoi la pléthore se fait plutôt tous les mois que suivant d'autres périodes. Aristote prétend que l'excrétion menstruelle a lieu principalement pendant le décours de la lune. Vanhelmont admet aussi une coïncidence entre la marche de la menstruation et le cours de la lune. Une opinion populaire fort ancienne, qui n'a pas toujours été rejetée par les médecins, que Roussel lui-même n'est pas éloigné d'adopter, attribue à la lune une influence aussi marquée sur la production périodique de la menstruation que sur celle des marées. La considération des différences que présentent les périodes menstruelles peut faire apprécier la valeur de cette opinion, qui est représentée dans ce vieux dicton : *Luna vetus vetulas, juvenes nova luna repurgat.* Quelle que soit la cause de la périodicité de la menstruation, il est à remarquer qu'une périodicité également mensuelle se retrouve dans quelques phénomènes morbides. Stahl a vu le flux hémorrhoïdal et le pissement de sang affecter cette périodicité. D'autres observateurs ont vu le même fait. J'ai actuellement sous les yeux un jeune homme de 22 ans, très-fort et d'une bonne santé, qui depuis plusieurs mois, éprouve un flux hémorrhoïdal régulièrement périodique.

Influence de la menstruation sur la santé et sur la marche des maladies, et influence des maladies sur la menstruation. — Je vais examiner successivement cette influence de la menstruation, lorsqu'elle s'établit, pendant son cours, et lorsqu'elle cesse. A l'époque de la puberté et de la première éruption des menstrues, on voit souvent disparaître celles des maladies de l'enfance qui avaient persisté jusque là, comme tous les praticiens, depuis Hippocrate, l'ont remarqué. Cette heureuse solution paraît devoir être attribuée à la pléthore sanguine et à l'excitation de tous les systèmes organiques qui ont lieu alors. Mais cette excitation, pour être utile et même pour n'être pas nuisible, doit être portée à un certain degré, et ne pas dépasser certaines limites. Si elle est trop faible, non-seulement elle n'a pas la salutaire influence dont je viens de parler, mais encore la menstruation ne peut s'établir, même chez les sujets bien portans d'ailleurs, ou s'établit mal; dans le cas contraire, la menstruation est encore difficile, les phénomènes qui la signalent et l'accompagnent ordinairement deviennent assez graves pour constituer un véritable état morbide. Dans ces deux cas il y a *dysménorrhée*. Dans les cas les plus communs, tout se passe suivant l'ordre naturel, les secours de la médecine seraient superflus, les conseils de l'hygiène sont seuls utiles, encore doivent-ils se borner à écarter tout ce qui peut contrarier le travail de la nature. La connaissance des circonstances qui influent sur le développement de la menstruation, circonstances qui ont été précédemment exposées, la connaissance de celles qui peuvent être regardées comme causes de *dysménorrhée* ou d'*aménorrhée*, suffisent pour diriger dans les conseils que l'on doit donner aux jeunes personnes arrivées à l'âge de la puberté. Je ne pourrais donner des détails à cet égard, sans me jeter dans ces considérations générales sur la salubrité de l'air, le choix des alimens, la forme et la nature des vêtemens, l'exercice, etc., qui sont applicables à toutes les époques et à toutes les conditions de la vie, ou sans répéter ce que j'ai déjà dit en parlant de l'aménorrhée, si je voulais entrer dans les spécialités.

L'écoulement menstruel est le signe, et pour ainsi dire la mesure de la santé, dit Roussel; on peut ajouter qu'il en est aussi la source. En effet la santé ne peut guère être notablement altérée, sans que la menstruation n'éprouve quelque changement, et les lésions de cette fonction influent presque toujours sur l'exercice des autres. « L'excès des règles amène des maladies; et leur suppression, des maladies qui dépendent de l'utérus. (Hippocrate, *aph.* 57, liv. v). » Les articles *aménorrhée* et *ménorrhagie* ou *métrorrhagie* sont comme les commentaires de cet aphorisme. Fincke remarque que, chez les femmes qui éprouvaient les premiers symptômes de l'épidémie bilieuse qu'il a si bien décrite, l'approche de l'éruption des règles amenait une exaspération. C'est ce qu'on observe généralement non-seulement dans cette première période des maladies aiguës fébriles, qu'on désigne sous le nom de prodrômes, mais encore quand l'époque des règles arrive vers le milieu du cours de ces maladies, et que l'éruption ne se fait pas. Quand, au contraire, une maladie aiguë arrive vers son plus haut période, on a souvent vu que, les règles survenant, les symptômes se dissipaient tout à coup, et que la convalescence se décidait. Suivant de Bergen, si le commencement de la crise tombe à l'époque de la menstruation, et qu'il survienne du frisson avec une petite toux, cela annonce ou un écoulement abondant des règles, ou, si elles ne coulent qu'en petite quantité et quelles se suppriment bientôt, le commencement prochain d'une nouvelle maladie aiguë. Il arrive souvent qu'une maladie aiguë, à son début, détermine le retour des règles avant l'époque où elles devaient venir; mais on ne remarque pas que cet écoulement ait aucune influence sur la marche de la maladie, si ce n'est dans les fièvres adynamiques dans lesquelles cette hémorrhagie augmente la faiblesse et accroît le danger. Hippocrate dit que chez les femmes le vomissement de sang se guérit, quand les règles reparaissent. Cette sentence serait contraire à l'observation journalière, si on ne l'entendait de l'hémorrhagie qui succède à la suppression des règles; car, pour celles qui reconnaissent d'autres causes, l'écoulement des règles n'y est que de peu d'utilité, et même l'état d'orgasme qui précède cet écoulement exaspère souvent les symptômes. Les maladies chroniques dont le siége est hors de la matrice, n'amènent en général la suppression des règles que lorsqu'elles sont arrivées à leur dernière période. Souvent même elles ne causent aucun dérangement dans cette excrétion le plus ordinairement cependant, il y a diminution de l'écoulement, irrégularité dans les périodes, ou altération du sang.

L'époque de la cessation des règles, que l'on nomme vulgairement *temps critique*, *âge du retour*, est ordinairement regardée comme une époque fort dangereuse à passer pour les femmes. Il y a pourtant long-temps que les meilleurs praticiens ont remarqué que ces craintes exagérées sont mal fondées; que cette cessation est un phénomène naturel ordinairement exempt d'accidens; que pour beaucoup de femmes elle est même le commencement d'une meilleure santé, surtout pour celles chez qui une menstruation abondante ne paraissait pas en rapport avec les forces, et entretenait un grand état de faiblesse. Des savans, qui ont cherché à établir les lois de la mortalité aux différens âges de la vie, n'avaient rien trouvé dans la suite des décès qui annonçât les ravages du temps critique. Muret dans un ouvrage sur la population du pays de Vaud, disait: Mes observations m'ont appris que l'âge de quarante à cinquante ans n'est pas plus critique pour les femmes que celui de dix à vingt. M. Benoiston de Chateauneuf a repris ces recherches, et en a présenté le résultat dans un mémoire, qu'il a lu à l'académie des sciences en 1818, *Sur la Mortalité des Femmes de l'âge de 40 à 50 ans.* Ce résultat est assez important pour que j'en transcrive ici les principaux traits. « Du quarante-troisième degré de latitude au soixantième, c'est-à-dire sur une ligne qui s'étend de Marseille à Pétersbourg, en passant par Vevay, Paris, Berlin et Stockholm, à aucune époque de la vie des femmes, depuis trente ans jusqu'à soixante-dix, on n'aperçoit d'autre accroissement dans leur mortalité que celui nécessairement voulu par les progrès de l'âge. A toutes les époques de la vie des hommes, depuis trente jusqu'à soixante-dix, on trouve une mortalité plus grande que chez les femmes, mais surtout de quarante à cinquante ans. Il résulte de ces nouvelles observations que l'âge de 40 à 50 ans est véritablement plus critique pour les hommes que pour les femmes, et cela, quel que soit le genre de vie qu'ils embrassent, qu'ils vivent dans la société ou dans la retraite, dans les camps ou dans les cloîtres. Cependant, comme on ne peut disconvenir qu'une certaine quantité de femmes ne meure, entre 40 et 50 ans, des suites de la révolution qui s'opère en elles à cette époque; et que malgré cette cause de mortalité, qui n'existe point dans l'autre sexe, leur décroissement, loin d'être alors sensiblement augmenté, demeure toujours au-dessous de celui des hommes, quelles seraient donc pour elles la force et la durée de la vie, si la nature n'y avait attaché cette condition ? » M. Lachaise donne des résultats semblables dans sa topographie médicale de Paris. M. Finlaison, archiviste du bureau de la dette publique en Angleterre, a trouvé aussi qu'après l'enfance la vie des femmes est plus longue que celle des hommes, et cela dans une proportion qui paraît incroyable. Ne doit-on pas, d'après cela, être étonné, quand on voit des médecins entasser dans l'énumération des maladies qui dépendent de la cessation des règles presque toutes celles qui entrent dans les cadres nosographiques? j'aurais désiré, dit l'un de ces auteurs, pouvoir former une masse d'observations suffisante pour en déduire toutes les maladies de l'âge critique; mais le grand nombre des auteurs que j'ai consultés ne m'a présenté que des faits dont la dépendance avec la cessation des règles n'était pas établie. Cette remarque aurait dû lui prouver que ces maladies ne sont pas fort nombreuses. Il en est cependant quelques-unes qui, sans être particulières à cette époque, sont alors plus fréquentes et paraissent bien certainement dépendre du changement qui s'opère dans l'économie de la femme.

J'ai décrit précédemment les phénomènes qui s'observent le plus généralement lors de la cessation des règles. Tant que ces phénomènes restent dans les bornes de l'état physiologique, que les autres fonctions ne sont pas dérangées, des soins hygiéniques fort simples suffisent pour conserver la santé; mais quelques uns d'entre eux acquièrent quelquefois une telle intensité que la santé de la femme est gravement compromise. Ainsi j'ai déjà dit que, parmi les irrégularités qu'éprouve ordinairement le flux menstruel, on voit quelquefois s'établir une ménorrhagie effrayante, ménorrhagie qui chez certaines femmes se prolonge pendant plusieurs mois, plusieurs années même, sans qu'il existe d'affection organique de l'utérus. Il faut certainement respecter les vues de la nature qui emploie ce moyen pour modifier l'économie de la femme. L'expérience montre chaque jour combien il serait dangereux de supprimer tout-à-coup cette hémorrhagie; mais il ne faut pas porter la circonspection trop loin, et dans la crainte des maux qui, peut-être ne viendront pas, laisser mourir une femme d'épuisement. (V. métrorrhagie.) D'autres fois le flux menstruel est remplacé par un écoulement muqueux, par des hémorrhoïdes. Ces affections succédanées, qui cessent d'elles-mêmes au bout de quelque temps, ne doivent pas être confondues avec celles qui sont symptomatiques d'une maladie de l'utérus. La phlétore sanguine est la suite la plus fréquente de la cessation des règles. Il serait ici superflu d'en décrire le diagnostic, de dire quels effets elle produit ordinairement, à quelles graves affections elle prédispose. N'est-ce pas à elle qu'il faut rapporter ces bouffées de chaleur qui se portent à la tête, ces sueurs copieuses que l'on observe si fréquemment chez les femmes à cette époque? La pléthore est quelquefois locale et bornée aux vaisseaux du bassin. Quelquefois aussi il n'y a pas une simple congestion sanguine, il y a métrite chronique. Une autre disposition générale assez commune, mais chez des femmes d'un autre tempérament, est une grande susceptibilité nerveuse, ou pour mieux dire l'exaspération de la susceptibilité déjà existante et inhérente à la constitution. Cet état est quelquefois borné à ce que l'on a appellé *vapeurs*, *neuropathie*; d'autres fois il donne lieu au développement de l'hystérie, de l'hypochondrie ou de la mélancolie. Des maladies qui avaient cessé à l'époque de la première éruption des menstrues reparaissent quelquefois. Cela a déjà été remarqué pour les affections dartreuses. Je crois qu'il en est jusqu'à un certain point de même pour la phthisie; du moins j'ai vu deux dames qui, après avoir été menacées de phthisie vers l'époque de la première menstruation, ont été délivrées des symptômes graves qu'elles éprouvaient, dès que le cours des règles fut bien établi, et qui, à leur temps critique, furent sans cause apparente, attaquées d'une phthisie dont elles sont mortes. Outre la réapparition des dartres dont je viens de parler, il n'est pas rare de voir des femmes, à l'approche de cette époque, être affectées de prurigo et d'autres éruptions dartreuses au pourtour de la vulve et de l'anus surtout, mais aussi quelquefois sur le reste de la surface du corps. D'autres ont des éruptions de furoncles; d'autres sont pendant plusieurs années sujettes à des érysipèles. L'époque de la cessation des menstrues a surtout été signalée comme celle où se développent le plus souvent les affections cancéreuses, principalement le cancer des mamelles et celui de l'utérus. A l'égard du premier, je manque de données suffisantes pour asseoir une opinion, et je m'abstiens d'en parler; j'ose même à peine contredire cette idée, si généralement répandue, par rapport au cancer de l'utérus. Cependant dans un grand nombre de cas de cette espèce que j'ai observés ou pour lesquels j'ai été consulté, j'ai pu m'assurer par l'historique que me faisaient les malades, que l'origine de ces maladies remontait presque toujours à plusieurs années avant l'époque critique. Les malades s'étaient abusées jusque-là en attribuant à des simples fleurs blanches les écoulemens séreux ou mucoso-purulens, les irrégularités de la menstruation, les douleurs lombaires, et les autres symptômes qu'elles éprouvaient. Assez souvent même les premiers symptômes dataient des suites d'un accouchement antérieur d'une dixaine d'années et même plus. Cette remarque paraît avoir déjà été faite, car J. Georg. Hoffmann soutint en 1741, sous la présidence de Juncker, une thèse ayant pour titre : *de Puerperio infelici ulceris uterini frequentiori causa.* Cette thèse, dont le titre seul est remarquable, m'a confirmé dans une opinion à laquelle l'observation seule m'avait conduit; mais en signalant la connexion de ces deux faits, je ne prétends pas établir que l'un soit la cause de l'autre. Une observation, dont j'ai présenté le sommaire à l'article *Dystocie* (tome 7, page 151), serait propre à m'en faire douter. Les femmes dont je parle ne réclamaient les secours de la médecine qu'après la cessation de leurs règles, soit que les craintes si universelles qu'inspire cette époque aient fixé plus particulièrement leur attention sur l'état de leur santé, soit que la pléthore locale, suite de l'interruption du flux menstruel, ait exaspéré et rendu plus sensibles des symptômes jusqu'alors assez obscurs. Appelé auprès d'elles, je reconnaissais des dégénérescences tellement avancées qu'il était impossible de ne pas leur assigner un commencement beaucoup plus ancien que celui que les malades accusaient d'abord.

Si l'observation démontre que la mortalité des femmes n'est pas sensiblement augmentée à l'époque de la cessation des règles, et qu'un grand nombre d'entre elles traverse cette époque sans que leur santé éprouve d'altération, elle nous montre aussi qu'un grand nombre se trouve assujéti à des incommodités plus ou moins fâcheuses, et que quelques-unes le sont à des maladies graves. Le médecin est souvent consulté sur le régime à suivre pour prévenir les unes et les autres. On ne peut contester que l'hygiène n'ait souvent alors d'utiles conseils à donner; mais il faut convenir en même temps que ses règles les plus générales et les plus simples suffisent dans la plupart des cas. Il est cependant quelques points qui méritent une attention spéciale. Il faut éloigner tout ce qui peut produire ou entretenir la pléthore sanguine, exalter la sensibilité, exciter les organes génitaux, et y déterminer l'afflux du sang. Un régime alimentaire doux, humectant, peu succulent, convient sous ces rapports. Des vêtemens suffisamment chauds auront l'avantage d'entretenir cette abondante transpiration qui est propre à diminuer la pléthore, et à établir une révulsion qui empêche la concentration des forces vers l'utérus. Sous ces deux points de vue, on devra éviter l'habitation dans un air froid et humide. Un exercice modéré et pris en plein air concourra encore à ce double but. Il est presque superflu d'ajouter que les veilles ou un sommeil trop prolongés seraient également nuisibles, quoiqu'en produisant des effets différens, et qu'il faut éviter toute violente agitation de l'âme; mais il faut insister sur la nécessité de s'abstenir du coït. Je ne serais pas éloigné de croire que les plaisirs de l'amour sont, à cette époque, une cause assez fréquente de cancer. Les mêmes vues doivent diriger dans le choix des moyens thérapeutiques dont les circonstances peuvent nécessiter l'emploi, ou dont l'usage banal est regardé par certaines personnes comme absolument indispensable, et qu'on est obligé de permettre pour rassurer l'imagination effrayée des femmes, qui se verraient vouées au sort le plus terrible, si on leur faisait passer cette époque sans le secours des drogues. La saignée est souvent indiquée; on doit préférer en général la saignée du bras; celle du pied ne doit être mise en usage que dans des cas très-rares où elle serait jugée être d'une absolue nécessité. Il faut aussi être très-réservé sur l'application des sangsues et des ventouses scarifiées au voisinage des organes génitaux. Une congestion sanguine, que d'autres moyens n'auraient pu résoudre, pourrait seule en réclamer l'emploi. On peut en dire autant des bains de siége, des bains de pieds et des autres moyens propres à appeler le sang vers les parties inférieures. On a recommandé les purgatifs doux comme moyens d'entretenir la liberté du ventre, et de prévenir les hémorrhoïdes. Quand les évacuans sont indiqués par quelque cause spéciale, il est certain qu'on ne doit employer que des laxatifs; mais je crois qu'il serait toujours inutile, et parfois dangereux, d'en faire un usage habituel. Quelques femmes, dans la vue d'évacuer de prétendues humeurs nuisibles, ou de donner du ton à l'estomac, tout en entretenant la liberté du ventre, prennent journellement des grains de santé, de l'élixir de propriété, de garus, ou d'autres médicamens analogues, dont l'aloës, la myrrhe et d'autres stimulans font la base. Sans regarder ces substances comme spécifiquement emménagogues, on ne peut nier qu'elles exercent une action stimulante sur l'utérus et les vaisseaux du bassin, et il est aisé de voir combien elles peuvent avoir de funestes effets. Une autre coutume encore plus commune est de boire chaque jour une infusion de vulnéraires. Cette boisson, légèrement excitante, a peu d'inconvéniens pour un grand nombre de femmes, n'est peut-être pas tout-à-fait inutile à quelques-unes qui sont d'un tempérament lymphatique; mais, pour beaucoup, son usage peut avoir des résultats très-nuisibles.

Lésions de la menstruation. — *Menstruatio aboletur, imminuitur, intenditur, depravatur*, dit Astruc (*Tractatus patholog.*). — Cette phrase asphoristique comprend et classe parfaitement toutes les lésions de la menstruation. Je crois ne pouvoir mieux faire que d'adopter la division qu'elle établit. Dans l'article *aménorrhée*, j'ai traité de la suppression et de la diminution des menstrues. Ce qui concerne leur rétention est exposé à l'article *imperforation*. Je traiterai de leur exubérance dans celui qui sera consacré à la *métrorrhagie*, à laquelle je rapporterai la *ménorrhagie*. Il me reste à parler ici de la dépravation de la menstruation. Cette lésion se rapporte aux phénomènes de l'éruption, à la nature du sang, au lieu d'où il s'écoule, et, suivant ces trois rapports, a reçu les noms de *dysménorrhée*, *altération de la nature du sang*, *déviation des menstrues*.

La dysménorrhée est désignée sous le nom de *règles difficiles et laborieuses* par Astruc; *menstrua difficilia*, *menses difficiles*, par Rodericus à Castro, Sennert, Crause, et autres; *menorrhagia difficilis* et *hysteralgia catamenialis*, par Sauvages. Il y a dysménorrhée quand l'éruption des règles est précédée ou accompagnée de douleurs, de malaises ou d'autres symptômes plus ou moins graves. Elle peut avoir lieu à l'époque de la première éruption, ou se renouveler à chaque époque, pendant le cours même de la menstruation.

La cause prochaine de la dysménorrhée est presque toujours obscure et impossible à déterminer. Cependant on peut quelquefois arriver à la reconnaître. Ainsi, dans une observation de Morgagni, on voit qu'elle dépendait de la petitesse congéniale de l'utérus. Dans beaucoup d'autres cas, on a pu l'attribuer à l'inflammation chronique, à une dégénérescence squirrheuse ou tuberculeuse de cet organe. Cependant on n'a pas voulu avouer son ignorance, et noter simplement que, dans certains cas, la dysménorrhée existe chez des femmes dont la constitution offre un caractère bien décidé qui paraît en être la cause, mais que, le plus souvent, la constitution des femmes n'a pas de caractère saillant, et qu'on ne sait à quoi attribuer la difficulté que l'éruption des règles éprouve manifestement à se faire. Les uns ont admis un vice du sang ou des vaisseaux; d'autres, un excès ou un défaut de sensibilité du système de la réproduction; d'autres enfin, la texture trop serrée ou trop lâche de l'utérus. On n'est guère plus avancé dans la détermination des causes éloignées. Quelquefois seulement on a pu reconnaître pour cause des vices de régime, le défaut d'exercice, l'insalubrité de l'air, la faiblesse résultant d'une maladie antérieure. L'atrésie a été à tort rangée parmi ces causes; elle détermine, non la dysménorrhée, mais la rétention des menstrues.

Les symptômes sont très-multipliés, et se combinent entre eux d'une manière très-variée : ce sont des lassitudes dans les membres, des frissons, douleurs dans les lombes, dans l'hypogastre; céphalalgie, vertiges, épistaxis, oppression, difficulté de respirer, toux, hémoptysie; coliques inflammatoires, et disposition inflammatoire dans l'abdomen; coliques nerveuses, cardialgies, nausées, vomissemens; lipothymies, affections hystériques, chlorose. Ces symptômes ne se présentent pas tous aussi fréquemment. Ceux qu'on observe le plus souvent sont les coliques connues sous le nom de coliques menstruelles : douleurs dont le siége paraît être dans l'utérus, et qui tantôt sont de nature inflammatoire, tantôt ont un caractère décidément nerveux. Dans la dysménorrhée souvent l'écoulement du sang est peu abondant; il ne vient que goutte à goutte : on l'a comparé alors avec assez de raison à la strangurie. C'est le *stillicidium uteri* d'Aétius et de quelques autres auteurs anciens.

Le diagnostic se tire de l'existence d'un certain nombre des symptômes ci-dessus énoncés, de leur apparition ou de leur exacerbation périodique vers les époques menstruelles. L'absence du flux sanguin, si c'est à l'époque de la première éruption des règles, contribue à éclaircir le diagnostic. Ce qui a été dit de l'obscurité qui enveloppe souvent les causes de cette affection, montre que le diagnostic de ces causes est presque toujours difficile, et souvent purement hypothétique. La dysménorrhée est rarement une affection dangereuse; mais elle est souvent rebelle à toute espèce de traitement, et se prolonge pendant toute la durée de la menstruation. Au surplus le pronostic doit être modifié selon la nature des causes, quand il est possible de les déterminer. Quelquefois les accidens cessent dès que le sang vient à paraître; d'autres fois ils se continuent pendant la durée de l'écoulement et même un peu après.

Le traitement doit nécessairement varier selon les causes évidentes ou présumées, et présente deux indications principales : combattre les accidens, et détruire leur cause ou établir le cours régulier des règles. Pour remplir la première indication, il faut varier les moyens selon la nature des accidens. Si je devais entrer dans les détails qu'exigerait ce sujet, il me faudrait parcourir presque tout le champ de la nosographie et de la thérapeutique, et répéter ce qui est bien mieux dit aux articles spéciaux qui traitent de ces symptômes. par rapport à la seconde indication, elle a été suffisamment développée, je pense, à l'article *aménorrhée*, et je ne puis qu'y renvoyer le lecteur.

Altération du sang menstruel. — Quelques auteurs se sont longuement étendus sur ces altérations. Ils ont décrit des menstrues blanches, des menstrues brûlées, etc.; *menses albi, adusti, corrupti, saniosi, fulvi, lutei, etc.* On voit que ces dénominations se rapportent ou à des écoulemens étrangers à la menstruation, ou à une altération du sang menstruel, symptôme de quelque maladie de l'utérus ou de quelque affection générale. Il me suffit d'avoir indiqué ces altérations; il serait inutile d'y insister davantage.

Déviation de la menstruation. — Lorsque la menstruation est supprimée, ou même seulement diminuée, il s'établit des hémorrhagies supplémentaires, qui, se faisant jour par des points plus ou moins éloignés des voies naturelles, et affectant ordinairement une périodicité semblable à celle des menstrues, ont reçu le nom de *règles dévoyées, menses per aliena loca, per vias insolitas erumpentes, menorrhagia erronea.* Stahl (*Diss. de mensium insolitis viis.*) ne borne pas aux seuls cas d'hémorrhagie la déviation des menstrues. Il admet encore qu'elle a lieu quand il y a fluxion avec congestion vers un organe. D'après cette manière de voir, presque tous les accidens qui succèdent à la suppression des règles devraient-être considérés comme des déviations de la menstruation. C'est ce qui ressort encore d'une observation fort curieuse rapportée dans la dissertation que je viens de citer. Pour moi, je ne comprendrai sous cette expression, suivant sa commune acception, que les hémorrhagies supplétives des règles, renvoyant pour le reste à l'article *aménorrhée.* Il faut cependant convenir que l'idée de Stahl ne manque pas de fondement, au moins pour beaucoup de cas; en effet, outre que le raisonnement indique que, pour la transformation de la congestion en hémorrhagie, il ne manque souvent qu'une surface exhalante disposée à laisser transsuder le sang, ou un effort hémorrhagique plus considérable, la grande connexion qui existe entre ces deux cas serait encore mise en évidence par l'observation, que rapporte L. Mercatus, d'une femme privée d'évacuation menstruelle, chez qui l'une des joues se couvrait chaque mois d'une certaine rougeur.

Il n'est pas d'ouverture naturelle, presque pas de points des surfaces muqueuses ou de la peau qui n'ait donné issue au sang dans la déviation des menstrues. Les observations en sont tellement multipliées qu'il serait impossible de les citer toutes ici. L'épistaxis, l'hématémèse, l'hémoptysie, l'hématurie, sont les plus fréquentes de ces hémorrhagies; mais on les a vues aussi avoir lieu par le mamelon, par l'ouverture des paupières, par le grand angle de l'œil, par le conduit auditif, par la surface des intestins, par des hémorrhoïdes, par la cicatrice ombilicale, par la peau du sommet de la tête, de la joue, de l'extrémité des doigts ou d'un autre lieu. On a vu aussi quelquefois plusieurs de ces diverses sortes d'hémorrhagies se succéder les unes aux autres chez le même sujet. Bald. Ronssœus rapporte qu'une femme de Furnes, s'étant fait arracher une dent molaire, ses règles se supprimèrent, et il s'établit par l'alvéole de cette dent un écoulement de sang, qui se renouvelait tous les mois et correspondait à la purgation menstruelle. Raymond dit avoir connu une demoiselle de quarante-huit ans, qui, n'ayant plus ses ordinaires, avait tous les mois une petite perte de sang par l'alvéole d'une dent molaire qui lui manquait; elle perdait environ trois onces de sang par jour, pendant trois ou quatre jours; ce qui revint pendant quelques mois sans aucune autre incommodité. On lit dans les Essais d'Édimbourg l'observation d'une jeune fille qui se donna une entorse au pied droit à l'âge de quinze ans, et à l'âge de dix-neuf ans une autre, qui fut suivie d'un ulcère. Après la guérison de l'ulcère, la malade souffrit par tout le corps. A vingt et un ans, les menstrues parurent pour la première fois, mais en petite quantité. On fit une saignée au pied droit; il se forma à cet endroit un ulcère qui, pendant cinq ans, fut le siége d'une hémorrhagie menstruelle. Pechlin rapporte un cas analogue à ce dernier, et Kerckring, celui d'une jeune fille chez qui cette hémorrhagie périodique avait lieu par une plaie faite à la main droite. Les diverses espèces d'hémorrhagies que je viens de citer ne sont pas également fréquentes. Celles qui ont lieu par la surface des membranes muqueuses sont celles que l'on observe le plus ordinairement. Il est superflu de chercher à en rendre raison. Stahl pense que celles qui ont lieu par le vomissement et les hémorrhoïdes sont des plus fréquentes. Raymond au contraire pense que le vomissement de sang est beaucoup moins ordinaire que l'hémoptysie. Cette assertion me paraît incontestablement plus fondée que la première. Mais la différence tient-elle à la diversité des lieux où les observations ont été faites? ou bien Stahl s'est-il laissé entraîner par l'importance qu'il accorde à la veine-porte dans la production des règles et de ces hémorrhagies supplémentaires? Ces hémorrhagies sont quelquefois aussi abondantes et aussi réglées que les menstrues; mais plus souvent elles sont moins abondantes ou moins régulières, et le plus ordinairement elles offrent ces deux caractères réunis. Quelquefois cependant elles sont très-abondantes, et dépassent de beaucoup la mesure de la menstruation. Heurnius prétend avoir reconnu par l'expérience que le sang qui s'écoule dans ces cas diffère de celui des hémorrhagies produites par toute autre cause; car dans ces dernières il est mêlé de caillot. On n'a pas toujours observé cette différence; et je pense qu'elle dépend plutôt de la quantité du sang que de la cause qui détermine son éruption. Cette éruption est quelquefois précédée d'un ensemble de symptômes qui indiquent un mouvement fluxionnaire vers le lieu qui en est le siége, une congestion sanguine dans l'organe; mais souvent ces symptômes sont très-peu marqués, ils paraissent même disparaître totalement, quand l'hémorrhagie s'est renouvelée un grand nombre de fois. C'est sûrement ce qui a engagé M. Pinel à ranger cette hémorrhagie parmi les hémorrhagies passives. Dans quelques cas, il y a encore aux époques menstruelles quelques symptômes qui sembleraient annoncer l'éruption des règles par la matrice; quelquefois même il y a un léger écoulement muqueux ou sanguin; Mais le plus souvent il n'y a aucun symptôme de ce côté, la nature semble avoir totalement oublié cette voie.

Il est facile de concevoir la théorie de ces sortes d'hémorrhagies d'après ce qui a été dit sur celle de la menstruation. Il paraît bien évident que la fluxion sanguine, l'effort hémorrhagique, qui détermine l'éruption du sang dans cette fonction, éprouve une véritable déviation vers un autre point de l'économie, disposé à la recevoir ou à l'attirer. Cette prédisposition est marquée dans les cas que j'ai cités avec quelques détails. On la retrouve dans presque toutes les observations, soit qu'elle résulte d'une habitude établie par des hémorrhagies antérieures, soit qu'elle dépende d'une maladie existante, et, comme on l'a très-bien remarqué, elle suit quelquefois l'influence des diverses périodes de la vie dans la production des maladies locales. Lorsqu'une semblable prédisposition existe, la suppression accidentelle des menstrues donne le plus souvent lieu à une de ces hémorrhagies supplémentaires. Ainsi on doit ranger parmi leurs causes toutes celles qui produisent l'aménorrhée.

Le diagnostic est assez évident d'après ce qui vient d'être dit ; il est inutile d'y insister. Le pronostic est en général favorable. Ces hémorrhagies ne présentent pas le même danger que les autres ; celles même qui ont pour siége les organes les plus délicats, tels que le poumon, peuvent durer très-long-temps, et même jusqu'à l'époque de la cessation naturelle de la menstruation, sans entraîner de lésion organique. Raymond cite l'exemple d'une religieuse, qui, n'ayant que très-peu et souvent point de règles, a craché du sang, tantôt plus, tantôt moins, avec peu de relâche pendant près de vingt-cinq ans sans aucune incommodité. Il ne serait pas difficile de multiplier les citations de faits analogues. Si ces hémorrhagies, qui sont plutôt une incommodité dégoûtante qu'une maladie véritable, n'ont le plus ordinairement aucune gravité, il n'en est pas de même de leur suppression brusque ; elle est toujours suivie des symptômes les plus fâcheux.

Le but qu'on doit se proposer dans le traitement de cette affection, est de rétablir le cours naturel de la menstruation, dont le retour fera disparaître l'hémorrhagie supplémentaire. Pour les moyens de remplir cette indication principale, je dois renvoyer à ce que j'en ai dit à l'article *aménorrhée.* Je me borne à insister avec Sennert, Stahl et les meilleurs praticiens, sur les inconvéniens graves que pourrait avoir, plus spécialement dans ces cas, l'emploi des emménagogues âcres et excitans, par lesquels on courrait risque d'augmenter la congestion et l'hémorrhagie supplémentaire, sans produire d'influence favorable sur le rétablissement des menstrues. La saignée du pied est le moyen auquel les deux célèbres médecins que je viens de citer accordent le plus de confiance. Sennert lui attribue encore dans certains cas un autre avantage, c'est de servir à remplir l'indication secondaire, qu'il établit, de suppléer à l'insuffisance de l'évacuation sanguine, quand elle est bien au-dessous de celle qu'une menstruation régulière produirait. Il faut convenir que cette indication se présente quelquefois. (DESORMEAUX.)

MENSTRUEL, adj., *menstruus ;* qui a rapport au flux mensuel des femmes. *Voyez* MENSTRUATION.

MENSTRUES, s. f. pl. *Voyez* MENSTRUATION.

MENTAGRE, s. f., *mentagra*, de *mentum*, menton, et de ἄγρα, prise, capture; maladie de la peau qui se manifeste particulièrement sur le menton et sur les parties latérales de la face, caractérisée par des pustules légères, acuminées, discrètes.

La dénomination de mentagre que les pathalogistes anglais ont remplacée dans ces derniers temps par celle de *sycosis*, doit être conservée en attendant que de nouvelles recherches fassent adopter généralement une nomenclature plus régulière et plus exacte dans la pathologie cutanée.

La mentagre, au rapport de Pline, parut en Italie vers le milieu du règne de Claude; elle se répandit bientôt dans toutes les classes, mais plus particulièrement chez les hommes adonnés aux délices de la table. L'éruption se montrait d'abord sur le menton, puis sur le reste de la face, le cou et les épaules; elle n'était point accompagnée de douleurs vives, mais son aspect était si affreux, si repoussant, que la mort même paraissait préférable. Cette description si animée que Pline nous a laissée de cette maladie ne peut guère s'appliquer de nos jours : rarement l'éruption s'étend au-delà de son siége primitif, et presque jamais elle ne présente cette gravité effrayante dans les symptômes qui lui sont propres.

Les auteurs n'ont point décrit les apparences diverses de la mentagre comme des espèces différentes; quelques-uns même ne sont regardés que comme une variété particulière d'espèces plus générales; et c'est ainsi que Fallope et Sennert l'ont rapportée à l'*impetigo* des Latins, et d'autres au *lichen* des Grecs, en s'étayant de l'opinion de Paul d'Ægine. Toutefois il serait peu utile de consacrer un temps précieux à discuter ces idées plus ou moins erronées, puisqu'elles reposent la plupart sur des conjectures plutôt que sur des observations exactes.

Le mentagre est une éruption essentiellement pustuleuse, ainsi que l'a démontré M. le professeur Alibert. Les tubercules que MM. Bateman, Macartney et Plumbe admettent comme caractère spécifique, ne se développent jamais que consécutivement aux pustules et encore n'en sont-ils pas toujours une conséquence, puisqu'on voit des mentagres qui se sont prolongées pendant plusieurs années, ne point offrir la moindre apparence de tubercules.

J'ai expliqué à l'article *couperose* la formation des tubercules, et je crois superflu d'y revenir ici. L'analogie qui existe entre ces deux espèces est frappante, elles ne diffèrent véritablement que par des modifications qui tiennent au siége même: et c'est ce qu'on voit très-bien lorsque l'éruption couvre toute la face.

Description. — Le plus ordinairement la mentagre est précédée d'une sorte de tension et de chaleur sur divers points du menton; bientôt les pustules se manifestent, annoncées par une légère cuisson, et marquées d'abord par un point rouge, à peine apparent, dont la saillie augmente peu à peu; dès le second ou troisième jour le sommet de la pustule blanchit et s'étend; mais il est rare que son volume dépasse celui d'un grain de millet. Du cinquième au septième jour, la petite collection se fait jour par le déchirement spontané de la pustule; ses parois s'affaissent d'abord, puis il se fait un léger suintement qui produit une croûte légère, peu adhérente, se confondant avec des squammes épidermoïques minces, qui se détachent aux environs par suite de l'inflammation ambiante de la pustule. Si le sujet est jeune, vigoureux, si les causes qui déterminent l'éruption agissent avec plus d'énergie, les pustules se développent en plus grand nombre à la fois; elles sont plus rapprochées; le cercle inflammatoire qui les environne se confond; souvent même elles se réunissent, se groupent, et l'inflammation qui les précède et les accompagne étant plus vive, plus considérable, la tension douloureuse des régions qu'elles occupent est plus marquée; leur marche est plus rapide; les croûtes qui les suivent sont aussi plus étendues, plus adhérentes. J'ai vu des exemples dans lesquels l'éruption était si considérable, que tout le menton et les parties latérales de la face étaient couverts d'une quantité innombrable de pustules. J'ai fait dessiner un bel exemple de cette forme aiguë de la mentagre, chez un gendarme d'une constitution robuste, d'un tempérament sanguin très-développé, et chez lequel la maladie avait paru après de longs excès; l'éruption, quoique très-grave, se termina en quelques semaines.

D'autres fois l'inflammation pustuleuse, au lieu de s'étendre en surface, pénètre tout le derme, le gonfle, le tuméfie au point de lui donner l'apparence de végétations humides; souvent même les bulbes des poils participent à l'état phlegmasique; ils tombent bientôt, et l'on voit alors de larges plaques entièrement dénudées. Cette destruction n'est le plus ordinairement que passagère; plus tard on voit reparaître des poils plus clairs, plus faibles, mais qui ne tardent point à reprendre leur forme primitive.

Dans le plus grand nombre de cas, la mentagre se compose de plusieurs éruptions qui se succèdent à des intervalles plus ou moins rapprochés. Si les pustules se développent à plusieurs reprises sur les mêmes points, l'inflammation pénètre le derme et le tissu lamineux; et, passant à l'état chronique, elle laisse des indurations qui ne tardent point à présenter la forme de tubercules. On observe sourtout cette modification chez les sujets d'une constitution molle, lymphatique, et chez lesquels l'inflammation pustuleuse n'est point suivie d'une résolution franche et complète. Lorsque les éruptions ont été nombreuses, intenses, rapprochées, ces tubercules se multiplient et s'étendent sur la totalité du menton. De nouvelles pustules se montrent encore, soit sur les tubercules eux-mêmes, soit dans les intervalles qui les séparent, et conservent ainsi le caractère primitif de la maladie. C'est lorsque l'éruption a acquis ce degré de gravité par ce mélange confus de tubercules, de croûtes, de pustules, de squammes, qu'elle présente véritablement un aspect repoussant.

Le siége des pustules ne paraît point s'étendre au-delà de la superficie du corps réticulaire. Le développement, la marche et la forme de cette éruption prouvent que le siége primitif des pustules n'est pas plus profond. Un examen répété mille fois avec d'excellentes loupes ne m'a jamais fait découvrir de cicatrices sur les points qu'elles ont occupés : or, on sait qu'il ne peut y avoir de cicatrice, qu'où il y a eu d'abord destruction du réseau muqueux. Sans doute, si plusieurs pustules sont réunies, confondues dans leur développement, l'inflammation peut pénétrer immédiatement tout le derme, gagner le tissu cellulaire, et produire une inflammation phlegmoneuse; mais ces cas sont rares, et ils ne peuvent être pris pour base de la description de la mentagre. Les pathologistes qui ont considéré la mentagre comme une éruption furonculaire, ne se sont donc point appuyés sur des observations rigoureuses. Le furoncle est une phlegmasie du tissu cellulaire, la mentagre une inflammation de la peau; dans le clou il y a expulsion d'un bourbillon, dans la mentagre les pustules ne laissent échapper qu'une petite quantité de pus liquide, et jamais de tissu cellulaire gangréné; l'ouverture du furoncle produit toujours une cicatrice apercevable, même à l'œil nu; l'ouverture de la pustule, n'intéressant que l'épiderme, s'efface rapidement. Sans doute, le menton et les joues peuvent devenir le siége de plusieurs furoncles; mais certes, ils ne constituent point la maladie que les pathologistes ont désignée sous le nom de *mentagre.*

Causes.—La mentagre se manifeste le plus ordinairement dans la jeunesse et dans l'âge adulte; elle attaque plus particulièrement les hommes. Lorsqu'on la voit chez les femmes, elle se confond avec la couperose, et ne forme, pour ainsi dire, qu'une seule et même maladie. Les hommes d'un tempérament sanguin ou bilieux y paraissent plus disposés, surtout ceux qui ont beaucoup de barbe.

On ne saurait dire si les climats et les saisons exercent une influence réelle sur le développement de cette maladie.

Elle se manifeste souvent dans les classes inférieures de la société, chez les individus adonnés à la crapule; d'autres fois, on la voit chez des personnes vivant dans l'aisance, au milieu de toutes les recherches du luxe et de la propreté.

Relativement à l'influence des professions, il semblerait qu'elle est plus fréquente chez les hommes qui sont exposés à une forte chaleur; les cuisiniers, les rôtisseurs, les fondeurs, les raffineurs, les ouvriers qui travaillent à certains procédés de métallurgie y sont plus exposés.

Les excès de table, l'abus des boissons alcoholisées, de mets épicés, succulens, semblent aussi favoriser le développement de cette maladie; mais il est vrai de dire qu'elle peut se manifester aussi chez des individus qui vivent dans la sobriété la plus sévère.

Quant aux causes directes, on sait que des applications irritantes peuvent concourir au développement de la mentagre, en déterminant d'abord une inflammation légère, qui s'accroît et s'étend par l'action répétée du rasoir. Il n'est point rare de voir des individus atteints de mentagre attribuer cette maladie à des rasoirs malpropres dont ils se seraient servis; ce qui tendrait à faire croire à la contagion de cette éruption : opinion qui, quoique admise par les anciens et par quelques pathologistes modernes, ne paraît offrir aucune sorte de probabilité.

Diagnostic différentiel.— Le menton peut devenir le siége de plusieurs éruptions qui peuvent être facilement confondues avec la mentagre. Celles qui paraissent se développer le plus fréquemment sont la dartre crustacée flavescente, *impetigo figurata*, et les pustules syphilitiques. On a prétendu qu'on pouvait toujours distinguer ces éruptions les unes des autres; j'avoue que, dans ces cas, le diagnostic ne m'a pas paru toujours aussi facile qu'on l'a supposé. J'ai vu des praticiens très-habiles, mais ayant la circonspection qui accompagne souvent le vrai talent, rester dans l'indécision, et attendre que de nouveaux caractères vinssent jeter un peu de clarté sur des symptômes obscurs.

La dartre crustacée flavescente est caractérisée dans son début par des pustules psydraciées, qui diffèrent de celles qui sont propres à la mentagre par leur développement plus prompt, plus aigu, par l'irrégularité avec laquelle elles sont disposées. Dans la *mentagre*, les pustules sont le plus ordinairement isolées, discrètes; dans la *dartre crustacée flavescente*, elles sont groupées, plus nombreuses; elles se déchirent du troisième au quatrième jour, et le liquide séro-purulent qui s'en échappe est promptement transformé en croûtes jaunes, étendues, dont l'épaisseur augmente en peu de jours. Dans la mentagre, les pustules ne s'ouvrent guère que du cinquième au septième jour, et les croûtes qui les remplacent sont minces, légères, isolées. Toutefois ces symptômes distinctifs sont plus obscurs, lorsque l'éruption pustuleuse de la mentagre est considérable, que sa forme est plus aiguë, les pustules rapprochées et confondues; mais, du reste, il y a peu d'inconvéniens à confondre ces éruptions, puisque les indications à remplir sont à peu près les mêmes.

On voit souvent des praticiens, d'ailleurs très-distingués, rapporter les mentagres les plus simples à des affections syphilitiques constitutionnelles; on en voit d'autres qui, méconnaissant les pustules syphilitiques, qui couvrent quelquefois la partie inférieure de la face, n'ont recours qu'aux moyens les plus insignifians pour les combattre. J'ai pensé qu'il serait utile de rappeler en quelques lignes les caractères qui sont propres à ces éruptions de diverse nature.

Lorsque la syphilis constitutionnelle porte ses effets sur la face, il est rare que les pustules ne se manifestent que sur la partie inférieure. Presque toujours elles se montrent autour des ailes du nez, sur le front, aux commissures des lèvres. Les pustules de la mentagre sont bornées, au contraire, au menton, et le plus fréquemment à la partie inférieure. Ces dernières sont acuminées, se détachant sur un point d'un rouge vif, qui décèle une inflammation plus aiguë. Les pustules syphilitiques sont plus aplaties, s'élèvent sur un fond cuivré, terne, presque flétri; elles ne sont précédées d'aucune cuisson, ni de la tension douloureuse qui précède les pustules de la mentagre. Lorsque celle-ci a passé à l'état tuberculeux, la méprise est plus facile; cependant on peut encore, en comparant les exemples bien tranchés, recueillir des caractères distinctifs assez bien exprimés. Les tubercules de la mentagre sont conoïdes; leur base paraît pénétrer tout le derme jusqu'au tissu lamineux. Les tubercules syphilitiques sont plus arrondis à leur sommet; ils sont luisans et paraissent s'élever des couches superficielles du derme; mais, je le répète, les éruptions syphilitiques, étant plus générales, accompagnées dans le plus plus grand nombre de cas d'inflammations chroniques de la gorge, de la conjonctive, précédées presque toujours de céphalalgies opiniâtres nocturnes, présentent un ensemble de caractères assez prononcé pour les faire reconnaître.

Pronostic. — On conçoit combien le pronostic d'une maladie si variable dans sa marche doit offrir de difficultés. Elles sont telles, qu'il est souvent impossible au praticien le plus exercé de pouvoir assigner la durée de la mentagre. Souvent, quand les éruptions vont en diminuant, que la peau perd cette couleur violacée produite par l'injection habituelle du système capillaire cutané, et que tout semble annoncer une guérison prochaine, on voit des recrudescences plus graves survenir et se succéder, sans qu'on puisse en pénétrer les causes. D'autres fois, quand tout fait craindre que les éruptions considérables qui s'étendent sur la totalité du menton ne s'établissent pour plusieurs années, on les voit céder au régime et aux moyens curatifs les plus simples. Peut-on, d'après cela, accorder une grande confiance aux auteurs qui ont attribué à la mentagre une durée presque fixe et une marche régulière?

Traitement. — Le traitement de la mentagre présente des modifications nombreuses, selon la forme de la maladie, son ancienneté, les effets qu'elle a déterminés, selon l'âge, la force et le tempérament des individus qui en sont atteints, et enfin selon une foule de circonstances éventuelles qu'il est aussi difficile d'apprécier que de prévoir.

La mentagre est-elle récente, a-t-elle paru chez un homme

sain et vigoureux, les pustules sont-elles nombreuses, rapprochées de manière à donner plus de force, plus d'acuité à l'inflammation, on doit d'abord avoir recours à des émissions sanguines locales, répétées à plusieurs reprises, en ayant soin d'appliquer les sangsues hors des limites de la phlegmasie. Si l'inflammation persiste, ou si elle se ranime après quelques jours par des éruptions pustuleuses rapprochées, les saignées générales deviennent nécessaires, et doivent précéder les applications nouvelles de sangsues autour du menton. Toutefois, l'emploi plus ou moins répété des saignées générales ou locales doit être subordonné à l'état des forces, à l'intensité de l'inflammation, à l'étendue et à la fréquence des éruptions pustuleuses.

Les bains généraux et locaux, les topiques émolliens, les boissons adoucissantes ou légèrement laxatives, concourent puissamment à modifier la mentagre, lorsqu'elle se présente sous cette forme aiguë.

Lorsque la maladie existe depuis long-temps, que les éruptions multipliées ont donné lieu à des indurations tuberculeuses plus ou moins étendues, les saignées locales légères peuvent encore être utiles; mais elles doivent être employées plus rarement et seulement chez les hommes vigoureux et sanguins: elles seraient sans utilité chez les individus affaiblis ou d'une constitution molle. Lorsque les tubercules sont ramollis sous l'influence des topiques émolliens continués pendant quelques semaines, on passe à des frictions résolutives, faites avec des pommades dont le proto-nitrate, le deutoxyde ou le protochlorure de mercure forment la base. On a employé dans le même but les pommades sulfureuses ou alcalines. Il faudrait suspendre l'usage de ces frictions, si de nouvelles éruptions pustuleuses venaient à se montrer. Une précaution importante, qu'il ne faut point négliger, est de ne couper la barbe qu'avec des ciseaux courbes sur le plat: l'action du rasoir ajoute encore à l'inflammation.

J'ai parlé à l'article *couperose* des avantages que l'on obtenait des douches et des bains de vapeur dans la forme que les pathologistes anglais désignent sous le nom d'*acne indurata*. Ces moyens ne présentent pas moins d'utilité, lorsqu'on y a recours dans les mentagres chroniques. Les tubercules se ramollissent si promptement sous l'influence de ces médications énergiques, et la résolution se fait quelquefois avec tant de rapidité, que nous avons vu dans plusieurs cas la guérison complète être obtenue par ces seuls moyens.

Les douches en arrosoir avec les eaux sulfureuses de Barrèges, de Cauterets, d'Enghien, d'Aix, employées si souvent par M. le professeur Alibert, sont utiles dans les mêmes circonstances. Cependant il faut dire qu'il est des cas même assez nombreux dans lesquels ces médications échouent comme tous les autres moyens. Il m'a semblé que la maladie présentait surtout cette opiniâtreté, lorsqu'elle conserve dans l'état chronique sa forme pustuleuse essentielle, et que l'inflammation peu intense se borne aux couches superficielles du derme. On peut affirmer que, dans ces cas, la mentagre peut être considérée comme une des maladies les plus rebelles, et qui se jouent le plus des efforts des praticiens. Je pourrais rapporter une foule de faits dans lesquels j'ai eu recours aux méthodes curatives les plus vantées, pendant plusieurs années, sans obtenir aucun changement favorable.

Les anciens, qui avaient eu occasion d'observer cette opiniâtreté de la mentagre, proposaient d'avoir recours dans les cas les plus invétérés à l'application du feu, « *usque ad ossa exustum esset*, » dit Pline. On conçoit que cette méthode cruelle est entièrement abandonnée de nos jours ; néanmoins, dans quelques-uns de ces cas en quelque sorte désespérés, on peut quelquefois obtenir une amélioration par des cautérisations plus ou moins étendues avec les acides concentrés, ou la dissolution de potasse caustique, qui changent entièrement le mode de vitalité des parties.

Les moyens généraux se rapprochent de ceux que j'ai détaillés à l'article *couperose*. Dans la forme aiguë, les boissons émollientes, acidules, mucilagineuses, secondées par un régime assez sévère, conviennent particulièrement. Lorsque le canal alimentaire ne présente aucune apparence d'irritation, on produit avec avantage une légère révulsion sur la muqueuse gastro-intestinale par quelques petites doses de calomel, ou par les sulfates de soude, de potasse et de magnésie. Les laxatifs conviennent également, lorsqu'on a à combattre la mentagre à l'état chronique chez des individus jeunes et robustes. Chez les hommes au déclin de l'âge, ou chez ceux d'une constitution molle, on oppose avec succès les toniques permanens, tels que les amers et les préparations ferrugineuses aidés par un régime substantiel. Dans plusieurs cas de mentagre chronique, j'ai employé avec succès le muriate d'or, administré en frictions sur la langue et les gencives. D'autres fois, j'ai vu de très-bons effets des préparations de mercure, même dans les cas où l'on ne pouvait soupçonner aucune complication syphilitique. (L. BIETT.)

MENTAL, adj., *mentalis;* qui a rapport à l'esprit, aux facultés intellectuelles et affectives : *maladie*, *aliénation mentale*. *Voyez* FOLIE.

MENTHE, s. f., *mentha;* genre de plantes de la famille des Labiées et de la Didynamie gymnospermie, dont les caractères consistent en un calice cylindrique, à cinq dents, en une corolle courte à quatre lobes obtus, presque réguliers, d'où s'élèvent quatre étamines divergentes et à peu près égales. Les menthes sont des plantes herbacées généralement vivaces, qui se plaisent en général dans les lieux humides et sur le bord des ruisseaux. Toutes les espèces de ce genre sont extrêmement odorantes et d'une saveur très-chaude et très aromatique. On peut en quelque sorte les employer indistinctement les unes pour les autres. Mais parmi ces espèces nous mentionnerons particulièrement les suivantes :

MENTHE POIVRÉE, *mentha piperita*, L., Rich., *Bot. méd.*, tome 1, page 251. La menthe poivrée est originaire d'Angleterre, mais on la cultive abondamment en France. Ses tiges quadrangulaires et légèrement velues portent des feuilles opposées, ovales, lancéolées, aiguës, et dentées en scie. Ses fleurs sont petites et violacées, disposées en verticilles très-rapprochés qui forment des épis assez longs au sommet de la tige et de ses ramifications.

Cette plante se fait remarquer par une odeur très-vive et comme camphrée, et par une saveur âcre, piquante, qui laisse dans l'intérieur de la bouche une sensation de fraîcheur très-agréable. Elle contient une grande quantité d'huile volatile qui paraît être la partie éminemment active de ce médicament. La menthe poivrée est une substance très-énergique, un médicament excitant très-puissant. On emploie ses sommités fleuries sèches, soit en infusion théiforme, soit en poudre, à la dose d'un à deux gros ; on prépare aussi une eau distillée que l'on fait entrer, à la dose de deux à quatre onces, dans les potions stimulantes et antispasmodiques. Quant à son huile volatile, elle est d'une extrême énergie, et on ne doit l'administrer qu'à la dose de quelques gouttes. C'est avec cette huile volatile et du sucre que l'on prépare les pastilles de menthe, préparation agréable et éminemment excitante, dont l'usage convient surtout aux personnes dont l'estomac paresseux a besoin d'être stimulé pour bien exercer ses fonctions. Quelques praticiens ont recommandé de faire usage de l'infusion de menthe poivrée dans le traitement de la gale. Ce moyen n'est pas sans efficacité, bien qu'il soit assez rarement mis en usage.

Les autres espèces de menthe que l'on emploie le plus souvent, sont la menthe crépue, *mentha crispa*, L., la menthe à feuilles rondes, *mentha rotundifolia*, L., l'une et l'autre très-communes sur le bord des étangs et des ruisseaux aux environs de Paris et dans presque toute la France; la menthe élégante, *mentha gentilis*, L., et plusieurs autres. Toutes ces espèces jouissent absolument des mêmes propriétés que la menthe poivrée, quoiqu'elles soient un peu moins énergiques; on se sert surtout de leur eau distillée. (A. RICHARD.)

MENTON, s. m., *mentum*; partie inférieure et moyenne de la face, située au-dessous de la lèvre inférieure. Les parties qui entrent dans sa composition ont été indiquées au mot FACE; néanmoins nous rappellerons ici que les artères qui s'y distribuent sont fournies par la LABIALE, la sous-mentale, et la MAXILLAIRE inférieure, et que la saillie que forme cette portion de la face dépend de celle de l'os maxillaire inférieur. Le menton est séparé de la lèvre inférieure par une dépression transversale plus ou moins marquée; au-dessous et sur sa partie moyenne, on observe une fossette plus ou moins profonde suivant les individus. La conformation générale du menton dépendant de la forme de l'os maxillaire, elle varie suivant l'état de maigreur ou d'embonpoint. Le menton peut être arrondi, carré et plus ou moins saillant : il offre sous ce rapport des différences chez les divers peuples. L'adhérence assez prononcée de la peau à la base de l'os maxillaire forme, au-dessous du menton, un sillon très-marqué chez les personnes qui ont de l'embonpoint, et chez lesquelles la graisse s'accumule au devant et au-dessus de la région hyoïdienne. L'épaisseur et la largeur du menton donnent à la physionomie une expression bien différente de celle qui existe quand cette partie de la face est un peu alongée et pointue. Sa saillie, plus ou moins prononcée, fait varier l'angle facial; elle peut résulter des progrès de l'âge; on l'observe aussi chez certains individus dont les dents incisives inférieures dépassent les dents incisives supérieures qu'elles recouvrent au lieu d'en être recouvertes. Cette sailllie du menton est, au contraire, nulle chez certains sujets, et quelques-uns même paraissent manquer de menton : dans ce vice de conformation, la face se termine brusquement au-dessous de la lèvre inférieure. Cette défectuosité peut résulter de la brièveté ou du défaut de développement de l'os maxillaire inférieur, ou de son absence complète. Quelques auteurs ont cité des exemples de cette dernière espèce de monstruosité, et entre autres Schubarth, Walter, Haller. *Voyez* FACE, MAXILLAIRE INFÉRIEUR (os.) (MARJOLIN.)

MENTONNIER, adj., *mentalis*; qui a rapport au menton.

MENTONNIÈRE (artère); terminaison de l'artère dentaire inférieure, branche de la MAXILLAIRE INTERNE.

MENTONNIÈRE (veine); elle suit le même trajet que l'artère de ce nom.

MENTONNIER (nerf); continuation du nerf dentaire inférieur, branche du nerf MAXILLAIRE INFÉRIEUR.

MENTONNIER (trou); orifice externe du canal dentaire de l'os MAXILLAIRE INFÉRIEUR. (MARJOLIN.)

MENTONNIÈRE. On donne ce nom à un bandage en forme de fronde que l'on applique sur le menton. Pour faire ce bandage, on prend une pièce de linge qui doit avoir trois quarts d'aune de longueur et six pouces de largeur; on plie le linge, on le coupe suivant sa longueur en quatre chefs, laissant dans le milieu un plein de six travers de doigt. On applique le milieu du plein sur le menton, ayant soin que le bord où la pièce est pliée se trouve à peu de distance de la lèvre; on conduit ensuite les chefs supérieurs sur les oreilles, à la nuque, et on les entre-croise pour les ramener sur les tempes et sur le front : on les fixe au moyen d'une épingle. Les chefs inférieurs sont portés en droite ligne sur les oreilles, sur le sommet de la tête où on les croise pour aller les fixer ensuite sur l'une et l'autre tempe. Ce bandage convient dans les maladies du menton et des lèvres; dans les fractures et la luxation de la mâchoire inférieure, et après l'opération du bec-de-lièvre pour modifier les mouvemens de la mâchoire et affermir l'appareil. (MURAT.)

MÉNYANTHE, s. f. *Voyez* TRÈFLE D'EAU. (A. R.)

MÉPHITIQUE, adj., *mephiticus*; dérivé d'un mot syriaque qui signifie *souffler*, *respirer*; dénomination employée pour caractériser tout gaz, toute vapeur qui produisent ordinairement sur l'odorat une sensation désagréable, et qui ont des propriétés tellement malfaisantes qu'ils occasionent aussitôt, chez ceux qui les respirent, des maladies graves et même la mort. Le premier caractère suffit quelquefois pour faire regarder comme méphitique l'air qui le présente, sans que cet air soit aussi dangereux que nous venons de l'indiquer. Mais, suivant la première acception, pour nous l'air ne sera *méphitisé* que lorsqu'il contiendra des principes impropres à la respiration, ou que la proportion de ces principes constituans sera altérée de manière à produire des accidens plus ou moins graves.

MÉPHITISME, s. m. Nous comprendrons sous cette dénomination, comme nous l'avons dit précédemment, toute exhalaison malfaisante, toute altération de l'air qui lui donne des propriétés délétères. Déjà, à l'article *asphyxie*, on a exposé l'action que les différens gaz impropres à la respiration ont sur l'économie animale. Ici nous aurons à indiquer la nature de l'altération qui a lieu dans l'air de certains endroits ou pendant certaines opérations, et les effets pathologiques spéciaux qui en résultent lorsque le corps humain est exposé à l'impression de cet air.

MÉPHITISME DES FOSSES D'AISANCES. Les matières animales qui séjournent dans les fosses d'aisances donnent lieu, par la réaction chimique de leurs principes, à différens produits gazeux plus ou moins délétères; ce qui rend souvent dangereuse l'opération qui consiste à vider les latrines, et qu'exécutent certains ouvriers connus sous le nom de *vidangeurs*. A diverses époques des hommes, dirigés par des motifs d'humanité doublement louables, se sont occupés de ce sujet repoussant par sa nature et qui n'était pas sans danger. C'est surtout aux recherches qu'ont faites dans ces derniers temps MM. Hallé, Dupuytren, Thénard et Barruel, que l'on doit les connaissances les plus positives sur ce point de salubrité publique : c'est donc dans les travaux de ces savans que nous puiserons ce que nous avons à dire sur le méphitisme des fosses d'aisances.

Les ouvriers chargés de vider une fosse se livrent aux opérations suivantes : on lève la pierre qui la ferme, ordinairement vingt-quatre heures d'avance, puis on rompt la couche superficielle de matière solide, ou la *croûte*, afin de laisser dégager les gaz délétères qui séjournent au-dessus. La *vanne*, qui est la partie liquide, est ensuite puisée avec des seaux et en descendant dans la fosse au moyen d'une échelle, et est versée dans des tinettes. On en fait de même pour les matières solides qui occupent le fond de la fosse, et que les ouvriers nomment *heurte.* Quelquefois les couches tout-à-fait inférieures se sont durcies et exigent l'emploi de la pioche pour être enlevées : elles sont désignées par les ouvriers sous le nom de *gratin.* Les tinettes, remplies et scellées avec du plâtre délayé, sont transportées et vidées dans les endroits destinés à cet office.

Deux sortes d'exhalaisons s'élèvent des fosses d'aisances ; l'une, appelée vulgairement *mitte,* ainsi que l'affection qu'elle cause, du nom de *mitteux* donné par le peuple aux individus qui ont mal aux yeux, est formée par le gaz ammoniac ; elle existe quelquefois en même temps que l'autre désignée sous le nom de *plomb*, mais ordinairement elle se développe seule. Elle paraît être produite par les matières fluides dont l'urine compose la plus grande partie. Les vapeurs ammoniacales tendent à s'élever, et sont rarement dominantes dans la fosse même : ce sont ces vapeurs qui, mêlées probablement à quelques parcelles d'hydrosulfate d'ammoniaque, se font sentir dans les cabinets d'aisances mal tenus, et qui causent une irritation piquante sur les yeux, les fosses nasales et la gorge. Cette sensation piquante du gaz ammoniac qu'éprouvent les ouvriers dans certaines fosses dès qu'ils se mettent à l'ouvrage, leur donne lieu de redouter la mitte ; mais au bout de quelque temps de travail ils sont ordinairement insensibles à cette vapeur irritante. Les accidens que détermine la mitte sont les suivans : suivant les ouvriers, ils sont dans quelques cas annoncés par un sentiment de fraîcheur aux yeux, des picotemens se font sentir à ces organes presque toujours tout à coup : ils sont bientôt accompagnés et suivis d'une cuisson qui peut devenir extrême en quelques minutes ; le globe de l'œil et les paupières deviennent rouges ; en même temps il survient un enchifrenement semblable à celui du coryza commençant, et une douleur qui, commençant vers le fond de l'orbite, se propage au-dessus des yeux : souvent il se joint à ces symptômes une cécité qui dure un, deux ou trois jours : les douleurs sont alors telles, que les malades ne peuvent supporter la moindre lumière, et qu'ils sont dans une agitation extrême. Ces douleurs continuent avec la même intensité jusqu'au moment où les larmes coulent ; alors elles diminuent, il se fait une secrétion abondante et limpide de mucus nasal, et tous les symptômes causés par la mitte diminuent graduellement.

Quand la mitte ne produit que les premiers symptômes, ou quand les ouvriers éprouvent les sensations qui en annoncent l'invasion prochaine, ils abandonnent pendant quelques momens leur ouvrage, se mettent pendant un quart d'heure ou une demi-heure à l'air pur et frais, en se cachant des lumières que nécessitent leurs opérations de nuit. Les larmes coulent, un liquide abondant sort des fosses nasales, la rougeur et la douleur se dissipent. Très-souvent le même ouvrier est affecté ainsi, et obligé de se retirer plusieurs fois dans une seule nuit, surtout quand il s'est remis trop promptement à l'ouvrage.

Les moyens qu'emploient les ouvriers, lorsqu'ils sont atteints des accidens que produit la mitte, consistent à se mettre au lit dans une chambre obscure, à tenir sur les yeux des compresses imbibées d'eau froide, ou des feuilles de chou fraîches renouvelées fréquemment, à prendre les boissons et les alimens froids, à s'abstenir de substances excitantes, à éviter le chaud et tout ce qui peut augmenter la chaleur du corps; quelquefois la température du lit, de la chambre, augmente les douleurs : ils sont obligés, pour obtenir du soulagement, de s'exposer à l'air libre et frais de la nuit et des champs; c'est, en effet, les meilleurs moyens que réclame la nature de l'affection : on peut, du reste, les varier ou les modifier d'après ces bases.

Les ouvriers, comme l'a fait connaître Hallé, ont distingué plusieurs espèces de mittes : 1° la *mitte humide* ou *coulante*, celle qui est accompagnée de la sécrétion lacrymale et nasale, sécrétion à la suite de laquelle se dissipent bientôt le gonflement et la rougeur des yeux; 2° la mitte *grasse* ou *sèche*, dans laquelle le gonflement et la rougeur sont plus considérables que dans la précédente, et qui n'est point accompagnée de la sécrétion mentionnée ci-dessus. Un sternutatoire est employé par les vidangeurs dans ce cas; et ils sont soulagés s'ils parviennent à changer la mitte sèche en mitte coulante, autrement ils restent aveugles pendant deux ou trois jours; mais, à l'aide du sternutatoire, ils peuvent travailler dès le même jour, tout en conservant pendant un ou deux jours la rougeur des yeux; 3° la mitte *grasse tardive*, qui ne prend que dans la nuit qui suit le travail; les malades sont réveillés par une céphalalgie frontale, symptôme précurseur de tous les symptômes de la mitte grasse : il faut alors que le malade se lève, qu'il sorte et qu'il aille prendre le frais dans les champs.

L'autre exhalaison qui se développe dans les fosses d'aisances est connue sous le nom de *plomb*, de même que l'ensemble des accidens qui en sont les effets ; dénomination provenant probablement de ce que les ouvriers qui sont frappés par cette exhalaison tombent tout à coup comme un plomb, ou plutôt de ce qu'ils éprouvent un sentiment d'oppression analogue à celui que déterminerait un poids énorme sur la poitrine. Le plomb n'est pas constamment formé par les mêmes élémens ; outre les variations de quantités, il en est d'autres qui portent sur la nature des gaz : le plus souvent cette espèce de méphitisme des fosses d'aisances est produite par une certaine quantité d'hydrosulfate d'ammoniaque (hydrosulfure d'ammoniaque) mêlée à beaucoup d'air atmosphérique ; quelquefois c'est à l'acide hydrosulfurique (hydrogène sulfuré) qu'est dû le méphitisme ; ce qui a lieu quand il n'existe pas d'ammoniaque avec laquelle se combine nécessairement l'acide, ou lorsque quelque substance qui a plus d'affinité avec l'ammoniaque l'a enlevée à l'acide hydrosulfurique. Dans d'autres cas beaucoup plus rares, le gaz des fosses d'aisances est composé d'environ quatre-vingt-quatorze parties de gaz azote, de deux de gaz oxygène, et de quatre d'acide carbonique ou de carbonate d'ammoniaque. Enfin quelques personnes ont attribué le méphitisme des latrines à quelque principe délétère qui échappe à nos moyens d'investigation, et doutent que les accidens observés dans les vidanges de certaines fosses soient uniquement dus à l'un des gaz reconnus par les chimistes : ce qui a probablement donné lieu à cette opinion, c'est qu'il se trouve des matières à demi putréfiées suspendues dans les gaz, qui peuvent bien ajouter aux effets morbides. Quoi qu'il en soit, on peut avouer que l'air méphitisé des fosses d'aisances doit varier dans une foule de circonstances, néanmoins on peut rapporter principalement les effets du plomb ou des gaz hydrosulfureux (hydrosulfate d'ammoniaque et acide hydrosulfurique) ou à l'azote ; les symptômes sont différens dans ces deux cas. Hallé avait fait cette observation ; mais ce n'est que depuis les recherches de MM. Dupuytren et Barruel que l'on connaît la cause de ce phénomène.

Les symptômes produits par le méphitisme hydrosulfureux varient beaucoup dans leur intensité et dans leur marche, à raison de certaines circonstances qu'il n'est pas toujours possibles d'apprécier. On peut toutefois présumer que ces variations dépendent de la proportion différente dans laquelle se trouve le gaz délétère, et quelquefois de la disposition organique des individus frappés de méphitisme. Ces individus éprouvent une douleur excessive à l'estomac, aux articulations, un resserrement au gosier, de la céphalalgie, des nausées, des défaillances; ils poussent des cris involontaires et quelquefois modulés (ce que les vidangeurs appellent *chanter le plomb*); il se manifeste du délire, des convulsions générales et celles de la face que l'on désigne sous le nom de *rire sardonique*. A ces derniers symptômes succède l'asphyxie; ou bien celle-ci ou même la mort survient tout à coup. Les individus atteints par le méphitisme sont frappés comme d'un coup de foudre; ce qui a lieu particulièrement lorsqu'ils éprouvent les effets du gaz délétère aussitôt qu'ils entrent dans la fosse : lorsqu'au contraire le méphitisme n'agit que quelque temps après leur entrée, on observe plus particulièrement les symptômes que nous avons indiqués comme précédant l'asphyxie, tels que les douleurs de tête et d'estomac, les nausées, les défaillances, etc. Quelquefois l'asphyxie ne survient que plusieurs heures après qu'on n'est plus exposé au méphitisme. Dans certains cas, on a vu des ouvriers qui, se sentant pris du plomb, se sont fait retirer des fosses, ne tomber asphyxiés qu'après avoir manifesté une loquacité extraordinaire, tenu des propos décousus, s'être livré à une danse automatique ou avoir couru en sautant jusqu'à une certaine distance. L'asphyxie peut durer depuis quelques minutes jusqu'à plusieurs heures, le corps est froid, les lèvres violettes, la figure livide, les yeux fermés, la pupille dilatée et immobile, le pouls petit et fréquent, les battemens du cœur désordonnés et tumultueux; une écume blanche ou sanglante s'échappe de la bouche; la respiration est courte, difficile, convulsive; les muscles sont dans le relâchement, ou d'autrefois sont le siége de contractions spasmodiques continuelles; le malade fait entendre quelques plaintes par instant, ou pousse des cris effrayans. En général, avant que la mort ait lieu ou que l'asphyxié reprenne connaissance, il se manifeste une agitation extrême, caractérisée par des convulsions partielles ou générales; la respiration et la circulation s'embarrassent de plus en plus ou deviennent plus libres graduellement, suivant l'issue que doit avoir l'asphyxie. Cet état se prolonge vingt-quatre heures et même au delà.

Cette action de l'hydrosulfate d'ammoniaque et de l'acide

hydrosulfurique sur l'économie animale, peut être considéré comme un véritable empoisonnement. Aussi nous ne nous occuperons pas ici de la théorie de l'affection qui en est le résultat; on pourra consulter à ce sujet l'article où il sera traité des effets des poisons septiques, auxquels on peut rapporter les gaz qui forment principalement le méphitisme des fosses d'aisances. *Voyez* POISON.

Lorsque ce méphitisme est produit par la disproportion de gaz azote, d'acide carbonique, comme il a été indiqué ci-dessous, l'affection qui en provient n'est due qu'au défaut d'air respirable; c'est une asphyxie passive, comme on le dit : l'individu éprouve de la gêne dans la respiration, qui devient grande, élevée et plus rapide que de coutume; il survient un affaiblissement progressif sans aucune lésion des fonctions nerveuses. Le plus souvent les malades reviennent à leur premier état dès l'instant qu'ils sont exposés à l'air libre; ils ne se ressentent nullement de ce qu'ils ont éprouvé. Aussi, avant de connaître la cause qui déterminait la différence des symptômes du méphitisme, on avait observé qu'ils se rapportaient dans certains cas au spasme, aux convulsions, dans d'autres à la stupeur. *Voyez* ASPHYXIE.

La première chose qu'il y ait à faire dans le méphitisme des fosses d'aisances, comme dans toute asphyxie, c'est de retirer du lieu méphitisé l'individu qui est frappé par les gaz délétères. Il sera exposé nu au grand air, et on fera sur son corps et sur son visage des aspersions avec de l'eau froide et du vinaigre. On emploiera tous les excitans capables de le faire revenir à sa connaissance; on fera des frictions avec une forte brosse de crin. On a aussi recommandé comme excitant, et comme propre à neutraliser les gaz hydrosulfureux qui se trouvent dans les poumons, le chlore, que l'on fait respirer à l'asphyxié ; on doit user de ce moyen avec beaucoup de précaution, pour ne pas dire n'en user jamais, à cause de la propriété éminemment irritante de ce gaz. Quand le malade revient un peu à lui, on cherchera à provoquer le vomissement. Il est un traitement consacré parmi les ouvriers qui en ont constaté l'efficacité, et que l'on peut adopter. Ils administrent plusieurs cuillerées d'huile d'olive, jusqu'à ce qu'ils observent des nausées, et font prendre alors un verre d'eau-de-vie, qui détermine des vomissemens et des évacuations. Ils regardent le malade comme sauvé. On emploiera ce genre de vomitif, le plus sûr dans l'opinion des ouvriers, ou celui que M. Hallé recommande, et qui consiste dans le tartre stibié, en même temps que l'on donne des eaux spiritueuses de mélisse, de Cologne, etc., qui hâtent les vomissemens, d'où dépend un prompt soulagement. On administre ensuite des lavemens ou quelques purgatifs, et l'on prescrit l'usage d'une limonade, particulièrement de la limonade sulfurique. Lorsque ces moyens ne sont pas suffisans pour rétablir la santé, lorsque la respiration est gênée, les battemens du cœur désordonnés, tumultueux, qu'une congestion sanguine de la tête est annoncée par tous les symptômes qui la caractérisent, une saignée sera utile. Mais il faudra mieux s'en abstenir dans les cas où elle ne serait pas évidemment indiquée par l'état de congestion. Plusieurs praticiens pensent qu'elle est contraire dans le méphitisme des fosses d'aisances. On se bornerait aux potions dites anti-spasmodiques, aux sinapismes et aux vésicatoires appliqués sur les extrémités inférieures.

Nous avons dû attendre jusqu'ici pour parler d'un moyen neutralisant, qui paraît devoir remplacer le chlore avec avantage. Des observations assez nombreuses n'en ayant pas encore constaté l'efficacité, nous rapporterons le fait unique que nous connaissons, pour mettre à même de répéter un essai que le succès a justifié dans un cas, et dont on peut se promettre d'heureux résultats, d'après le raisonnement. M. Labarraque, pharmacien, auquel on doit un moyen désinfectant si puissant dans les cas de putréfaction des substances animales, en a fait une application toute naturelle au méphitisme des fosses d'aisances. Ce chimiste distingué, se trouvant auprès d'un individu qui venait d'être frappé par les émanations de matériaux retirés d'une latrine, et était tombé sans connaissance, employa vainement, pour le rappeler, du vinaigre, de l'éther, de l'ammoniaque très-concentrée, exposés sous le nez du malade. Le pouls était assez fort, mais fuyant sous le doigt pour renaître peu après ; il y avait une roideur excessive des membres, puisque les pieds se trouvaient au niveau du tronc placé sur une chaise ; les bras étaient tendus et roides, presque froids ; la tête jetée en arrière ; les veines du cou très-apparentes ; la face violacée, ainsi que les lèvres, qui étaient très-gonflées ; les yeux fermés ; en soulevant les paupières, on les voyait ternes et immobiles ; la respiration semblait nulle. « J'étais, dit M. Labarraque, pourvu de *chlorure d'oxyde de sodium concentré* ; je connaissais la force désinfectante de cet agent, et je savais qu'en supposant la respiration presque nulle, l'affinité du chlore pour le gaz fétide étant très-forte, même à de grandes distances, il serait possible que le gaz acide hydrosulfurique, qui comprimait le jeu des poumons, et qui aurait anéanti la vie s'il eût été absorbé, fut détruit; je savais aussi que le chlore avait été conseillé dans de semblables asphyxies, et qu'on en avait obtenu des succès trop souvent suivis d'irritation de poitrine, ce qui ne peut pas arriver en respirant les chlorures, comme je le démontrerai par la suite. J'imbibai donc une serviette de ce chlorure, et la mis sous le nez du malade, qui, dans moins d'une minute, poussa un gémissement aigu et plaintif, d'un caractère particulier; la roideur des membres cessa; au même moment, les yeux s'ouvrirent, pour se refermer peu de secondes après. La roideur tétanique avait reparu avec son cortège effrayant; j'avais retiré trop tôt le chlorure de dessous le nez du malade. Je revins aux excitans sans en éprouver aucun effet sensible, et, pour la seconde fois, je mis le linge bien imbibé de chlorure sur la bouche et sous les narines de l'asphyxié. Je vis dans moins d'une minute la roideur des jambes cesser, le malade poussa un cri perçant; mais cette fois ce cri fut étouffé par le linge imbibé de chlorure. Une forte inspiration eut lieu; l'air, pour pénétrer dans les poumons, fut forcé de traverser ce linge; il se chargea de chlore saturé d'eau. Son visage reprit l'état naturel. On lui administra deux cuillerées d'une potion éthérée, et il fut en état de reprendre son travail. » On peut donc espérer que les chlorures auront des résultats favorables, lorsqu'ils seront employés assez à temps pour qu'ils puissent agir sur les gaz contenus dans les voix aériennes; ce qui doit être assez rare, il faut l'avouer, puisque la petite quantité d'hydrosulfate n'agit sur l'économie que parce que le gaz est absorbé, et non parce qu'il reste dans les poumons et qu'il agit sur ces organes eux-mêmes. Nous reviendrons plus bas sur ces substances employées dans la désinfection des fosses d'aisances elles-mêmes.

Nous devons considérer maintenant les circonstances dans lesquelles se développe le méphitisme des fosses d'aisances, et les moyens d'en prévenir les effets.

Quels que soient les gaz qui forment le plomb, on a remarqué que ses accidens sont plus à redouter pendant les grandes chaleurs et les pluies de l'été que dans les autres saisons. On ignore les circonstances qui donnent lieu au méphitisme par le gaz azote. On est prévenu de sa présence, lorsque les lumières ou les brasiers descendus dans la fosse s'éteignent. Quant au plomb produit par les gaz hydrosulfureux, qui nous occuperont presque exclusivement, il est, proportion gardée, observé plus souvent dans les villes étendues et populeuses que dans les villes qui offrent les conditions opposées, probablement parce que dans celles-ci on jette moins de matières étrangères dans les fosses. Les vidangeurs ont rémarqué que, dans les maisons habitées par des enfans, des femmes infirmes et des vieillards, et dans les couvens de religieuses, presque toute la matière des fosses est de la vanne grasse, presque liquide, et que, dans ce cas, le plomb est peu à craindre; qu'au contraire, on doit le redouter, lorsqu'on vide les fosses des séminaires, des prisons et de tous les établissemens habités par des hommes adultes.

Parmi les conditions qui paraissent favoriser le développement ou la concentration des gaz méphitiques, on a cité les suivantes : le mélange habituel d'eau de vaisselle, de lessive, de savon, de débris végétaux et animaux avec les excrémens; le séjour prolongé des matières par la rareté des vidanges; l'humidité du sol dans lequel est creusée la fosse d'aisances, la profondeur à laquelle elle est située; sa forme carrée, qui permet aux gaz de séjourner dans les encoignures qui en résultent; le mauvais état des parois, qui laissent les liquides s'infiltrer dans les terres voisines, et permet à l'eau d'envahir la fosse, lorsqu'elle a été vidée. La considération seule de l'infiltration des liquides, indépendamment de l'odeur particulière au plomb, éveille les craintes des vidangeurs. On conçoit l'influence des autres conditions sur la production du méphitisme.

D'après les recherches de Hallé, le plomb n'est, en général, accompagné d'aucune odeur particulière. Cependant, si l'on en croit le rapport des ouvriers, l'odeur, s'il en est qui soit propre à cette espèce de méphitisme, est putride, d'une fadeur singulière, nauséabonde. L'odeur hépatique, qui est la véritable odeur des vidanges, et une certaine odeur aigre, sont, suivant le même médecin, accompagnées d'un danger bien moins grand.

Le danger du plomb est plus ou moins à craindre dans les différentes opérations des vidanges. On a quelquefois à redouter le méphitisme, lorsqu'on ouvre la fosse, et qu'on permet par là aux gaz accumulés sous la voûte de se répandre; quand on rompt la couche solide ou la croûte qui recouvre les liquides.

Les accidens ont rarement lieu, lorsqu'on épuise ces liquides au moyen de seaux. Le danger le plus grand, au contraire, existe lorsqu'on entame les matières solides qui sont au fond ou seulement lorsqu'on les remue. Souvent les exhalaisons délétères se concentrent dans les angles rentrans des fosses, dans les joints des pierres, dans le tissu des moellons ramollis par les liquides. On cite des cas où, en soulevant un pavé, des ouvriers sont tombés asphyxiés, et il n'est pas rare de voir des individus qui étaient descendus dans des fosses vidées depuis quelque temps, être frappés de méphitisme. Ces accidens s'observent surtout dans les fosses où l'eau rentre après les vidanges; les gaz délétères se produisent presque tout à coup en très-grande abondance. M. Dupuytren en a rapporté un exemple remarquable. Une fosse d'aisances, bâtie en moellons tendres, unis entre eux par du plâtre seulement, avait été vidée sans qu'il se fût manifesté aucun accident. La vanne de cette fosse s'était infiltrée dans les terres, et s'était épanchée dans des caves voisines. Deux et trois jours après l'évacuation complète de cette fosse, des maçons y descendirent, sans en éprouver la plus légère incommodité; ils y trouvèrent de l'eau. Le soir du dernier jour où elle avait été visitée, et où l'on avait trouvé plus d'eau que précédemment, et où l'on avait ressenti une odeur très-forte, trois hommes qui descendirent successivement dans cette fosse tombèrent asphyxiés. (*Bulletin de l'École et de la Société de médecine, n° 11.*)

Des matières et des débris provenant des démolitions de fosses d'aisances, transportés hors de celles-ci, peuvent encore donner lieu au développement des gaz délétères, quoique les vidanges aient été opérées sans accident. Cela eut lieu dans l'asphyxie pour laquelle M. Labarraque a employé avec succès le chlorure de soude. Le méphitisme peut être produit aussi par l'air sortant de la bouche d'un individu méphitisé : c'est ce qui arriva, suivant le rapport de Hallé, à un inspecteur des ouvriers qui s'approcha d'un asphyxié pour s'assurer si l'odeur que celui-ci exhalait était le plomb. Cet événement montre qu'il est dangereux de se mettre en face des individus méphitisés auxquels on porte secours. Enfin, on ne peut pas toujours assigner, et encore moins prévoir les causes qui donnent lieu au développement des gaz délétères. Le plomb se manifeste quelquefois dans des momens différens et dans des endroits opposés, pendant la vidange d'une même fosse, sans qu'il soit possible de s'en rendre compte : ainsi une fosse qui était saine est méphitisée quelques heures après; et quelquefois les ouvriers travaillent sans accident d'un côté, tandis que, d'un autre, ils sont ménacés par le plomb ; cependant les conditions paraissent les mêmes.

Le meilleur moyen de prévenir le méphitisme des fosses d'aisances se trouve dans le mode de construction de ces fosses. Aussi cet objet devrait-il être dans tous ses rapports sous la surveillance des administrations locales. Les conditions que nous avons reconnues favorables à la production et à la concentration des gaz délétères, font concevoir d'après quels principes doivent être construites les latrines. Nous nous bornerons à ce simple énoncé, en renvoyant pour ce sujet à l'article *latrine*. Nous devons nous occuper seulement des précautions à prendre pendant les opérations des vidanges, pour préserver les ouvriers du méphitisme. L'hiver et un temps sec et froid doivent être choisis pour ces opérations. La fosse sera ouverte douze heures avant de les commencer. On évitera d'approcher de l'ouverture une lumière, qui pourrait déterminer une inflammation des gaz contenus dans la fosse, et une explosion dangereuse. Lorsqu'on rompra la croûte, il faudra détourner la tête, et s'éloigner quelque temps. Les matières seront remuées avec de longues perches, afin de provoquer le dégagement des exhalaisons méphitiques. On a proposé de se servir de pompes pour retirer les matières. Mais cet instrument n'a de prise que sur la vanne, dont l'épuisement par les moyens ordinaires ne présente généralement pas de danger. Les ouvriers ne descendront jamais dans la fosse qu'ils ne se soient assurés qu'une chandelle s'y conserve allumée à toutes les profondeurs. Toutefois, ce signe indique seulement que l'azote ne domine pas dans la fosse; mais on n'est nullement garanti contre la présence des gaz hydrosulfuriques, qui n'empêchent pas la combustion. Ce n'est que par la réunion de circonstances particulières et par l'odeur que l'expérience apprend à apprécier, que les maîtres vidangeurs soupçonnent le méphitisme d'une fosse. En raison de cette incertitude où l'on est sur la présence des gaz hydrosulfuriques, il convient que l'ouvrier qui descend dans la fosse soit ceint d'une double courroie en cuir, à laquelle s'attache une corde tenue par deux hommes placés en dehors de la fosse. Il est, du reste, important que l'ouvrier qui se sent incommodé se retire aussitôt du lieu du travail, et qu'il n'y revienne pas trop promptement. On a observé que ceux qui avaient été affectés ainsi du méphitisme, tombaient asphyxiés, lorsqu'ils s'exposaient sans aucune précaution à la même cause, quoiqu'elle n'agisse pas de même sur les autres ouvriers.

Le local doit être aéré autant que possible, afin que l'air extérieur puisse y pénétrer facilement ; un ventilateur produit plus sûrement ce résultat. Pour l'établir, on bouche toutes les ouvertures des siéges d'aisances, à l'exception de celle qui est à l'étage le plus élevé de la maison. On y place un fourneau ouvert par son fond, et rempli de charbons allumés. Ceux-ci attirent l'air du conduit, et il se forme un courant de l'ouverture inférieure de la fosse à celle où est placé le fourneau.

M. Dupuytren préfère le procédé suivant pour désinfecter une fosse azotée. On place dans la fosse un grand réchaud plein de charbon allumé. La chaleur dilate le gaz, qui, devenant par là plus léger que l'air atmosphérique, se répand de tous côtés, et est remplacé par celui-ci. Mais on doit être prévenu que le gaz azote se reproduit très-promptement. Il faut alors que le ventilateur agisse continuellement, ou qu'on maintienne un fourneau dans la fosse.

Ces moyens ne suffisent pas lorsque le méphitisme est formé par l'hydrosulfate d'ammoniaque ; il faut alors chercher à neutraliser ce gaz. Janin avait proposé jadis le vinaigre ; mais ce liquide ne fait que masquer l'odeur, et ne détruit nullement le gaz délétère. On a fait usage de l'eau de chaux dans la même intention. MM. Dupuytren et Barruel ont employé avec succès dans ce cas le muriate de chaux suroxygéné liquide (chlorate de chaux), dont plusieurs seaux sont versés dans la fosse. Des expériences faites aussi par MM. Dupuytren et Thénard prouvent que les fumigations d'acide muriatique oxygéné (chlore) ont également un résultat avantageux. Ces fumigations sont dégagées au moment même où l'on ouvre la fosse et sur son ouverture, et on entretient un dégagement continuel de ces vapeurs dans la fosse pendant toute la vidange. Mais le chlore n'est pas sans inconvénient lui-même, lorsqu'on le dégage en excès. Il est très-irritant et d'ailleurs assez fugace.

M. Labarraque, comme il a été dit précédemment, a fait servir le chlorure de chaux à la désinfection des fosses d'aisances. Dans la circonstance où il eut occasion de porter secours à un asphyxié, il détruisit le méphitisme à l'aide de cette substance. Une livre de chlorure de chaux fut mise dans soixante litres d'eau, et l'on fit des arrosages dans le lieu où étaient parvenus les gaz provenant des immondices qui avaient été amoncelées dans un cabinet voisin depuis quelques jours contre la porte de communication. Les immondices furent également arrosées au fur et à mesure qu'on les enlevait : par ce moyen toute émanation fétide a été détruite. M. Labarraque rapporte une autre preuve des propriétés désinfectantes du chlorure de chaux qu'il put acquérir en faisant vider la fosse de sa maison. « Lorsque la pierre fut enlevée, dit-il, le chapeau fut percé avec la perche dont se servent les vidangeurs, et au moment même j'arrosais abondamment la surface de la matière, ainsi que la perche; aucune fétidité ne se montrait; mais après avoir enlevé quelques seaux de liquide, l'odeur se manifestait avec violence. N'ayant pas l'intention de détruire l'odeur de toute la fosse, attendu que je n'avais pas de données précises pour déterminer la quantité de chlorure nécessaire pour y parvenir, je me bornai d'abord à empêcher la fétidité de pénétrer dans les appartemens. Mon entresol en fut préservé au moyen d'une traînée de chlorure sec de l'épaisseur d'un pouce placée sous la porte, et au moyen d'un linge épais trempé dans du chlorure liquide et étendu sur des cordes derrière la même porte. Le premier étage et le troisième furent garantis de toute odeur par le même procédé, tandis que le second et le quatrième étages, pour lesquels on n'avait pris aucune précaution, étaient inhabitables. »

M. Labarraque voulant déterminer la quantité de chlorure de chaux qui serait nécessaire pour détruire complètement l'odeur de la vidange, a expérimenté sur une petite quantité de matières, et a trouvé qu'il fallait 75 grammes de chlorure pour une tinette. Les frais de vidange seraient, par conséquent, augmentés d'environ 60 pour 100; ce qui est trop pour l'adoption usuelle de ce procédé.

MM. Payen et Chevallier, qui se sont occupés en même temps que M. Labarraque de la désinfection des fosses d'aisances, ont pensé que, le prix du chlorure de chaux étant encore trop élevé, la chaux qui coûte beaucoup moins cher, pourrait lui servir d'auxiliaire. « Cette substance, employée préalablement, saturerait la plus grande partie de l'acide hydrosulfurique libre ou combinée à l'ammoniaque en dégageant celle-ci et formant un sous-hydrosulfate de chaux. Le chlore agirait ensuite sur l'hydrogène sulfuré et les matières à demi putréfiées auxquelles les gaz servent de véhicule; et la quantité de chlorure de chaux pourrait être diminuée. » Des essais en petit et en grand ont justifié cette manière de voir.

Dans le but de préserver les ouvriers du méphitisme des fosses d'aisances, on a aussi recommandé l'usage de divers instrumens qui empêcheraient l'inspiration ou le contact des gaz au milieu desquels ils travaillent; tels sont les masques de différentes formes, appliqués sur le visage. Ainsi on a conseillé un masque qui aurait des yeux en verre, et auquel serait adapté un long tuyau pour respirer l'air extérieur, ou bien un tube d'aspiration placé dans la bouche et dont le tuyau respiratoire est rempli de coton imbibé d'une substance susceptible de neutraliser les gaz délétères. Ces instrumens seraient certainement très-utiles; mais on persuade difficilement aux ouvriers de s'en servir. Ils devraient au moins les mettre en usage lorsqu'ils descendent pour la première fois dans une fosse, ou lorsqu'elle est suspecte, surtout lorsqu'ils vont retirer ceux de leurs camarades que le méphitisme a frappés au milieu de la fosse, et qui y sont restés.

MÉPHITISME DES PUITS. Il est formé par le gaz acide carbonique, le gaz azote, le gaz oxyde de carbone et l'acide hydrosulfurique. On connaît les effets délétères de ces gaz sur l'économie animale. Ces effets sont donc à redouter, lorsque, pour curer le puits ou en réparer les parois, on est obligé d'y faire descendre des ouvriers. Des souterrains où l'on va puiser de l'eau peuvent être également méphitisés. Un grand nombre de faits mettent hors de doute les dangers de ce méphitisme; nous n'en rapporterons qu'un seul, très-bien observé par M. Chomel, et qui sera plus utile qu'une description générale fondée sur trop peu de faits. Un plombier, étant descendu au fond d'un puits où il n'y avait que quelques pouces d'eau pour réparer le tuyau d'une pompe, tomba asphyxié, et ne fut retiré qu'au bout de trois quarts d'heure. Peu après, il donna quelques signes de vie, et fut transporté aussitôt, à quatre heures du soir, à l'hôpital de la Charité. Il présentait les symptômes suivans : mouvemens convulsifs violens, respiration gênée, fréquente; cris plaintifs; insensibilité générale; pouls régulier, concentré; visage se colorant fortement par intervalles. Une saignée de pied de trois palettes fut pratiquée. Le sang était noir et se coagula aussitôt. Une rémission momentanée en fut la suite. L'inspiration du chlore provoqua une toux vive. Deux grains d'émétique dissous dans huit onces d'eau ne produisirent aucun vomissement; l'ingestion en avait été difficile. Des lavemens stimulans furent administrés. Le premier ne fut pas rendu; le second, aidé sans doute dans son action par l'émétique, procura, sur les onze heures du soir, une selle très-copieuse, après quoi l'état du malade parut s'améliorer un peu. Jusque-là, en effet, et malgré la courte rémission dont nous avons parlé, les symptômes avaient continuellement augmenté d'intensité: une roideur presque tétanique, la gêne extrême de la respiration, semblaient menacer prochainement l'existence du malade. De larges sinapismes avaient été appliqués aux mollets. Durant le reste de la nuit, les mouvemens convulsifs reparurent plusieurs fois avec une intensité variable, mais généralement avec moins de violence. Le lendemain matin, à cinq heures, le malade était calme, et semblait vouloir parler; cependant sa peau était toujours insensible. Des mouvemens convulsifs eurent encore lieu sur les onze heures; mais ils furent les derniers. A trois heures, le malade prononça quelques mots; il conserva le reste de la journée une sorte de stupeur, dormit peu la nuit, mais se trouva guéri le lendemain matin, ne se rappelant rien de l'accident qui lui était arrivé.

Le méphitisme est particulièrement à craindre dans les puits qui sont fermés depuis long-temps, et surtout après les orages. La salubrité de l'eau d'un puits n'est point une garantie de la pureté de l'air qui séjourne au-dessus.

Le conseil de salubrité publique a publié une instruction qui contient les précautions les plus sages à prendre, lorsqu'on se propose de curer un puits ou d'y faire des réparations. Avant de commencer tout travail, on doit s'assurer de l'état de l'air qu'il renferme. On descendra une lanterne allumée jusqu'à la surface de l'eau; si elle ne s'éteint pas, on la retire, et, par le moyen d'un poids attaché à une corde, on agite fortement l'eau jusqu'à son fond; on redescend la lanterne. Si, à cette seconde épreuve, la lumière ne s'éteint pas, les ouvriers peuvent commencer leurs travaux, en se munissant par précaution d'un petit appareil désinfectant de Guyton de Morveau. Il est important que les ouvriers soient revêtus d'un bridage. Si la lumière s'éteint, on remarquera la profondeur à laquelle elle cesse de brûler; on ne descendra pas dans le puits, parce qu'on y serait asphyxié. Dans l'incertitude où l'on est sur la véritable nature du gaz méphitique, il faut, quel qu'il soit, renouveler l'air du puits à l'aide d'un ventilateur. On bouche hermétiquement l'ouverture du puits par des planches, du plâtre et de la glaise. Une ouverture d'un décimètre environ de large est pratiquée à ce couvercle. On y place un fourneau de terre qui ne peut recevoir d'air que celui des puits. En même temps on fait descendre jusqu'à un décimètre de la surface de l'eau un tuyau de plomb ou de fer-blanc qui s'ouvre à l'extérieur. Le fourneau, rempli de charbons allumés, et recouvert d'un chapiteau en forme de cheminée, attire l'air du puits, qui se renouvelle au moyen du tuyau qui y descend. Quand le fourneau a été en activité pendant une heure ou deux, suivant la profondeur du puits, on l'enlève, et on renouvelle l'épreuve de la lanterne. Si celle-ci s'éteint, c'est une preuve que le gaz méphitique se renouvelle. Il faut alors mettre le puits à sec, attendre quelques jours, l'épuiser de nouveau, et recommencer l'application du fourneau ventilateur, ou, si l'on ne peut établir cet appareil, y substituer un ou deux forts soufflets de forge que l'on adapte au tuyau prolongé jusqu'à la surface de l'eau. Ces soufflets, mis en action pendant un quart d'heure ou deux, déplaceront l'air vicié du puits. Si, après cela, la lanterne s'éteint encore, le puits doit être abandonné. Quand on a reconnu que le méphitisme était dû à l'acide carbonique, on peut chercher à le neutraliser en versant dans le puits avec des arrosoirs plusieurs seaux de lait de chaux, et l'on agite ensuite l'eau fortement. Pour détruire les gaz hydrogène sulfuré ou carboné, on dégage du chlorure au fond du puits par les moyens connus. Le chlorure de soude pourrait servir à cette désinfection. On doit être prévenu que l'expérience de la lanterne ne peut fournir de documens que sur la présence de l'azote et de l'acide carbonique.

Les secours à donner aux individus qui sont frappés par le méphitisme des puits ne diffèrent pas de ceux que réclament le méphitisme des fosses d'aisances et les autres asphyxies. On doit remarquer que l'asphyxie n'est pas toujours ici de la même espèce. L'azote et l'acide carbonique ne sont funestes que parce que ces gaz ne peuvent pas servir à la respiration. Les autres gaz ont une action délétère par eux-mêmes.

MÉPHITISME DES ÉGOUTS. Les eaux qui parcourent les égouts, chargées de débris végétaux et animaux laissés à la surface des rues, de toutes sortes de matières provenant des usines, et même quelquefois des matières des fosses d'aisances, forment des dépôts, ou fournissent des exhalaisons qui altèrent l'air renfermé dans ces longs canaux voûtés. Cette altération de l'air est quelquefois portée au point de constituer un méphitisme non moins dangereux que celui des fosses d'aisances, pour les ouvriers chargés de les nettoyer. Il serait à désirer que l'on possédât sur le méphitismé des égouts des connaissances aussi positives que sur le dernier. En attendant que des recherches chimiques et que l'observation exacte des accidens produits par les émanations des égouts aient répandu plus de lumières sur ce sujet, nous nous bornerons à un petit nombre de détails.

Le méphitisme des égouts paraît être analogue à celui des fosses d'aisances. Tantôt c'est le gaz ammoniacal qui produit chez les ouvriers une ophthalmie différant en quelques points de la mitte des vidangeurs, en ce qu'elle est en général légère, presque indolente, et qu'elle disparaît en peu de temps si l'on interrompt les travaux qui l'ont occasionée. Tantôt, et ce cas paraît être le plus fréquent, c'est le gaz azote qui, ne se manifestant par aucune odeur, mais éteignant les corps en combustion, détermine l'asphyxie. D'autres fois les accidens sont produits par le gaz acide hydrosulfurique, dont l'existence dans les égouts est prouvée par l'odeur qu'on y ressent et par une analyse chimique directe faite par M. Gaultier de Claubry. Le gaz ammoniacal se développe particulièrement pendant le curage, surtout lorsqu'on remue les matières qui ont acquis par le repos une certaine consistance. L'hydrogène sulfuré, si l'on s'en rapporte à l'odeur qui le caractérise, existe, suivant M. Parent-du-Châtelet, dans les égouts qui ont été négligés depuis long-temps, qui ont une grande étendue, dans lesquels l'air est stagnant, et particulièrement dans ceux qui reçoivent beaucoup de matières animales non altérées par la cuisson. C'est dans les mêmes conditions que l'azote se produit. Il existe probablement encore beaucoup d'autres principes que ceux que nous avons signalés; les diverses odeurs qui se manifestent dans les égouts l'indiquent assez.

Les moyens à employer pour préserver les ouvriers du méphitisme sont analogues à ceux que nous avons décrits pour les méphitismes précédens. Le mode de construction des égouts entre pour beaucoup dans les soins à prendre à cette intention. Nous ne pourrions, sans dépasser les bornes que nous devons nous prescrire et même sans empiéter sur les fonctions des architectes, indiquer tout ce qui est à considérer relativement à ce mode de construction ; d'ailleurs les localités font varier nécessairement les dispositions. Nous dirons seulement que l'on doit chercher à favoriser l'écoulement des eaux et des immondices par la pente donnée aux égouts, et qu'il faut multiplier autant que possible les regards, c'est-à-dire les ouvertures par lesquelles les égouts communiquent avec les rues. Ces regards doivent être grillés et non fermés hermétiquement, de manière que l'air puisse se renouveler plus facilement. Ces précautions sont importantes; car l'on a observé que les accidens produits par le méphitisme survenaient particulièrement dans les endroits éloignés des regards. Une disposition très-utile pour le nettoiement des égouts serait celle où des bassins fourniraient une certaine quantité d'eau qui servirait à inonder à volonté ces canaux. Plus de détails nous entraîneraient trop loin, et les personnes qui désireront connaître tout ce qui a trait à ce sujet d'hygiène publique, consulteront avec avantage l'estimable ouvrage publié par M. Parent-du-Châtelet, sur les égouts de Paris.

MÉPHITISME DES CIMETIÈRES, DES TOMBEAUX. On cite beaucoup d'exemples de fossoyeurs qui sont tombés asphyxiés en remuant des cadavres putréfiés. On connaît aussi les accidens produits par les exhumations. Les gaz que développe la putréfaction sont, en effet, des plus délétères. (*Voyez* PUTRÉFACTION.) Les précautions prises aujourd'hui en France pour les sepultures rendent ces accidens beaucoup moins fréquens qu'autrefois. Cependant il est des cas où il est nécessaire de transporter des cadavres d'une fosse dans une autre. Souvent aussi, il s'agit, pour des recherches médico-légales, de faire l'exhumation d'un cadavre enterré depuis plus ou moins long-temps. Dans ces cas, le chlorure de soude est le moyen préservatif le plus puissant que l'on puisse employer. M. Orfila s'est convaincu plusieurs fois de l'excellence de ce mode de désinfection. Voici les précautions que ce professeur expose dans sa *Médecine légale* pour cette opération. Ces précautions, modifiées d'après les circonstances, peuvent s'appliquer aux divers cas où le méphitisme des cimetières est à redouter. 1° On emploiera un nombre d'hommes suffisant pour que l'exhumation soit faite promptement; 2° on se servira de préférence de bèches, afin que la face des ouvriers ne soit pas trop rapprochée du sol où gisent les cadavres; et, à mesure qu'on fouillera, on aura soin d'arroser avec une liqueur composée de six onces de chlorure de chaux dissous dans quinze ou dix-huit livres d'eau. La bouche et les narines des fossoyeurs seront garnies d'un mouchoir trempé dans du vinaigre. On laissera un intervalle marqué entre chaque arrosement. 3° Lorsqu'on sera arrivé à l'endroit où se trouve le cercueil ou le cadavre, on y jettera sept ou huit livres de la dissolution mentionnée; si le cercueil n'était pas endommagé, on le retirerait tout entier; s'il était brisé et qu'il répandît une odeur infecte, on en dérangerait avec précaution une des planches, et l'on ajouterait assez de liqueur désinfectante pour le couvrir, ainsi que le cadavre : il suffit, dans la plupart des cas, de laisser macérer ainsi le corps pendant quelques minutes dans trois cents livres d'eau tenant en dissolution trois ou quatre livres de chlorure de chaux, pour lui donner plus de consistance et détruire l'odeur fétide. 4° On retirera le cadavre du cercueil, on l'exposera à l'air pendant quelques minutes, puis on commencera les recherches. 5° si la putréfaction était moins avancée, ou que par un motif quelconque il fût impossible de plonger le corps entier dans le bain dont nous parlons, on répandrait sur sa surface quelques verrées de la même dissolution.

Nous renvoyons à l'article *inhumation* pour les autres détails relatifs à ce sujet. Les secours à porter aux individus frappés de méphitisme des cimetières ne diffèrent pas de ceux que réclament les accidens produits par le plomb.

MÉPHITISME DES MINES. Plusieurs sortes de gaz malfaisans se développent dans les mines. Ils sont produits par la stagnation de l'air et la respiration des ouvriers, par les eaux croupissantes, par la décomposition des bois qui revêtent et soutiennent les puits et les galeries, par la fumée des lumières employées pour les travaux et celle de la poudre brûlée, dont l'explosion a servi à faire sauter la mine. Il se joint à cette cause d'altération de l'air les gaz très-délétères qui se dégagent des pierres, des terres et des métaux qu'on extrait. On n'a pas assigné au juste la nature des gaz, et qui varient d'ailleurs suivant les différentes circonstances et suivant la nature même de la mine qu'on exploite. Les auteurs qui se sont occupés de ce sujet présument, d'après les effets observés, que les exhalaisons qui se trouvent dans les mines sont formées par le gaz acide carbonique, hydrogène, oxyde de carbone, et par la combinaison de diverses substances minérales avec le gaz hydrogène. L'acide hydrosulfurique se trouve dans les houillières, et le gaz hydrogène arséniqué est souvent dégagé dans les mines d'étain, d'argent et autres métaux qui ont l'arsenic pour minéralisateur.

Parmi ces gaz, les uns, susceptibles de s'enflammer et de détoner, produisent des accidens terribles lorsqu'ils sont en contact avec des corps en ignition. Les autres déterminent des symptômes analogues à ceux des divers méphitismes que nous avons déjà passés en revue, ou dont il est fait mention à l'article *asphyxie*.

Les ouvriers distinguent particulièrement trois espèces de vapeurs : 1° Le *feu brisou*, *terou* ou *feu sauvage*, qui sort avec sifflement des souterrains et paraît dans la mine sous la forme de toiles d'araignée. Cette vapeur s'enflamme avec une explosion violente lorsqu'elle rencontre la lampe des ouvriers. 2° Le *ballon*, vapeur circonscrite qui paraît sous forme d'une poche arrondie, suspendue en l'air. Si les ouvriers ne se sont pas éloignés avant que cette poche se soit crevée, ils tombent subitement asphyxiés. Ces deux vapeurs sont formées, à ce qu'on présume, par le gaz hydrogène. 3° La moffette, vapeur épaisse qui se dégage principalement en été, quand on ouvre des mines profondes, des mines riches en minerai, et surtout de celles qui sont fermées depuis long-temps avec les déblais : on reconnaît sa présence quand la lumière des lampes diminue ou s'éteint; cette vapeur asphyxie les personnes qui la respirent, et le moindre mal qu'elle occasione est, dit-on, une toux convulsive qui dégénère ordinairement en phthisie. On présume qu'elle est formée par le gaz azote. Mais si l'on considère que ce gaz ne produit l'asphyxie que parce qu'il est simplement impropre à la respiration, on sera porté à croire que la moffette contient quelqu'autre gaz directement délétère.

Les dispositions propres à prévenir le développement du méphitisme des mines doivent tendre principalement à s'opposer à la stagnation de l'air et de l'eau. Nous ne devons pas entrer dans ces détails, non plus que dans tous ceux qui se rapportent aux précautions à prendre de la part des ouvriers pour se préserver du méphitisme. La lampe de sûreté de Davy, les épreuves faites avec une lumière portée de loin dans la mine, la désinfection de l'air au moyen des fumigations de chlore, et des différens modes de ventilation, forment les principales. Les ouvriers ne doivent pas descendre sans de grandes précautions dans les mines qu'on a abandonnées pendant quelque temps, et même simplement pendant un jour. Les gaz se produisent avec une extrême promptitude, surtout dans les saisons chaudes et humides. L'action de ces gaz paraît aussi être plus sensible quand on a été quelques jours hors de la mine où ils se développent. Il est d'ailleurs des soins qui sont dictés par les dispositions locales, par la nature des travaux.

MÉPHITISME PRODUIT PAR LA VAPEUR DE CERTAINS CORPS EN COMBUSTION. Le charbon, la braise, la houille, le bois lui-même, lorsqu'il n'est pas parfaitement sec, laissent dégager en brûlant de l'hydrogène carboné dont les effets sur l'économie animale sont des plus délétères. Ces effets varient suivant l'abondance du gaz produit, et surtout suivant qu'il se concentre dans un lieu fermé. Le danger n'est pas le même pendant toute la durée de la combustion; ainsi qu'on le peut concevoir d'après l'analyse des gaz fournis aux différentes époques. Lorsque le charbon commence à brûler, on trouve, sur cent quatre-vingt-huit parties en volume, vingt-six de gaz acide carbonique, trente-huit d'air atmosphérique, quatre-vingt-dix-huit de gaz azote, et vingt-six de gaz hydrogène carboné. Ce dernier gaz ne se produit plus lorsque le charbon est parfaitement enflammé. Sur cent soixante-quatorze parties, il y en a environ vingt d'acide carbonique, quatre-vingt-une d'air atmosphérique et soixante-treize d'azote. (Orfila.)

Les personnes soumises à l'action de la vapeur du charbon ressentent d'abord une grande pesanteur de tête, puis une vive céphalalgie; un sentiment de compression à la région des tempes, une grande propension au sommeil; des vertiges, de l'anxiété; le trouble de la vue, un bourdonnement d'oreilles, des palpitations, des nausées, des vomissemens, sont les accidens qu'éprouvent en général ces personnes. Si le gaz délétère continue à s'accumuler, la somnolence devient plus forte, les forces diminuent, le malade éprouve des tremblemens, des défaillances; parfois il y a des déjections involontaires d'urine et de matières fécales; la circulation s'accélère, la respiration s'embarrasse et devient stertoreuse. Bientôt le mouvement et le sentiment se suspendent, et la respiration et la circulation cessent entièrement. Le corps ne se refroidit pas; il conserve pendant long-temps sa chaleur. Les membres sont le plus souvent flexibles; quelquefois cependant on les trouve roides, contournés, preuve de l'existence de mouvemens convulsifs dont ils ont été le siége. La face est tantôt rouge ou livide, tantôt elle est pâle et plombée.. Chez ceux qui ont survécu à cette asphyxie, il est resté plusieurs fois, au rapport de quelques auteurs, quelques lésions des fonctions locomotrices, des sensations ou de l'intelligence.

Les secours à donner dans ce cas ne diffèrent pas de ceux que réclame l'asphyxie produite par l'hydrogène sulfuré des fosses d'aisances et les autres espèces d'asphyxie. Nous ne répéterons pas des détails qui se trouvent à d'autres endroits.

MÉPHITISME PRODUIT PAR L'AIR NON RENOUVELÉ. Les endroits dans lesquels un ou plusieurs individus ont respiré pendant plus ou moins de temps, sans que l'air puisse se renouveler, contiennent des gaz qui deviennent impropres à la respiration. L'air qui existe dans ces lieux est formé par les mêmes gaz que l'air atmosphérique respirable; mais les proportions sont changées : ainsi il y a à peu près autant d'azote que dans l'air atmosphérique, mais la quantité d'oxygène est beaucoup moindre, tandis que celle de l'acide carbonique et de la vapeur pulmonaire est augmentée. Les accidens qui résultent de cette altération de l'air ont été indiqués à l'article *asphyxie* : ils proviennent uniquement de ce que les poumons manquent des principes qui sont nécessaires aux phénomènes chimiques de la respiration.

MÉPHITISME DES CELLIERS, DES CUVES EN FERMENTATION, DES FOURS A CHAUX. L'acide carbonique, qui dans ces lieux se mêle abondamment à l'air, est la cause des symptômes et de l'asphyxie qui atteignent quelquefois les personnes qui y respirent. Le gaz acide carbonique forme encore le méphitisme de certaines grottes des pays volcaniques. Nous n'avons pas plus à nous étendre sur ses effets que sur ceux du méphitisme précédent, dont il ne diffère guère qu'en ce que les accidens de celui-ci ne surviennent que graduellement.

On pourrait encore rapporter au méphitisme beaucoup d'autres cas où l'air est altéré par des principes divers plus ou moins nuisibles; mais ce serait par trop étendre la signification du mot méphitisme : d'ailleurs cette altération de l'air par des vapeurs étrangères devenant une cause de maladies spéciales, c'est en traitant de celles-ci qu'on s'occupera particulièrement des circonstances susceptibles de les produire. C'est ainsi que nous ne ferons qu'indiquer l'altération de l'air par des vapeurs de mercure ou de différens métaux, ainsi que par des gaz plus ou moins irritans qui se dégagent dans certains travaux; les exhalaisons putrides auxquelles sont exposés les individus adonnés à plusieurs métiers et professions; les émanations qui s'élèvent des terrains marécageux, celles qui se forment dans les endroits où sont rassemblés beaucoup de malades, tels que les hôpitaux, les prisons, les lazarets, etc. *Voyez* COLIQUE DE PLOMB, PARALYSIE, FIÈVRES INTERMITTENTES, INFECTION, MARAIS, MIASME, TYPHUS, etc. (RAIGE DELORME.)

MERCURE, s. m. (argent vif); métal rangé dans la cinquième section de M. Thénard. (*Voyez* MÉTAL.) Il existe dans la nature: 1° à l'état natif dans presque toutes les mines de mercure, mais principalement dans celle du sulfure; 2° à l'état de mercure argental ou d'amalgame natif : on trouve plusieurs variétés cristallines de cette mine; 3° à l'état de sulfure; 4° à l'état de chlorure (mercure muriaté, mercure corné).

Propriétés physiques et chimiques. — Le mercure est liquide, brillant, d'un blanc tirant légèrement sur le bleu, inodore et insipide. Sa pesanteur spécifique à zéro est de 13,598. Il est excellent conducteur du calorique et du fluide électrique. Il entre en ébullition à 360° th. centigr., mais il se vaporise à toutes les températures, comme l'a prouvé M. Faraday; en laissant pendant plusieurs semaines une feuille d'or battu à quelques pouces au-dessus de la surface du mercure, il a vu l'or blanchir d'une manière évidente. A la température de 40°. — 0 th. c., le mercure se solidifie, comme on peut s'en convaincre en l'entourant d'un mélange de deux parties d'hydrochlorate de chaux cristallisé et réduit en poudre, et d'une partie de glace pilée ou de neige, ou mieux encore, en le recouvrant d'une couche d'acide sulfureux liquide anhydre, et en le plaçant sous le récipient de la machine pneumatique d'après le procédé de M. Bussy; a peine a-t-on commencé à faire le vide, que l'acide sulfureux se volatilise en absorbant assez de calorique au mercure pour le congeler : ainsi solidifié, ce métal est légèrement malléable lorsqu'on le frappe sur une enclume refroidie et avec un marteau également refroidi : il produit sur la peau une sensation analogue à celle d'un corps brûlant. Parmi les corps simples non métalliques, l'*hydrogène*, le *bore*, le *carbone* et l'*azote* n'agissent point sur le mercure. Le gaz *oxygène* le transforme en deutoxyde rouge, à un degré de chaleur voisin de celui auquel il entre en ébullition, tandis qu'il n'exerce aucune action sur lui à froid. Il en est de même de l'*air atmosphérique*; toutefois on observe en agitant du mercure pendant plusieurs jours dans un flacon avec de l'air, qu'il se convertit en une poudre noire (*ethiops per se*) que plusieurs chimistes ont considérée comme un protoxyde, mais que l'on regarde plus généralement comme du mercure très-divisé. Le *soufre* peut se combiner avec le mercure, et former le cinnabre : on croyait, avant les expériences de M. Guibourt, que la poudre noire que l'on obtient en triturant du soufre et du mercure, et à laquelle on donnait autrefois le nom d'*ethiops minéral par trituration*, était un sulfure particulier ; mais d'après ce chimiste, ce produit est formé de cinnabre et de mercure métallique : la matière désignée par les anciens sous le nom d'*ethiops par fusion* paraît être du sulfure de mercure mélangé de soufre : on la préparait en faisant tomber une pluie de mercure sur une masse de soufre égale à la sienne et tenue en fusion dans un vaisseau de terre non vernissé. (*Voyez* plus bas les propriétés du *sulfure du mercure*). On peut combiner l'*iode* avec le mercure en deux proportions : le sous-iodure est jaune-verdâtre ; l'iodure est rouge-orangé : l'un et l'autre sont fusibles et volatils. Le *chlore* gazeux s'unit au mercure en deux proportions, même à la température ordinaire : les produits de cette action sont connus sous les noms de *protochlorure* (mercure doux, calomélas) et de *deutochlorure* (sublimé corrosif); nous examinerons bientôt les propriétés de ces composés que l'on obtient par des procédés particuliers. Parmi les *métaux*, il n'en est qu'un petit nombre, tels que le fer, le manganèse, le cobalt, le nickel et le rhodium, qui ne jouissent point de la propriété de se combiner avec le mercure : on donne le nom d'*amalgames* aux composés de ce genre. L'*eau* n'agit point sur le mercure; toutefois, lorsqu'on chauffe ces deux corps à la température de 100° th. c., l'eau acquiert des propriétés vermifuges, le mercure absorbe $\frac{1}{500}$ de son poids d'humidité, et le poids du métal n'est ni augmenté ni diminué. Lorsqu'on agite pendant long-temps du mercure avec de l'eau privée d'air, les molécules du métal s'atténuent prodigieusement, et finissent par noircir, sans que le mercure soit oxydé. L'acide *sulfurique* concentré n'attaque le mercure que lorsqu'on élève la température; il se dégage du gaz acide sulfureux, et l'on obtient une masse blanchâtre composée de sulfate de mercure au minimum ou au maximum d'oxydation, suivant que l'on a employé peu ou beaucoup d'acide, et que l'on a prolongé plus ou moins l'ébullition. L'acide *nitrique* concentré transforme le mercure en deuto-nitrate, et il se dégage du gaz deutoxyde d'azote (gaz nitreux); si l'acide est à 30°, et que l'on agisse à froid, il se forme du protonitrate. L'acide *nitreux* attaque le mercure, et le change en hyponitrite. L'acide *hydriodique* est décomposé par ce métal, même à froid; il se forme de l'iodure de mercure, et il y a de l'hydrogène mis à nu. L'acide *hydrosulfurique* est également décomposé, mais plus lentement : on obtient du sulfure de mercure. Les acides *borique*, *carbonique*, *phosphorique*, *sulfureux*, *hydrochlorique* et *hydrophtorique* sont sans action sur le mercure. L'eau de *potasse* concentrée, mise sur du mercure qui est renfermé dans du gaz oxygène, détermine l'oxydation du métal, d'après M. Chevreul. L'ammoniaque n'agit point sur lui.

Le mercure a des usages nombreux. Il sert à la construction des thermomètres, des baromètres, des cuves hydrargyro-pneumatiques, à l'exploitation des mines d'or et d'argent, à la préparation des onguens gris, napolitain, du mercure doux, du sublimé corrosif, des sels mercuriels, etc. Uni à l'étain, il constitue l'amalgame avec lequel on étame les glaces. Combiné avec le quart de son poids de bismuth, il sert pour étamer la surface interne des globes de verre. Amalgamé avec l'or ou l'argent, il est employé pour dorer et argenter. Enfin il a été lui-même utile à la médecine dans certaines circonstances (*voyez* plus bas). Il agit à la manière des substances vénéneuses, lorsqu'il est très-divisé. *Voyez* POISON.

On obtient le mercure en décomposant le sulfure (cinnabre). Tantôt on chauffe dans des cornues de fonte la mine préalablement mêlée avec de la chaux vive; le mercure se volatilise, et vient se condenser dans des récipiens, tandis qu'il reste du sulfure de chaux dans la cornue. Tantôt, comme cela se pratique à Almaden et à Idria, on chauffe la mine, triée, broyée et pétrie avec de l'argile; le soufre s'empare de l'oxygène de l'air, passe à l'état d'acide sulfureux, et le mercure se volatilise.

MERCURE (chlorure de). Il existe deux composés de chlore

et de mercure. Le deuto-chlorure est formé de trente-six parties de chlore, et de cent parties de mercure, tandis que, dans le protochlorure, la même quantité de métal est unie à dix-huit parties de chlore. *Protochlorure (mercure doux, calomélas, calomel, panacée mercurielle, précipité blanc).* Il est solide, d'un blanc brillant, qui ne tarde pas à brunir par son exposition à la lumière; sa poudre est d'un jaune citron pâle. Il est insipide et insoluble; toutefois, Rouelle pense qu'il peut se dissoudre dans onze cent cinquante fois son poids d'eau bouillante; mais il paraît qu'alors il est transformé en deuto-chlorure et en mercure. Il se volatilise et fournit des cristaux qui sont des prismes tétraèdres terminés par des pyramides à quatre faces. Le chlore le dissout et le change en deuto-chlorure. Le phosphore lui enlève le chlore à l'aide de la chaleur, passe à l'état de protochlorure de phosphore très-volatil, et le mercure est mis à nu. Il se dissout dans l'acide nitrique bouillant, qui le fait passer à l'état de deutochlorure; il se produit en même temps du nitrate de mercure. Les dissolutions de potasse, de soude et de chaux le décomposent, et le transforment en une poudre noire, désignée autrefois sous le nom de *protoxyde de mercure* (*voyez* page 244 de ce volume); il y a décomposition de l'eau et formation d'hydrochlorate de ces bases. Si l'on chauffe ces alcalis solides avec le protochlorure de mercure, on obtient du mercure et du gaz oxygène qui se volatilisent, et du chlorure de potassium, de sodium ou de calcium fixes; d'où il suit que le protochlorure et l'alcali ont été décomposés. — On prépare le protochlorure de mercure en triturant parties égales de sublimé corrosif légèrement humecté et de mercure métallique, et en sublimant le mélange dans un matras à fond plat : le chlore, dans ce cas, se partage entre le mercure du sublimé et le métal ajouté. Il importe de bien laver le produit obtenu pour séparer tout le sublimé corrosif qu'il pourrait contenir. Le procédé suivant est encore plus économique : on fait chauffer dans un matras de verre à fond plat du sel commun avec du sulfate de protoxyde de mercure; il se forme du protochlorure qui se sublime, et que l'on purifie par des lavages réitérés.

Deutochlorure de mercure (sublimé corrosif, muriate suroxygéné de mercure, etc.). On ne le trouve jamais dans la nature. Il est sous forme de masses blanches compactes, inaltérables à la lumière, demi-transparentes sur leurs bords, hémisphériques et concaves : la paroi externe de ces masses est polie et luisante; l'interne est inégale, hérissée de petits cristaux brillans, tellement comprimés, qu'on ne peut en distinguer les faces; il est tantôt sous forme d'aiguilles, de cubes ou de prismes quadrangulaires. Il est inodore et doué d'une saveur âcre extrêmement caustique. Sa pesanteur spécifique est de 5,1398. Il est plus volatil que le protochlorure. La fumée qu'il répand, lorsqu'on le chauffe, est épaisse, blanche et d'une odeur piquante, nullement semblable à celle que fournit l'oxyde d'arsénic placé dans les mêmes circonstances. L'air atmosphérique le rend opaque et pulvérulent. Le phosphore, l'arsénic, l'étain, le bismuth, l'antimoine, lui enlèvent le chlore, et mettent le mercure à nu, lorsqu'on élève convenablement la température. La potasse, la soude et la chaux solides agissent sur lui comme sur le protochlorure; si ces bases contiennent de l'eau, il se produit du deutoxyde jaune de mercure et des hydrochlorates de potasse, de soude et de chaux. Il suffit, d'après MM. Henry et Chaussier, de onze parties d'eau froide et de deux parties d'eau bouillante pour dissoudre une partie de sublimé corrosif. L'alcohol le dissout beaucoup mieux, mais l'éther jouit de cette faculté à un plus haut degré encore. — *Propriétés de la dissolution aqueuse.* Cette dissolution, que nous considérerons comme de l'hydrochlorate de deutoxyde de mercure (*voyez* CHLORURE), est limpide, transparente, inodore, douée d'une saveur styptique, métallique, désagréable : la potasse, la soude, la baryte, la strontiane et la chaux dissoutes la décomposent, et en précipitent du deutoxyde de mercure jaune serin, si elles ont été employées en excès. L'ammoniaque y fait naître un précipité blanc qui est un sel double. L'acide hydrosulfurique y occasione un précipité noir de sulfure de mercure, à moins qu'il n'ait été employé en trop petite quantité; car alors le dépôt est d'un blanc grisâtre, et paraît formé de mercure et de sulfure de mercure, d'après M. Guibourt. Le nitrate d'argent donne lieu à un précipité de chlorure d'argent comme avec les autres hydrochlorates (*voyez* HYDROCHLORATE). Il suffit de frotter une lame de cuivre parfaitement décapée avec une goutte de cette solution pour la rendre blanche, brillante, argentine. On fait disparaître ensuite cette tache blanche par l'action de la chaleur. Si le sublimé corrosif était dissous dans une très-grande quantité d'eau, dans des liquides colorés, ou s'il avait été décomposé par des matières organiques, on constaterait sa présence par les caractères indiqués à l'article EMPOISONNEMENT, aux pages 448, 451 et 453. Il serait toutefois préférable d'avoir recours au procédé suivant pour découvrir des atomes de sublimé corrosif dissous. On plonge dans la dissolution suspecte une sorte de petite pile électrique, composée d'une lame ou d'un anneau d'or que l'on a préalablement recouvert en spirale d'une petite feuille d'étain roulée : on ajoute une ou deux gouttes d'acide hydrochlorique, et au bout de quelques minutes ou d'un quart d'heure, suivant qu'il y a plus ou moins de sublimé en dissolution, on voit le mercure du sublimé se porter au pôle résineux sur le mercure et le *blanchir;* il suffit ensuite de chauffer la lame ou l'anneau d'or pour volatiliser le mercure et faire reprendre la couleur jaune a la portion blanchie. Cette expérience est due à M. James Smitson. M. Nicole, pharmacien à Dieppe, a déjà eu l'occasion d'en faire une application heureuse dans un cas de médecine légale.

On obtient le sublimé corrosif en chauffant dans des matras de verre à fond plat, mis sur un bain de sable, un mélange pulvérulent de quatre parties de sel commun, d'une partie de péroxyde de manganèse, et de cinq parties de sulfate de mercure obtenu en faisant bouillir cinq parties d'acide sulfurique concentré avec quatre parties de mercure, jusqu'à réduction de cinq parties; on place sur les extrémités ouvertes des matras un petit pot renversé, et on élève graduellement la température. Au bout de quinze à dix-huit heures, le sublimé corrosif se trouve attaché aux parois des matras, et il reste, au fond, du sulfate de soude mêlé d'oxyde de manganèse moins oxydé que celui qu'on a employé. On fait rougir légèrement le fond du bain de sable pour donner au sublimé plus de densité, et pour lui faire éprouver un commencement de fusion; on casse les matras et on retire les produits. Il est évident que, dans cette opération, l'oxygène de l'oxyde de mercure, et une portion de celui qui entre dans la composition du péroxyde de manganèse, se portent sur l'hydrogène de l'acide hydrochlorique du sel commun, tandis que le chlore de cet acide s'unit au mercure pour former le sublimé et l'acide sulfurique à la soude pour donner naissance au sulfate de soude. On pourrait se dispenser d'ajouter du peroxyde de manganèse, si le sulfate de mercure employé était à l'état de deutoxyde, ce qui n'arrive pas souvent.

Le sublimé corrosif et le calomélas ont des usages nombreux en médecine (*voyez* plus bas). Nous ferons connaître les propriétés vénéneuses du premier de ces corps à l'article *poison*.

MERCURE (cyanure de), prussiate de mercure. Le cyanure de mercure neutre est sous forme de longs prismes quadrangulaires coupés obliquement, d'une couleur blanche, d'une saveur styptique très-désagréable; il excite fortement la salivation. Chauffé modérément, il noircit, se fond comme une matière animale, et se décompose en partie : on obtient, lorsqu'il est bien sec, du cyanogène, du mercure et du charbon. L'acide hydrochlorique le décompose en se décomposant, et il se produit, si l'acide n'a pas été employé avec excès, de l'acide hydrocyanique, du chlorure de mercure et du sel alembroth (hydrochlorate ammoniaco-mercuriel); d'où il suit qu'une partie du cyanogène a également été décomposée. L'acide hydrosulfurique le transforme en acide hydrocyanique et en sulfure de mercure (*voyez* HYDROCYANIQUE). Il se dissout très-bien dans l'eau froide : la dissolution précipite en noir par l'acide hydrosulfurique (sulfure de mercure), et n'est point troublée par la potasse, la soude, l'ammoniaque, ni le sulfate de fer; il arrive cependant quelquefois, lorsque le cyanure de mercure a été préparé avec du bleu de Prusse mal lavé, et contenant de l'hydrocyanate ferruré de potasse, qu'il renferme une portion de ce sel, et qu'il précipite en bleu les dissolutions de fer. L'eau albumineuse ne trouble point la dissolution de ce corps. Le cyanure de mercure, qui aurait été mêlé avec du vin ou avec quelques autres liquides colorés, pourrait être séparé de ces mélanges au moyen de l'éther sulfurique, qui jouit de la propriété de l'enlever aux liquides aqueux, comme cela arrive pour le sublimé corrosif. (*Voyez* EMPOISONNEMENT, p. 448.) On obtient ce cyanure en faisant bouillir dans une fiole huit parties d'eau, une partie de deutoxyde de mercure, et deux parties de bleu de Prusse réduit en poudre fine et parfaitement lavé; le mélange ne tarde pas à perdre sa couleur bleue, et la liqueur devient jaune; alors on la filtre et on la fait cristalliser. On la prive de l'oxyde de fer qu'elle contient, en la faisant bouillir avec du deutoxyde de mercure, qui précipite cet oxyde : on filtre et on traite de nouveau la liqueur par le deutoxyde de mercure, jusqu'à ce qu'il ne se dépose plus d'oxyde de fer : alors on sature l'excès d'oxyde mercuriel par de l'acide hydrocyanique, ou par de l'acide hydrochlorique, et l'on obtient le cyanure pur. Ce cyanure est très-vénéneux. *Voyez* POISON.

MERCURE (oxydes de). Il existe deux oxydes de mercure. *Protoxyde ;* on ne le trouve que dans les sels de mercure au *minimum :* aussitôt qu'on cherche à le séparer d'un de ces sels par un alcali, il se précipite une masse noirâtre que l'on a désignée pendant long-temps sous le nom de *protoxyde de mercure*, et qui, d'après les expériences de M. Guibourt, n'est autre chose qu'un mélange de deutoxyde de mercure et de mercure métallique ; en effet, il suffit de comprimer cette masse entre deux corps durs, ou de la chauffer jusqu'au rouge obscur, pour obtenir des globules mercuriels visibles à l'œil : d'où il suit que, pendant l'action de l'alcali sur le sel mercuriel, l'oxygène d'une partie de l'oxyde se porte sur une autre partie de protoxyde, et il en résulte du deutoxyde et du mercure métallique. Quoi qu'il en soit, la masse noire dont nous parlons se transforme en protochlorure de mercure blanc, lorsqu'on la traite par l'acide hydrochlorique. Elle est formée de cent parties de mercure, et de quatre d'oxygène. On l'obtient en décomposant un protosel de mercure par un alcali. — *Deutoxyde de mercure* (*précipité rouge*, *précipité* per se, *oxyde rouge de mercure*, etc.). Il n'existe pas dans la nature ; il est solide, jaune serin, s'il est à l'état d'hydrate ; jaune orangé, s'il provient de la calcination du nitrate de mercure bien broyé ; orangé foncé, si le nitrate qui l'a fourni était en cristaux volumineux, et rouge orangé, si le nitrate était en petits grains cristallins. Il est inodore et doué d'une saveur métallique. Il se décompose en oxygène et en mercure, lorsqu'on le chauffe jusqu'au rouge brun. Il est légèrement soluble dans l'eau ; la dissolution est limpide, sapide, et verdit le sirop de violettes ; l'acide hydrosulfurique la brunit ; l'ammoniaque s'empare du deutoxyde dissous, et y fait naître un précipité. L'acide hydrochlorique dissout parfaitement le deutoxyde de mercure. L'acide hydrocyanique le transforme en cyanure de mercure, et il se produit de l'eau. Il est formé de cent parties de mercure, et de huit d'oxygène. On l'obtient, soit en chauffant le mercure avec le contact de l'air dans un matras à fond plat, qui portait autrefois le nom d'*enfer de Boyle*, soit en décomposant le proto ou le deutonitrate de mercure dans des matras ou des fioles, jusqu'à ce qu'il ne se dégage plus de gaz rutilant ; dans ce cas, il constitue le précipité rouge. Le deutoxyde de mercure est très-vénéneux. *Voyez* POISON.

MERCURE (sels de). Les sels solubles formés par le *protoxyde* de mercure sont précipités en noir par la potasse, la soude, l'ammoniaque et la chaux : le dépôt est formé de deutoxyde de mercure et de mercure métallique (*voyez* page 244). L'acide hydrosulfurique et les hydrosulfates les transforment en sulfure noir. L'acide hydrochlorique en précipite du protochlorure blanc, ce qui prouve que l'hydrogène de l'acide s'est combiné avec l'oxygène du protoxyde de mercure pour former de l'eau. L'acide chromique et les chromates y font naître un précipité de chromate de mercure orangé rougeâtre.

Les sels solubles formés par le *deutoxyde* de mercure fournissent, avec la potasse, la soude et la chaux, un précipité de deutoxyde jaune sérin, s'ils ont été employés en excès. L'ammoniaque les transforme en un sel double blanc. L'acide hydrosulfurique et les hydrosulfates agissent sur eux comme sur les précédens. L'acide hydrochlorique ne les trouble point. L'hydrocyanate ferruré de potasse les précipite en blanc. Parmi les sels de mercure employés en médecine nous remarquerons les suivans.

Acétate de protoxyde. Il est le produit de l'art, et fait partie des dragées de Keyser. On l'obtient en décomposant le protonitrate de mercure dissous par l'acétate de potasse; il se précipite alors sous forme d'écailles extrêmement brillantes, très-peu solubles dans l'eau froide, d'une saveur styptique désagréable. L'acétate de *deutoxyde* est employé pour faire les dragées dont nous avons parlé, mais il n'entre pas dans leur composition, parce qu'il se transforme en acétate de protoxyde pendant la préparation du médicament. Il est toujours liquide; on l'obtient en faisant digérer à une douce chaleur le deutoxyde de mercure très-divisé dans de l'acide acétique.

Muriate de mercure au minimum. C'est le protochlorure de ce métal. *Voyez* page 240 de ce volume.

Muriate suroxygéné de mercure. C'est le deutochlorure de mercure. *Voyez* page 240 de ce volume.

Nitrate de protoxyde de mercure. Il est le produit de l'art; il est en prismes blancs, d'une saveur âcre, styptique; il rougit le tournesol; lorsqu'on le chauffe, il se transforme en deutoxyde, qui finit lui-même par se décomposer, si la température est trop élevée. Traité par l'eau, le protonitrate de mercure se change en protonitrate très-acide soluble, incolore (*Eau mercurielle, remède du capucin, du duc d'Antin*), et en sous-protonitrate insoluble, d'un jaune verdâtre. On le prépare en faisant bouillir pendant une demi-heure de l'acide nitrique étendu de quatre à cinq fois son poids d'eau, avec un excès de mercure; la liqueur cristallise à mesure qu'elle refroidit. Il entre dans la composition du sirop de Belet.

Nitrate de deutoxyde de mercure. On ne le trouve point dans la nature. Il est sous forme d'aiguilles blanches ou jaunâtres, acides, d'une saveur styptique insupportable. Il passe à l'état d'oxyde rouge (précipité rouge), lorsqu'on le chauffe modérément. L'eau bouillante le transforme en nitrate acide incolore très-soluble et en *sous-deuto-nitrate* jaune insoluble. Ce dernier produit, connu sous le nom de *turbith nitreux*, est pulvérulent; mis sur les charbons ardens, il fournit des vapeurs de gaz acide nitreux orangé et du deutoxyde de mercure; il noircit, lorsqu'on le mêle avec de l'acide hydrosulfurique. On obtient le deuto-nitrate de mercure en faisant bouillir du mercure avec un excès d'acide nitrique peu affaibli: lorsque la liqueur ne précipite plus par l'acide hydrochlorique, on a la certitude qu'elle ne renferme plus de protoxyde; on la fait évaporer et cristalliser. Le nitrate de mercure sert à la préparation du mercure fulminant. *Voyez* page 247 de ce volume.

Prussiate de mercure. C'est le cyanure de mercure. *Voyez* page 243 de ce volume.

Sulfate de mercure. Il existe aussi deux sulfates de mercure, l'un au minimum, l'autre au maximum d'oxydation: ce dernier seul offre quelque intérêt pour la médecine. Il est le produit de l'art: solide, blanc, légèrement déliquescent, il rougit l'infusum de tournesol, et se transforme par l'action de l'eau en deutosulfate très-acide soluble, et en *sous-deuto-sulfate* insoluble (turbith minéral). Ce turbith est jaune, décomposable par le feu, de manière à fournir du mercure métallique: agité pendant quelques minutes avec de la potasse à l'alcohol, il donne du sulfate de potasse et du deutoxyde de mercure; d'où il faut conclure qu'il renferme de l'acide sulfurique. On obtient le deutosulfate de mercure, en faisant bouillir, pendant trois ou quatre heures, un excès d'acide sulfurique concentré avec du mercure; il se dégage du gaz acide sulfureux, le métal s'oxyde aux dépens de l'oxygène d'une portion d'acide sulfurique, et le deutoxyde produit se combine avec l'acide non décomposé.

MERCURE (sulfure de). Avant les travaux de M. Guibourt, les chimistes admettaient deux sulfures de mercure, l'un noir (éthiops de mercure), l'autre rouge (cinnabre). M. Guibourt croit au contraire qu'il n'existe qu'un sulfure, composé de cent parties de métal, et de seize parties de soufre, et que le produit noirâtre obtenu directement par l'action du soufre sur le mercure, ou bien celui qui est le résultat de l'action de l'acide hydrosulfurique sur un sel de mercure au minimum, ne sont autre chose que des mélanges de mercure et de sulfure rouge, puisqu'il suffit de les comprimer pour faire sortir de l'intérieur de la masse des globules de mercure. Quoi qu'il en soit, nous allons décrire le cinnabre qui a été sublimé. Il est solide, en aiguilles insipides, inodores, parallèles, brillantes, d'un violet pourpré; sa poudre est d'un beau rouge, et porte le nom de *vermillon*. Sa pesanteur spécifique est de dix. Il est volatil; mais, s'il est soumis à une température trop élevée, il se décompose, et fournit du soufre et de la vapeur mercurielle, qui produit une forte détonation. Le fer, le plomb, l'antimoine, la potasse, la soude et la chaux s'emparent du soufre qu'il renferme, et mettent le mercure à nu, pourvu qu'on élève la température au-dessus de rouge-brun. Le chlore l'enflamme. Il existe en France, à Idria en Carniole, à Almaden en Espagne, près de Schemnitz en Hongrie, en Chine, au Pérou, et dans quelques autres parties de l'Amérique. Il sert à l'extraction du mercure; on l'emploie aussi en peinture, et comme cosmétique en médecine, etc. On l'obtient en faisant fondre une partie de soufre dans une bassine de fonte, et en y ajoutant trois ou quatre parties de mercure, que l'on fait passer à travers une peau de chamois : on agite pour faire un mélange intime, et on recouvre la chaudière d'un chapiteau; on chauffe assez pour sublimer le cinnabre.

MERCURE DOUX. Protochlorure de mercure. *Voyez* MERCURE, page 240.

MERCURE FULMINANT (Poudre fulminante de Howard), matière que l'on prépare en dissolvant cent grains de mercure dans une demi-once d'acide nitrique concentré, et en ajoutant deux onces d'alcohol. On a trouvé, dans ces derniers temps, qu'elle était formée d'oxygène, d'hydrogène, d'azote, de carbone et de mercure. On l'emploie pour faire les cartes et les bonbons fulminans.

MERCURE PRÉCIPITÉ BLANC. Protochlorure de mercure préparé en traitant le protonitrate de mercure par un hydrochlorate soluble ou par l'acide hydrochlorique. (ORFILA.)

MERCURE (thérap.). Il n'est point de métal qui fournisse à la matière médicale autant de préparations médicamenteuses et dont les propriétés soient plus utiles à la thérapeutique.

A. *Des préparations mercurielles.* On emploie en médecine le mercure à l'état métallique, à celui d'oxyde, de sulfure, de chlorure et sous forme de sels.

1° *Mercure à l'état métallique.* On fait bouillir le mercure coulant dans l'eau et quoiqu'il ne paraisse rien perdre de son poids, il est certain que l'eau contracte alors une saveur et une odeur métallique, et paraît jouir de quelques propriétés. Le mercure métallique peut être très-divisé ou éteint, comme on le dit ordinairement, soit dans de l'axonge, du beurre de cacao, de l'huile d'œuf, de la térébenthine ou d'autres substances. On prépare avec l'axonge deux espèces différentes d'onguent: l'onguent mercuriel simple, dit onguent gris, dans lequel on combine deux parties seulement de mercure coulant avec seize de graisse, et la pommade mercurielle double ou onguent napolitain qu'on prépare en triturant jusqu'à parfaite extinction parties égales de mercure et d'axonge. Le mercure dans cet état est, suivant les uns, légèrement oxydé, et suivant d'autres, simplement très-divisé; cette dernière opinion est confirmée par les expériences de Vogel.

On éteint quelquefois le mercure dans le miel ou dans de la gomme; le mercure gommé des pharmacopées est très-divisé à l'aide de ce moyen et incorporé avec de la poudre de réglisse et partagé ensuite en pilules. Le mercure gommé de Plenck est également trituré avec de la gomme. Enfin on associe souvent le mercure avec un grand nombre de substances purgatives, toniques, excitantes, telles que le jalap, l'aloès, la scamonnée, le fer, les extraits d'aunée, de ményanthe, le savon, la scille, la ciguë, la cannelle, le sassafras, l'opium, la térébenthine, le baume de copahu. On trouve dans les pharmacopées une foule de pilules mercurielles, les napolitaines ou dites de

Renou, celles de Béloste, les pilules bleues de la pharmacopée de Londres, et dans toutes ces préparations, le mercure est extrêmement divisé, ou peut être très-légèrement oxydé.

2° *Oxydes de mercure.* Deux oxydes sont employés en médecine: celui qu'on a employé long-temps sous le nom de protoxyde et le deutoxyde. Le protoxyde ou oxyde noir qui, suivant M. Guibourt, n'est que le deutoxyde de mercure mélangé avec du mercure très-divisé qui masque sa couleur, s'obtient ordinairement par la décomposition du protonitrate de mercure à l'aide de l'ammoniaque ou de la potasse pure en liqueur. Il est connu sous le nom de mercure soluble d'Haneman, parce qu'il se divise facilement dans tous les acides, quoiqu'il soit insoluble dans l'eau : il est sous la forme d'une poudre noire, sa saveur est âpre. Il est employé quelquefois à l'intérieur à la dose de quelques grains; les médecins actuellement en font beaucoup moins usage qu'autrefois.

Le deutoxyde de mercure, précipité rouge, précipité *per se*, oxyde rouge de mercure, dont les propriétés chimiques ont été exposées dans l'article précédent, est un médicament très-irritant, qu'on n'emploie jamais à l'intérieur, mais dont on fait usage à l'extérieur comme escharotique, pour ronger les chairs fongueuses. On l'amalgame ordinairement avec des corps gras; il entre dans les pommades ophthalmiques de Grandjean, de Régent, de Desault.

3° *Sulfures de mercure.* On admettait autrefois deux sulfures de mercure qui, quoique de la même nature chimiquement, sont cependant distincts sous le rapport de leurs propriétés médicamenteuses. Le sulfure noir ou éthiops minéral, se prépare en faisant tomber deux parties de mercure coulant à travers un linge dans une partie de soufre fondu; la combustion s'opère aussitôt, on l'arrête ensuite et on triture la matière refroidie. On préfère l'éthiops préparé avec une partie de mercure et deux parties de soufre sublimé jusqu'à extinction complète. On obtient encore l'éthiops minéral par la voie humide en versant dans une dissolution de nitrate de mercure du sulfure de potasse liquide, dont la double décomposition a lieu. Le nitrate de potasse reste en dissolution et le sulfure se précipite. Le sulfure noir de mercure était employé à l'intérieur comme vermifuge et comme favorisant la sueur, extérieurement. Il entre dans quelques pommades antipsoriques et est d'usage en fumigation. On l'associe avec l'antimoine dans l'éthiops antimonié de malouin.

Le sulfure rouge de mercure ou cinnabre, qui prend le nom de *vermillon* lorsqu'il est pulvérisé, est peu employé à l'intérieur, mais fréquemment en usage pour toutes les fumigations mercurielles.

4° *Chlorures de mercure.* Le protochlorure de mercure, ou calomélas, n'a pas toujours exactement les mêmes propriétés médicales suivant la manière dont il est préparé, parce qu'il contient quelquefois plus ou moins de deutochlorure. La panacée mercurielle qu'on faisait sublimer seize fois ne perdait cependant pas par cette opération la quantité de sublimé qu'elle pouvait contenir, parce que le deutoxyde se vaporise encore plus facilement que le calomel; il n'y a que les lavages seuls répétés plusieurs fois qui peuvent enlever complétement le sublimé. Il en est de même aussi du protochlorure de mercure qu'on désignait autrefois sous le nom de précipité blanc et qu'on préparait par la décomposition du protonitrate mercuriel, à l'aide de l'hydrochlorate de soude. Il contient presque toujours une petite quantité de deutochlorure, lorsqu'il n'a pas été bien lavé, et c'est par cette raison qu'il est souvent plus irritant que les deux autres espèces. Indépendamment de la différence qui dépend de la petite quantité de sublimé que peuvent retenir les protochlorures, la division plus ou moins grande de ces médicamens influe beaucoup sur leurs propriétés, et il n'est pas indifférent qu'ils soient plus ou moins bien porphyrisés, non-seulement pour les usages intérieurs, mais aussi pour les usages extérieurs. C'est à toutes ces modifications que sont dus les différens effets des protochlorures de mercure, de sorte que les diverses variétés de ce médicament ne sont réellement pas comparables pour leurs propriétés médicales.

Le deutochlorure de mercure ou sublimé-corrosif (*voyez* la partie chimique) est très-facilement et presque constamment décomposé, au moins en partie, sous quelque forme qu'on l'emploie, car d'après les expériences de MM. Boulay et Henry, la gomme, le sucre, les matières extractives, les principes amers et muqueux, les huiles fixes, les eaux distillées et les alcoholats le décomposent plus ou moins promptement et le ramènent au moins en partie à l'état de protochlorure.

Mais, comme l'a prouvé M. Chantourelle, cette décomposition n'est point instantanée, de sorte que, quoique le sublimé soit en partie décomposé dans l'estomac, même lorsqu'on le donne dans l'eau distillée, il n'en a pas moins une action préalable très-différente de celle du mercure doux. On emploie le deutochlorure de mercure d'abord à des doses très-réfractées, en commençant par un quart ou même un huitième de grain seulement. On l'administre en pilules avec de la gomme, en dissolution dans l'eau distillée sous la forme d'hydrochlorate ou dans l'alcohol. La liqueur dite de Van Swieten, qui lui avait été communiquée par le docteur Sanchès, qui lui-même en tenait la recette des Tartares, est préparée avec seize grains de sublimé dissout dans quatre onces d'alcohol qu'on étend ensuite dans deux livres d'eau distillée, de sorte que la liqueur de Van Swieten, ou l'hydrochlorate de deutoxyde de mercure, contient à peu près un demi-grain de sublimé par once d'eau. On emploie le sublimé pour les usages extérieurs sous la forme d'une pommade qui a reçu le nom de Cirillo, son inventeur, ou sous forme de lotion, comme dans l'eau de Mettemberg. L'eau phagédénique, qu'on obtient en faisant dissoudre seize grains de sublimé dans une livre d'eau de chaux, est un mélange d'hydrochlorate de chaux et de deutoxyde de mercure; elle est d'usage pour déterger certains ulcères.

5° *Le cyanure de mercure*, qui est presque aussi irritant que le sublimé, a été jusqu'à présent encore trop peu employé en médecine, soit à l'intérieur, soit à l'extérieur, pour qu'on puisse le considérer comme une préparation usitée et dont les effets soient très-bien connus.

6° *Des sels mercuriels.* La solution du protonitrate de mercure est d'usage seulement à l'extérieur pour cautériser des parties squirreuses ou désorganisées peu étendues, ou réprimer des fongosités. Il faut observer que cette solution se décompose facilement si elle est en contact avec de l'étain ou du cuivre, et pendant l'oxydation du métal, il se développe un degré de chaleur très-considérable. Lorsqu'on cautérise, par exemple, le col de l'utérus à l'aide de ce moyen, comme l'a fait souvent M. Recamier, le speculum en contact avec la solution de protonytrate acquiert quelquefois un tel degré de chaleur qu'il brûle la main et cause à la partie malade une douleur intolérable. Le deutonitrate de mercure entre dans l'onguent citrin. On emploie les solutions de sulfate au même usage, que celle du protonitrate. En versant sur le sulfate acide de mercure de l'eau chaude pure, il se précipite une poudre jaune qui est un deutoxyde jaune de mercure, sous-sulfaté et qui est connue sous le nom officinal de turbith minéral. Il est vomitif et diaphorétique à la dose de cinq grains seulement. Ce remède est maintenant peu usité.

L'acétate de deutoxyde de mercure amalgamé avec de la gomme, de la manne et de l'amidon est employé en médecine sous la forme de pilules désignées sous le nom de dragées de Keyser; mais il passe à l'état de protoxyde pendant la préparation du médicament. C'est un moyen qui a été long-temps préconisé dans les affections syphilitiques.

Le sirop de Belet est un mauvais médicament, parce que cette préparation est diversement composée suivant les officines. Belet voulait qu'on ajoutât à du sirop simple de l'acétate et du nitrate de mercure avec quelques gouttes d'alcohol. M. Portal n'emploie que le nitrate mercuriel, de l'alcool et du sucre. M. Bouillon-Lagrange propose pour préparer le sirop de Belet de faire dissoudre le protonitrate de mercure dans l'eau et de l'étendre ensuite dans une livre de sirop avec un gros d'éther nitrique; mais au bout de quelques jours cette solution, d'abord transparente, se trouble et laisse déposer de l'oxyde de mercure, comme toutes les solutions salines qui se décomposent lentement, dans l'alcohol et le sucre; il vaudrait mieux, pour remédier à cet inconvénient, administrer les solutions de protonitrate et d'acétate de mercure à la dose de quelques gouttes qu'on verserait seulement dans le sirop au moment de l'administrer.

B. *Des propriétés immédiates des préparations mercurielles.* Toutes les préparations mercurielles sont loin de jouir de propriétés semblables; mais néanmoins elles se rapprochent presque toutes par des effets généraux qui leur sont communs. Toutes déterminent dans des degrés à la vérité très-différens une excitation plus ou moins marquée, mais qui a une sorte de caractère spécifique et qui n'est point comparable à la plupart des excitans ordinaires. En effet, soit qu'on applique ces substances immédiatement à la peau sous la forme d'onguent ou de pommade, soit qu'on les introduise par la bouche à l'état liquide ou solide, elles agissent toujours, au bout d'un certain temps, sur les membranes muqueuses buccale et gastro-intestinale, et les irritent d'une manière particulière. Elles excitent dans la bouche un gonflement douloureux des gencives et une excrétion abondante de salive, accompagnés d'une saveur métallique désagréable et de fétidité de l'haleine. Vers les organes gastro-intestinaux, les préparations mercurielles provoquent tantôt seulement de la dyspepsie, tantôt des nausées, des vomissemens, et même des évacuations alvines accompagnées de coliques, lorsque ces organes sont déjà naturellement très-irritables ou préalablement excités. Dans d'autres cas, elles constipent, et il est en général d'observation, que, lorsque cet effet a lieu, il amène plus promptement la salivation. Enfin, chez quelques individus fortement constitués, les préparations mercurielles ne troublent point les fonctions digestives, mais semblent plutôt les favoriser et les exciter, même lorsqu'on n'a point associé aux mercuriaux de substances toniques. On voit, en effet, certaines personnes retrouver l'appétit qu'elles avaient perdu, et digérer beaucoup mieux sous l'influence d'un traitement mercuriel, mais l'effet contraire est beaucoup plus constant ; ainsi, quoique l'excitation produite par les préparations mercurielles sur le canal intestinal n'ait pas toujours précisément le même résultat, cependant il est évident qu'elles irritent et troublent souvent les facultés digestives ; leur effet le plus constant est de provoquer une salivation plus ou moins abondante ; mais tous les individus ne sont pas également susceptibles de saliver. On rencontre certaines personnes chez lesquelles quelques grains d'oxyde mercuriel ou de calomel suffisent pour déterminer une prompte et abondante salivation ; d'autres, au contraire, prennent plusieurs gros de ces mêmes substances, sans en éprouver aucun effet sur la bouche. Je connais un individu chez lequel on n'a jamais pu produire la salivation, quoiqu'il ait consenti, comme sujet d'expérience, à faire tous les jours, pendant plusieurs mois, une friction avec une once d'onguent mercuriel double. A la vérité, il n'avait point pris la précaution de déterger avec soin la peau avec de l'eau de savon avant chaque friction, ce qui est une précaution importante pour favoriser l'absorption.

Que la salivation ait lieu ou non, les membranes muqueuses de la bouche et du canal digestif sont irritées, et cette irritation se communique ensuite à tout le système lymphatique. Les engorgemens ganglionnaires diminuent, excepté ceux des parties latérales du cou, s'il y a salivation, parce qu'alors elle entretient un état fluxionnaire local ; mais la graisse est resorbée, l'amaigrissement survient et s'accompagne souvent d'un état fébrile plus ou moins prononcé, auquel succède ordinairement une débilité générale plus ou moins grande avec douleur contusive dans les membres. Si on pousse même plus loin la médication mercurielle, il en résulte une atonie générale et une espèce de cachexie scorbutique. On voit par ce tableau que les propriétés immédiates des mercuriaux sont loin d'être comparables aux véritables excitans, et se rapprocheraient plutôt des irritans spécifiques; mais lorsque ces irritans n'ont été administrés que d'une manière modérée et n'ont pas déterminé de cachexie, on observe ordinairement qu'ils augmentent l'activité du système lymphatique et favorisent la nutrition. La plupart des hommes qui ont subi un traitement mercuriel, après avoir maigri d'abord, acquièrent ensuite de l'embonpoint.

C. De l'*emploi thérapeutique des préparations mercurielles.* — On peut rapporter à trois sortes d'effets secondaires tout ce qui appartient à l'emploi thérapeutique du mercure; 1° un effet purement mécanique; 2° un effet purgatif; 3° une excitation spécifique du système muqueux et lymphatique, et, dans certains cas même, du système cutané.

1. De l'*emploi du mercure comme moyen mécanique.*—Le mercure, à l'état métallique, a été considéré long-temps comme utile par ses propriétés mécaniques, dans les invaginations intestinales et les resserremens sans altération de tissu. Son poids et sa fluidité semblent lui donner les conditions nécessaires pour agir dans ce sens; mais les invaginations ont presque toujours lieu de haut en bas, de manière que la partie supérieure de l'intestin se replie dans l'intérieur, et par conséquent la pression exercée sur les parois de l'intestin, ne peut en rien remédier à cette disposition. D'ailleurs les invaginations qui ont lieu long-temps avant la mort et qui sont les seules qui donnent lieu à des accidens, ne deviennent dangereuses que par suite de l'inflammation de l'intestin; or le mercure ne peut être que nuisible dans toute espèce d'entérite. On concevrait plutôt l'utilité de ce moyen mécanique dans une simple contraction intestinale spasmodique. Mais cette maladie existe-t-elle réellement, et comment la distinguer de l'entérite?

2° *De l'emploi des préparations mercurielles comme moyen purgatif.* Plusieurs préparations mercurielles produisent un effet purgatif. Les diverses variétés de calomélas, le mercure gommeux, les pilules bleues et les pilules mercurielles, associées à des purgatifs, telles que celles de Béloste, agissent évidemment de cette manière. Le calomel seul ne détermine ordinairement d'évacuations alvines, que lorsqu'il est administré à la dose de deux ou trois grains, répétée plusieurs fois le jour. A des doses très-fractionnées, comme d'un demi-grain, ou à celles très-élevées de quinze à vingt grains par jour, il n'agit plus de la même manière, mais seulement comme excitant spécifique du système muqueux. Lors donc que le médecin se propose de produire un effet dérivatif à l'aide du calomel, il faut qu'il l'administre d'une manière à produire un effet laxatif, ou qu'il l'associe avec des purgatifs plus actifs, tels que le jalap ou la rhubarbe. C'est de cette manière qu'il est fréquemment utile dans les affections cérébrales non inflammatoires, ou avec inflammations des méninges et du cerveau, pourvu qu'on ait fait précéder ce moyen des antiphlogistiques convenables et des dérivatifs cutanés, ou qu'ils concourent ensemble au même but. Il est vraisemblable que l'avantage des pilules de Béloste et de plusieurs autres pilules purgatives, dans beaucoup de maladies chroniques et du système cutané, est dû en grande partie à l'action dérivative de ces moyens sur le canal intestinal, mais sans doute aussi à la propriété particulièrement excitante des mercuriaux pour le système muqueux et cutané, de sorte qu'ici les deux effets se confondent, et déterminent une espèce de médication mixte, purgative et excitante. Lorsque les mercuriaux, seuls ou associés à d'autres médicamens, agissent comme purgatifs, l'observation prouve que c'est surtout sur l'intestin grêle qu'ils agissent, et particulièrement sur les portions de l'intestin où les cryptes sont plus développés et plus nombreux, comme sur le duodénum et les plaques agminées de Peyer. On trouve assez constamment sur les cadavres des individus qui ont fait usage du calomel comme dérivatif, que les plaques gauffrées de Peyer sont boursouflées et recouvertes d'un mucus épais, couleur d'un vert-bouteille; c'est à cette quantité de mucus d'un vert-noir qu'est due la couleur des évacuations alvines chez les individus qui font usage du calomel.

Il ne paraît pas que les propriétés vermifuges du calomel dépendent d'une action spécifique particulière. Il ne chasse pas les ascarides, quand il n'agit pas comme purgatif, et Clusius a prouvé depuis long-temps que les mercuriaux, administrés jusqu'à produire la salivation, n'avaient aucun effet remarquable sur les vers intestinaux.

3° *De l'emploi des mercuriaux comme moyen excitant spécifique.* — C'est principalement comme moyen excitant spécifique du système muqueux et cutané, que les mercuriaux sont recommandables dans la curation des maladies, et toutes les préparations mercurielles, convenablement administrées, jouissent plus ou moins de cette propriété. C'est à ces effets constans, qu'on a successivement désignés sous les noms de *propriétés altérantes, controstimulantes, dépuratives, anti-dartreuses, anti-syphilitiques*, que sont dus les avantages des mercuriaux dans beaucoup d'affections du système lymphatique, particulièrement dans les scrofules, la syphilis, et plusieurs espèces de dartres. Ce mode particulier d'excitation, qui agit en favorisant puissamment l'absorption, conduit aussi à d'heureux résultats dans quelques maladies aiguës, comme dans la péritonite, et l'utilité des frictions mercurielles dans cette maladie est maintenant un fait bien constaté par l'expérience. *Voyez*, pour les cas de thérapeutique spéciale des mercuriaux, les articles PÉRITONITE, SCROFULE, SYPHILIS. (GUERSENT.)

MERCURIALE, s. f., *mercurialis annua*, L., Rich., *Bot. méd.*, tome I, page 209; plante annuelle et dioïque de la famille des Euphorbiacées et de la Diœcie dodécandrie, excessivement commune dans les jardins et en général dans tous les lieux cultivés. Ses tiges, dressées et rameuses, portent des feuilles opposées, ovales, lancéolées, aiguës et dentées en scie. Ses fleurs sont dioïques. Dans les individus mâles elles forment des épis allongés, pédonculés, grêles et axillaires. Dans les individus femelles, les fleurs sont placées au nombre de deux à trois à l'aisselle des feuilles supérieures. Le fruit est une capsule hérissée, comprimée, à deux coques monospermes.

Cette plante, dédiée à Mercure dont elle porte le nom, a une odeur désagréable et comme vireuse, une saveur légèrement amère et salée. Elle se distingue de la plupart des autres végétaux de la famille des Euphorbiacées en ce qu'elle manque de ce suc blanc et laiteux qui donne aux plantes de ce groupe naturel des propriétés énergiques et délétères. Mais l'odeur peu agréable de la mercuriale tient à un principe extrêmement volatil, qui se dissipe avec la plus grande facilité par la simple dessication ou la coction dans l'eau. Aussi la plupart des pharmacologistes ont-ils placé la mercuriale parmi les plantes émollientes. On fait surtout des cataplasmes avec son herbe bouillie. Ce qui prouve de la manière la plus convaincante l'innocuité de ce végétal, c'est que, dans plusieurs pays, et entre autres en Allemagne, on mange son herbe bouillie, comme nous mangeons ici les épinards. Du reste la mercuriale est assez rarement employée en médecine. (A. RICHARD.)

MERCURIAUX, adj. pl., pris quelquefois substantivement. On désigne ainsi les médicamens qui sont formés par le mercure ou par l'une des diverses préparations ou combinaisons de ce métal. *Voyez* MERCURE.

MERCURIEL, adj., *mercurialis;* qui contient du mercure ou une des préparations faites avec le mercure : *onguent mercuriel, sel mercuriel. Voyez* MERCURE.

MERISIER, s. m., *cerasus avium.* On appelle ainsi le cerisier sauvage, *voyez* CERISIER.

MÉROCÈLE, s. f., *merocele*, de μέρος, la cuisse, et de κήλη, tumeur. On désigne ainsi la hernie qui a lieu à travers le canal crural. C'est la hernie crurale ou fémorale. *Voyez* HERNIE.

MERULE, s. f., espèce de champignon comestible. *Voyez* CHAMPIGNONS.

MÉRYCISME, s. m., *merycismus, ruminatio.* Quelques auteurs désignent sous ce nom la rumination qui s'observe accidentellement chez l'homme. *Voyez* RUMINATION.

MÉSARAIQUE, adj., *mesaraïcus;* qui a rapport au mésentère. *Voyez* MÉSENTÉRIQUE.

MÉSENTÈRE, s. m., *mesenterium;* nom donné à différens replis péritonéaux, mais plus particulièrement à l'un d'eux formé de deux feuillets séreux, dont le bord postérieur très-court se fixe à la portion lombaire du rachis, tandis que son bord antérieur, qui est très-étendu, ondulé et plissé, sert d'attache à l'intestin grêle auquel il forme une enveloppe extérieure. *Voyez* PÉRITOINE.

MÉSENTÉRIQUE, adj., *mesentericus*, qui appartient, qui a rapport au mésentère.

MÉSENTÉRIQUES (artères.) Elles sont au nombre de deux; l'une supérieure et l'autre inférieure.

L'*artère mésentérique supérieure* naît de la partie antérieure de l'aorte, un peu au-dessous de l'artère COELIAQUE, dont le calibre est souvent moindre que le sien. Il n'est pas rare de voir ces deux vaisseaux naître d'un tronc commun. Elle descend un peu à gauche et en devant, derrière le pancréas, au-devant du duodenum, pénètre entre les deux feuillets du mésentère dans l'épaisseur duquel elle décrit une courbure dont la convexité est tournée à gauche et en avant, et qui se rapproche d'autant plus de l'intestin grêle qu'elle est plus inférieure; enfin, cette artère se termine vers la région lombaire, en s'anastomosant avec des branches qu'elle-même a fournies.

Elle donne d'abord, près de son origine, quelques ramuscules au pancréas et au duodénum, et dans le mésentère elle se divise en branches nombreuses dont les unes partent de la concavité de la courbure qu'elle forme, et les autres de sa convexité. Les premières, qui sont habituellement au nombre de trois, sont désignées sous le nom de coliques droites, et distinguées en supérieure, moyenne et inférieure.

L'artère colique droite supérieure se détache de la mésentérique au moment où celle-ci passe au côté gauche du mésocolon transverse, elle se porte horizontalement de derrière en devant, entre les deux lames de ce repli membraneux, jusqu'au milieu de l'arc du colon; mais avant d'y arriver, elle se divise en deux branches qui s'écartent à angle très-ouvert. L'une se porte à gauche et s'anastomose avec la colique gauche de la mésentérique inférieure; l'autre se porte à droite, et se réunit à la branche supérieure de la colique droite moyenne.

La colique droite moyenne naît ordinairement très-près de la précédente, et quelquefois d'un tronc commun avec elle, se porte dans le mésocolon lombaire droit, en se dirigeant en avant, à droite et un peu en haut, et se divise bientôt aussi en deux branches, dont une remonte et s'anastomose avec le rameau droit de la colique supérieure, tandis que l'autre se replie pour se joindre au rameau ascendant de la colique droite inférieure.

L'artère colique droite inférieure, dont le calibre est plus considérable que celui de l'artère colique moyenne, se dirige transversalement à droite, également dans le mésocolon lombaire, et se continue jusqu'au cœcum sans se diviser. Là, elle se partage en trois branches; l'une se recourbe en haut et s'anastomose avec la branche descendante de la précédente; l'autre se réunit dans le mésentère avec la branche de terminaison de la mésentérique inférieure; la troisième se porte dans la direction du tronc principal, derrière le cœcum, donne un rameau au repli de l'appendice vermiforme, et se termine par deux ramifications qui se répandent dans l'épaisseur des parois du cœcum et du colon.

Les anastomoses successives des rameaux et des ramifications des trois branches coliques forment un nombre infini d'arcades vasculaires, toujours décroissantes, dont la convexité est tournée du côté de l'intestin, et qui pénètrent par son bord adhérent entre ses membranes musculeuse et séreuse, en formant une multitude d'aréoles dont les ramuscules se terminent dans l'épaisseur des parois intestinales.

Les artères qui naissent de la convexité de la mésentérique supérieure sont au nombre de quinze ou vingt, se dirigent obliquement en bas et à gauche entre les deux feuillets du mésentère, se divisent d'abord en deux branches qui se recourbent et s'anastomosent par arcades avec les branches voisines. Ces branches se subdivisent à leur tour en rameaux, puis en ramuscules qui s'anastomosent tous également par arcades, et qui forment ainsi un réseau vasculaire à mailles successivement plus petites. Arrivées derrière le bord adhérent de l'intestin grêle, la convexité des dernières arcades anastomotiques donne naissance à une multitude d'artérioles qui se portent sur le côté droit et sur le côté gauche de l'intestin, en pénétrant entre ses membranes, dans lesquelles elles se terminent, surtout dans la membrane muqueuse, après s'être encore subdivisées à l'infini.

Dans le fœtus, l'artère mésentérique supérieure donne aussi naissance à l'artère OMPHALO-MÉSENTÉRIQUE.

L'*artère mésentérique inférieure*, d'un volume analogue à celui de la mésentérique supérieure, naît aussi de la partie antérieure de l'aorte, mais plus bas, à un pouce ou un pouce et demi de sa division en iliaques primitives. Elle se porte obliquement de droite à gauche, et de bas en haut sous le péritoine, pénètre entre les feuillets du mésocolon iliaque, et se divise en plusieurs branches qui se répandent dans le mésocolon lombaire gauche, à la portion correspondante de l'intestin, et au rectum. Parmi ces branches, qui naissent toutes de sa convexité, il y en a trois qu'on nomme coliques gauches, et qu'on distingue par les noms de supérieure, moyenne et inférieure.

La colique gauche supérieure, dirigée transversalement à gauche, se divise, près du colon lombaire gauche, en deux branches; l'une remonte jusqu'au colon transverse, où elle s'unit avec la branche gauche de la colique droite supérieure; l'autre descend et s'anastomose dans le mésocolon iliaque avec la branche ascendante de la colique gauche moyenne. Celle-ci se divise en deux branches, près de la première courbure du colon iliaque; l'une se joint, comme on vient de le dire, avec la branche descendante de la colique gauche supérieure; l'autre se réunit à l'une des branches de la colique gauche inférieure. Cette dernière se partage, ainsi que les deux précédentes, en deux branches, dont une s'anastomose par arcade avec la branche inférieure de la colique gauche moyenne, et l'autre s'unit au rameau de la mésentérique inférieure dans l'épaisseur du mésorectum. Les ramifications de ces branches coliques se distribuent d'ailleurs de la même manière que celles des branches coliques de la mésentérique supérieure.

Arrivée derrière le rectum, l'artère mésentérique inférieure se partage en deux branches qui se portent sur les parties latérales de cet intestin, se divisent et se subdivisent à l'infini dans l'épaisseur de ses parois où elles se terminent. Quelques-unes des ramifications secondaires continuent leur trajet derrière le rectum, et s'anastomosent sur les côtés du sacrum avec les artères sacrées latérales.

MÉSENTÉRIQUES OU MÉSARAÏQUES (veines), de même que les artères qu'elles accompagnent dans toutes leurs divisions et subdivisions, elles sont au nombre de deux, l'une supérieure et l'autre inférieure. Après être née d'une multitude de radicules capillaires, dont les orifices s'ouvrent dans les villosités intestinales, et avoir successivement formé des ramifications, des rameaux et des branches dont le trajet est le même que celui des artères, la veine mésentérique supérieure reçoit, de bas en haut et du côté droit, les trois veines coliques droites et la gastro-épiploïque droite; du côté gauche, les veines de l'intestin grêle, et se porte ensuite plus profondément au-devant du duodenum, derrière le pancréas où elle se réunit à la veine splénique pour concourir à la formation du tronc de la veine PORTE-ABDOMINALE.

La veine mésentérique inférieure suit également le trajet de toutes les ramifications de l'artère mésentérique inférieure, et s'ouvre dans la veine splénique près du point où s'abouche la précédente, conséquemment derrière le pancréas. *Voyez* PORTE-ABDOMINALE.

MÉSENTÉRIQUES (plexus). Ces plexus nerveux, qui sont formés par des filets du plexus solaire, sont distingués aussi en supérieur et inférieur, et fournissent des filets qui accompagnent les divisions des artères mésentériques. *Voyez* SYMPATHIQUES.

MÉSENTÉRIQUES (plexus). *Voyez* LYMPHATIQUES. (MARJOLIN.)

MÉSENTÉRITE, s. f., *mesenteritis;* inflammation du mésentère. La plupart des auteurs ont donné ce nom à une inflammation circonscrite du péritoine, des feuillets qui forment le mésentère. D'autres, dans ces derniers temps, ont ainsi désigné l'affection tuberculeuse des glandes du mésentère, qu'ils ont regardée comme se développant sous l'influence de causes irritantes, par conséquent, comme résultat d'une inflammation. *Voyez* CARREAU et PÉRITONITE.

MESMÉRISME, s. m. *Voyez* MAGNÉTISME ANIMAL.

MÉSOCOECUM, s. m.; repli péritonéal, qui n'est pas constant, et qui fixe la partie postérieure du cœcum à la paroi abdominale correspondante. *Voyez* PÉRITOINE.

MÉSOCOLON, s. m.; repli membraneux, également formé par le PÉRITOINE, et qui s'attache à toute l'étendue du bord postérieur de l'intestin colon. *Voyez* INTESTIN.

MÉSORECTUM, s. m.; repli triangulaire que le PÉRITOINE forme entre la face postérieure du rectum et la face antérieure du sacrum.

MÉTACARPE, s. m., *metacarpus*, partie de la MAIN située entre le carpe et les doigts.

MÉTACARPIEN, ENNE, adj., *metacarpianus*; qui a rapport au métacarpe.

METACARPIENNES (articulations); elles sont formées par les quatre derniers os du métacarpe. *Voyez* MAIN.

MÉTACARPIENNE (artère); branche de l'artère RADIALE, qui descend obliquement sur le dos de la main, où quelques-unes de ses ramifications s'anastomosent avec la dorsale du carpe.

MÉTACARPIENNES (phalanges); ce sont celles qui s'articulent avec les os métacarpiens.

MÉTACARPIENS (os); ils composent le métacarpe. *Voyez* MAIN.

MÉTACARPIENNE (rangée) des os du carpe. On nomme ainsi ceux qui s'articulent avec les os métacarpiens. (MARJOLIN.)

MÉTAL. s. m. On désigne ainsi toute substance simple, solide ou liquide à la température et à la pression ordinaire de l'atmosphère presque complétement opaque, en général beaucoup plus pesante que l'eau, douée d'un brillant considérable, à moins qu'elle ne soit en poussière excessivement ténue, susceptible d'un grand degré de poli, ductile, malléable ou fragile, conduisant facilement le calorique et le fluide électrique et pouvant se combiner avec l'oxygène en une ou en plusieurs proportions pour former des produits qui sont acides ou de simples oxydes; quelques-uns de ces derniers verdissent le sirop de violettes. Les métaux existent dans la nature, ou à l'état natif, ou combinés avec des corps simples non métalliques ou avec d'autres métaux, ou à l'état de sel. Leur nombre est assez considérable pour que l'on ait dû chercher à établir une classification qui pût en rendre l'étude plus facile. M. Thénard les a divisés en six classes fondées sur le degré d'affinité de chacun d'eux pour l'oxygène.

Première classe. Cette classe comprend le zirconium, l'aluminium, l'yttrium, le glucynium et le lithium. Ces métaux n'ont jamais été séparés de leurs oxydes; ils sont admis par analogie, et sont caractérisés par la grande affinité qu'ils ont pour l'oxygène.

Seconde classe. Elle renferme le silicium, le magnesium, le calcium, le strontium, le barynm, le sodium et le potassium. Tous ces métaux ont été séparés de leurs oxydes; ils absorbent le gaz oxygène à toutes les températures. Ils décomposent rapidement l'eau même à froid, s'emparent de son oxygène et l'hydrogène est mis à nu avec effervescence.

Troisième classe. On trouve dans cette classe, le manganèse, le zinc, le fer, l'étain et le cadmium. Ces métaux ne décomposent pas l'eau à froid ou ne la décomposent que très-lentement; mais ils en opèrent la décomposition à une chaleur rouge; ils absorbent l'oxygène à la température la plus élevée.

Quatrième classe. Cette classe contient l'arsenic, le molybdène, le chrome, le tungstène, le columbium, l'antimoine, le tellure, l'urane, le cérium, le cobalt, le titane, le bismuth, le le plomb et le cuivre. Ces métaux ne décomposent l'eau ni à chaud ni à froid lorsqu'ils agissent seuls; ils absorbent tous le gaz oxygène à la température la plus élevée.

Cinquième classe. Elle est formée par le nickel, le mercure, et l'osmium, métaux qui ne décomposent l'eau à aucune température, et qui n'absorbent le gaz oxygène qu'à un certain degré de chaleur, passé lequel ils abandonnent celui avec lequel ils s'étaient combinés.

Sixième classe. Cette classe comprend l'argent (qui devrait à la rigueur être rangé dans la classe précédente), l'or, le platine, le palladium, le rodium et l'iridium. Ces métaux ne peuvent opérer la décomposition de l'eau, ni absorber l'oxygène à aucune température. (ORFILA.)

MÉTASTASE, s. f., *metastasis*, de μεταστάω, je transfère. Ce mot a été employé par les anciens médecins pour désigner le transport d'une maladie, sa nature restant la même, d'un organe à un autre : ils désignaient sous le nom de *diadoche*, διαδοχὴ, la transformation d'une maladie en une affection de nature différente et occupant un autre organe. Ainsi quand l'hémoptysie remplaçait un flux hémorrhoïdal supprimé, il y avait *métastase*; quand une dartre terminait quelque phlegmasie chronique de la poitrine, il y avait *diadoche*. Les modernes ont réuni ces deux ordres de phénomènes sous une seule dénomination, celle de *métastase* qui exprime indistinctement un changement soit dans le siége seulement, soit à la fois dans le siége et dans la forme de la maladie.

Les métastases sont généralement plus fréquentes dans les maladies aiguës que dans les maladies chroniques, et parmi les premières dans quelques-unes en particulier : les affections rhumatismales sont celles où on les observe le plus fréquemment; viennent ensuite les maladies exanthématiques, les hémorrhagies, quelques névroses, quelques phlegmasies, et spécialement, parmi ces dernières, celles qui occupent les membranes.

Il est encore à remarquer que les métastases sont propres aux maladies dues à des causes internes; qu'elles ne peuvent avoir lieu dans celles qui sont dues exclusivement à des causes externes. Ces dernières ne reconnaissent guère en effet que deux modes de terminaison, la guérison, ou la mort; les maladies produites par des causes internes peuvent se terminer par la guérison, par la mort, et par une autre maladie ou par métastase.

Les métastases, considérées sous le rapport de la médecine pratique, sont de deux genres : si la maladie abandonne un organe intérieur pour se montrer sur les tégumens, ou bien si elle se porte d'un organe important sur un autre qui l'est moins; ou bien encore si une maladie facile à combattre succède à une affection invétérée et rebelle à tous les moyens de traitement; la métastase est *favorable :* elle est *fâcheuse* dans les conditions opposées.

Les métastases ont le plus ordinairement lieu sans cause externe évidente : quelquefois elles sont provoquées soit par l'action des répercussifs sur la partie primitivement affectée, soit par une irritation artificiellement produite sur l'organe qui devient le siége de la métastase. L'art cherche quelquefois à produire ces métastases artificielles par l'application des rubéfians et des vésicans à la surface des corps; mais le plus souvent ces remèdes ne déplacent pas la maladie primitive; ils en diminuent seulement la violence.

Les moyens généraux de traitement qu'exigent les maladies métastatiques sont principalement subordonnés à la nature de la métastase : est-elle favorable? il faut, d'une part, éloigner soigneusement tout ce qui pourrait rappeler la maladie dans son siége primitif, et d'autre part la fixer au besoin dans son nouveau siége par tous les moyens connus. Est-elle fâcheuse? il faut à la fois la combattre dans l'organe sur lequel elle s'est opérée, et la rappeler en produisant une excitation vive et prompte dans le lieu que la maladie première a abandonné. (CHOMEL.)

MÉTASYNCRISE, s. f., *metasyncrisis*, de μετὰ, préposition qui marque le changement, et de σύγκρινω, entasser, composer. Ce mot, dans le langage de quelques disciples d'Asclépiade qui supposait que tous les corps se forment par le concours des atomes, désignait un changement dans les pores des tissus animaux, un retour d'un état morbide à un état naturel. Dans le même système et par la même idée, tous les corps étaient nommés σύγκριματα; σύγκρινεσθαι, être assemblé, était synonyme d'exister, et διακρινεσθαι, se séparer, était la même chose que cesser d'exister, se dissoudre. Galien a exprimé l'idée renfermée dans le mot *métasyncrise* par le mot μεταποροποίησις, que des auteurs latins ont rendu par *recorporatio*, et qui, sans remonter à l'essence même du phénomène, est exprimé par notre mot *recomposition*.

MÉTATARSE, s. m., *metatarsus*; partie du pied comprise entre le tarse et les orteils, et qui, de même que le métacarpe, est composé de cinq os. *Voyez* PIED.

MÉTATARSIEN, ENNE, adj.; pris substantivement, *metatarsus*.

METATARSIENNES (articulations); elles résultent de la jonction des cinq os métatarsiens entre eux.

MÉTATARSIENNE (artère). Elle naît de la pédieuse et se porte sur la convexité du pied où elle décrit une courbure qui fournit les interosseuses dorsales du pied. *Voyez* PÉDIEUX TIBIAL.

METATARSIENS (os), ou os du métatarse. *Voyez* PIED.

METATARSIENNES (phalanges); nom donné à celles qui s'articulent immédiatement avec les os du métatarse.

MÉTATARSIENNE (rangée); on nomme ainsi la seconde rangée des os du métatarse, qui s'articulent avec les os métatarsiens. *Voyez* PIED.

MÉTATARSO-PHALANGIEN, adj., qui appartien au métatarse et aux phalanges : *articulations métatarso-phalangiennes*. *Voyez* PIED. (MARJOLIN.)

MÉTÉOROLOGIE, s. f., de μετέωρος, météore, dérivé de μετὰ, au-dessus, de αἴρω, j'élève, et de λόγος, discours. On a donné ce nom à la science qui traite des causes, de la formation, de la nature et de l'apparence des météores, c'est-à-dire de la plupart des phénomènes qui prennent naissance dans l'atmosphère. On a classé les météores en *aériens*, en *aqueux*, et en *lumineux*. Les *premiers* comprennent les vents sur la cause desquels on sait peu de chose de positif. Les *seconds* traitent de la pluie, de la neige, de la grêle, de la rosée, des brouillards; l'origine, la formation de ces météores est un peu plus satisfaisante que celles des précédens. Les *météores lumineux* dépendent de la réflexion ou de la réfraction de la lumière à travers les molécules aqueuses suspendues dans l'air; ce sont l'arc-en-ciel, le parhélie, les couronnes, etc. On doit distinguer des météores lumineux, ceux qu'on a nommés *ignés*, et qui paraissent pour la plupart des effets électriques : tels sont les feux follets, les étoiles tombantes, les éclairs, la foudre, les aurores boréales, etc. La théorie de ces derniers est encore peu avancée. Les météores étaient connus des anciens qui en ont traité sous différens noms. Aristote a fait un traité de météorologie.

Si les progrès des sciences physiques dans les temps modernes ont dû se faire sentir sur une branche particulière, c'est bien certainement sur la météorologie : cependant, on doit le dire, bien qu'infiniment supérieure à ce qu'elle était avant la renaissance des lettres, elle est encore loin d'avoir atteint ce point de perfection, où l'expérience et le raisonnement, les faits et les calculs, étant parfaitement d'accord, se prêtant un mutuel appui, ne laissent plus rien à désirer à l'esprit ami de la vérité. Malgré les plus savantes recherches, malgré l'application d'une multitude d'instrumens ingénieux, il est encore beaucoup de phénomènes météorologiques dont les causes sont inconnues et dont la théorie est incomplète. Ce n'est pas que la découverte du baromètre, du thermomètre, de l'hygromètre, de l'électricité, du calorique, de la lumière, que les procédés de l'eudiométrie n'aient porté une très-grande précision dans l'appréciation de la plupart des phénomènes atmosphériques. Certes il serait injuste de dire que ces inventions du génie n'ont été d'aucune utilité. On connaît avec exactitude la pesanteur de l'air, son degré d'humidité et de sécheresse, sa température, etc., et c'est beaucoup; mais la cause des variations de l'atmosphère et souvent leur mécanisme nous échappent entièrement.

Si de cet aperçu purement physique nous passons à quelques considérations médicales, nous verrons que nous sommes loin d'avoir obtenu les résultats que semblaient promettre les belles découvertes que nous venons de signaler. Il est incontestable qu'une multitude de météores, ou, pour parler plus exactement, qu'une multitude de modifications atmosphériques n'exercent sur l'économie animale une puissante influence, soit dans la production des maladies aiguës, soit dans celle des maladies chroniques, soit enfin sur l'état purement physiologique. La température de l'air a toujours été considérée comme une cause de maladie. Depuis Hippocrate, et sans doute avant lui, jusqu'à nos jours, on a remarqué l'influence du froid, du chaud et des températures moyennes; on a reconnu que les affections thoraciques aiguës, la pleurésie, la pneumonie, le catarrhe, la pleurodynie, l'hémoptysie, l'*asthme*, l'apoplexie, etc., étaient occasionés par le froid; que les grandes chaleurs développaient des affections gastriques et intestinales, etc.; que les variations atmosphériques faisaient naître grand nombre de maladies, et que la persistance de la même température était non moins funeste. On avait aussi remarqué que les temps humides et froids engendraient des douleurs rhumatismales. Nul doute que la lumière, l'électricité, ne tiennent une grande place parmi les modificateurs de l'organisme. Et cependant on ne sait encore rien de bien précis sur tout cela!

Jusqu'ici on n'a pu parvenir à constater avec rigueur le mode d'action de toutes ces puissances physiques. Malgré l'attention, le soin, apportés par un grand nombre de médecins à ce genre de recherches, nous sommes à cet égard dans une ignorance presque absolue, ou du moins dans une grande incertitude. Nous n'avons encore que des notions vagues et générales, et ce point de la science peut être considéré comme étant encore dans l'enfance.

On a pensé avec juste raison que l'étude des divers états météorologiques pouvait éclairer l'étiologie des épidémies et des endémies. C'était surtout dans ces circonstances que les recherches de cette nature pouvaient avoir des résultats avantageux; dans les maladies sporadiques elles ne pouvaient faire espérer les mêmes succès. On n'en a guère retiré plus de fruit dans les unes que dans les autres.

Le peu qu'on sait sur le sujet qui nous occupe nous dispense de traiter dans cet article de l'influence que chaque météore exerce sur l'économie animale, dans chaque maladie en particulier. C'est cependant ce que l'on devrait faire si les connaissances étaient et plus étendues et plus positives : chaque météore devrait être examiné successivement dans toutes les maladies connues et même dans leurs diverses phases. Bien plus, il devrait être étudié dans ses rapports avec l'hygiène et la physiologie. Mais un travail de ce genre, outre qu'il serait d'une longueur excessive, ne pourrait produire qu'une instruction médiocre, il nous exposerait d'ailleurs à des répétitions au moins superflues. Dans la recherche des causes des maladies nous avons soin de noter quelles sont les dispositions atmosphériques qui les produisent; et nous avons d'ailleurs exposé dans plusieurs articles de cet ouvrage les connaissances générales et positives que nous possédons sur cette matière. *Voyez* principalement les mots AIR, CALORIQUE, GALVANISME, LUMIÈRE, BAROMÈTRE, HYGROMÈTRE, etc. (ROSTAN.)

MÉTHODE, s. f., *methodus*, de μετὰ, par, ὁδὸς, chemin; manière de dire ou de faire quelque chose avec un certain ordre. En médecine, comme dans toute science, on ne peut procéder à aucune recherche, à aucune étude, sans adopter ou suivre un ordre quelconque, une méthode basée sur un principe de division, sur un point de vue particulier. Sous ce rapport la méthode, appliquée à un ensemble de phénomènes assez considérable, représente la même chose que ce qu'on entend par *systeme, classification*. En traitant de chacune des branches de la médecine, on indiquera la méthode qu'il convient de suivre dans leur étude; et quant aux nombreuses maladies qui affectent l'économie animale, et qu'on s'est efforcé de grouper, d'après des affinités plus ou moins rigoureuses, à à la manière des corps naturels, les méthodes ou classifications qu'on a proposées et celles qui conviennent maintenant à l'état de la science, seront examinées aux mots, NOSOLOGIE, NOSOGRAPHIE.

Le mot *méthode* est, en outre, employé dans une acception plus restreinte en thérapeutique. Ainsi l'on appelle *méthode curative* ou *thérapeutique*, la médication particulière ou la succession de médications, ou bien encore les opérations, prescrites pour guérir une maladie. Par *méthode opératoire*, expression qui n'est que relative, on entend l'une des manières principales dont on peut faire une opération. Ainsi l'amputation d'un membre dans sa continuité peut se pratiquer suivant deux méthodes, circulairement ou à lambeaux; l'opération de la cataracte se fait par abaissement ou par extraction du cristallin, etc.; la taille reconnaît plusieurs méthodes différentes: le haut appareil, le grand appareil, l'appareil latéral, etc. Quoiqu'il ne soit pas toujours très-facile d'établir une distinction bien tranchée entre les méthodes et les procédés opératoires, on peut cependant reconnaître cette différence que les secondes ne sont que des modifications d'une manière principale de faire une opération, qui peuvent être combinées quelquefois ensemble, tandis que les méthodes s'excluent nécessairement, qu'on ne peut les employer que séparément et l'une après l'autre. Ainsi l'amputation circulaire d'un membre peut se faire par plusieurs procédés, en coupant d'un seul trait jusqu'à l'os, ou en coupant séparément chaque couche de muscles, etc. L'appareil latéral de la taille est exécuté suivant les procédés différens de frère Jacques, de Cheselden, de Hauckins, de Pouteau, de frère Côme, etc. Du reste, la justesse de cette distinction ne peut servir qu'à la régularité du langage et n'influe en rien sur la chose elle-même. Chaque jour, dit M. le professeur Roux, auquel nous avons emprunté les principales idées sur la distinction des méthodes et des procédés opératoires, on substitue l'une de ces expressions à l'autre : comme l'idée de méthode fait naître celle d'une manière heureuse d'exécuter une opération, très-souvent l'amour-propre des inventeurs, ou l'enthousiasme qu'excite une découverte dont on espère de grands avantages, fait qualifier ainsi un simple procédé nouveau pour une méthode déjà connue, ou même une simple modification à un procédé déjà en usage.

MÉTHODIQUE (*médecine*). L'épithète de méthodique dont on s'est servi pour désigner une secte de médecins, ou pour qualifier les principes qu'ils professaient, dérive du mot *méthode*. Thémison, disciple d'Asclépiade, trouvant trop étendus et trop profonds les préceptes déjà simplifiés que son maître avait substitués aux doctrines médicales de son temps, imagina qu'il était possible de trouver un chemin plus court pour arriver à la connaissance de la médecine, ou plutôt qu'il fallait créer une méthode abrégée qui, se trouvant plus à la portée de tout le monde que celle de son devancier, introduisît les plus grandes facilités dans la pratique de cet art. C'est de là que les médecins qui, dans le même but, adoptèrent les doctrines de Thémison, furent appelés méthodiques, et que les dogmes de cette secte reçurent la même dénomination.

L'empirisme et le dogmatisme se soutenaient encore vers la fin du 39e siècle au milieu des débris de tous les autres systèmes, quand Asclépiade rehaussa tout à coup la médecine qui avait eu tant de peine à s'introduire à Rome, et changea en honneur le mépris dont les magistrats de cette ville l'avaient eux-mêmes accablée. Cet homme remarquable, qui avait abandonné la profession de rhéteur pour enseigner et pour pratiquer la médecine, mérite moins de trouver place dans cet article à cause des formes séduisantes dont sa riche éloquence et sa pratique facile surent environner l'art de guérir, que parce qu'il ébranla le premier les dogmes de l'empirisme et ceux du dogmatisme qu'il avait principalement étudiés. Les atteintes qu'il porta à ces deux systèmes et les modifications qu'il leur fit subir, quoiqu'elles n'aient pas précisément établi un nouveau corps de doctrine, contribuèrent cependant plus tard à donner naissance à la secte des méthodiques. Asclépiade, en adoptant la philosophie corpusculaire de Démocrite, perfectionnée par Épicure, en déduisit en entier le système médical qu'il avait créé; tout roulait selon lui sur l'union des corpuscules qui constituent les corps et sur les pores qui résultent de l'application de ces mêmes corpuscules les uns sur les autres. Le corps animal, aussi bien que les corps inertes, est formé de corpuscules et de pores qui laissent circuler dans l'intérieur de leur masse de nouveaux corpuscules. La juste proportion des pores avec les matières corpusculaires qu'ils doivent recevoir et auxquels ils doivent donner passage est la condition matérielle de la santé ; la disproportion des pores et des corpuscules circulans constitue la maladie. Cette disproportion vient ou de l'étroitesse des pores ou de leur trop de largeur, ou enfin de la trop grande étendue des corpuscules circulans. Toutes les maladies se réduisaient à ces trois conditions principales, et leur traitement presque constamment uniforme ne tendait qu'à rétablir la juste proportion par les moyens tirés de l'analogie. En partant de ces données premières, sauf quelques modifications légères, la médecine d'Asclépiade se trouvait considérablement bornée, et offrait à ses disciples les facilités les plus séduisantes non-seulement pour la théorie mais aussi pour la pratique de la médecine.

Thémison de Laodicée, disciple d'Asclépiade, se laissa facilement entraîner par la nouveauté et l'éclat des idées de son maître, mais tout en adoptant ses principes, il eut pour but principal de les offrir sous une apparence encore plus facile et plus claire, et dans cette intention il imagina dans sa vieillesse sa *méthode médicale* afin de leur donner une forme systématique plus parfaite. Sa doctrine reposait sur les principes suivans : la connaissance des causes des maladies est parfaitement inutile en médecine; il suffit qu'on fasse attention à ce qu'elles ont de commun. Par là elles se trouvaient réduites à trois formes générales : les unes appartenaient au *strictum* ou au genre resserré, les autres au *laxum* ou au genre relâché, et les troisièmes composaient *une classe mixte*, c'est-à-dire qu'elles tenaient tout à la fois du resserrement et du relâchement.

Thémison, en outre de ces trois classes de maladies, les distinguait toutes en aiguës et en chroniques, et examinait avec attention leurs périodes d'accroissement, d'exaltation et de diminution, pour appliquer à chacune de ces périodes un traitement spécial et méthodique indépendant de toutes les considérations routinières et classiques tirées de l'âge, de la saison, du tempérament, etc., etc. Aussi est-ce en enchaînant cette série de conséquences qu'il définissait la médecine *une méthode qui conduit à faire connaître avec précision et clarté ce que les maladies ont de commun entre elles.*

On voit que Thémison avait véritablement réussi à simplifier les théories médicales en les réduisant à trois ou quatre théorèmes généraux, et qu'en élaguant d'une part la connaissance raisonnée des causes et les indications tirées de l'âge, du sexe et des autres circonstances concomitantes, il se privait par là d'une foule de données importantes à recueillir, dont quelques-unes avaient été reconnues utiles par son maître Asclépiade, et qu'il regardait, lui, comme des superfluités de l'art. On s'aperçoit en même temps que, tout en combattant les empiriques et les dogmatiques, Thémison se trouvait d'accord avec les premiers en mettant de côté les considérations tirées des causes morbifiques, et qu'il marchait de pair avec les seconds quand il raisonnait sur les indications thérapeutiques fournies par les diverses périodes de la maladie. Il y avait toutefois une différence à cet égard, c'est que pour Thémison comme pour les dogmatiques l'indication était toujours la même dans toutes les circonstances, tandis que pour les dogmatiques, quoique l'indication se trouvât la même, elle supportait les modifications de l'âge, des climats, des saisons, etc., rejetées par les premiers.

Quant aux points de contact qui existaient entre les idées de Thémison et celles d'Asclépiade, il était encore facile de reconnaître que le disciple avait adopté les principes du maître, mais en leur imprimant des modifications nécessaires au soutien de sa doctrine. Ainsi en rattachant sa division du *strictum* et du *laxum* à l'étroitesse ou à la largeur des pores, Thémison indiquait les causes matérielles des dispositions morbides dont son maître n'avait fait qu'entrevoir l'existence d'une manière abstraite. Il rapportait donc les phénomènes des maladies à des conditions organiques, quand Asclépiade ne voyait dans l'économie vivante que des résultats abstraits des lois générales de la nature inerte, à l'aide desquels il croyait pouvoir tout expliquer. Asclépiade avait trouvé le moyen, son disciple le mit en action et sentit la nécessité de lier les phénomènes vitaux aux conditions organiques qui les produisent : il jetait ainsi les premiers fondemens des théories mécaniques que les Borelli et les Boerhaave devaient perfectionner un jour. Le système de Thémison perfectionné long-temps après par Prosper Alpin et par Baglivi contenait déjà quelque chose des lois primordiales de l'organisme.

La méthode de traitement de Thémison se trouvait indiquée par les conditions qui déterminaient les classes des maladies, et ensuite par les périodes qu'elles parcouraient durant leur cours. Cependant il ne fut pas toujours conséquent à ses principes : c'est ainsi qu'il faisait boire de l'eau froide aux malades qu'il avait saignés, ce qui, selon les autres méthodiques, était resserrer et relâcher en même temps; qu'il employait parfois les purgatifs qui plus tard furent également réprouvés par ses sectateurs; qu'enfin il n'était pas souvent d'accord avec eux sur le temps convenable pour prendre de la nourriture.

La doctrine de Thémison s'attira un grand nombre de partisans, parmi lesquels on compte d'abord Proculus et Eudème qui furent les disciples particuliers de ce chef de secte, et après eux, Valens, Thessalus, Soranus, Cælius Aurélianus, et plusieurs autres. Thessalus de Tralée, est un des plus remarquables de tous ceux que nous venons de nommer, non-seulement parce qu'il eut la gloire de passer pour avoir perfectionné la méthode, et que plein de vanité et d'envie, il ne rougit pas de se faire appeler *le vainqueur des médecins*, mais parce qu'il corrigea surtout les défectuosités pratiques du système de son prédécesseur. Il renouvela quelques idées d'Asclépiade en rappelant que pour la guérison des maladies, il fallait entièrement changer l'état des pores de la partie malade; donna à ce nouvel état le nom de *métasyncrise ;* raya les purgatifs de la liste des remèdes pharmaceutiques, et proclama le premier les avantages thérapeutiques de l'abstinence des trois jours. Aussi est-ce à lui qu'on doit véritablement attribuer la méthode cyclique qui consistait dans l'emploi de cette abstinence au début de toutes les maladies et dans l'indication des autres moyens qui devaient l'accompagner. (*Voyez* les mots CYCLE et CYCLIQUE.) C'est ce qui fit donner aux méthodiques le nom de διατριτος ou espace de trois jours.

Les méthodiques s'étaient fait une nosologie conséquente à leurs principes, dans laquelle ils admettaient trois grandes classes de maladies. La première (*morbi stricturæ*, maladies de resserrement) comprenait presque toutes les maladies désignées par les modernes sous le nom de nerveuses, la catalepsie, la léthargie, l'épilepsie, etc. La deuxième (*morbi solutionis*, maladies de relâchement) renfermait la passion cardiaque, le choléra, l'amaigrissement, le flux hémorrhoïdal, les menstrues excessives, l'hémoptysie, etc. Dans la troisième enfin étaient réunies les maladies du genre mixte, telles que la pleurésie, la pneumonie, les catarrhes, l'asthme, la phthisie, la colique, la dysenterie, etc., etc.

Le traitement que les méthodiques mettaient en usage paraît avoir souvent été suivi de succès remarquables, quand on les compare aux résultats de la pratique médicale des autres sectes. Ces succès s'expliquent facilement aujourd'hui par le petit nombre des moyens pharmaceutiques qu'ils mettaient en usage, et qui se bornaient presque uniquement aux bains, aux lotions, aux fomentations, aux autres topiques, et à quelques purgatifs qu'ils réservaient uniquement pour les cas d'hydropisie. Ces médecins puisaient leurs principaux moyens d'action dans l'hygiène, et regardaient comme ce qu'il y a de plus important pour les malades de respirer un air pur, d'être couché commodément, de choisir avec prudence tel ou tel aliment suivant les propriétés resserrantes ou relâchantes, de se livrer à des exercices agréables et modérés, etc., etc., enfin de mettre en pratique dans le traitement des maladies les moyens destinés à conserver la santé. A cette époque reculée de la science, où les vrais principes thérapeutiques n'avaient pas été découverts, que pouvaient faire de plus sage les méthodiques que de se borner à ces moyens simples et exempts de tout danger, et de préférerune prudente expectative précédée d'une diète austère, à la thérapeutique hasardeuse et souvent incendiaire des sectes rivales? Les progrès qu'a faits la médecine, surtout depuis une quarantaine d'années, et ce que nous avons vu de nos yeux ont décidé cette question, en prouvant la sagesse et le bon sens des sectateurs de Thémison. (COUTANCEAU.)

MÉTRALGIE, s. f.; *metralgia*. Quelques auteurs ont désigné ainsi les douleurs qui ont leur siége dans l'utérus.

MÉTRITE, s. f., *metritis*, de μήτρα, matrice; inflammation de la matrice. Cette maladie se présente sous deux formes très-distinctes à raison de son siége : elle affecte la membrane interne de la matrice, c'est la métrite *catarrhale* ou *superficielle*, le *catarrhe utérin ;* ou bien elle occupe le parenchyme même de cet organe, c'est la *métrite profonde*, *phlegmoneuse* ou *parenchymateuse*. Du reste, le siége de la première n'est pas exactement borné à la membrane interne de l'utérus, et celui de la seconde à son tissu propre. L'inflammation catarrhale occupe presque toujours en même temps la membrane muqueuse du vagin; l'inflammation parenchymateuse s'étend, dans beaucoup de cas, aux membranes interne et externe de l'utérus. L'une et l'autre de ces phlegmasies peut se montrer sous forme aiguë et chronique. Le catarrhe aigu de la matrice est décrit au mot *blennorrhagie ;* le catarrhe chronique au mot *leucorrhée.* Il ne sera question ici par conséquent que de la métrite profonde, à laquelle beaucoup d'auteurs ont exclusivement réservé le nom de *métrite.* Je la décrirai successivement sous la forme aiguë et chronique.

La MÉTRITE AIGUE est une maladie dont les plus anciens auteurs ont parlé, mais sur laquelle l'attention des médecins semble n'avoir pas été suffisamment dirigée. Très-peu d'observations de métrite ont été publiées, et parmi celles qui l'ont été, la plupart sont incomplètes, et portent sur quelque circonstance rare de cette maladie, telle que sa terminaison par gangrène ou par une suppuration abondante. En sorte qu'aujourd'hui encore, malgré les progrès rapides qu'a faits l'anatomie pathologique, l'altération du tissu de la matrice qui constitue l'inflammation de ce viscère n'est qu'imparfaitement connue. Je n'ai pas eu d'assez fréquentes occasions d'observer cette affection pendant la vie des malades, et surtout d'ouvrir des personnes qui y eussent succombé, pour pouvoir remplir toutes les lacunes que présente son histoire. Mon but principal, en essayant de la décrire, sera d'exposer ceux de ses phénomènes qui sont appuyés sur l'observation journalière et sur des faits authentiques, et de les dégager des erreurs dans lesquelles sont tombés beaucoup d'auteurs, d'ailleurs très-recommandables.

La métrite aiguë ne se montre pas indistinctement dans toutes les périodes de la vie; elle est très-rare avant la puberté et après la cessation définitive des règles. Elle se développe chez les filles nubiles, chez les femmes qui se livrent au coït, et plus spécialement chez celles qui sont dans le travail de l'accouchement ou très-récemment accouchées; il n'est pas très-rare, mais il n'est pas non plus ordinaire, de la voir survenir pendant le cours de la grossesse. Les causes qui en déterminent le développement sont nombreuses. Quelques-unes, qui sont communes à toutes les inflammations, je pourrais dire même à toutes les maladies, exigent le concours d'une prédisposition spéciale; il en a été question ailleurs (*voyez* INFLAMMATION et CAUSES OCCASIONELLES. D'autres ont une action moins équivoque ou même évidente et directe dans le développement de la métrite aiguë, telles sont, 1° pendant le travail de l'accouchement, la longueur et la violence excessives de ce travail; des manœuvres pratiquées avec la main et surtout avec le forceps, dans le but d'opérer la version de l'enfant ou le décollement du placenta; le déchirement spontané des parois de la matrice; 2° immédiatement après l'accouchement, l'injection d'un liquide astringent, d'eau à la glace dans le vagin et l'utérus, pour arrêter une hémorrhagie, et toutes les causes physiques et morales propres à produire la suppression brusque des lochies ou du lait, et, en particulier, le refroidissement du corps, une émotion vive, comme la frayeur, la joie; 3° pendant la grossesse, une contusion, une simple commotion de l'utérus; l'introduction dans son orifice d'un corps étranger, dans le but de provoquer l'avortement; 4° lors des premières approches, la répétition trop fréquente du coït, et la longueur disproportionnée du pénis; 5° pendant l'écoulement des règles, leur suppression prématurée; 6° dans toutes les conditions possibles, les plaies, les contusions de l'utérus. Ces diverses causes n'ont pas toutes une influence égale dans la production de la métrite; quelques-unes même, telles que la suppression des lochies et du lait, qui ont paru quelquefois produire la métrite, sont peut-être souvent les premiers symptômes de cette maladie, plutôt que les causes qui en déterminent le développement.

Les symptômes de l'inflammation aiguë de l'utérus sont très-différens lorsqu'ils sont bornés au col, ou qu'ils affectent à la fois le col et le corps de la matrice. L'inflammation partielle du col se montre principalement à la suite des premières approches ou après un accouchement laborieux. Lorsqu'elle est due à cette dernière cause, les phénomènes qu'on observe sont une douleur plus ou moins vive, que la malade ressent au fond du vagin; un écoulement de sang ou de mucus sanguinolent, qui se prolonge au-delà du terme ordinaire; un gonflement du col, perceptible au toucher; et quelquefois des déchirures profondes, qui dénotent à la fois la cause, le siége et la nature du mal. Quand l'inflammation aiguë du col survient à la suite des premières approches, cet organe est seulement gonflé, chaud, très-sensible au plus léger contact. Dans beaucoup de cas, l'inflammation partielle n'entraîne pas de mouvement fébrile, à moins qu'elle ne soit très-intense, et vraisemblablement alors elle s'étend à une partie du corps. Cette espèce de métrite se termine presque toujours d'une manière heureuse; elle est exempte d'un danger prochain; sa durée peut être longue; elle devient quelquefois l'origine d'une métrite chronique.

Quand une inflammation aiguë occupe la totalité de la matrice, elle offre un ensemble de symptômes locaux et généraux bien autrement graves; souvent, à la vérité, elle s'étend à la membrane péritonéale de l'utérus, et de là au reste du péritoine. Elle débute, en général, immédiatement ou peu après l'accouchement, tantôt par quelques symptômes généraux, tels qu'un frisson plus ou moins intense et prolongé, un malaise général, des défaillances, etc., et tantôt par une douleur aiguë dans l'hypogastre, d'où elle se propage bientôt dans le reste du ventre. Cette douleur est continue, exacerbante; elle est exaspérée par la pression de la main sur le bas-ventre, par l'abaissement du diaphragme dans la toux, dans les efforts, dans les grandes inspirations. A cette douleur, qui pourrait être confondue avec celle de la péritonite, se joint une sensation de pesanteur, de tension, de chaleur dans l'hypogastre. Le doigt, introduit dans les organes génitaux, trouve le col mol, gonflé, très-douloureux au toucher, et plus chaud que le vagin. L'introduction d'un *speculum* permettrait sans doute de reconnaître la rougeur du col qu'on a plusieurs fois rencontrée sur les cadavres. Mais l'emploi de cet instrument présente, sous plusieurs rapports, tant d'inconvéniens, qu'on a généralement renoncé, dans le cas dont il s'agit, aux avantages qu'il peut offrir. Si la femme est récemment accouchée, l'écoulement des lochies est immédiatement suspendu; la sécrétion du lait ne s'établit pas, ou, si elle existe déjà, elle est interrompue, et les mammelles s'affaissent. Quelquefois la matrice forme à l'hypogastre une tumeur arrondie, plus appréciabla au toucher qu'à la vue. Souvent aussi des phénomènes remarquables ont lieu dans les organes contigus à l'utérus : du côté du rectum, c'est un ténesme analogue à celui qu'on observe dans la dysenterie; du côté de la vessie, c'est l'excrétion difficile et douloureuse de l'urine. Les lombes, les aines, les cuisses sont aussi le siége de douleurs plus ou moins vives.

Quant aux douleurs sympathiques des mammelles dont quelques auteurs ont parlé, elles sont tellement rares, qu'on pourrait croire qu'elles ont été supposées en théorie, plutôt qu'observées au lit des malades.

A ces symptômes se joignent des phénomènes généraux très-intenses, tels que l'altération profonde de la physionomie, la pâleur, l'agitation, une faiblesse considérable et subite, la céphalalgie, les vomissemens, la fréquence du pouls, la chaleur et la sécheresse de la peau, la couleur rouge de l'urine, et bientôt, quand la maladie marche vers une terminaison funeste, le météorisme, le hoquet, le délire, le refroidissement des extrémités, la petitesse du pouls, les défaillances, et quelquefois un écoulement de matières extrêmement fétides par le vagin. Dans les cas les plus graves, la mort peut avoir lieu dès le troisième et même dès le second jour; le plus souvent, dans le cours du premier septenaire; quelquefois après quinze jours, un mois et plus de maladie. A l'ouverture du cadavre, on trouve le tissu de la matrice tantôt rouge, dense, et comme lardacé dans une grande partie de son étendue; tantôt, au contraire, ramolli, et converti dans plusieurs points en une sorte de pulpe également rougeâtre, ou infiltré d'un liquide purulent, qui, par la pression, en suinte sous forme de gouttelettes. Ailleurs enfin, on rencontre dans le parenchyme utérin un ou plusieurs abcès, d'un volume variable, depuis celui d'un pois jusqu'à celui d'une amande. Quelquefois ces foyers sont si nombreux, que le pus occupe plus de place que le tissu de la matrice, dont les fibres ramollies et comme macérées, baignent en quelque sorte dans ce liquide. Dans un cas de ce genre observé à l'hôpital de la Charité, plusieurs des veines de la matrice étaient distendues par un liquide purulent. M. le professeur Deneux m'a dit avoir plusieurs fois observé la même lésion à l'hospice de la Maternité (accouchement). Dans quelques cas, un des ovaires, ou même les deux, participent à l'affection de l'utérus, et offrent une altération analogue dans leur tissu. Quelques auteurs parlent d'abcès assez considérables, pour s'être fait jour au travers des parois abdominales ou dans la cavité de la matrice. Mais ces observations, faites sur des sujets qui ont survécu, laissent trop d'incertitude sur le siége de la suppuration, pour qu'on puisse admettre l'opinion de ces auteurs comme chose démontrée : il est fort peu probable que la texture dense et serrée de l'utérus se prête à ces grandes collections; et, quand elles se seraient réellement présentées, elles seraient si rares, qu'elles sortiraient presque, comme on l'a dit avec raison, du domaine de l'art. Quant à la gangrène de l'utérus, elle a été signalée par plusieurs auteurs. Les uns ont supposé qu'elle pouvait l'occuper tout entier; qu'alors la matrice frappée de mort pouvait se séparer des parties vivantes, être expulsée au dehors en traversant le vagin, et la malade survivre à ce terrible accident. Mais les faits sur lesquels ils se sont appuyés sont ou évidemment erronés, ou tout au moins fort suspects. Les autres ont admis une gangrène partielle, et celle-ci ne peut pas être révoquée en doute. Elle est démontrée en particulier par les faits que M. Ristelhueber a communiqués à la Société médicale d'émulation, et qui ont été publiés dans le vingt-septième volume du *Journal de médecine de Corvisart :* le tissu de l'utérus présentait, près du col, l'aspect de la gangrène; sa cavité contenait une sanie noirâtre, et, dans deux cas, l'odeur gangréneuse était très-prononcée : dans tous on a trouvé simultanément des traces évidentes d'inflammation du péritoine, et quelquefois des ovaires.

La métrite aiguë n'a pas toujours une terminaison aussi prompte et aussi funeste. Dans les cas où la lésion locale n'est pas très-considérable, dans ceux surtout où la métrite survient hors le temps des couches, et où le péritoine ne participe pas à l'inflammation, la terminaison est le plus souvent heureuse; elle a lieu dans l'espace de quelques semaines. Dans la métrite puerpérale qui se termine heureusement, le retour des lochies, le gonflement des mamelles et l'établissement de la sécrétion du lait coïncident souvent avec la diminution des symptômes.

L'inflammation de la matrice qui survient pendant la grossesse semble devoir entraîner inévitablement l'avortement ou l'accouchement avant terme, la mort du fœtus, et souvent aussi celle de la mère. Mais cette espèce de métrite, qu'il est fort rationnel d'admettre, et que des causes extérieures peuvent certainement produire, est encore peu connue.

L'inflammation aiguë du corps de la matrice peut laisser à sa suite diverses lésions qui entraînent la stérilité. De ces lésions peu connues, il est naturel de penser que l'occlusion des trompes est une des plus fréquentes : parmi le grand nombre de femmes qui, après avoir eu un ou plusieurs enfans, deviennent, jeunes encore, inhabiles à concevoir de nouveau, il est très-probable que, chez plusieurs, la stérilité reconnaît cette origine.

Le diagnostic de la métrite aiguë est souvent obscur : 1° lorsqu'elle est bornée au col, le peu d'intensité qu'elle offre fait que souvent on ne voit, dans les symptômes qu'elle produit, que les effets inséparables d'un accouchement plus ou moins laborieux ou de quelque autre irritation portée sur le museau de tanche. 2° Lorsqu'elle s'étend au corps de la matrice, la péritonite, qui l'accompagne presque toujours, appelle l'attention du médecin, et peut la distraire de l'affection de l'utérus. 3° Enfin, dans les cas même où la mort a terminé une maladie aiguë chez une femme récemment accouchée, il est souvent difficile de juger, à l'ouverture du cadavre, si l'utérus a été le siége d'une inflammation. Toutefois, dans les trois cas que je viens d'indiquer, un examen attentif peut ordinairement conduire à lever toute incertitude, 1° si l'inflammation est bornée au col, l'exploration de cette partie par le toucher fixe le jugement du médecin; 2° d'autres signes le fixeront également, lorsque l'inflammation occupe à la fois l'utérus et le péritoine. En effet, l'inflammation a presque toujours commencé par l'utérus : les symptômes de la métrite peuvent bien être voilés par ceux de la péritonite, mais ils n'en existent pas moins, et le médecin qui les cherche les trouve toujours. La sensibilité du col au toucher, les douleurs provoquées par les mouvemens que l'on communique au corps de l'utérus, le spasme qui se propage vers le rectum et vers la vessie, sont autant de phénomènes étrangers à la péritonite, et qui décèlent à l'observateur l'existence d'une métrite. 3° Enfin, quand la mort a lieu peu après l'accouchement, des signes assez tranchés peuvent, dans la plupart des cas, faire distinguer l'épaississement et la rougeur naturelles de l'utérus des lésions que l'inflammation y a produites. Sans parler ici du pus qu'on trouve quelquefois disséminé ou réuni en foyer dans le tissu de l'utérus, de la gangrène, qui frappe spécialement son col et sa surface interne, je ferai remarquer que, dans les cas où la mort a lieu avant que l'inflammation ait affecté l'un ou l'autre de ces deux modes de terminaisons, l'examen comparatif des diverses régions de l'utérus fait reconnaître dans plusieurs points une altération qui n'existe pas dans les autres, au lieu que, dans les cas où la rougeur et le gonflement sont le simple effet de la gestation et du travail de l'accouchement, ils existent à un même degré dans toute l'étendue de la matrice.

Le prognostic de cette maladie est subordonné à l'étendue dans laquelle l'utérus est enflammé, au degré d'intensité de l'inflammation, à la coexistence de la péritonite, à la période à laquelle la maladie est parvenue, à l'effet obtenu des premiers remèdes. Toutes choses égales d'ailleurs, la métrite est plus grave pendant la grossesse et immédiatement après l'accouchement, que dans toutes les autres circonstances.

Le traitement de la métrite aiguë se rapproche beaucoup de celui des autres inflammations : des saignées générales, plus ou abondantes, et répétées selon l'intensité de la maladie; l'application de sangsues à l'hypogastre, à la vulve, à l'anus; l'usage de fomentations ou de cataplasmes émolliens sur le ventre et les parties extérieures de la génération; les injections mucilagineuses dans le vagin; les bains de siége, les bains entiers; les boissons adoucissantes, émulsionnées, acidulées, laxatives; une diète plus ou moins sévère; la position horizontale et, dans les cas de douleur très-vive, l'emploi des narcotiques par la bouche, en lavement ou en injection dans le vagin, sont les principaux moyens de traitement qu'on oppose à cette maladie. Lorsqu'elle est bornée au col, les saignées doivent être fort modérées; quelquefois même les boissons rafraîchissantes, les topiques émolliens et la diète suffisent pour la combattre; mais, quand elle occupe l'utérus tout entier, et surtout lorsqu'elle s'étend au péritoine, l'emploi énergiquement combiné des saignées générales et locales, et le concours des autres moyens secondaires, sont toujours indiqués, et restent même quelquefois impuissans contre elle. Lorsque les saignées, après avoir été répétées autant que le permettent les forces de la malade, n'ont pas dissipé l'inflammation, on l'attaque par des révulsifs, et spécialement par l'application d'un exutoire, qu'on place ordinairement à la partie supérieure et interne des cuisses.

Métrite chronique. L'inflammation de la matrice se montre souvent sous forme chronique. Elle peut, comme la métrite aiguë, occuper la totalité de cet organe, ou être bornée à son col. Tantôt elle succède à la métrite aiguë, et reconnaît par conséquent les mêmes causes; tantôt elle est primitive. Dans ce dernier cas, elle paraît quelquefois produite par des excès dans le coït, par la masturbation, par la présence d'un pessaire dans le vagin, par une métastase dartreuse ou rhumatismale; souvent elle survient sans cause évidente qui puisse l'expliquer. Plusieurs auteurs ont avancé qu'elle pouvait être produite par le virus vénérien; mais leur assertion est loin d'être démontrée. Enfin cette maladie est beaucoup plus fréquente depuis la vingtième jusqu'à la quarantième année, qu'aux autres époques de la vie.

La métrite chronique a pour principaux symptômes une douleur obscure et profonde dans l'hypogastre, d'où elle se propage aux lombes, aux aines, aux cuisses, et, suivant quelques auteurs, aux mammelles. Cette douleur est presque toujours gravative; elle augmente par la station prolongée, par la marche, et surtout, pendant le coït, par la pression du pénis sur le museau de tanche. Elle est souvent accompagnée de l'écoulement par le vagin d'un mucus opaque, inodore, et, dans quelques cas rares, d'hémorrhagies utérines plus ou moins copieuses et fréquentes, qui entraînent la décoloration du visage, la faiblesse et l'amaigrissement. Ce cas excepté, la plupart des femmes conservent leur embonpoint, leur coloris naturel, et même leurs forces. Ces symptômes, qu'on apprend par le rapport de la malade, font connaître au médecin que l'utérus est malade; mais ils ne lui apprennent pas s'il est le siége d'une phlegmasie chronique ou d'une dégénérescence commençante; si une tumeur polypeuse s'est développée dans sa cavité, ou s'il existe un simple abaissement de ce viscère : le toucher seul peut lui fournir les signes propres à fixer son opinion. Voici, parmi les altérations nombreuses et variées dont l'utérus peut être le siége et que le toucher peut apprécier, celles qui m'ont paru appartenir à l'affection qui nous occupe. Le volume du museau de tanche est généralement augmenté; mais sa consistance est la même que dans l'état sain; quelquefois même elle est manifestement diminuée, et le col offre une mollesse remarquable. Constamment aussi sa surface est lisse; elle n'offre ni saillie ni enfoncement. L'orifice est ordinairement fermé, quelquefois un peu entr'ouvert. La forme du museau de tanche est communément changée; presque toujours il est plus long que dans l'état sain; dans quelques cas même, comme j'ai eu trois fois occasion de l'observer, il offre la forme d'un cône très-allongé dont la base est tournée en haut, et dont le sommet étroit, de deux lignes au plus de diamètre, présente une petite fente transversale, qui est l'orifice utérin. Dans tous les cas, le toucher provoque une douleur plus ou moins vive, ou exaspère celle que la malade éprouve habituellement. Quand la maladie est bornée au col, l'utérus n'est pas sensiblement plus lourd que dans l'état ordinaire, et il conserve sa mobilité. Il en est autrement quand l'inflammation chronique occupe le corps de l'utérus : alors ce viscère est presque toujours plus lourd quand on le soulève avec le doigt introduit dans le vagin; sa mobilité est quelquefois moindre. Souvent on distingue par l'exploration de l'hypogastre une tumeur arrondie, qu'on reconnaît appartenir à la matrice, aux mouvemens alternatifs que lui communiquent le doigt, qui soulève le col, et la main, qui comprime la région sus-pubienne. Si le gonflement du fond de la matrice n'est pas assez considérable pour qu'on puisse le distinguer à l'hypogastre, on parvient à l'apprécier en portant profondément un doigt dans le rectum, en même temps qu'on exerce sur les tégumens du bas-ventre une pression assez forte pour pousser l'utérus en arrière et en bas. Lorsque l'inflammation est bornée au fond de cet organe, le contact du doigt sur le museau de tanche ne provoque pas de douleurs, mais les mouvemens d'élévation et d'abaissement qu'on produit avec le doigt en déterminent constamment. La métrite chronique, quel que soit son siége, ne s'oppose pas toujours à l'écoulement des règles; mais celles-ci sont généralement difficiles et accompagnées d'une exaspération plus ou moins grande de la douleur. Il est naturel de penser que cette maladie n'est pas non plus un obstacle absolu à la conception; on sait, en effet, que le cancer, qui altère à un degré bien plus considérable la structure de l'utérus, ne l'a pas toujours empêchée.

La marche de la métrite chronique est fort lente; cette affection se prolonge souvent pendant plusieurs années, et dans quelques cas même sans qu'il y ait de changement notable, soit dans les symptômes que la malade accuse, soit dans la lésion locale que le toucher fait connaître. Sa terminaison est le plus souvent favorable : peu à peu la tuméfaction de la matrice diminue, sans que néanmoins, dans la plupart des cas, cet organe revienne à son volume primitif; les accidens que la malade éprouvait finissent par disparaître, ou se réduisent à une gêne obscure, à un peu de pesanteur dans la région hypogastrique; dans quelques cas même le mal demeure stationnaire, et persiste indéfiniment.

La plupart des auteurs ont avancé, sans aucune hésitation, que la métrite chronique se terminait souvent par l'ulcération ou la dégénérescence cancéreuse de l'utérus. Plusieurs même soutiennent que l'ulcération ou le cancer de l'utérus sont toujours la conséquence d'une inflammation évidente ou cachée de cet organe. Ce n'est pas ici le lieu d'examiner cette question théorique; mais ce que je puis affirmer, c'est que, parmi un très-grand nombre de femmes dont l'utérus offrait quelqu'une des lésions que j'ai rapportées à la métrite chronique, je n'en ai vu aucune chez qui l'ulcération ou le cancer ait succédé à l'inflammation.

Le diagnostic de la métrite chronique est le plus ordinairement facile : le cancer et le polype utérins sont les seules maladies qui aient quelque ressemblance, le premier avec l'inflammation chronique du col, le second avec celle du fond de la matrice. Dans le cancer du col, cette partie est dure, inégale; elle est le siége de douleurs lancinantes : il y a presque toujours un écoulement rougeâtre et souvent des pertes; le teint offre la couleur jaune paille propre à toutes les maladies cancéreuses : dans la métrite, au contraire, le museau de tanche est lisse, plutôt mou que dur, l'écoulement est muqueux, il n'y a point de douleurs lancinantes et presque jamais d'hémorrhagies. Un polype, encore contenu dans la cavité de l'utérus, donne lieu quelquefois à des symptômes qui ont beaucoup d'analogie avec ceux de l'inflammation du fond de cet organe; mais ici il y a en général des pertes fréquentes, par intervalles des douleurs *expultrices* analogues à celles de l'accouchement, le col est entr'ouvert; à une époque plus avancée, le polype se rapproche de l'orifice utérin, il finit quelquefois par le franchir. Enfin, l'inégalité très-grande de fréquence de ces deux affections, dont l'une, la métrite, est aussi commune que l'autre est rare, doit encore aider le médecin dans le jugement qu'il porte.

D'après ce qui précède, le prognostic ne paraîtra pas aussi grave qu'on l'a généralement pensé. Quant aux lésions observées à l'ouverture des cadavres, je m'abstiendrai d'en parler, parce que je n'ai pas eu l'occasion d'ouvrir des femmes mortes pendant le cours d'une métrite chronique, et qu'on n'en trouve pas d'observations exactes dans les auteurs. Je citerai seulement ici un fait d'anatomie pathologique que j'ai rencontré récemment, et qui se rattache à l'histoire de la métrite chronique : c'est une occlusion complète et par adhérence immédiate du col utérin chez une femme avancée en âge qui avait eu plusieurs enfans, et qui n'avait éprouvé ni les symptômes d'une métrite aiguë, ni les accidens dus à la rétention du sang menstruel. Cette occlusion, étant par conséquent postérieure à la cessation définitive des règles, indique aussi clairement une ancienne métrite que l'adhérence de la plèvre dénote une pleurésie.

Le traitement de la métrite chronique consiste avant tout à éloigner les circonstances qui peuvent appeler ou entretenir l'irritation de l'utérus. Une continence absolue, et, à plus forte raison, l'interruption complète de la masturbation, si l'habitude en avait malheureusement été contractée, sont les premières conditions pour guérir. Si la suppression d'une hémorrhagie habituelle, si la disparition d'une affection exanthématique ou rhumatismale avait précédé le développement de la métrite chronique, on satisferait aux indications fournies par ces causes occasionelles. (*Voyez* INFLAMMATION.) Dans tous les cas on doit recommander à la malade, dans le but de combattre l'afflux et la stagnation du sang dans les vaisseaux utérins, de se tenir continuellement, ou au moins plusieurs heures dans la journée, selon l'intensité de l'inflammation, dans la position horizontale, de renoncer entièrement aux siéges et aux lits de plumes, de coucher même habituellement sur le crin; de combattre et de prévenir la constipation par un régime rafraîchissant et par l'usage des lavemens émolliens. Les injections émollientes dans la vagin, les bains de siége et préférablement les bains entiers, qui n'ont pas l'inconvénient de favoriser la stase du sang dans les parties affectées, sont les moyens locaux auxquels on a d'abord recours : on y joint un régime plus ou moins sévère, composé de viandes blanches, de végétaux herbacés, de lait et de fruits, dont on proportionne la quantité aux habitudes de la malade et à la gravité de la maladie. Dans les cas où l'inflammation chronique a quelque intensité, et où la malade n'est pas très-faible, on fait généralement pratiquer une saignée du bras, qu'on répète au besoin, et selon l'effet obtenu. Si la femme est naturellement débile ou affaiblie par des pertes, on préfère à la saignée du bras l'application de sangsues ou de ventouses scarifiées aux lombes ou aux flancs. L'application de sangsues à la vulve ne me paraît indiquée que dans le cas où la femme est jeune, et où les règles sont supprimées ou diminuées; mais, quand la femme a passé l'âge critique, on doit éviter de rappeler le sang vers un organe qui ne doit plus lui offrir d'issue, et qui est d'ailleurs actuellement le siége d'une congestion morbide. Quant à l'application de sangsues sur le museau de tanche lui-même, à l'aide du *speculum uteri*, après l'avoir plusieurs fois essayé, j'ai été conduit à renoncer entièrement à ce moyen, tant à cause du peu de succès que j'en ai obtenu qu'à raison de ce qu'il offre de contraire aux convenances sociales.

Lorsque cet ensemble de moyens a été employé pendant plusieurs semaines, on juge par les changemens survenus dans l'état de la malade et des effets qu'il a produits et de ceux qu'on peut en attendre. S'il s'est opéré une amélioration sensible, on insiste sur leur usage; si la maladie est demeuré stationnaire, et, à plus forte raison, si elle a fait des progrès, on doit, en insistant sur les mêmes moyens hygiéniques, essayer d'autres moyens médicamenteux, et en particulier des douches dans le vagin, des exutoires, des frictions mercurielles.

Les douches ont été assez fréquemment employées dans la métrite chronique, et quelques médecins en ont obtenu des résultats avantageux; mais dans beaucoup de circonstances aussi elles ont exaspéré le mal à tel point, qu'on s'est vu dans la nécessité d'en suspendre l'usage. Il importe donc de mettre beaucoup de prudence dans l'emploi de ce moyen : on doit s'en abstenir entièrement toutes fois que le col de la matrice est très-douloureux au toucher, ou tout au moins le différer jusqu'à ce que cette sensibilité soit beaucoup diminuée. Dans tous les cas, on doit recommander que l'impulsion du liquide soit d'abord faible, êt qu'elle soit augmentée progressivement jusqu'à ce que la douleur ait montré le point où il faut s'arrêter. Quant à la nature du liquide, on emploie d'abord l'eau simple ou l'eau artificielle ou naturelle de Plombières : on passe ensuite, au besoin, aux eaux sulfureuses, et spécialement à celles d'Enghien et de Barèges.

Les exutoires sont aussi d'un fréquent usage dans le traitement de cette phlegmasie chronique : les vésicatoires et les cautères sont ceux qu'on emploie le plus ordinairement; on les applique en général à la partie interne d'une cuisse, ou même des deux : on les entretient pendant un ou plusieurs mois.

Quant aux frictions mercurielles, elles sont, comme les douches, fréquemment employées dans le but de favoriser la résolution, soit par l'action directe ou spécifique du mercure sur l'engorgement utérin, soit par la salivation qui agit à la manière des révulsifs. Peut-être en les proposant dans cette affection a-t-on eu encore l'idée d'agir contre le virus syphilitique dont il était naturel de craindre l'existence dans celui des organes qui semble être le plus exposé à son action. Malgré cette triple indication, les frictions mercurielles n'ont le plus souvent qu'une action fort équivoque sur la maladie de l'utérus : le nombre des cas dans lesquels leur usage a été suivi de quelque succès est si faible, quand on le compare au nombre de ceux dans lesquels il n'a rien produit, qu'il n'est pas démontré que ce moyen ait eu quelque part à l'amélioration qui a si rarement suivi son emploi. Je ne prétends pas toutefois ici en condamner l'usage, car je n'en ai jamais observé de mauvais effets ; mais seulement substituer le doute à une confiance extrêmement exagérée.

Tels sont les principaux moyens qu'on peut opposer à la métrite chronique, maladie presque toujours très-longue, et dans laquelle les remèdes proprement dits sont des moyens bien moins puissans que le *temps* et le régime. (CHOMEL.)

MÉTRORRHAGIE, s. f., de μήτρα, matrice, et de ῥήγνυμαι, je sors avec violence. Ce mot, assez irrégulièrement formé, et dont l'étymologie ne répond guère à sa signification, tout moderne qu'il est, est généralement employé comme synonyme d'*hémorrhagie utérine*. On doit entendre par *métrorrhagie* ou hémorrhagie utérine, tout écoulement de sang hors des vaisseaux utérins qui excède les bornes de la menstruation, ou qui a lieu hors le temps destiné à cette fonction. Dans la métrorrhagie, le sang ne s'écoule pas toujours hors des organes génitaux ; il s'accumule quelquefois dans la cavité de l'utérus. Les différentes dénominations que les auteurs ont données à cette affection, en quelque langue que ce soit, reviennent toutes à celles-ci : *règles immodérées*, *hémorrhagie utérine*, *perte utérine*, *perte de sang*. J'ai déjà dit que plusieurs l'ont désignée sous le nom de *ménorrhagie*. De plus longs détails sur cette synonymie seraient sans but d'utilité. La doctrine générale des hémorrhagies ayant été exposée dans un article spécial, je ne m'occuperai ici que de ce que les hémorrhagies utérines offrent de particulier. L'état dans lequel l'utérus se trouve influe d'une manière notable sur leur production et leur gravité. D'après cela, il convient de les étudier pendant l'état de vacuité et pendant l'état de grossesse. Quelques médecins ont cru devoir considérer à part les hémorrhagies utérines, suivant qu'elles surviennent pendant la grossesse, pendant l'accouchement, ou après l'expulsion du fœtus. Je crois cette distinction inutile; car l'hémorrhagie est plus fréquente et plus grave, non pas à cause de la présence du fœtus, mais bien parce que l'utérus est alors dans une condition toute spéciale, condition qui subsiste tant que le fœtus est encore contenu dans l'utérus, et même quelque temps après.

Métrorrhagie pendant l'état de vacuité. Cette hémorrhagie n'est, le plus souvent, que la menstruation elle-même, portée au-delà de sa mesure naturelle; mais quelquefois aussi elle se déclare hors le temps de la menstruation. Dans le premier cas, comme la menstruation présente des différences très-grandes non-seulement d'individu à individu, mais encore quelquefois chez le même individu, selon diverses circonstances, sans altérations notables de la santé, il est impossible de déterminer d'une manière fixe, ou simplement approximative, le point où la menstruation mérite le nom de métrorrhagie. On doit donc avoir égard, non à la quantité de sang évacué, mais aux effets que cette évacuation produit sur l'économie, et au dérangement qui en résulte dans les fonctions. Cette affection peut se présenter sous trois formes différentes. Le sang peut venir à chaque époque menstruelle en plus grande quantité qu'à l'ordinaire; ou bien, la quantité de sang dans un temps donné restant la même, l'écoulement se prolonge pendant un plus grand nombre de jours; ou, enfin, les époques menstruelles se rapprochent. Souvent il arrive que ces différens modes se combinent entre eux, de sorte, par exemple, que les menstrues reviennent plus fréquemment, et sont en même temps plus abondantes, ou que la durée de chaque époque et la quantité de l'écoulement se trouvent augmentées en même temps. Il arrive quelquefois que le sang sort en petite quantité, mais que cette excrétion se prolonge fort long-temps, devient même continuelle, les retours des époques menstruelles n'étant plus signalés que par l'abondance plus grande de l'écoulement, la couleur plus rouge et la consistance plus grande du sang. C'est sûrement cette variété de la métrorrhagie que quelques auteurs ont appelée *stillicidium uteri*, *menses stillantes*, *menorrhagia stillatitia*; mais ces mots s'appliquent aussi à la dysménorrhée.

Je ne reviendrai pas sur la *cause prochaine* de la métrorrhagie, après ce qui a été dit aux articles *hémorrhagie*, *menstruation*; je passe immédiatement à la considération des causes *prédisposantes* et *occasionelles*. Outre les causes qui sont communes à toutes les hémorrhagies, la métrorrhagie en reconnaît encore qui lui sont propres, et, parmi celles-ci, il faut placer d'abord toutes les circonstances que j'ai indiquées comme pouvant augmenter l'abondance du flux menstruel, surtout lorsque ces circonstances agissent sur un sujet déjà prédisposé aux hémorrhagies, ou lorsque ces causes sont portées à un haut degré d'intensité. L'âge doit surtout être compté au nombre des prédispositions; c'est pendant le cours de la menstruation que l'on observe le plus souvent la métrorrhagie, mais principalement cependant à l'époque où elle s'établit et à celle où elle doit cesser. Les autres époques de la vie n'en sont pourtant pas exemptes. De la Motte l'a observée plusieurs fois chez des jeunes filles qui n'étaient pas encore réglées, même chez une jeune personne de sept ans. Il n'est pas très-rare de la voir survenir chez des femmes qui ont passé l'âge critique, même sans qu'il existe d'affection organique de l'utérus. L'excès de sensibilité de l'utérus, soit constitutionnelle, soit acquise par l'abus des plaisirs de l'amour, de l'onanisme, ou par toute autre cause, est encore une prédisposition. La métrorrhagie se manifeste assez souvent chez les femmes qui ont eu de fréquens accouchemens, surtout s'ils se sont succédés dans un court espace de temps. On a regardé assez généralement l'usage des chaufferettes comme une cause prédisposante. Une observation rapportée par Morgagni semblerait contredire cette opinion; mais ce cas isolé prouverait seulement que cette cause n'agit pas aussi généralement que quelques personnes l'avaient cru. L'abus des boissons excitantes, des purgatifs âcres, des emménagogues, des bains chauds, est généralement mis au nombre des circonstances qui peuvent prédisposer à la métrorrhagie, et même agir comme causes occasionelles chez des femmes qui seraient déjà prédisposées par l'influence de quelqu'une des causes dont j'ai parlé plus haut. On voit assez souvent cette hémorrhagie succéder à une suppression plus ou moins prolongée des menstrues, soit que leur sécrétion se rétablisse par les seules forces de la nature, soit que, pour les rappeler, on ait mis en usage quelques-uns des remèdes que je viens de citer. Ce que j'ai dit de la manière différente dont ces causes se comportent dans la production de la métrorrhagie, s'applique aux autres causes prédisposantes. Ainsi il n'est pas très-rare de voir la métrorrhagie survenir chez les nouvelles mariées, surtout quand les premières approches ont lieu vers le temps où les règles doivent paraître. Quelques médecins ont même prétendu que le coït, pratiqué pendant l'écoulement des règles, a toujours pour effet d'augmenter cet écoulement.

Les autres causes occasionelles dont l'observation a montré l'influence, sont les exercices violens et portés à l'extrême, les secousses très-fortes imprimées au corps; comme la course, la danse, l'équitation, les voyages dans une voiture rude, le chant, les cris, l'éternuement, les efforts pour soulever de lourds fardeaux, une chute sur les pieds, sur les genoux, et surtout sur les fesses; les passions vives, telles que la colère, la frayeur; des excitans appliqués aux parties génitales. Sennert rapporte, d'après Varandée, que la présence d'un pessaire âcre, conservé pendant quelques heures, causa une hémorrhagie utérine abondante et une superpurgation mortelle. Enfin, on a mis les accouchemens difficiles et les avortemens au nombre de ces causes; mais je crois qu'on doit plutôt les regarder comme causes prédisposantes. L'action des causes occasionelles détermine plutôt la métrorrhagie, qui survient accidentellement dans l'intervalle des époques menstruelles, tandis que les causes prédisposantes produisent la métrorrhagie constitutionnelle, périodique, la véritable ménorrhagie. Quelque nombreuses que soient les causes que je viens d'énumérer, ce ne sont cependant pas celles qui produisent le plus fréquemment la métrorrhagie. Cette hémorrhagie est le plus souvent le symptôme d'une maladie de l'utérus, d'une métrite chronique, de la présence d'hydatides, d'un de ces corps que l'on appelle *mole*, d'un polype, de l'existence d'un corps fibreux dans l'épaisseur des parois utérines, d'un ulcère carcinomateux, ou d'un déplacement de cet organe.

Il est encore un autre ordre de causes qui méritent la plus grande attention. Ce sont celles dont l'action se fait d'abord sentir sur d'autres organes que l'utérus, et y développe une affection qui réagit sympathiquement sur l'utérus, et qui produisent ainsi des métrorrhagies que quelques auteurs appellent avec raison *sympathiques*. Stoll rapporte que, pendant la constitution bilieuse inflammatoire qui régna en 1778, les hémorrhagies utérines furent très-fréquentes. Le repos et la saignée urent utiles, et les femmes qui avaient des rapports bilieux vomirent avec avantage au moyen de l'ipécacuanha. Ainsi, dit-il, nous employâmes avec succès contre ces flux utérins intempestifs ce qui les excite ordinairement, mais dans d'autres temps et sous l'influence d'autres causes. Fincke dit que, dans l'épidémie du Tecklembourg qu'il a décrite, les menstrues surtout éprouvèrent l'influence de l'affection bilieuse; tantôt elles étaient supprimées, tantôt elles étaient augmentées, tantôt elles avançaient. Ziegert, dans une dissertation sur l'emploi des doux purgatifs dans la ménorrhagie, admet aussi qu'une cause irritante qui existe dans les intestins peut produire cette affection. Van-den-Bosch reconnaît une action semblable à la présence des vers dans le conduit intestinal. Il dit avoir vu une ou deux fois les phénomènes de la menstruation, qui s'étaient développés chez un enfant de huit ans, disparaître par l'emploi d'une onction anthelmintique sur l'abdomen. Il eut ensuite à traiter quelques femmes qui étaient affectées d'abondantes hémorrhagies nasales ou utérines. Chez ces dernières, dès que la présence des vers se fut manifestée clairement et qu'on les eut expulsés, la menstruation reprit son cours naturel. L'état inflammatoire de l'estomac et des intestins produit aussi fréquemment des dérangemens de la menstruation, soit qu'il en détermine la diminution ou la suppression, soit qu'il en augmente outre mesure la quantité. L'irritation des mamelles par la succion de l'enfant cause chez quelques femmes l'apparition du flux menstruel dans un temps insolite, et la prolongation de ce flux, en un mot une véritable ménorrhagie.

Les causes dont j'ai parlé jusqu'ici donnent lieu à des métrorrhagies qu'on peut appeler *actives;* il en est d'autres qui, agissant sur l'économie d'une manière tout opposée, déterminent cependant aussi des métrorrhagies, mais qui ont le caractère d'hémorrhagies *passives*. Ces hémorrhagies surviennent chez des femmes d'une constitution faible, qui sont dans un état de cachexie, qui ont une disposition scorbutique; à la suite d'un régime débilitant trop long-temps continué, de maladies longues, d'évacuations abondantes, de la lactation trop prolongée, des passions tristes. L'abus des boissons relâchantes, des eaux minérales chaudes a encore été mis au nombre de ces causes.

Des accouchemens, des avortemens qui se sont succédé rapidement, l'usage excessif des bains chauds, des injections aqueuses chaudes, y prédisposent aussi en diminuant la tonicité de l'utérus. Lorsque la métrorrhagie a duré long-temps, ou s'est renouvelée fréquemment, il arrive souvent qu'elle revêt le caractère d'hémorrhagie passive. Cette dégénérescence, si je puis parler ainsi, est quelquefois due, suivant la remarque d'Hoffmann, à ce que, dans le traitement de la métrorrhagie active, on a prodigué les saignées, les réfrigérans, les astringens, ou les narcotiques. Enfin, la métrorrhagie passive est quelquefois le symptôme du scorbut.

La *marche* et les *symptômes* de la métrorrhagie varient suivant la nature des causes qui la produisent. Succède-t-elle à une cause occasionelle violente ? Elle se manifeste quelquefois immédiatement après l'action de la cause, et presque simultanément. Une femme tombe sur les fesses, et se trouve à l'instant même baignée de sang. Plus souvent, il y a un certain intervalle entre l'action de la cause et l'apparition de l'hémorrhagie. Alors on observe quelques-uns des symptômes qui annoncent une congestion dans les vaisseaux utérins. Dans ces deux cas, elle acquiert quelquefois une telle intensité, qu'en peu de jours elle met en danger l'existence de la femme; c'est ce qui arrive surtout quand elle survient pendant le cours du flux menstruel. Cette métrorrhagie, qu'on peut appeler accidentelle, ne se reproduit pas ordinairement. Celle, au contraire, qui est produite par des causes prédisposantes, s'établit lentement, en général, par une augmentation successive de la quantité et de la durée de l'écoulement à chaque période menstruelle, ou par le rapprochement des époques. Les symptômes précurseurs de la métrorrhagie sont quelquefois bornés à quelque malaise, à quelques coliques, comme dans la menstruation ordinaire. Plus souvent, l'issue du sang est annoncée par le développement d'un plus ou moins grand nombre des phénomènes suivans : gonflement des mamelles, tension des hypochondres, sentiment de plénitude, de pesanteur, de chaleur, de douleur dans la région sacrée et hypogastrique, constipation, lassitudes générales, fréquence et vivacité du pouls; puis pâleur de la face, refroidissement des membres, horripilation, resserrement de la surface du corps, ardeur et prurit des parties génitales. L'écoulement du sang suit de près ces derniers symptômes, et semble d'abord ramener le calme et le bien-être ; mais, lorsque l'écoulement du sang excède ce que permet l'état des forces, la malade éprouve un sentiment de défaillance à la région de l'estomac ; les lèvres et le reste du visage pâlissent, le pouls perd sa force, la vue s'obscurcit, des tintemens d'oreille surviennent, l'ouïe devient obtuse, la respiration s'embarrasse, devient stertoreuse ; des lipothymies, des convulsions se déclarent, et la mort ne tarde pas à terminer cette scène effrayante. Mais les symptômes ne suivent pas toujours cet ordre. Chez les femmes d'un tempérament nerveux, les symptômes nerveux se manifestent souvent de très-bonne heure, et avant qu'elles aient perdu une grande quantité de sang. Un symptôme assez commun est une douleur de tête, particulièrement à la région occipitale, douleur qui quelquefois est extrêmement violente, et persévère long-temps après la cessation de l'hémorrhagie. Si l'hémorrhagie, sans être portée à ce point, se renouvelle trop souvent, ou se prolonge au-delà de certaines limites, les digestions se dérangent, l'appétit se perd ; la malade ressent une douleur gravative à l'estomac ; elle tombe dans un état de langueur, de faiblesse extrême ; la pâleur devient excessive, les yeux s'entourent d'un cercle livide, les pieds et les jambes s'œdématient, surtout vers le soir ; diverses affections nerveuses se joignent à ces symptômes ; le péritoine, les plèvres finissent par devenir le siége de collections séreuses. Cependant la métrorrhagie peut durer long-temps sans donner lieu à ces derniers symptômes ; souvent même ils ne se manifestent que lorsqu'elle a changé de caractère et est devenue passive. Alors le sang qui s'écoule est pâle et séreux, ou d'une couleur noirâtre. Dans les intervalles qui séparent les époques menstruelles, l'écoulement de sang est souvent remplacé par un flux leucorrhoïque.

Le *diagnostic* de la métrorrhagie est facile à établir. La maladie se signale d'elle-même par la sortie du sang ou par les effets produits sur l'économie. Il n'est pas toujours aussi facile d'établir le diagnostic des causes qui la produisent et des états de l'économie qui l'entretiennent. Cependant ce diagnostic doit le plus souvent nous diriger dans le choix de la méthode curative. Quelque important que soit ce point de doctrine, je ne puis entrer dans des détails à cet égard ; les signes propres à chacune des affections que j'ai signalées comme causes de la métrorrhagie et comme influant sur le caractère spécial qu'elle présente, étant exposés dans les articles spéciaux qui sont consacrés à ces affections. Ce qui a été dit précédemment, en parlant de l'étiologie et de la symptomatologie, doit me dispenser de faire l'application de ces signes aux différens cas de métrorrhagie ; je ferai seulement remarquer, par rapport aux métrorrhagies symptomatiques dépendant d'une lésion organique de l'utérus, que le plus souvent elles ne sont pas passives, même quand il y a ulcération, et lorsque les vaisseaux étant corrodés on pourrait regarder l'écoulement du sang comme l'effet d'une lésion physique : elles sont presque toujours précédées de symptômes qui annoncent un effort hémorrhagique, une congestion sanguine.

Le *prognostic* doit être basé sur la nature des causes, la gravité des symptômes, la durée de la maladie et les forces du sujet. La métrorrhagie qui dépend de causes passagères cesse d'elle-même ou se guérit facilement; elle ne peut être dangereuse que par l'abondance de la perte du sang. Celle qui tient à des causes qui ont agi pendant long-temps sur la constitution, qui a eu une longue durée, qui semble avoir fait contracter à l'économie l'habitude de cette évacuation excessive, est très-rebelle au traitement. La métrorrhagie qui survient chez les jeunes filles à l'époque où la menstruation s'établit, se termine souvent insensiblement à mesure que les périodes menstruelles deviennent plus régulières; celle qui se manifeste vers l'âge critique se guérit aussi fort souvent spontanément, quand enfin la menstruation est arrivée à son terme naturel. Cela se remarque même pour les hémorrhagies qui dépendent de l'existence d'un corps fibreux dans l'épaisseur des parois de l'utérus.

Les règles générales du *traitement* des hémorrhagies s'appliquent aussi à la métrorrhagie, et les moyens généraux qu'on leur oppose suffisent ordinairement pour combattre celle-ci. Ainsi il faut d'abord éloigner les causes, si elles subsistent encore, et si elles sont susceptibles de céder aux efforts de l'art, ce qui suffit dans les cas les plus simples; mais, dans les cas les plus graves, il faut arrêter l'écoulement du sang; enfin il faut s'opposer au retour de l'hémorrhagie, indication principale dans les métrorrhagies périodiques. Je vais examiner successivement les moyens de remplir ces trois indications, en évitant, autant qu'il me sera possible, de répéter ce qui aura été dit dans d'autres articles.

Par rapport à la première indication, il serait oiseux de rappeler toutes les causes de la métrorrhagie, pour dire comment on peut les éloigner ou les faire cesser; la chose s'explique d'elle-même pour la plupart de ces causes : il en est seulement quelques-unes qui demandent un examen particulier. La pléthore générale est une des prédispositions les plus communes. Le plus souvent l'hémorrhagie en est elle-même le remède le plus efficace; mais ce remède n'est pas sans inconvéniens, car on n'en arrête pas le cours comme on veut, et il peut laisser dans l'organe une grande disposition à être de nouveau le siége d'une hémorrhagie. La saignée est souvent alors indiquée, quand les signes de pléthore subsistent encore; et c'est la saignée du bras qu'il faut mettre en usage, parce que dans ce cas elle agit encore comme révulsive. Sous ce dernier point de vue, elle convient aussi pour combattre la pléthore locale, ou la congestion sanguine dans les vaisseaux qui se distribuent à l'utérus et aux parties voisines; congestion qui existe à un degré plus ou moins marqué dans toutes les métrorrhagies actives, et exige en outre d'autres secours. Il faut que la malade garde le repos le plus absolu dans une situation horizontale, et sur une couche qui ne puisse, soit par sa mollesse, soit par la nature des substances qui la forment, entretenir une grande chaleur autour du bassin. Les matelas de crin sont ceux que l'on préfère pour former le lit. L'inspiration et le contact à la surface du corps d'un air modérément frais, auront l'avantage de modérer l'accélération de la circulation; mais en même temps il faudra avoir grand soin de s'opposer au réfroidissement de l'extrémité des membres. La plus grande tranquillité d'esprit, une diète sévère, dans laquelle on permettra seulement quelques gelées végétales ou quelques crêmes préparées avec l'orge ou d'autres substances amylacées, sans bouillon de viande ni aromates; les boissons délayantes et tempérantes, acidulées avec les acides végétaux, et prises froides ou presque froides, sont nécessaires pour concourir au même but. La constipation, pouvant être extrêmement nuisible, soit par l'état d'irritation générale et locale qu'elle produit, soit par les efforts qu'elle nécessite, on sent combien il importe d'entretenir la liberté du ventre par des lavemens ou par de doux laxatifs. Les purgatifs actifs, et surtout les substances résineuses, seraient évidemment nuisibles; c'est avec raison que Sennert les proscrit, même dans les cas où un embarras bilieux intestinal bien caractérisé pourrait être regardé comme la cause de la métrorrhagie. Ceci m'amène à dire quelques mots des métrorrhagies sympathiques. Des affections qui les produisent, les unes demandent un traitement analogue à celui des hémorrhagies, et, pour celles-ci, il ne peut y avoir d'embarras; mais il en est qui exigent un traitement que la métrorrhagie semble contre-indiquer : tel est le cas des affections bilieuses décrites par Stoll. Ce grand praticien n'a pas craint d'employer l'ipécacuanha comme vomitif, et en a obtenu des succès incontestables. Fincke et d'autres médecins, reconnaissant la même indication, ont eu aussi recours aux vomitifs, également avec succès. On a encore employé l'ipécacuanha comme révulsif, mais à des doses souvent répétées et suffisantes seulement pour exciter des nausées, sans déterminer le vomissement. Denman regarde ce moyen comme un des plus efficaces. Un point de pratique aussi important demanderait peut-être de plus grands développemens; mais ce n'est pas ici le lieu de les donner. Je m'écarterais de mon sujet, en soulevant des questions que chacun de son côté regarde comme décidées péremptoirement. Le traitetement débilitant que j'ai décrit plus haut ne conviendrait pas dans les métrorrhagies passives : ce sont de légers toniques et une nourriture plus abondante sans être excitante, telle que la fournissent les substances farineuses, la chair des jeunes animaux et certains poissons, qui conviennent alors.

Les moyens dont je viens de parler suffisent dans la plupart des cas pour modérer l'hémorrhagie et s'opposer à ce qu'elle ait des suites fâcheuses; mais quelquefois la prudence ne permet plus de s'en tenir à cette méthode expectante : il faut arrêter l'écoulement du sang, qui, par son abondance ou par sa prolongation, mettrait les jours de la malade dans un péril imminent. Les médications que l'on peut employer alors ont pour but d'attirer vers un point éloigné le mouvement fluxionnaire, l'effort hémorrhagique dirigé vers l'utérus, de faire cesser le spasme de la périphérie du corps qui entretient cette concentration des mouvemens vitaux vers cet organe, ou d'agir sur les vaisseaux mêmes qui versent le sang en déterminant leur adstriction, leur resserrement. L'observation de l'influence exercée sur la menstruation par certaines affections a dû, plus encore que le raisonnement, conduire à l'emploi des révulsifs, parmi lesquels la saignée tient le premier rang; j'ai déjà dit que ce sont les veines du bras qu'il faut ouvrir. Pour produire un effet révulsif plus assuré, Rivière conseille de ne laisser couler le sang que lentement et à plusieurs reprises, en tenant le pouce appliqué sur l'ouverture de la veine. L'expérience a semblé confirmer l'utilité de ce précepte. La saignée de la salvatelle paraît préférable à Sennert, lorsque la malade est fort affaiblie, et qu'on doit redouter une saignée copieuse. On n'ouvre plus guère les veines de la main que lorsque celles du pli du coude sont peu apparentes; et je ne sais si cette saignée promet assez d'avantages pour qu'on essaie de la remettre en pratique. Si vous voulez arrêter les menstrues, appliquez une ventouse très-grande sur les mamelles, dit Hippocrate. Il est probable qu'il n'entend parler que des menstrues trop abondantes. Galien, dans son Commentaire sur cet aphorisme, propose de placer la ventouse au-dessous des mamelles, parce qu'il pense que là elles seront placées plus directement sur le trajet des vaisseaux qui reviennent des parties inférieures. Quelques modernes ne veulent pas non plus qu'on place les ventouses sur les mamelles; ils craignent que l'irritation qu'elles produiront sur ces organes ne se transmette à l'utérus et n'augmente le mal, au lieu de le diminuer. Je sais bien, pour l'avoir observé plus d'une fois, que chez certaines femmes la succion exercée par l'enfant détermine des tranchées utérines et une augmentation notable des lochies; mais je ne crois pas que cette observation soit complétement applicable à l'action des ventouses; et, si j'adopte le conseil de Galien, c'est uniquement parce que je pense qu'en raison de la forme et de la sensibilité des mamelles, l'application des ventouses y serait difficile et fort douloureuses. Il est des médecins qui recommandent de les placer entre les deux épaules : dans ce lieu on en retirerait sûrement tout l'avantage qu'on se propose, sans avoir à craindre les inconvéniens dont je viens de parler. Un autre moyen révulsif qu'Hoffmann préfère, et sur lequel M. Lordat insiste dans son traité des Hémorrhagies, moyen dont j'ai eu occasion de constater l'efficacité dans la métrorrhagie, est l'immersion des mains dans l'eau chaude. Il faut remarquer que ces deux derniers moyens révulsifs, même lorsqu'on ne les emploie qu'à une époque où on n'a plus d'accidens à craindre de la suppression trop brusque de l'hémorrhagie, sont contre-indiqués dans le cas où les poumons sont faibles et disposés à devenir le siége d'une congestion sanguine. Je ne parlerai pas de l'emploi des vésicatoires et des rubéfians, qui ne présente rien de particulier par rapport à la métrorrhagie, ni de l'application de ligatures autour des membres, recommandée par Galien et par beaucoup de médecins depuis lui, abandonnée ensuite et avec raison, et à qui, dans le cas qui nous occupe, on a reproché de refouler le sang dans les vaisseaux hypogastriques, et d'augmenter par là l'hémorrhagie, si les liens étaient serrés au point de gêner le cours du sang dans l'artère fémorale.

L'expérience a souvent montré l'utilité des antispasmodiques et des narcotiques, principalement de l'opium dans le traitement des hémorrhagies. La métrorrhagie survient chez un sexe dont la constitution est éminemment nerveuse; elle a pour siége un organe dont les affections réagissent puissamment sur le système nerveux, et produisent facilement des maladies spasmodiques. Aussi reconnaît-elle souvent pour cause principale ou accessoire un état de spasme; et presque toujours, quand cet état n'a pas précédé l'hémorrhagie, il se développe pendant son cours, et entretient cette concentration des forces qu'il importe de détruire. L'utilité des antispasmodiques, soit employés seuls, soit unis aux astringens, est encore plus marquée dans cette hémorrhagie que dans les autres. Ils ont surtout été préconisés par St. Duncan, qui rapporte un grand nombre d'observations de leurs succès dans les métrorrhagies qui surviennent pendant la grossesse et après l'accouchement. Je les ai vus aussi être très-avantageux dans ces derniers cas. J.-P. Frank recommande la poudre de Dover dans les métrorrhagies passives, et dit que son efficacité est confirmée par un grand nombre d'exemples de guérison.

Le troisième mode de médication que j'ai indiqué consiste dans l'emploi des astringens, que l'on peut administrer par la bouche afin d'obtenir un effet général auquel les vaisseaux utérins participent, ou que l'on applique localement plus ou moins près de la surface qui verse le sang, et même sur cette surface. La première manière d'administrer les astringens n'offrant rien de particulier par rapport à la métrorrhagie, je me bornerai à parler de l'application locale de ces médicamens. Le premier qui se présente est l'eau ou d'autres liquides refroidis à divers degrés selon la gravité des cas. Hoffmann et Leake louent beaucoup l'eau froide bue en grande quantité. Bezold (*Diss. de hemorrh. uteri partum inseq.*) dit avoir vu employer avec un prompt succès des lavemens d'eau à la glace dans un cas désespéré. On applique des linges trempés dans l'eau, le vinaigre, l'oxycrat, et les différentes solutions salines, et même de la glace, sur la région lombaire, sur l'hypogastre, sur la vulve et la partie supérieure des cuisses. Dans des cas qui paraissaient ne laisser aucune ressource, on a réussi à arrêter l'hémorrhagie en faisant d'abondantes affusions d'eau froide sur la région du bassin. Les bains de siége, ou les bains entiers froids ont aussi été employés. On a recommandé des injections astringentes et l'introduction des pessaires astringens dans le vagin. P. Alpin rapporte avoir guéri son épouse en lui injectant dans l'utérus, au moyen d'une sonde, une dissolution de suc d'acacia dans du vin. On a fait de graves reproches à l'emploi de ces moyens thérapeutiques, et surtout de l'eau froide; on a prétendu qu'il peut causer l'inflammation de l'utérus, celle du péritoine, celle du tissu cellulaire du bassin, des affections rhumatismales et d'autres maladies. Ces reproches ne sont pas dénués de fondement; mais je crois qu'ils doivent plutôt s'appliquer à l'usage prématuré qu'on fait de ces remèdes qu'aux remèdes eux-mêmes. En effet, même dans les métrorrhagies passives, il y a quelquefois du danger à arrêter promptement l'écoulement du sang. Les dangers que l'on en redoute seront bien moins à craindre, si l'on n'y a recours que lorsque, l'hémorrhagie ayant été très-abondante ou ayant duré long-temps, tout orgasme a cessé, et que la femme, étant très-affaiblie, est peu disposée aux maladies inflammatoires. D'ailleurs, comme on ne recommande ces moyens que pour les cas extrêmes, où tous les autres ont été insuffisans, il me semble qu'il ne faut pas abandonner la femme à un péril certain dans la crainte de maux moins dangereux, et qui peut-être ne viendront pas. Pour éviter une partie des inconvéniens attribués à l'action du froid, on a conseillé d'employer seulement de l'eau au degré de chaleur de l'atmosphère. Je ne sais si cette idée est bien heureuse; mais je pense que tout le monde sera d'accord qu'ici, comme dans toute autre circonstance, il faut proportionner l'énergie du remède à la gravité du mal.

C'est surtout dans les métrorrhagies passives que ces divers modes de médication conviennent, soit qu'elles aient eu primitivement ce caractère, soit qu'elles ne l'aient pris qu'après avoir été actives. Il est presque superflu de remarquer que dans ces cas on ne doit pas avoir recours aux dérivatifs débilitans, tels que la saignée. Les toniques doivent même quelquefois être unis aux autres moyens, surtout dans ces métrorrhagies peu abondantes, qui ne deviennent dangereuses que par leur continuité et leur durée. M. de Wedekin a indiqué l'emploi de la sabine dans ces hémorrhagies. Le Dr Sauter assure en avoir fait usage avec le plus heureux succès; il ajoute : « Non-seulement dans les pertes et les autres maladies de l'utérus, hors la grossesse, caractérisées par les noms d'atonie, asthénie, faiblesse, défaut de contractilité ou de force, de cohésion, etc., mais encore dans des pertes, qui faisaient craindre une fausse couche chez des femmes grosses qui, par faiblesse, en avaient déjà éprouvé plusieurs, j'ai fait prendre la sabine en poudre par doses de quinze à vingt grains trois fois par jour, et cela avec le succès le plus soutenu, pendant trois, quatre et cinq mois. J'ai par là arrêté les pertes, empêché les fausses couches. Et plusieurs femmes ont dû à ce précieux remède des enfans sains et nés à terme. » Quoique les expériences journalières des médecins contro-stimulistes doivent nous apprendre à ne nous étonner de rien, et à ne plus compter sur les observations de nos dévanciers relativement aux effets des médicamens, j'avoue cependant que je n'ai pu me défendre de quelque étonnement en lisant cette note, et que, pour me décider à mettre en usage la sabine dans les cas indiqués, il me faudra encore de nombreux exemples de succès. Je sais pourtant, et les médecins les plus judicieux en ont souvent fait la remarque, que la métrorrhagie et l'aménorrhée dépendent quelquefois de la même cause, l'atonie de l'utérus, et que, par conséquent, les mêmes remèdes peuvent être utiles dans ces deux cas.

Dans les cas où l'hémorrhagie, par son excessive abondance ou par sa prolongation, a amené un état de faiblesse extrême, et où l'excessive atonie de l'économie et particulièrement des bouches exhalantes favorise encore l'effusion du sang, il est quelquefois nécessaire de soutenir les forces de la vie qui sont près de s'éteindre, pour que les fibres utérines et les parois des vaisseaux recouvrent la faculté de se contracter. Alors les stimulans les plus énergiques ont été mis en usage avec un succès évident. On a administré les vins les plus généreux, l'eau-de-vie, divers alcoolats, l'ammoniaque, le laudanum de Sydenham, à très-fortes doses. Une observation insérée dans le dernier numéro du journal de Médecine de Londres, et que j'ai sous les yeux, en présente un exemple. La métrorrhagie, survenue après l'accouchement, ne s'arrêta qu'après qu'on eut administré vingt onces d'eau-de-vie; cent soixante gouttes de laudanum et une quantité considérable d'ammoniaque. Six heures après, on jugea à propos de mettre en usage la transfusion du sang, qui a été recommandée de nouveau depuis quelque temps dans les cas d'hémorrhagie excessive. Cette opération fut faite avec succès, c'est-à-dire que la malade ne succomba pas à la suite. Quelques médecins allemands ont préconisé la teinture de cannelle, administrée à la dose d'une once, comme un spécifique aussi assuré contre les hémorrhagies utérines, que le quinquina contre les fièvres intermittentes. Tous les médecins de cette nation n'ont pas eu la même confiance dans ce remède; quelques-uns l'ont trouvé insuffisant, et dans quelques cas ils ont avec raison redouté son action stimulante. Van Swieten, dont l'autorité paraît avoir accrédité ce remède, dit seulement que dans le flux immodéré des lochies il a vu de bons effets de l'administration d'une mixture composée d'une once de teinture de cannelle et de six onces d'eau distillée de mélisse, donnée par cuillerée de deux heures en deux heures. Cela revient à ce qui a été dit plus haut de l'utilité qu'on a quelquefois retirée de l'usage des stimulans.

La troisième indication générale, qui a pour objet de prévenir le retour de la métrorrhagie, n'a guère d'applications dans le traitement des métrorrhagies accidentelles; mais elle tient le premier rang dans celui des métrorrhagies constitutionnelles et périodiques. Elle est souvent même la seule qu'on ait à remplir. Tout ce qui a été dit plus haut sur la première indication, et sur les moyens de la remplir s'applique ici, car la première chose à faire pour prévenir le retour d'une hémorrhagie, est d'éloigner les causes qui lui ont donné naissance. Ensuite on soumet les malades à un régime composé d'alimens doux, peu succulens, de facile digestion. Le lait, qui réunit toutes ces conditions, et surtout le lait d'ânesse, convient beaucoup. Hoffmann conseille le lait d'ânesse coupé avec l'eau de Seltz, particulièrement chez les femmes d'une structure grêle, d'une constitution délicate et trop sensible, chez qui il y a habituellement plus de chaleur que dans l'état naturel. Les malades devront faire habituellement un exercice modéré à pied dans l'intervalle des périodes menstruelles, tandis qu'à leur approche et pendant leur cours elles garderont le repos. Le séjour à la campagne dans un lieu dont la température ne serait pas trop élevée, serait pour elles préférable à tout autre. Elles éviteront tout excès dans le sommeil ou la veille, le séjour trop prolongé dans le lit, toute émotion vive de l'âme, mais surtout l'usage du coït, et même tout ce qui peut faire naître des pensées voluptueuses. De petites saignées du bras, répétées de temps en temps, seront utiles particulièrement à l'approche des périodes menstruelles. Des signes de pléthore locale, de congestion dans les vaisseaux utérins, indiquent l'emploi des sangsues ou des ventouses scarifiées aux aines ou à la région du sacrum. Les révulsifs, employés avec discernement, peuvent aussi être avantageux dans quelques cas. Hoffmann dit avoir observé que les doux émétiques, tels que l'ipécacuanha, administrés chaque mois, n'ont pas mal réussi. Suivant lui, Hippocrate et Rivière ne sont pas éloignés de cette méthode. Dans la métrorrhagie passive, comme dans tous les cas où l'on veut produire un effet durable, et où il s'agit de détruire une disposition qui existe depuis long-temps, on doit principalement compter sur un régime bien réglé. Ce régime devra être succulent et tonique, sans être excitant. Les vins austères, la bière rendue médicamenteuse par l'infusion de plantes amères, conviennent et comme faisant partie du régime et comme médicamens. L'auteur d'une dissertation sur les règles immodérées, Rudolphi, cite l'exemple d'une femme qui s'est guérie en buvant outre mesure d'une bière médicamenteuse qui lui avoit été prescrite pour boisson ordinaire. Les toniques, tels que le quinquina, le fer, et surtout les eaux minérales ferrugineuses, doivent être employés concurremment avec le régime. Les bains froids, les bains de mer, ceux d'eaux minérales ferrugineuses, des injections, des douches ascendantes dans le vagin, des douches sur les régions lombaire et hypogastrique, avec les mêmes liquides ou avec des décoctions toniques et astringentes, des fumigations aromatiques, sont souvent utiles, mais surtout dans les métrorrhagies qui dépendent d'une atonie locale. On ne peut espérer de prévenir le retour des métrorrhagies sympathiques et symptomatiques qu'en obtenant la guérison des affections dont elles dépendent. Il faut cependant remarquer, par rapport à celles de ces dernières qui sont le symptôme d'une maladie incurable, qu'elles peuvent encore être avec succès soumises aux divers modes de traitement qui viennent d'être exposés, suivant qu'elles présentent le caractère d'hémorrhagie active ou passive.

Métrorrhagie pendant l'état de grossesse. — J'ai dit plus haut que l'état dans lequel l'utérus se trouve pendant la grossesse influe notablement sur la production et la gravité de la métrorrhagie. Cette influence bien déterminée devient la source d'indications thérapeutiques spéciales. A l'article *grossesse*, j'ai exposé les modifications que l'utérus subit après la conception, et à l'article *couches*, j'ai montré par quelle gradation il revient à son état ordinaire, ou d'indifférence, comme disent quelques physiologistes ; il me suffira ici de rappeler les principaux traits de ces modifications. La cavité utérine, prenant une ampleur considérable, ses parois s'étendent proportionnellement, et comme leur épaisseur ne diminue pas notablement, il en résulte que leur tissu se raréfie, si je puis ainsi dire, devient plus lâche, car l'augmentation de substance qu'il éprouve réellement est loin d'être en rapport avec l'accroissement de son volume. Non-seulement les ramifications vasculaires qui rampent dans l'épaisseur des parois de l'utérus, mais encore leurs troncs jusqu'à une certaine distance, éprouvent une dilatation extrêmement remarquable, leurs flexuosités diminuent ; le sang y afflue plus abondamment, y circule avec plus de facilité et de rapidité. On aperçoit au premier coup d'œil comment de semblables conditions doivent par elles-mêmes rendre les hémorrhagies et plus fréquentes et plus abondantes. Il est si vrai que ces conditions, que je pourrais appeler passives, ont cette influence, qu'on voit les métrorrhagies être et plus fréquentes et plus graves toutes les fois qu'elles se retrouvent, lors, par exemple, que l'utérus est distendu par un polype, une tumeur fibreuse ou une masse d'hydatides. Mais il y a de plus pendant la grossesse une véritable augmentation de la vitalité de l'organe, un état d'orgasme que l'on a comparé à un faible degré d'inflammation. En outre l'utérus contient un corps étranger vivant, dont la présence entretient ces modifications. Ces dernières circonstances le rendent éminemment propre à être le siége d'hémorrhagies actives. Une autre circonstance remarquable, qui a trop fixé l'attention de la plupart des accoucheurs, et leur a fait prendre le change sur la nature de ces hémorrhagies, est la disposition des bouches exhalantes des vaisseaux qui, dilatées au point de pouvoir admettre une grosse sonde de femme et même l'extrémité du petit doigt vers la fin de la grossesse, sont abouchées avec les orifices des sinus du placenta, mais restent béantes, quand ce corps est détaché de la surface de l'utérus. Ces dispositions organiques deviennent de plus en plus marquées à mesure que la grossesse se développe; après l'accouchement, elles décroissent dans la même proportion que l'utérus diminue de volume, et ne disparaissent que lorsqu'il est revenu à son état ordinaire. On conçoit facilement que, tant que ces dispositions existent, les causes communes des hémorrhagies, et celles qui sont propres à la métrorrhagie, doivent avoir une action plus efficace, et pourquoi cette hémorrhagie devient si abondante, et le devient d'autant plus que la grossesse approche davantage vers son terme. Il faut cependant remarquer que la présence même du produit de la conception, lorsque ses rapports avec l'utérus restent dans l'état normal, oppose un obstacle naturel à la production de l'hémorrhagie, ce qui limite jusqu'à un certain point l'influence des dispositions dont je m'occupe. Les considérations qui précèdent nous mettent sur la voie pour reconnaître la nature de la métrorrhagie pendant la grossesse. Mais avant d'entrer dans cet examen, il convient d'établir les variétés qu'elle présente.

L'hémorrhagie utérine a été distinguée en externe et interne. La première a lieu lorsque le sang s'écoule au dehors; elle ne demande pas d'autres explications. Dans l'hémorrhagie interne, le sang est retenu dans la cavité de l'utérus, mais il peut être placé entre l'œuf et les parois de l'utérus, ou dans l'intérieur des membranes. Après l'accouchement, l'hémorrhagie interne peut aussi avoir lieu. Je vais l'examiner dans ces diverses circonstances. L'hémorrhagie interne, qui a son siége entre la surface de l'œuf et les parois de l'utérus, reconnaît les mêmes causes que l'hémorrhagie externe, mais il faut en outre que quelque cause s'oppose à la sortie du sang. Albinus a signalé une de ces causes. Chez la femme, dont j'ai représenté l'utérus dans mes planches, dit-il, le placenta s'était détaché, et il y avait une grande quantité de sang coagulé, interposé entre lui et l'utérus; toute la circonférence de ce corps était restée complétement adhérente, et empêchait que le sang ne s'écoulât au dehors. Il attribue à cette hémorrhagie la mort de la femme. Baudelocque rapporte plusieurs observations de ces hémorrhagies cachées faites sur des femmes vivantes. Dans un de ces cas l'épanchement de sang acquit un volume fort considérable avant de se frayer une issue au dehors, et l'accouchement opéré par cet habile accoucheur ne put sauver ni la mère ni l'enfant. Les exemples de ces hémorrhagies ne sont pas très-rares. On a encore admis que l'adhérence contre nature des membranes aux parois du col de l'utérus est une cause d'hémorrhagie interne. Je ne connais aucune observation qui le prouve rigoureusement; et l'observation seule pourrait me faire admettre une chose qui est si fort en opposition avec ce que l'on sait du mode d'union des membranes avec l'œuf. Je crois que, dans les cas rares où on a observé cette hémorrhagie, le sang a dû être retenu ou par la tête du fœtus, qui appuyait sur l'orifice et faisait l'office d'un tampon, ou par un caillot qui aurait contracté une adhésion intime avec les parois du col de l'utérus. Cette dernière cause me paraît d'autant plus probable que, dans un cas unique où j'ai vu cette hémorrhagie interne avoir lieu en même temps que le placenta était implanté sur l'orifice de l'utérus, il était évident que le sang ne pouvait être retenu que par un caillot. Dans l'hémorrhagie interne qui se forme après l'accouchement, le sang est retenu dans la cavité de l'utérus, soit par le placenta détaché et tombé sur l'orifice de cet organe, soit par un caillot volumineux que j'ai toujours trouvé adhérent aux parois du col utérin. Je crois qu'on peut comparer cette adhésion à celle que le sang tiré des vaisseaux contracte avec les parois des vases dans lesquels on le reçoit. Dans ces derniers cas, et il n'est pas rare d'en rencontrer, le col de l'utérus était béant et suffisamment dilaté pour permettre l'introduction facile de la main; je ne crois pas qu'il puisse jamais être contracté au point de mettre obstacle à la sortie du sang. L'hémorrhagie qui a son siége dans l'intérieur des membranes ne mérite réellement pas le nom d'hémorrhagie utérine; on devrait bien plutôt l'appeler *hémorrhagie fœtale*, car le sang est fourni par les vaisseaux du fœtus, et s'amasse dans une cavité qui dépend du fœtus. Dans la théorie, elle devrait être absolument distincte de la métrorrhagie; mais sous le point de vue pratique il est utile de les réunir. Elle ne peut provenir que de la rupture des vaisseaux ombilicaux, soit qu'un de ces vaisseaux ou une de leurs ramifications s'ouvre par suite d'une lésion organique, soit que le cordon ombilical se déchire par l'effet d'une violence extérieure. Beaucoup d'accoucheurs ont peine à croire à la possibilité d'une semblable hémorrhagie. Cependant plusieurs exemples paraissent l'établir d'une manière incontestable. De la Motte a vu une hémorrhagie survenir après la rupture des membranes, continuer pendant tout le travail, et s'arrêter après la sortie de l'enfant et avant la délivrance. Le cordon faisait trois tours autour du cou du fœtus; il avait été fort tiraillé pendant le travail; un de ses vaisseaux offrait une ouverture qui paraissait comme une excoriation qu'aurait soufferte une de ces espèces de nœuds qui se trouvent souvent à la veine ombilicale, au travers de laquelle le sang passait visiblement plutôt par transsudation que par ruption. Dans une observation rapportée par Levret, le sang s'amassa dans la cavité des membranes; des symptômes graves firent soupçonner une hémorrhagie intérieure; l'enfant fut extrait par le forceps, et à l'instant où l'accoucheur allait procéder à la délivrance, le cordon se trouva rompu, et vint sans tractions. Beaucoup de sang, caillé en partie, sortit avec le fœtus, et la main portée dans l'utérus reconnut que le placenta était encore adhérent. Dans un autre cas, dont Baudelocque donne l'histoire, le cordon, qui était, comme dans le cas précédent, entortillé autour du cou du fœtus, se serait déchiré à l'endroit de son insertion au placenta, en même temps que celui-ci se serait détaché de l'utérus, à l'occasion d'un mouvement que la femme faisait pour entrer dans une baignoire; le sang se serait épanché dans les membranes et en dehors de l'œuf. Ce dernier fait, s'il était isolé, ne serait pas entièrement concluant; mais, reuni aux deux autres, il acquiert beaucoup de valeur.

On a généralement admis que la métrorrhagie, pendant la grossesse, reconnaît pour cause immédiate le décollement du placenta produit par l'effet des causes éloignées auxquelles on voit succéder cette hémorrhagie. Dans cette hypothèse, les bouches des sinus utérins restent béantes, et versent le sang, tant qu'une cause mécanique, telle qu'un caillot, la contraction de l'utérus ou le recollement du placenta, ne vient pas y mettre obstacle; la métrorrhagie ne serait plus alors qu'une hémorrhagie qu'on pourrait assimiler aux hémorrhagies traumatiques. Il me semble que cette théorie mécanique ne peut être admise que pour un petit nombre de cas, et seulement quand le placenta a acquis une masse assez considérable, pour recevoir d'une secousse ou d'un choc imprimé au corps une somme de mouvement plus grande que celle que reçoit la matrice elle-même. Alors l'écoulement du sang n'est pas précédé des symptômes de congestion, et suit incontinent l'action de la cause; il n'en est séparé que par l'intervalle de temps nécessaire pour que le sang glisse sur la surface des membranes jusqu'à l'extérieur. Il est cependant un cas où le décollement du placenta est évidemment la cause essentielle de la métrorrhagie, et où ce décollement paraît être la conséquence nécessaire du mode de développement de l'utérus pendant la grossesse. Ce cas, qui se rencontre assez fréquemment, est celui de l'implantation du placenta sur la surface interne du col de l'utérus. Cette implantation peut être centrale, c'est-à-dire que le centre du placenta répondra à l'orifice même de l'utérus; elle peut être latérale ou partielle, une portion plus ou moins grande du placenta seulement correspondant au vide de l'orifice. Dans les premiers mois de la grossesse, l'accroissement du placenta est proportionnel aux progrès de la dilatation de la surface à laquelle il adhère, comme cela a lieu lorsque ce corps est implanté sur toute autre portion de la cavité de l'utérus; mais dans les derniers mois, la dilatation des parois du col se fait avec plus de rapidité, le développement du placenta ne suit pas la même progression, sa surface utérine est tiraillée, se déchire ou se décolle, il en résulte une hémorrhagie qui a des caractères particuliers dépendans de cette circonstance.

Si, dans les cas dont je viens de parler, le décollement du placenta se fait primitivement, et est la cause immédiate de l'hémorrhagie, il arrive bien plus souvent que l'hémorrhagie reconnaît les mêmes causes et se fait par le même mécanisme qu'à toute autre époque de la vie; c'est alors le sang qui, en faisant effort pour sortir de ses vaisseaux, rompt les adhérences du placenta. Cette étiologie me semble prouvée par les circonstances suivantes : il s'écoule ordinairement entre l'action de la cause et le commencement de l'hémorrhagie un certain espace de temps, pendant lequel on voit se développer tous les symptômes qui manifestent une congestion sanguine dans l'utérus; si on emploie à temps un traitement convenable, on réussit le plus ordinairement à dissiper ces symptômes et à prévenir l'écoulement du sang; les causes des hémorrhagies n'agissent jamais avec tant d'efficacité qu'aux époques habituelles du flux menstruel; souvent l'hémorrhagie ne reconnaît d'autres causes que la pléthore générale ou locale, ou une affection morale. On a supposé dans ces derniers cas que la gêne produite par la plénitude des vaisseaux, ou le spasme, déterminent des contractions dans les fibres utérines, et par suite le décollement du placenta. Il est bien plus naturel d'expliquer l'action de ces causes par la théorie des hémorrhagies en général dont on retrouve ici tous les phénomènes. J'avais déjà émis cette opinion dans la thèse que j'ai soutenue, en 1811, comme un des actes du concours pour la chaire d'accouchemens; je l'ai reproduite avec quelques développemens dans l'article *avortement* de ce Dictionnaire. Depuis, un jeune médecin fort distingué, M. Dugès, actuellement professeur à Montpellier, l'a développée et soutenue en l'appuyant d'un grand nombre d'observations, dans un Mémoire qu'il a lu à l'Académie de Médecine.

Le *diagnostic* de l'hémorrhagie externe est si facile à établir qu'il serait superflu d'en parler, si, comme le remarque Baudelocque, quelques accoucheurs ne pensaient qu'il est important de distinguer la menstruation, cette évacuation qui paraît encore si naturelle à l'égard de quelques femmes, de celle qu'on a coutume de désigner sous le nom de *perte;* mais, ajoute-t-il, comment les distinguer? Il en trace pourtant les caractères distinctifs. Les règles arrivent au temps ordinaire, elles coulent en petite quantité, et ne sont annoncées que par de légers symptômes; le sang en est clair et séreux, et la femme se trouve mieux à mesure que ce dégorgement s'opère. Si on se rappelle ce qui a été dit précédemment et à l'article *menstruation*, on verra combien ces signes sont de peu de valeur. Si j'avais en outre besoin de le démontrer, j'en trouverais la preuve dans le même auteur; car plus loin il dit: Le sang dans la métrorrhagie est plus épais et se coagule plus facilement que celui des règles, surtout de celles qui fluent pendant la grossesse, à moins qu'elles ne soient très-copieuses. Il est donc vrai que, si dans quelques cas la distinction est facile à faire, dans le plus grand nombre elle est impossible; et je ne regarde pas la chose comme très-fâcheuse, car je pense que la conduite du médecin doit être la même dans les deux cas. Ce qui doit le guider, c'est l'abondance de l'évacuation. Les moyens qu'il mettra en usage dans une métrorrhagie légère ne pourront pas nuire dans le cas de menstruation, et seraient même utiles pour s'opposer à ce que celle-ci se transformât en ménorrhagie nuisible à la mère et à l'enfant. Le diagnostic des causes est d'une plus grande importance par rapport au pronostic à établir et au choix de la méthode curative. Il serait superflu de revenir sur ce que j'ai déjà dit dans le cours de cet article, je me bornerai à parler de la cause spéciale que j'ai développée, l'implantation du placenta sur le col de l'utérus. L'hémorrhagie produite par cette cause a des caractères qui lui sont propres et ne permettent guère de la méconnaître. Elle commence ordinairement à se manifester vers le sixième ou septième mois de la grossesse, survenant le plus souvent sans cause occasionelle appréciable, peu considérable d'abord, et s'arrêtant bientôt, soit spontanément, soit par l'effet du traitement le plus simple. Mais bientôt elle se renouvelle, de même sans cause évidente, elle est plus abondante, dure plus long-temps, et ne cède pas aussi facilement aux moyens qu'on lui oppose. Ces hémorrhagies se reproduisent ainsi, en augmentant d'intensité et de durée, jusqu'au temps de l'accouchement. Cette marche pourtant n'est pas constamment la même. L'hémorrhagie acquiert quelquefois, dès ses premiers retours, une telle intensité, qu'elle menace fortement l'existence de la femme. Je l'ai vue chez une dame survenir une première fois au milieu du cinquième mois, puis se renouveler avec une telle violence vers le commencement du sixième mois, qu'il fallut pratiquer l'extraction du fœtus pour sauver la mère. Assez souvent elle ne paraît qu'à l'époque de l'accouchement, ou, après une première apparition, elle se suspend pour ne revenir qu'à cette époque. M. Duparque explique d'une manière fort plausible ces différences dans un Mémoire qu'il a fait insérer dans le *Journal général de médecine*. Pendant l'accouchement cette hémorrhagie présente cette circonstance remarquable, que le sang s'écoule en plus grande abondance pendant la contraction de l'utérus, tandis que, dans les autres hémorrhagies, le resserrement de l'utérus suspend l'écoulement du sang. Le sang est exprimé des vaisseaux du col et de la substance même du placenta par le tiraillement de la circonférence de l'orifice utérin et par la pression que l'enfant exerce sur le placenta. Une observation de Rigby offre une exception à cette remarque générale; mais dans ce cas l'utérus était dans une grande obliquité antérieure, et à chaque contraction l'orifice appuyait sur le sacrum, ce qui mettait obstacle à la sortie du sang. Si on pratique le toucher, on trouve les lèvres de l'orifice plus épaisses et plus molles que dans les cas ordinaires, et l'orifice lui-même est occupé en totalité ou en partie, selon que l'implantation du placenta est centrale ou latérale, par un corps mollasse, spongieux, dont la moindre pression exprime le sang. La présence d'un caillot à l'orifice pourrait au premier abord en imposer pour le placenta, mais avec quelque attention on évitera toute méprise. Il faut, en explorant avec le doigt l'orifice de l'utérus et la surface du placenta, apporter les plus grands ménagemens pour ne point risquer de détacher un caillot qui pourrait avoir suspendu ou modéré l'hémorrhagie; et même il vaudrait mieux s'abstenir de toucher la femme, s'il n'y avait pas nécessité de le faire, et si le sang était momentanément arrêté.

L'hémorrhagie interne se reconnaît à ce que l'on voit se développer les symptômes généraux des hémorrhagies sans que le sang s'écoule au dehors. La femme éprouve souvent un sentiment de pesanteur, de tension douloureuse dans la région de la matrice. On voit cet organe augmenter sensiblement de volume. Cette augmentation se fait d'une manière uniforme, si le sang s'épanche dans la cavité des membranes; mais si l'épanchement est hors des membranes, derrière le placenta, et n'occupe qu'une portion de la cavité utérine, le développement de l'utérus a lieu d'une manière inégale, et la surface externe de l'organe est comme partagée en deux globes distincts. Après l'accouchement, l'utérus, qui avait déjà sensiblement diminué, reprend en peu de temps un volume égal, et quelquefois supérieur, à celui qu'il avait auparavant. Un médecin attentif ne s'en laissera pas imposer par le peu de gravité apparente des symptômes, et l'absence ou le peu d'intensité de la perte de sang. Dès que la femme se plaindra d'un sentiment de défaillance à l'estomac, qu'elle confond souvent avec celui de la faim, et qui est ordinairement le premier signe des hémorrhagies utérines, il examinera l'état de l'utérus, et ne pourra méconnaître le danger qui existe. Mais les femmes n'ont pas toujours auprès d'elles, quand de semblables hémorrhagies surviennent, des personnes capables de juger leur position, et ce n'est souvent qu'à l'apparition des symptômes nerveux, précurseurs de la mort, que l'on sort de la sécurité funeste où l'on était plongé.

Le *pronostic* de la métrorrhagie pendant la grossesse repose sur les mêmes bases que celui des autres hémorrhagies. Il faut de plus prendre en grande considération l'état de grossesse, non-seulement sous le rapport de l'influence que la condition spéciale de l'utérus exerce sur la marche et la gravité de l'hémorrhagie, mais encore sous celui des risques que court le fœtus, et parce qu'il se trouve privé du sang qu'il doit recevoir, et parce que, dans quelques cas, il perd son propre sang par la rupture des vaisseaux ombilicaux. Par rapport à la mère, l'hémorrhagie est d'autant plus dangereuse, qu'elle se déclare à une époque où l'utérus est plus dilaté, et, par conséquent, que l'on est plus près de l'accouchement, soit avant, soit après. Suivant Puzos, les hémorrhagies sont rarement mortelles avant le cinquième mois de la grossesse. L'expérience confirme tous les jours la vérité de cette assertion. Pour le fœtus, au contraire, on a d'autant moins de chances de le conserver, si l'hémorrhagie est abondante, qu'il est plus éloigné du terme de sa maturité et de sa naissance. Les hémorrhagies internes sont plus dangereuses que les externes. Dans celles-ci, en effet, la perte de sang fait cesser par elle-même la pléthore générale ou locale, qui est une des conditions qui déterminent la production de l'hémorrhagie, et cela peut suffire pour leur guérison; mais, dans les premières, outre que le danger est plus grand, par cela même qu'il reste souvent ignoré pendant long-temps, l'accumulation du sang dans l'utérus augmente la dilatation de cet organe, et aggrave cette disposition, qui rend les hémorrhagies si terribles. Ajoutez encore que, pour arrêter les hémorrhagies, il faut commencer par vider la matrice, et que cette déplétion subite peut déterminer l'inertie de l'organe ou un affaissement funeste de l'économie. L'hémorrhagie dans l'intérieur des membranes ne peut guérir que par l'accouchement, qui est alors le seul moyen de sauver la mère et l'enfant.

D'après ce qui a été dit sur la nature de la métrorrhagie pendant la grossesse, on doit voir que le *traitement* de la métrorrhagie en général est aussi celui qu'il convient de lui opposer dans la plupart des cas, que les mêmes règles sont également applicables dans ces deux circonstances. Cependant il a été montré plus haut comment la grossesse influe sur la métrorrhagie, et l'on ne doit jamais perdre de vue la considération de cette influence dans le traitement des hémorrhagies qui l'éprouvent évidemment, et qui excèdent les bornes au-delà desquelles la vie de la mère et de l'enfant inspire de justes craintes. On ne peut espérer la cessation de l'hémorrhagie dans ces cas que de l'une des trois circonstances suivantes, qui sont la base d'autant d'indications que je vais examiner successivement : ou le placenta se recollera à la surface de l'utérus, ou un caillot se formera, qui bouchera mécaniquement les orifices des vaisseaux, ou les vaisseaux se resserreront, et leurs orifices se fermeront.

Il paraît que, dans quelques cas, le placenta, décollé de la surface de l'utérus, peut contracter de nouvelles adhérences avec cet organe. C'est ce qui semble prouvé par une observation que rapporte Noortwyk. L'épouse de ce médecin, enceinte pour la cinquième fois, éprouva, au quatrième mois de sa grossesse, une perte dont elle guérit par les moyens ordinaires. Le reste de la grossesse fut heureux. Après l'accouchement, le placenta adhérait si étroitement à l'utérus, qu'il ne put être détaché que par l'action immédiate et réitérée de la main. La surface utérine de ce placenta était recouverte dans toute son étendue de la membrane homogène qui lui est propre, si ce n'est dans le lieu qui était adhérent, et avait été déchiré lors de la délivrance. Le plus souvent cependant la surface du placenta ne se recolle pas, et, à l'époque de l'accouchement, on trouve la portion de ce corps, qui avait été détachée, atrophiée, privée de sucs, et recouverte de caillots de sang, ordinairement denses et comme desséchés. Ce n'est donc pas par l'effet d'une nouvelle adhérence du placenta que l'hémorrhagie s'est arrêtée. Si on peut espérer d'obtenir quelquefois ce recollement, on ne peut attendre cet heureux résultat que du repos et des autres moyens employés pour arrêter l'hémorrhagie, et prévenir son retour.

Quoiqu'il soit bien évident que, dans la plupart des cas où le placenta est implanté sur une portion de la cavité du fond et du corps de l'utérus, le décollement de ce corps n'est point l'effet primitif de la cause de l'hémorrhagie, mais est au contraire l'effet de l'hémorrhagie commençante, il n'en est pas moins vrai que ces hémorrhagies ont presque toutes leur siége spécial dans la portion de surface utérine que recouvre le placenta, que ce corps est décollé, et que ce décollement favorise l'issue du sang. Nous venons de voir que le placenta ne contracte que bien rarement une nouvelle adhérence avec l'utérus, et que cette adhérence est le résultat et non la cause de la cessation du flux sanguin. Il faut donc rechercher par quel procédé naturel l'hémorrhagie s'arrête dans la plupart des cas. Quand elle est peu abondante, il paraît que la cessation de la pléthore locale ou de la congestion, et le resserrement des vaisseaux en petit nombre, dont les bouches étaient béantes, suffit pour produire cet effet. Mais, quand l'hémorrhagie est plus abondante, il se forme un caillot qui, se trouvant appliqué sur les orifices des vaisseaux, et peut-être même se continuant dans ces orifices, les ferme, et s'oppose à l'issue ultérieure du sang, jusqu'à ce qu'enfin ces vaisseaux soient revenus sur eux-mêmes. Une foule d'observations a montré dans ces cas, lors de la délivrance, une portion de la surface du placenta et des membranes recouverte de caillots, dont la formation était manifestement ancienne. La formation de ce caillot salutaire est une des indications spéciales qu'on s'est efforcé de remplir dans le traitement de la métrorrhagie pendant la grossesse. Les anciens employaient dans ce but des injections astringentes, et surtout des pessaires formés avec des substances douées de la même propriété ou avec des étoupes et du linge imbibés dans des liqueurs astringentes ou couverts de poudres de même nature. Mais ils ne comptaient pas seulement sur la vertu astrictive ou coagulante de ces substances; ils comptaient aussi sur leur effet mécanique pour retenir le sang, et lui donner le temps de se coaguler. Leroux, de Dijon, a donné une nouvelle existence et une grande vogue à ce moyen, en le préconisant sous le nom de *tampon*, dans ses *Observations sur les pertes de sang des femmes en couches*. Ce moyen a été la source de beaucoup de discussions. Ce n'est pas ici le lieu d'exposer ces controverses. Je dois me contenter d'indiquer la manière de l'employer, les cas dans lesquels son utilité est généralement reconnue, et ceux dans lesquels je crois qu'on pourrait l'essayer. « Ce moyen, dit Leroux, est des plus simples; il n'exige pas une longue préparation. On le trouve sans peine dans la cabane du pauvre, comme dans le palais des grands. Il consiste à opposer une digue à l'écoulement du sang, par le secours de plusieurs lambeaux de linge ou d'étoupes imbibés de vinaigre pur, dont on remplit le vagin, et qu'on introduit même quelquefois jusque dans la matrice, lorsque la circonstance l'exige. » Je pense qu'il vaut mieux porter d'abord jusqu'au fond du vagin le milieu d'un linge fin assez grand, comme on le pratique généralement à présent, et remplir ensuite l'espèce de sac, formé par ce linge, avec des morceaux de linge, de la charpie, de l'étoupe ou toute autre substance mollette qu'on pourra se procurer. Quant au vinaigre et aux autres astringens, je ne les regarde pas comme fort utiles. En effet, en supposant même qu'à l'instant de l'introduction du tampon ces substances pussent, à travers les flots de sang, agir sur les parois du col de l'utérus, bientôt cette action serait annulée par l'interposition des caillots qui se formeront. C'est uniquement sur l'action mécanique du tampon qu'il faut compter. Le sang est retenu à l'intérieur; il se coagule. Le caillot se prolonge peu à peu jusqu'au siége de l'hémorrhagie, et devient ainsi un obstacle à ce que de nouveau sang sorte des vaisseaux. Mais il faut pour cela la réunion de deux conditions : que l'hémorrhagie n'ait pas été portée assez loin pour priver le sang de sa propriété plastique, et que l'utérus conserve assez de contractilité pour résister à l'accumulation du sang dans son intérieur. Le tamponnement sera donc indiqué dans la métrorrhagie qui a lieu pendant l'état de vacuité, pourvu que l'utérus ne soit pas distendu par un corps étranger. Il me semble que l'on n'a pas assez songé à l'utilité qu'on pourrait en retirer dans ces cas. Il est encore indiqué dans celle qui survient pendant les premiers mois de la grossesse. Les parois de l'utérus conservent alors encore assez de fermeté pour résister à l'épanchement ultérieur du sang. Mais, a-t-on dit, cet organe sera stimulé par la présence du tampon et celle du sang; il se contractera, et chassera au-dehors le tampon, le sang et le fœtus lui-même. C'est, en effet, ce qui est souvent arrivé, au grand avantage de la mère; car on ne doit avoir recours au tamponnement, que lorsqu'il est reconnu que les moyens ordinaires sont insuffisans. Cependant il est arrivé aussi que l'emploi du tampon a arrêté l'hémorrhagie, sans déterminer l'expulsion du fœtus, qui est ensuite parvenu sain et sauf jusqu'à l'époque de sa naissance. Dans les derniers mois de la grossesse, et à l'instant de l'accouchement, l'usage du tampon est moins sûr; il ne fait, en effet, que transformer l'hémorrhagie externe en hémorrhagie interne. Il n'est cependant pas encore sans utilité; il s'oppose pour un temps à l'effusion trop rapide du sang, qui entraînerait presque instantanément la mort de la femme; il permet d'attendre plus ou moins long-temps que l'orifice, baigné par le sang, se dilate, et laisse la faculté d'introduire la main pour terminer l'accouchement. Suivant le degré d'énergie que conserve l'utérus, l'hémorrhagie peut encore être arrêtée définitivement, ou au moins suspendue, jusqu'à ce que le travail de l'accouchement se déclare et se termine naturellement. Quand on a appliqué le tampon, il faut toujours en surveiller l'effet; mais cela est encore plus nécessaire dans ce dernier cas. C'est surtout dans les hémorrhagies qui succèdent à l'accouchement que Leroux recommande l'usage du tampon. Ces hémorrhagies sont ordinairement très-abondantes et très-graves par la rapidité avec laquelle elles produisent la mort; elles méritent souvent le nom de *Foudroyantes* adopté par les accoucheurs. L'utérus, en effet, ne renferme plus le corps qui s'oppose à l'effusion du sang, et conserve toute sa dilatation, principalement s'il a perdu son énergie contractile, s'il est frappé d'*inertie*; circonstance très-fâcheuse dans tous les cas d'hémorrhagie, soit avant, soit après l'accouchement, comme on le comprendra facilement d'après tout ce qui précède. La raison indique, et tous les accoucheurs sont d'accord, que, dans ces cas, l'indication fondamentale est de réveiller l'action de la matrice, et d'obtenir sa contraction. Ils ne croient avec raison la femme en sûreté que lorsque la matrice est revenue sur elle-même, et a repris toute sa consistance naturelle. Il semble que le tamponnement s'oppose au but qu'on se propose; mais Leroux veut qu'on l'introduise jusque dans l'utérus, comptant que sa présence comme corps étranger et l'action stimulante des substances dont il sera imbibé exciteront cet organe à se contracter. Il rapporte des observations qui semblent fortifier son opinion. Mais on sait que souvent même les hommes de bonne foi, comme était Leroux, obtiennent des remèdes de leur invention des succès que les autres ne peuvent obtenir. Une observation de De la Motte, dont Leroux cherche à infirmer la valeur, en admettant une inertie incomplète; une autre, plus concluante encore, rapportée par M. de Saint-Amand, dans sa dissertation sur les pertes de sang, montrent le danger du tamponnement, qui ne fait que transformer une hémorrhagie externe en interne. Pour obvier à l'accumulation du sang dans l'utérus, tandis que le tampon empêche son écoulement au-dehors, on a conseillé de maintenir, de comprimer avec les mains l'extérieur de l'utérus,

On sent combien cette compression serait nécessairement inexacte, et par cela même illusoire, et on convient généralement qu'il faut recourir, dans des cas aussi graves, à des moyens plus sûrs que le tamponnement; quoique quelquefois il ait pu réussir. Ce qui vient d'être dit suffira, je pense, à faire apprécier un autre moyen qui consiste à introduire dans l'utérus une vessie, et à la distendre par l'insufflation. Ce moyen a été emprunté par M. Rouget à Levret; mais Levret l'avait conseillé pour les hémorrhagies du rectum à la suite de l'extirpation des hémorrhoïdes. Or, les deux cas n'ont aucune similitude; car le rectum est contenu dans une cavité osseuse assez rétrécie, tandis que la matrice est placée dans une cavité très-spacieuse dont les parois sont extrêmement flasques. La vessie nuira en s'opposant à ce que la matrice revienne sur elle-même. Peu importe qu'on la remplisse d'un liquide froid, puisqu'il ne pourra exciter la contraction de la matrice, qu'on tient forcément dilatée, ou d'un liquide astringent, puisqu'il ne pourra transsuder à travers des parois imperméables.

La contraction des vaisseaux utérins, l'occlusion spontanée de leurs bouches exhalantes, dans les cas extrêmes dont je m'occupe, ne peuvent être le résultat que de la contraction de l'utérus. On ne peut espérer voir l'hémorrhagie cesser ou diminuer, tant que la matrice sera dilatée, tant que subsistera cette condition, dont les effets ont été précédemment décrits. Quelquefois la cause qui détermine la métrorrhagie excite en même temps la matrice à se contracter; le produit de la conception est expulsé, et l'hémorrhagie cesse bientôt spontanément; mais il n'en est pas toujours ainsi, surtout dans les derniers mois de la grossesse. Souvent alors l'utérus semble perdre de sa contractilité à mesure que le système sanguin se vide de sang. Quelquefois l'hémorrhagie ne se déclare que pendant le travail de l'enfantement, lorsque déjà l'utérus fatigué est tombé dans un état d'inertie. L'observation dut bientôt instruire les accoucheurs à imiter le procédé par lequel la nature soustrait la femme à une mort certaine. On ne sait à qui appartient l'honneur d'avoir proposé l'*accouchement forcé* comme moyen d'arrêter les hémorrhagies utérines. Louise Boursier, sage-femme de Marie de Médicis, s'attribue la gloire de cette invention; mais Guillemeau, son contemporain, parle de cette méthode comme d'une chose vulgaire, et dit l'avoir vu mettre en pratique vingt-cinq ans auparavant par A. Paré et Hubert. Cette pratique fut généralement adoptée : on dilatait peu à peu, par l'introduction successive des doigts, l'orifice déjà ramolli et un peu élargi par le passage du sang et des caillots, et on portait la main dans la matrice pour en tirer l'enfant et le placenta le plus promptement possible. Quelques avantages que présentât l'accouchement forcé, il n'était pas sans inconvéniens. Puzos proposa un procédé plus doux, qui réunit, suivant lui, les avantages de l'accouchement naturel à ceux de l'accouchement forcé. « Pour cet effet, dit-il, il faut introduire un ou plusieurs doigts dans l'orifice, avec lesquels on travaille à l'écarter par des degrés de force proportionnés à sa résistance : cet écartement gradué, interrompu de temps en temps par des repos, fait naître des douleurs; il met la matrice en action, et l'un et l'autre font gonfler les membranes qui contiennent les eaux de l'enfant : l'attention pour lors doit être d'ouvrir les membranes le plutôt qu'on peut, pour procurer l'écoulement des eaux. » Ce procédé est certainement préférable à l'accouchement forcé dans la plupart des cas; mais il n'exclut pas la nécessité de ce dernier dans quelques cas extrêmes, dans ceux surtout où le placenta est implanté sur le col de l'utérus. Je ne crois pas que le reproche, fait par Puzos à l'accouchement forcé, de ne point communiquer des forces à la matrice, tandis qu'on la délivre des corps qui la tenaient passivement dilatée, soit fondé; car, les efforts que l'on fait pour introduire la main, les mouvemens de celle-ci dans la cavité utérine, ceux qu'on fait exécuter au fœtus en changeant sa situation et en l'entraînant au dehors, sont bien capables d'exciter fortement les contractions de cet organe. L'expérience le prouve tous les jours. D'ailleurs rien n'empêche de suivre le sage conseil, donné par quelques accoucheurs, de procéder avec lenteur, et même de confier à l'action expultrice de la matrice la terminaison de l'accouchement, quand une fois on a amené hors de la vulve la partie inférieure du fœtus. L'hémorrhagie, qui se manifeste pendant l'accouchement avec une telle violence que tout délai serait évidemment funeste à la mère, exige impérieusement qu'on accélère la sortie du fœtus, soit en opérant *sa version*, soit au moyen du forceps. (*Voyez* FORCEPS, VERSION.) Depuis qu'on a cru trouver dans le seigle ergoté un moyen certain d'exciter la contraction de l'utérus dans quelques circonstances que ce soit, on l'a recommandé pour remplir cette indication dans toutes les métrorrhagies, mais surtout dans celles dont il est ici question. On cite quelques observations où son emploi paraît avoir eu tout le succès qu'on s'en promettait. Je pense que ce n'est pas un moyen à rejeter, qu'il faut continuer de l'expérimenter; mais en même temps je crois que son efficacité n'est pas encore assez bien établie, et que son action n'est pas assez prompte pour qu'on doive compter uniquement sur lui dans les cas les plus urgens. De quelque manière qu'on obtienne l'accouchement prématuré, il nous présente dans ces accidens terribles une ressource presque assurée pour sauver la mère. Quand le fœtus est viable, sa conservation est souvent aussi l'heureux résultat des efforts de l'art. Quand il ne l'est pas encore, il périt victime des soins qu'on donne à sa mère; mais n'aurait-il pas également péri, si l'on eût abandonné celle-ci à son malheureux sort? Ce que je viens de dire s'applique aussi à l'hémorrhagie interne, dans laquelle la rupture des membranes et l'accouchement prématuré sont l'unique remède à employer.

La même indication se présente lorsque la métrorrhagie survient après l'accouchement; il faut solliciter la contraction de l'utérus, et le débarrasser du placenta et des caillots qui entretiennent sa dilatation, soit que l'hémorrhagie soit interne, soit qu'elle soit externe. Les frictions sur la paroi antérieure de l'abdomen, l'application des liquides froids et tous les moyens locaux dont il a été parlé en traitant de la métrorrhagie pendant l'état de vacuité, sont éminemment utiles ici; car, outre leur action astringente, ils stimulent fortement les fibres utérines, et les excitent à se contracter. Je ferai cependant remarquer que l'action de la main dans la matrice, nécessaire dans quelque cas pour extraire le placenta et les caillots, est, dans tous les cas, le meilleur et le plus puissant moyen de déterminer la contraction de cet organe et la cessation de l'hémorrhagie. Avec la pulpe des doigts on agace, on stimule la surface de la cavité de l'utérus, tandis qu'avec l'autre main, placée sur l'abdomen, on maintient et on stimule l'organe à l'extérieur, et, comme le conseillent les meilleurs praticiens, on ne retire la main que lorsque la matrice, par sa contraction, la chasse avec les caillots et les portions de délivre qu'elle entraîne au devant d'elle. Ce moyen me semble préférable à tous les autres par son efficacité : on l'a toujours et à chaque instant à sa disposition; on l'emploie sans que la femme s'en aperçoive, pour ainsi dire, et sans qu'elle s'en effraie : il n'est pas susceptible de déterminer l'inflammation, comme les astringens et autres stimulans portés dans la cavité de l'utérus. Je ne parle pas ici de l'alcohol rectifié que Pasta recommande d'injecter dans la matrice, ni de l'huile de térébenthine, de l'esprit de vitriol, de nitre, de soufre, qu'il veut qu'on emploie comme caustiques dans les cas extrêmes; je ne pense pas que personne soit d'avis d'y avoir recours. Cependant il y a des cas où l'inertie résiste à tous les stimulans, et qui sembleraient légitimer l'emploi de ces moyens, si les accidens, qui doivent infailliblement le suivre, n'étaient aussi terribles que l'hémorrhagie elle-même. Smellie et d'autres observateurs en rapportent des exemples. Il est aussi des cas où la contraction, obtenue par l'action de la main ou d'autres stimulans, cesse dès que la stimulation n'a plus lieu, et qui exigent une action soutenue de la part des moyens que l'on met en usage. Dans ces deux espèces de cas, M. Évrat, praticien distingué de Paris, a imaginé de porter dans la matrice un citron écorcé, espérant que l'acide citrique qu'on exprime en pressant le citron entre les doigts, lancé de toutes parts sur les parois de l'utérus, les excitera à se contracter plus énergiquement qu'aucun autre stimulant, et que ce même citron, resté dans la cavité utérine, continuera de laisser échapper de ses cellulosités le suc qu'il contient, jusqu'à ce que l'utérus l'expulse en achevant de se resserrer. Il rapporte plusieurs observations qui semblent concluantes en faveur de ce moyen. Ces observations sont contenues dans un Mémoire que cet habile accoucheur a lu à l'Académie royale de Médecine, et qui fera partie du premier volume des Mémoires de cette Société. L'usage du citron se trouve déjà décrit dans la thèse de M. Pasteur, soutenue à la Faculté de Médecine de Paris en 1808. On a conseillé dans ces métrorrhagies de comprimer l'utérus avec les mains, placées sur la surface antérieure de l'abdomen; mais je ne crois pas que cette compression puisse être d'une grande utilité, et surtout qu'elle soit préférable aux moyens dont je viens de parler. La métrorrhagie est quelquefois entretenue par une portion du placenta restée dans l'intérieur de l'utérus : il est évident qu'il faut commencer par en faire l'extraction, ce qui suffit ordinairement pour faire cesser l'effusion du sang. D'après ce qui vient d'être dit, il était presque superflu d'indiquer ce cas particulier.

Pendant la grossesse et après l'accouchement, il est des hémorrhagies qui sont produites par la rupture de l'utérus ou par la déchirure soit des lèvres de l'orifice, soit des parois du vagin; d'autres sont le symptôme du renversement de cet organe. Il en sera parlé en traitant des affections dont elles dépendent. *Voyez* RUPTURE, RENVERSEMENT DE L'UTÉRUS. (DESORMEAUX.)

MEURTRISSURE, s. f., *suggillatio.* Ce mot, substantif du verbe meurtrir, qui s'écrivait jadis meurtir et mortir, et signifiait asssassiner, est employé tous les jours dans le langage vulgaire, pour désigner une contusion ou une ecchymose qui en est ordinairement l'effet. Les chirurgiens, dans leurs rapports juridiques, se servent aussi de ce mot pour exprimer la même lésion, mais en y attachant une idée de criminalité. Souvent même, par un abus qui pouvait induire les tribunaux en erreur, on a appliqué le mot meurtrissure aux ecchymoses dont la cause n'était pas une violence extérieure. On voit d'après cela que le mot *meurtrissure* devrait être rayé du vocabulaire médical, puisqu'en pathologie il n'exprime par autre chose que contusion et ecchymose, et qu'en médecine légale, on y attache une idée qu'il est quelquefois dangereux de faire concevoir. *Voyez* BLESSURE, CONTUSION, ECCHYMOSE. (R. DEL.)

MIASMATIQUE, adj., qui a rapport aux miasmes, qui est produit par les miasmes. On donne ce nom aux maladies qui sont déterminées par des miasmes. Sauvages, dans son tableau étiologique des maladies, les a rangées dans une classe à part. *Voyez* MIASME.

MIASME, s. m., *μίασμα*, de *μιαίνω*, je souille. On donne le nom de miasmes à des particules délétères, volatiles, inconnues dans leur composition chimique, susceptibles de se répandre dans l'air et d'adhérer à certains corps avec une ténacité plus ou moins grande. Ces particules ne diffèrent en rien des émanations tantôt isolées, tantôt mêlées ensemble, que produisent la décomposition putride des corps organisés, et la transpiration des êtres vivans dans l'état de santé ou de maladie.

Forcé de puiser incessamment des matériaux indispensables à l'entretien de son existence dans une atmosphère qui peut être souillée par une foule d'émanations nuisibles, l'homme est à peu près dans l'impossibilité de se soustraire à leur action; et quand on réfléchit au nombre infini de circonstances capables d'amener le développement de pareilles émanations, on cesse d'être surpris du grand nombre de maladies qu'elles produisent. Quoi qu'il en soit, on doit reconnaître l'existence de deux espèces de miasmes. Les uns sont à proprement parler infects; les autres contagieux ou virulens. Les premiers agissent à la manière des poisons, c'est-à-dire en raison de leurs doses; les autres jouissent de toutes les propriétés des virus, comme par exemple les miasmes exhalés par les varioleux, dont la plus petite quantité suffit pour reproduire le mal, avec tous ses caractères. L'air, suivant qu'il est altéré par le mélange des uns ou des autres, peut donc également devenir la source de maladies contagieuses ou de maladies d'infection, qui sous ce rapport se confondent entre elles. Elles ne diffèrent réellement que par la nature de leur cause productrice qui, je le répète, tantôt n'est qu'un simple poison, tantôt consiste en un corps capable d'éprouver une véritable germination. *Voyez* CONTAGION.

Beaucoup de conditions très-importantes à connaître modifient singulièrement l'action des émanations miasmatiques, quelle qu'en soit l'espèce. Je me bornerai à citer, entre autres, l'influence qu'exerce l'air atmosphérique. Son humidité favorise leur développement et semble les rendre plus délétères, comme on le remarque dans les temps pluvieux, pour le typhus nosocomial. Son calme, son défaut de renouvellement leur permettent de s'accumuler, de se concentrer dans divers lieux, au point d'en rendre le séjour léthifère. Il en résulte que le meilleur moyen d'annihiler l'effet des miasmes suspendus dans l'air est une ventilation soigneusement entretenue. Quant à ceux dont peuvent être imprégnés les corps solides, tels que les tissus de laines, les hardes, etc., ils deviennent capables de produire les plus graves accidens lorsque les objets qu'ils souillent sont renfermés en masse dans des coffres ou dans des caisses. L'espèce de fermentation qui s'établit alors leur donne une action si énergique que quelquefois on les a vus, en se répandant dans l'air, à l'ouverture de ces caisses, produire instantanément la mort des personnes à portée de ressentir leur atteinte. Rien n'est donc plus important que de bien opérer la désinfection des objets imprégnés d'émanations miasmatiques. Nous croyons, à cause de cela, devoir indiquer ici un moyen d'atteindre ce but qui n'était pas encore connu, à l'époque où l'article désinfection a été écrit; c'est la solution de chlorure de soude, d'après le procédé de M. Labaraque. Ses effets bien constatés sur les substances en putréfaction, ne permettent pas de douter de son efficacité, comme désinfectant, et de la préférence à lui accorder, pour la purification des objets qui n'ont pas d'altération à craindre de son usage.

Après avoir ainsi complété l'article désinfection, je relèverai deux fautes d'impression qui s'y sont glissées. Page 514, lignes 29 et 38, les fumigations acides et alkalines, *lisez* les fumigations acides et les lessives alkalines; page 515, ligne 6, fumigations alkalines, *lisez* lessives alkalines. (ROCHOUX.)

MIEL, s. m., *mel*, substance sucrée, de consistance sirupeuse, produite par les abeilles qui la déposent dans les rayons de leurs gâteaux. Elle est préparée par ces insectes au moyen des sucs visqueux et sucrés qu'ils recueillent dans les nectaires et sur les feuilles de certaines plantes. On ne sait pas précisément si le miel est tout formé dans les plantes ou s'il est le résultat d'une élaboration qui aurait lieu dans l'estomac des abeilles. Toutefois il paraît certain que sa composition varie suivant les sources végétales où il est puisé.

On récolte le miel de la manière suivante: on enlève avec un couteau les lames de cire qui forment les alvéoles des gâteaux. Ceux-ci sont placés sur des claies d'osier et soumis à une douce chaleur. Il s'écoule goutte à goutte du miel, qui est le plus pur; c'est le miel vierge. Lorsque les gâteaux n'en fournissent plus, on les brise et on les fait égoutter de nouveau, en élevant un peu la température; puis on les soumet à une pression graduée qui extrait tout ce qui reste de miel. Si le miel qu'on s'est ainsi procuré est trouble, on le laisse reposer pendant quelque temps, on l'écume et on le décante.

On connaît, indépendamment de variations particulières, trois espèces de miel: 1° le miel de Mahon, du mont Hymette, du mont Ida et de Cuba; il est liquide, blanc et transparent, et entièrement formé de sucre liquide incristallisable, analogue à celui de la canne à sucre, de sucre cristallisable semblable à celui de raisin, et d'un principe aromatique: c'est le miel de première qualité. Le miel de seconde qualité, tel que celui de Narbonne et du Gatinais, contient en outre de la cire et de l'acide: il est blanc et grenu. Le miel de qualité inférieure, tel que celui de Bretagne, contient de plus une substance granuleuse, fusible, soluble dans l'eau et l'alcohol; il est d'un rouge brun; sa saveur est âcre, et son odeur désagréable. Il est susceptible d'éprouver la fermentation spiritueuse lorsqu'il est étendu d'eau et soumis à une température de 15 à 18° th. cent.; il se forme alors une liqueur alcoholique sucrée, connue sous le nom d'hydromel. — Les labiées fournissent la matière d'un bon miel, qui a une odeur aromatique agréable, comme celui de Narbonne, qui l'emporte en cela sur celui du Gatinais; tandis que le sarrasin paraît donner au miel de Bretagne les qualités défavorables que nous avons indiquées. On dit aussi que le miel puisé par les abeilles sur des plantes narcotiques telles que le *rhododendrum ponticum* et *l'azalea pontica*, retient des principes narcotiques et occasione des vertiges, des nausées, du délire, etc.; mais, quoique la chose ne soit pas impossible, il est permis d'en douter jusqu'à ce qu'elle ait été démontrée par des observations exactes et assez nombreuses.

Le miel de bonne qualité a une saveur douce, agréable; mais en vieillissant il fermente aisément et prend une saveur piquante. On rencontre quelquefois dans le commerce des miels fermentés auxquels on a donné de la consistance et de la blancheur en y incorporant de l'amidon. En délayant ce miel dans l'eau froide, il laisse un dépôt formé par l'amidon qui est insoluble. Un autre moyen de découvrir cette fraude est de verser sur ce même miel de la teinture d'iode qui se colore aussitôt en bleu.

Le miel, dont les usages culinaires sont connus, est employé aussi comme substance médicamenteuse. Ses propriétés varient suivant l'espèce qu'on emploie. Le miel de bonne qualité, étendu d'eau, est émollient, légèrement laxatif. On peut le prescrire ainsi dans la plupart des maladies aiguës; on s'en sert surtout pour édulcorer les tisanes pectorales dans le traitement des phlegmasies de poitrine. Le miel de qualité inférieure est âcre, irritant, détermine des flatuosités, et est purgatif. On ne doit pas en faire usage lorsqu'on a lieu de redouter ces effets. On se sert encore du miel à l'extérieur, quoique très-rarement. Apposé sur les plaies et les ulcères trop enflammés, il diminue l'irritation et amène une bonne suppuration. Le miel inférieur, au contraire, excite les surfaces dénudées qui ne marchent pas à la cicatrisation par défaut d'inflammation.

On forme avec le miel traité par l'eau un sirop qui est employé comme celui de sucre, et dont il a été parlé sous le nom de mellite simple. *Voyez* ce mot. On lui associe sous cette forme différens principes qui lui donnent des propriétés médicamenteuses variées, de même qu'aux sirops. Ces mellites composés ou miels médicinaux sont principalement le miel rosat, le miel scillitique, le miel mercurial, le miel égyptien, improprement appelé onguent, puisqu'il ne contient aucun corps gras. Il en sera parlé aux articles qui traitent de chacune des substances dont le sirop de miel est l'intermède. Le miel sert encore d'excipient à des poudres pour en former des bols ou des électuaires Enfin, uni au vinaigre, le miel forme l'oxymel. *Voyez* ce mot.

MIGRAINE, s. f., *hemicrania*. Dérivé par contraction des mots ἥμισυς, moitié et κράνιον, crâne; douleur qui occupe la moitié de la tête. *Voyez* CÉPHALALGIE, CÉPHALÉE.

MILIAIRE, adj. et subst., *miliaris*. On a donné ce nom soit à une éruption de petits boutons qu'on a comparés pour leur forme et leur volume à des grains de *millet*, soit à quelques maladies fébriles qui sont accompagnées de cette éruption. L'éruption miliaire, qu'on a aussi désignée sous les noms de *millet*, de *millot*, consiste en de petits boutons, très-nombreux, dispersés sur presque toute la surface du corps, mais réunis en plus grand nombre sur le tronc et sur le cou; ces boutons d'abord rouges se transforment en vésicules remplies d'un fluide transparent, quelquefois opaque, qui se dessèchent et laissent sur la peau des aspérités plus sensibles au toucher qu'à la vüe.

Les médecins anciens n'ont presque rien écrit sur l'éruption miliaire, soit parce qu'ils l'ont peu connue, soit parce qu'ils ne l'ont pas jugée digne d'attention. Aussi, lorsqu'au milieu du dix-septième siècle, elle fut observée à Leipsick, elle parut une maladie nouvelle, du moins dans la partie civilisée de l'Europe; on supposa qu'elle avait été importée par les Polonais, qui eux-mêmes l'auraient reçue des Russes : opinion doublement erronée, puisque d'une part, trente ans auparavant, Lazare Rivière l'avait observée en France, et que bien plus anciennement Celse et Aëtius l'avaient décrite avec assez d'exactitude, et que d'autre part, comme nous aurons occasion de le prouver, l'éruption miliaire n'est pas contagieuse.

La plupart des médecins qui ont écrit sur l'éruption miliaire ont supposé que, comme les éruptions variolique, morbilleuse et scarlatineuse, elle était accompagnée d'une série particulière de symptômes, dont elle était à la fois le plus remarquable et le plus important : ils ont donné le nom de *fièvre miliaire* à cet ensemble de phénomènes, comme ils ont appelé fièvre scarlatine, fièvre morbilleuse, le concours de symptômes qui caractérisent la scarlatine et la rougeole. Mais, si l'on compare les descriptions de ces diverses maladies, faites par les divers auteurs, on trouve d'une part une ressemblance parfaite entre toutes les descriptions de la scarlatine, entre toutes celles de la rougeole, observées en divers temps et en divers lieux, et d'une autre part une dissemblance non moins remarquable entre toutes les descriptions de fièvre miliaire, qui nous ont été transmises par les observateurs. Dans l'épidémie de Castelnaudary, l'éruption miliaire était accompagnée des symptômes généraux de la fièvre inflammatoire; chez les femmes récemment accouchées, elle se montre souvent avec les symptômes ordinaires à la fièvre de lait la plus bénigne, comme l'a observé M. Gastellier; ailleurs elle est jointe à des symptômes adynamiques et ataxiques comme l'a vu de Haen, et après lui tous les médecins; elle accompagne souvent le typhus, la rougeole, la scarlatine, et presque toujours la suette de Picardie; dans quelques épidémies, elle s'est montrée chez tous les sujets atteints de maladies aiguës, comme l'a observé Quarin : enfin elle a quelquefois paru dans les redoublemens fébriles des maladies organiques, comme Bouteille et d'autres en ont cité quelques exemples. Il résulte évidemment de ces faits, 1° qu'il n'existe point de maladie particulière qu'on doive appeler *fièvre miliaire;* 2° que le médecin doit se borner à étudier l'éruption de ce nom, sous le rapport des conditions dans lesquelles elle survient, des causes qui la provoquent, des formes qu'elle présente, de sa marche, de sa durée, et de ses terminaisons; des signes prognostiques et des indications thérapeutiques qu'elle peut fournir.

Les conditions dans lesquelles se développe l'éruption miliaire ont été l'objet d'opinions contradictoires parmi les médecins. Les uns ont prétendu qu'elle se montrait particulièrement dans les temps froids et humides, dans les endroits bas et marécageux; d'autres qu'elle se développait spécialement sous l'influence de la chaleur. Sanchez avait avancé que l'habitude de coucher sur la plume était la principale cause de la fréquence de cette éruption chez les Allemands, et que, si les Russes en étaient exempts, il fallait l'attribuer à ce qu'ils ne font pas usage de cette espèce de lits; d'autres, comme on l'a vu, ont soutenu que la miliaire avait été importée de Russie en Pologne. De Haen avait cru dans l'usage des remèdes échauffans et des sudorifiques de l'éruption miliaire qui est si fréquente dans le cours fections aiguës. D'autres avaient pensé qu'une sorte d'embarras des premières voies en était la véritable cause. Mais des faits nombreux déposent contre ces assertions, ou démontrent tout au moins que, si les causes qui augmentent la chaleur animale chez les malades peuvent quelquefois provoquer artificiellement le développement de la miliaire, ces causes sont loin d'être les seules qui produisent cette éruption. Bouteille l'a observée chez quatorze cents malades, dont aucun n'avait été soumis au régime chaud; M. Rayer l'a vue également, dans l'épidémie de Suette de 1821, chez un très-grand nombre de malades, traités presque tous par la méthode antiphlogistique. Enfin Quarin a vu en 1758 cette éruption se montrer dans les maladies les plus variées, chez des sujets qui n'étaient point chargés de couvertures épaisses, qui n'avaient pas été tourmentés par des remèdes chauds, et dont les premières voies avaient été convenablement évacuées. D'autres avaient émis l'opinion que l'impression du froid sur le corps en sueur était la cause spéciale de la miliaire; qu'elle produisait la constriction, puis l'inflammation, le soulèvement, sous forme de vésicules, des extrémités des vaisseaux exhalans. Mais pourquoi le refroidissement du corps en sueur ne produit-il pas toujours cet effet? Quant à l'hypothèse de Linnée, que la miliaire serait due à un insecte particulier, comme elle est purement conjecturale, elle n'a pas même besoin d'être discutée. Sans prétendre fixer l'étiologie très-obscure de cette affection, j'exposerai ce que l'observation m'a montré. 1° L'éruption miliaire ne se montre que chez des sujets atteints de maladies fébriles : Bosquillon et Gastellier citent à la vérité quelques cas dans lesquels ils ont vu cet exanthème chez des femmes qui n'avaient pas de fièvre; mais d'une part des exceptions peu nombreuses n'infirment point un axiome médical, et d'autre part il n'est pas bien certain que les malades chez lesquels ils ont observé l'éruption miliaire, sans phénomènes fébriles, n'eussent pas eu de fièvre au moment où l'éruption s'est faite. 2° C'est particulièrement chez ceux qui ont à la fois de la fièvre et des sueurs, mais surtout des sueurs *aigres*, que cet exanthème se manifeste. 3° Il se montre presque toujours chez ceux dont les sueurs ont lieu sans interruption pendant plusieurs jours,

4° Enfin lorsque ces sueurs continuelles et prolongées sont reçues dans des vêtemens de laine placés immédiatement sur la peau et conservés plusieurs jours sans être changés, il survient presque constamment une éruption miliaire dans toutes les parties recouvertes de cette laine imbibée de sueur, qui n'est peut-être pas exempte d'une sorte de fermentation. Quant aux causes prédisposantes de l'éruption miliaire, on a cru observer que le sexe féminin, une constitution faible, le tempérament lymphatique, la jeunesse, les évacuations abondantes, les chagrins, la vie sédentaire, y disposaient particulièrement. De toutes ces causes, la première est peut-être la seule dont l'action soit bien constatée : les femmes sont plus sujettes à l'éruption miliaire que les hommes, non pas peut-être indistinctement dans toutes les circonstances, mais dans les jours qui suivent l'accouchement. A cette époque en effet, au milieu des sueurs qui précèdent la sécrétion du lait, un très-grand nombre de femmes, surtout parmi celles qui n'allaitent point, présentent l'éruption qui nous occupe. Du reste cette affection, qui est le plus souvent sporadique, devient épidémique dans quelques circonstances qu'il n'est pas encore possible de déterminer. Enfin comme son apparition est suivie quelquefois d'un amendement notable, ou même d'une disparition presque complète des symptômes que le malade éprouvait, on a admis qu'elle pouvait être alors considérée comme critique.

Quelques médecins ont regardé la miliaire comme contagieuse : cette opinion me paraît erronée, et voici les motifs qui me portent à rejeter entièrement toute idée de contagion. 1° La miliaire n'a paru contagieuse que lorsqu'elle a régné épidémiquement et lorsqu'elle s'est montrée avec quelques maladies contagieuses. Dans le premier cas, on a facilement pu supposer la transmission là où il y avait seulement exposition commune à des causes générales. Dans le second cas, c'est-à-dire lorsqu'elle se montre avec le typhus, la scarlatine ou la rougeole, la contagion appartient évidemment à celles-ci et non à la miliaire. Si, hors de ces circonstances où l'erreur a pu être facile, la miliaire n'a jamais offert d'apparence de contagion, on doit conclure qu'elle n'est pas contagieuse. 2° L'analogie a porté à croire que la miliaire devait être contagieuse, comme le sont les fièvres éruptives avec lesquelles elle a paru avoir quelque ressemblance : mais il existe entre elles une trop grande différence pour que ce rapprochement soit de quelque poids. En effet, les maladies contagieuses exanthématiques n'affectent qu'une seule fois la même personne; l'exanthème se montre à une époque déterminée de la maladie; il persiste un nombre fixe de jours; il est accompagné de symptômes généraux qui lui sont propres. La miliaire au contraire se montre plusieurs fois chez la même personne; quelques individus même semblent avoir une disposition telle à en être atteints, qu'elle survient comme épiphénomène dans presque toutes leurs affections; elle peut se montrer à toutes les périodes des maladies, dès leur début, comme à leur déclin; sa durée n'a rien de fixe; souvent même elle disparaît et se reproduit plusieurs fois dans le cours d'une seule affection : enfin, comme nous l'avons vu, elle n'a point cette escorte de phénomènes généraux qui accompagne les exanthèmes contagieux et qui forme avec l'éruption les deux principaux caractères de ces maladies.

En étudiant l'histoire de la miliaire, on est frappé de la fréquence extrême de cette maladie à certaines époques, et de sa rareté à d'autres, et nécessairement conduit à rechercher les causes de cette différence. Dans la seconde moitié du dernier siècle, les journaux de médecine, les mémoires des sociétés savantes sont tellement remplis d'observations et de dissertations sur cette maladie, quelques médecins disent l'avoir rencontrée un si grand nombre de fois, qu'elle semble avoir été alors une des affections les plus fréquentes. Aujourd'hui, au contraire, qu'il n'en est point question dans les ouvrages périodiques, qu'on ne s'en occupe point dans les sociétés savantes, qu'on la nomme à peine quelquefois au lit des malades; que beaucoup de médecins ne la connaissent en quelque sorte que de nom, elle est ou tout au moins paraît être infiniment plus rare qu'autrefois. Quelques médecins, et en particulier Bateman, pensent que la miliaire est devenue réellement plus rare, et ils attribuent cette différence à celle qui s'est opérée dans la manière de traiter les maladies : nul doute que la coutume de tenir les malades le plus chaudement possible, de les charger de couvertures épaisses, de ne point renouveler l'air de leur chambre, n'ait contribué à rendre autrefois la miliaire plus fréquente qu'elle ne l'est aujourd'hui; mais, pour qu'un médecin ait à lui seul observé cette affection chez quatorze cents individus, dont aucun n'avait été traité par le chaud, il faut bien admettre d'autres causes encore. Parmi ces causes, je placerai d'abord le degré très-different d'importance qu'on accordait alors et qu'on accorde aujourd'hui à cette éruption. Il est en effet d'observation que dans tous les temps la fréquence des maladies a paru augmenter ou diminuer, selon qu'on s'en est plus ou moins occupé : les affections bilieuses n'ont jamais été plus fréquentes que dans le temps où les écrits de Stoll et de Tissot appelaient sur elles l'attention; les maladies du cœur n'ont jamais paru plus communes qu'à l'époque où le traité de Corvisart fut publié; on a vu plus de gastrites depuis quelques années qu'on n'en avait observé depuis le commencement de l'art. Il en a été de même pour la miliaire, à la fin du dernier siècle : on la cherchait attentivement dans toutes les maladies : toutes les fois qu'elle se montrait, elle devenait le principal symptôme de la maladie; elle lui imposait son nom; elle devait donc paraître alors beaucoup plus fréquente qu'elle ne peut le paraître aujourd'hui, que personne ne la cherche, et qu'elle est généralement regardée comme un épiphénomène presque insignifiant.

L'éruption miliaire est, au rapport de quelques auteurs, annoncée par des phénomènes précurseurs particuliers, tels que le mal de tête, la somnolence, un délire sourd, une oppression fatigante, de l'anxiété, des défaillances, des réveils en sursaut quelques soubresauts dans les tendons, la fréquence et la dureté du pouls. Mais ces phénomènes qu'on a observés chez quelques malades, ou peut-être chez un grand nombre, mais dans le cours d'une seule épidémie, n'ont en général rien de constant. On peut affirmer que, dans le plus grand nombre des cas, aucun phénomène particulier n'annonce l'éruption miliaire. Les sueurs elles-mêmes, qui ont peut-être quelque part à la production de cet exanthème, ne la précèdent pas toujours. Enfin les démangeaisons, les fourmillemens, les picotemens à la peau, que quelques malades éprouvent avant que l'éruption soit apparente, en doivent être considérés comme les premiers symptômes plutôt que comme les préludes.

Quoi qu'il en soit à cet égard, l'éruption commence ordinairement par de petites taches rouges qui se montrent d'abord au cou, sur le devant de la poitrine, au ventre, et à la partie interne des bras et des cuisses : quelquefois elles s'étendent aux avant-bras et aux jambes, et même aux mains et aux pieds, très-rarement au visage. Ces taches, qui sont presque toujours en très-grand nombre, présentent bientôt à leur centre un petit point saillant, d'abord rouge, qui se transforme en une vésicule hémisphérique et transparente. Cette vésicule est peu sensible à la vue, mais on la distingue facilement au toucher; elle paraît formée par une sérosité limpide accumulée sous l'épiderme, et présente la couleur rouge du corps muqueux sous-jacent; c'est la *miliaire rouge* des auteurs. Dans quelques cas le liquide prend une couleur blanchâtre ou purulente, la vésicule qui participe à cette coloration devient très apparente à l'œil du médecin, c'est la *miliaire blanche* ou *miliaris opaca :* la plupart de ces vésicules se déchirent par le frottement le plus léger, quelques-unes restent intactes, et le liquide qu'elles contiennent s'épaissit et se concrète. Dans tous les cas, elles laissent à leur suite soit des pellicules sèches, soit des petites croûtes qui forment sur la peau de légères aspérités. Les démangeaisons et les sueurs aigres sont à peu près les seuls phénomènes locaux qui accompagnent l'éruption miliaire. On a quelquefois observé sur la langue, pendant le cours de cette affection, de petits points rouges qu'on a considérés comme des vésicules miliaires; on a même avancé que l'éruption pouvait s'étendre jusque dans la trachée-artère, l'œsophage et l'estomac; mais ces assertions ne sont pas établies sur des faits authentiques.

La durée de la miliaire est très-variable : la même éruption ne persiste pas ordinairement au-delà de quelques jours, de cinq à six jours au plus; elle peut disparaître beaucoup plus vite, en quelques heures, par exemple; mais quelquefois elle se reproduit dans tous les paroxysmes des maladies fébriles continues, ou dans les accès des fièvres intermittentes, et disparaît dans la rémission ou l'apyrexie; ailleurs enfin elle se montre subitement sous l'influence de la chaleur et s'efface immédiatement par l'impression du froid. Dans cette première espèce de miliaire chaque bouton présente évidemment dans son cours les symptômes d'une inflammation bornée à un très-petit espace : la rougeur, la formation d'une vésicule qui se remplit de pus, ne laissent pas de doutes à cet égard. Mais il est une autre forme du millet dans laquelle il n'existe aucune apparence inflammatoire; c'est celle à laquelle on donne aussi le nom de *sudamina*, et que quelques auteurs ont peut-être décrite sous le nom de *millet blanc*. Les *sudamina* surviennent dans les mêmes conditions que l'éruption miliaire, occupent le même siége, se montrent souvent mêlés avec elle dans les mêmes régions. Ils consistent en des vésicules transparentes, hémisphériques, qu'on prendrait à l'œil pour des gouttelettes de sueur, mais qu'on en distingue aisément par le toucher; en effet quelque mince que soit l'enveloppe épidermique qui renferme la sérosité, elle offre à la pulpe du doigt une résistance légère, qui ne permet pas de confondre cette sensation avec celle que produirait un liquide. On les reconnaît du reste assez facilement à la vue, lorsqu'on les regarde obliquement, et qu'on les a déjà plusieurs fois observées. Le doigt qu'on promène sur ces vésicules est ordinairement mouillé par le liquide qui s'écoule de celles qui se rompent. Ces vésicules sont généralement très-petites : elles ont une demi-ligne ou une ligne de diamètre; quelques-unes sont plus larges, mais souvent alors elles proviennent de la réunion de plusieurs et sont irrégulières à leur circonférence. Lors de leur apparition, elles sont pleines et exactement hémisphériques; plus tard, lorsqu'elles ne se sont pas rompues, elles s'affaissent, et les plus grandes deviennent flasques et ridées; elles perdent quelquefois alors leur transparence, et offrent une teinte sale et comme ternie; mais elles ne prennent ni l'aspect purulent, ni la couleur perlée que présentent souvent les vésicules de la première espèce..

Les médecins des siècles précédens craignaient singulièrement la retrocession des deux exanthèmes que nous venons de décrire, et mettaient en usage les moyens les plus énergiques pour la prévenir ou y remédier; mais une observation plus exacte a conduit à reconnaître que l'apparition de ces exanthèmes n'ajoutait et n'ôtait rien au danger de la maladie, et que leur disparition ne changeait également rien aux chances favorables ou fâcheuses de l'affection principale. Toutefois beaucoup d'auteurs ayant avancé que l'éruption miliaire était plus fâcheuse quand elle se montrait hors des conditions ordinaires, lorsqu'elle affecte par exemple des hommes robustes, nous croyons devoir répéter cette espèce d'axiome, et appeler sur ce point l'attention des observateurs.

Le traitement de la miliaire a été soumis aux vicissitudes des théories. Les médecins qui voyaient dans cette éruption le transport vers la peau d'un principe délétère, ont recommandé tous les moyens propres à favoriser ce mouvement excentrique, tels que la chaleur extérieure, les sudorifiques, les cordiaux. Ceux au contraire qui ont vu dans la miliaire une maladie artificielle produite par l'abus des remèdes échauffans ont recommandé les boissons antiphlogistiques, les saignées, une température fraîche. Les uns et les autres admettaient entre l'éruption et les autres phénomènes de la maladie une connexion intime; ils voyaient là une affection unique dont l'éruption formait le principal symptôme et décelait la nature; c'était en un mot la *fièvre miliaire*, qu'ils croyaient avoir à traiter et non la maladie quelle qu'elle fût dans laquelle cet exanthème apparaissait. Quelqu'erronée que fût cette opinion, elle n'a pas eu généralement dans la pratique, il est satisfaisant de le penser, les conséquences qu'elle pouvait avoir : elle n'a pas empêché les médecins judicieux de s'attacher aux véritables indications, c'est-à-dire à celles qui étaient fournies par l'affection principale. Aussi voyons-nous que, selon l'état des forces et les autres circonstances, la fièvre miliaire a été traitée là par les antiphlogistiques, ici par les stimulans ou les cordiaux, là par les révulsifs.

On a dû conclure de ce que nous avons dit précédemment que l'éruption miliaire n'étant dans tous les cas qu'un épiphénomène, elle doit à peine apporter quelques modifications dans le traitement, loin d'être la source des premières indications. Dans le cas où elle paraîtrait due à l'emploi intempestif des remèdes échauffans, ou de la chaleur extérieure, on devrait, par l'éloignement des causes qui y auraient donné naissance, en abréger la durée et en prévenir la reproduction. (CHOMEL.)

MILITAIRE. Ce mot s'emploie substantivement pour désigner un homme de guerre, *miles*. Très-souvent aussi il est adjectif et s'applique aux choses relatives à la guerre, *militaris*. N'ayant point ici l'intention de donner les motifs d'une définition purement grammaticale, je ne traiterai que les mots, *hygiène militaire*, *médecine militaire*, *chirurgie militaire*, et *hôpitaux militaires*.

1° *Hygiène militaire*. — Le personnel d'une armée se composant de combattans et de non combattans, on conçoit qu'il doit exister une grande différence entre les précautions qu'il convient de prendre pour les conserver en santé. En effet, les premiers, si nous voulons ne parler d'abord que de ceux dont le genre de vie présente le plus de dissemblance, ayant, suivant l'arme à laquelle ils appartiennent, une manière de faire la guerre qui leur est propre, et par conséquent, les dangers et les fatigues n'étant pas égaux pour tous, on ne peut, sous le rapport hygiénique, raisonnablement espérer de les soumettre avec avantage à des règles uniformes et d'une application rigoureuse.

L'*infanterie* qui, par sa force numérique et la nature même de son service, forme, en Europe, la base de tout état militaire, compte ordinairement un beaucoup plus grand nombre de malades que les autres armes. On peut en donner pour raison, qu'elle est continuellement exposée à passer, par des transitions brusques, du repos le plus absolu à l'activité la plus fatigante; que le fantassin obligé de porter ses armes, son havresac, des cartouches, des ustensiles de cuisine ou de campement, et bien souvent des vivres pour plusieurs jours, est en outre condamné à essuyer des privations, à manquer même du strict nécessaire, tandis que, peu après, on le voit dans l'abondance, et se livrant aux plus grands excès d'intempérance; qu'étant, de plus, forcé de bivouaquer plus fréquemment que les autres militaires, il paraît d'autant plus susceptible de contracter des maladies, qu'il n'est, en général, pas assez bien vêtu pour se préserver de la fâcheuse influence de l'humidité et de la fraîcheur des nuits. Ajoutons que l'infanterie est généralement peu ménagée, probablement parce qu'il est facile de la renouveler, que son équipement est peu dispendieux, et que peu de temps suffit pour façonner les nouvelles levées au maniement des armes et à la discipline.

La *cavalerie* est, règle générale, infiniment moins fatiguée, et doit à la nécessité où l'on est de la placer dans des cantonnemens non ruinés, qui puissent lui fournir des fourrages, l'avantage de bivouaquer assez rarement, et, dans le cas même où elle y est forcée, chaque cavalier a un manteau, une couverture ou une chabraque pour se garantir des intempéries de l'air, et prévenir les conséquences qu'elles pourraient avoir sur sa santé. Aussi voit-on communément moins de malades dans ces corps que dans l'infanterie. Du reste, ce tableau est plus particulièrement relatif à ce qu'on nomme la grosse cavalerie ou cavalerie de bataille; car les troupes légères à cheval, presque toujours placées à l'avant-garde quand l'armée fait des progrès, à l'arrière-garde pendant les retraites, ou bien encore chargées de faire des reconnaissances de nuit, quand toute l'armée repose, sont constamment harcelées, privées de sommeil, et ont, par conséquent, presque toujours beaucoup d'hommes aux hôpitaux.

L'*artillerie* et le *génie*, se composant d'hommes choisis, forts et habitués au travail, même en temps de paix, et parfaitement disciplinés, ont rarement des malades autres que des blessés; car, si les canonniers et les soldats du génie éprouvent de grandes fatigues en campagne, ils en sont dédommagés par la facilité des moyens de transports, qui les affranchit de la nécessité de porter leurs vivres, leurs sacs et même leurs fusils. Les soldats du train d'artillerie et des équipages participent aux mêmes avantages.

Les *militaires non combattans*, les administrateurs et les employés attachés aux différens services de l'armée, sont presque toujours à l'abri des dangers et des fatigues qui influent d'une manière si puissante sur la santé des troupes. Je n'en excepterai que ceux qui, comme les infirmiers, exercent des fonctions subalternes dans les hôpitaux, où il règne souvent des épidémies qui occasionent parmi eux une mortalité effrayante.

Les *officiers de santé*, indépendamment de ce qu'ils courent les mêmes chances dans les hôpitaux militaires encombrés, sont en outre exposés (et ceci s'entend spécialement de ceux attachés aux corps armés) à essuyer les mêmes privations, à supporter les mêmes fatigues que les autres militaires, et dans beaucoup de circonstances à partager presque tous leurs dangers.

Les *officiers* de troupes, mieux vêtus et mieux nourris que leurs soldats, et d'ailleurs plus attentifs à éviter ce qui peut leur nuire, sont bien moins sujets qu'eux à contracter des maladies.

Après avoir fait connaître d'une manière générale quels sont les hommes sur la santé desquels le médecin militaire est appelé à veiller, en leur prescrivant l'observance plus ou moins stricte des lois de l'hygiène, je vais passer à l'examen non moins rapide des nombreux objets dont se compose cette importante branche de nos connaissances. Ainsi, je parlerai des alimens dont les gens de guerre font plus particulièrement usage, des corps avec lesquels ils sont habituellement en contact, des travaux et autres exercices auxquels ils se livrent, et des affections morales qui peuvent les agiter dans les diverses positions dans lesquelles ils se trouvent.

§I. Des *alimens*.—Les subsistances d'une armée en campagne doivent toujours être assurées à l'avance, et très-abondantes. Aussi, l'attention des grands capitaines s'est principalement portée sur les moyens de faire donner aux soldats des distributions régulières et de bonne nature. La discipline en dépend ordinairement, et cette attention, en ôtant aux militaires un prétexte pour s'éloigner de leurs drapeaux, contribue puissamment aux succès d'une campagne. En temps de paix, les vivres ne sont plus des objets de sollicitude pour les chefs. Les troupes les reçoivent dans leurs garnisons respectives, soit des magasins de l'état, soit par les soins des fournisseurs à ce autorisés.

1° *Alimens végétaux.*—Le *pain*, qui forme la base de la nourriture des troupes, est un aliment sain, facile à préparer, dont on trouve les matériaux partout, et qui peut même quelquefois suppléer à tous les autres. Fait avec de la farine de froment dont on a retiré quinze livres de son par quintal, il offre un mélange bien proportionné de matière glutineuse et de fécule, et présente toutes les qualités requises pour réparer convenablement les forces. Mais il se dessèche trop promptement, pour peu qu'on le conserve, et alors, il perd de sa saveur. On obvie à cet inconvénient en y faisant entrer un quart de farine de seigle. Ainsi préparé, il se maintient long-temps frais, et ne perd que très-lentement le goût agréable qui le caractérise. En Allemagne, et dans la plupart des pays septentrionaux, le pain de munition est, comme celui de tous les habitans, qui d'ailleurs en mangent fort peu, de seigle pur. Pour des Français qui en consomment beaucoup, cet aliment a le défaut d'occasioner des indigestions, et des diarrhées très-violentes, ainsi que nous en avons fait la remarque dans nos différentes guerres d'outre-Rhin, et notamment lors de la campagne de Moscou, pendant laquelle on ne trouvait pas d'autre grain pour cet usage. Toutefois, le pain de munition, dont la ration journalière est d'une livre et demie pour chaque soldat, ne trempant que lentement et difficilement dans le bouillon, on ajoute à cette quantité, évidemment trop faible pour les jeunes gens, qui, d'après le système actuel de recrutement, doivent composer presque exclusivement nos armées, un supplément de quatre onces de pain blanc, ou de pur froment, désigné sous le nom de pain de soupe; mais seulement sur le pied de paix.

Le pain biscuité, qu'on peut conserver avec toutes ses qualités pendant plusieurs semaines, étant comparativement moins lourd et plus facile à transporter, est d'une grande utilité pour tous les cas où l'on doit faire quelque expédition rapide, dans laquelle, bien souvent, on ne trouve ni farine, ni fours, ni ustensiles pour faire manutentionner.

Dans beaucoup de circonstances on délivre au soldat des galettes ou biscuits de fleurs de froment. C'est assurément une grande ressource pour les approvisionnemens de siège et pour la marine. Mais cet aliment profite communément peu au soldat, lorsqu'on le lui donne pour plusieurs jours, parce que assez ordinairement il le mange en entier dès le premier. D'ailleurs, il lui trouve moins bon goût qu'au pain de munition. Aussi, malgré l'avantage qu'il présente d'être très-portatif, on doit en général, le regarder comme peu convenable pour les troupes de terre en campagne.

Le blé de sarrazin dont on ne peut obtenir un bon pain, parce qu'il ne contient qu'une fécule à peu près pure, et sans gluten, mais dont on fait de très-bonnes galettes; le riz, l'orge mondé, le gruau d'avoine et le millet, sont d'excellens alimens pour les militaires, quand ils les préparent sous forme de bouillies ou de gâteaux. On peut en dire autant de la farine de froment, et surtout de celle de maïs, ou blé de turquie, qui est d'un si grand usage dans la Haute-Italie, sous le nom de *polenta*, dans plusieurs contrées de l'Espagne, et particulièrement en Franche-Comté et en Bourgogne, où on la désigne sous le nom de *gaude*. Le riz est le seul de ces alimens dont on fasse habituellement des distributions aux troupes pendant la guerre.

Les graines légumineuses, telles que les haricots, les pois, les lentilles, les fèves et les vesces, conviennent également pour la nourriture du soldat. Les navets, les carottes, les betteraves, les choux, la laitue, la chicorée, l'oseille, et en général tous les légumes verts, peuvent offrir de précieuses ressources. Mais aucune de ces substances alimentaires ne peut approcher, sous ce rapport, des avantages que présente la pomme de terre. Ce tubercule, dans lequel la fécule se trouve combinée dans d'heureuses proportions avec un principe glutineux, est très-abondant, facile à préparer, et offre un aliment parfait. Des milliers de soldats français lui ont dû la vie dans la première campagne de Pologne, en 1807, ainsi que dans la mémorable et désastreuse expédition de Russie.

A tous ces alimens tirés du règne végétal on peut en ajouter d'autres, qui, bien qu'ils ne soient jamais distribués aux militaires, ne forment pas moins une grande partie de leur nourriture dans certaines saisons de l'année, et surtout quand une grande armée est en marche. Je veux parler de la classe nombreuse des fruits. Ceux qui sont acides, comme les cerises, les groseilles, sont peu susceptibles de nuire quand ils ont atteint un degré de maturité convenable. Les pommes, les poires, la pêche, l'abricot, et même certaines prunes, quoique en général moins salutaires, offrent encore un bon aliment pour le soldat, s'il n'en abuse pas. Mais tous les fruits verts et d'une saveur acerbe, occasionent des coliques et des diarrhées fort incommodes. C'est surtout le reproche qu'on peut faire au raisin prématurément cueilli; car il donne lieu à des dysenteries ou entérites aiguës, qui deviennent promptement contagieuses parmi les troupes, et y occasionent une effrayante mortalité. Les Prussiens de l'armée du Duc de Brunswick, lors de leur entrée en Champagne en 1793, ont fourni un exemple bien frappant des inconvéniens qui peuvent résulter d'une semblable nourriture. Enfin, on sait que les mêmes dangers menacent aussi ceux qui font abus de certains cucurbitacés, comme le melon et la pastèque, lesquels déterminent en outre beaucoup de fièvres intermittentes, toujours par suite de leur action sur le canal intestinal.

2° *Alimens animaux.* — La viande de bœuf est le plus en usage parmi les militaires. La faible ration d'une demi-livre qu'on leur accorde en temps de guerre, et qu'ils payent en garnison au moyen d'une retenue faite sur leur solde, suffit cependant, en y ajoutant quelques légumes et des pommes de terre, quand ils sont réunis en escouades de huit ou dix hommes, pour leur faire une bonne soupe, aliment très-substantiel, et pour lequel les Français ont toujours un goût décidé. Il est pourtant des circonstances dans lesquelles la difficulté de se procurer cette espèce de viande, ainsi qu'on l'éprouve souvent en Espagne, en Italie, en Pologne et en Russie, oblige à faire des distributions de mouton, et même de porc frais. Ces distributions, d'ailleurs assez rares, ne peuvent avoir une influence bien marquée sur la santé des troupes; mais, si elles se prolongeaient, il pourrait en résulter des conséquences fâcheuses, surtout si les chefs des corps ne veillaient pas à ce que les animaux abattus à cet effet fussent sains, et parvenus à tout le développement dont ils sont susceptibles.

Dans les places assiégées, les garnisons se voient presque toujours réduites à manger des viandes de bœuf ou de porc salées, ou du poisson de mer desséché, et encore ces substances alimentaires sont-elles souvent avariées par un long séjour dans les magasins. Cette circonstance doit fixer l'attention des officiers de santé en chef, et les engager à ne rien négliger, afin d'obtenir des autorités compétentes de faire ajouter aux distributions ordinaires un supplément en boisson, en choucroûte (*Sauerkraut*), et même en végétaux frais, s'il est possible, dans la vue de prévenir les affections scorbutiques et autres, qui peuvent être occasionées par un semblable régime. Une pareille addition peut être réclamée toutes les fois que les circonstances le permettent, pour les soldats embarqués sur les vaisseaux de l'État, dont la nourriture habituelle a beaucoup d'analogie avec celle des troupes assiégées.

Je dirai peu de chose de beaucoup d'autres substances animales, telles que les viandes de veau et de poulet, les différens poissons frais, le laitage, le beurre, et tous les alimens qu'on n'a pas occasion de distribuer aux troupes, mais dont elles peuvent cependant se nourrir dans quelques circonstances rares. L'abus seul de plusieurs d'entr'eux, tels que le trop jeune veau et le cochon de lait, dont un trop long usage a souvent déterminé des épidémies dysentériques, mérite d'être cité. Les mêmes craintes doivent exister pour les crabes et certains coquillages, comme les moules, dont les militaires en garnison ou en cantonnement dans les ports de mer, mangent toujours immodérément.

3° *Assaisonnemens.* — Le meilleur et le plus généralement employé est le sel commun. Les troupes en reçoivent en campagne; mais, dans tous les autres temps, elles l'achètent, ainsi que le poivre, le vinaigre, l'ognon, l'ail, et tous les condimens qui entrent dans la préparation, du reste fort simple, de leurs alimens. D'ailleurs il y a bien rarement de leur part abus des un ou des autres; et, unies aux alimens dans de justes proportions, ces substances en augmentent la digestibilité, et ne peuvent présenter aucun inconvénient.

Les ustensiles de cuisine, fournis par l'état aux militaires qui entrent en campagne, devant être autant légers que possible, pour être plus transportables, sont faits avec le fer-blanc. Ils consistent, pour chaque escouade de huit à douze hommes, en une marmite contenant à peu près dix ou douze litres, dont le couvercle sert de casserole; un bidon de la même capacité, pour contenir l'eau, ou bien le vin et l'eau-de-vie des distributions, et une gamelle ou soupière d'à peu près quatre pintes de capacité. Les soldats portent à tour de rôle une pièce de cette légère batterie de cuisine; et ce sont ordinairement ceux chargés de la préparation des alimens pour la journée. En garnison, les vases de terre vernissée sont préférés à ceux de fer-blanc, dont l'entretien est plus dispendieux.

4° *Des boissons.* — Celles usitées parmi les militaires sont l'eau, la bière, le cidre, le vin et l'eau-de-vie. Ils ont rarement, en France, le goût et l'occasion de faire usage du thé, du café ou du chocolat; mais on ne doit pas regretter pour eux ces dernières boissons : elles les rendraient trop dépendans de certaines commodités qu'il leur est le plus communément fort difficile de se procurer. Je ferai toutefois remarquer qu'il peut s'offrir des circonstances dans lesquelles un aliment peu usité est susceptible de devenir d'une utilité incontestable. Ainsi j'ai eu occasion de voir, dans notre retraite de Russie, beaucoup de militaires se guérir à plusieurs reprises de la diarrhée, qui se montrait funeste à un si grand nombre de leurs compagnons d'infortune, en prenant matin et soir une forte tasse d'infusion aqueuse de café, le plus souvent sans sucre.

L'eau. — La nature l'a destinée pour boisson à l'homme et à tous les animaux. Il est pourtant nécessaire de la bien choisir; car il y en a dont la saveur est désagréable, en raison de ce qu'elle a croupi ou qu'elle a filtré à travers des tourbières, tandis que d'autres tiennent en dissolution des sels à base de chaux qui les rendent moins propres à faciliter la digestion, et peuvent même occasioner de vives coliques. Ce choix est entièrement de la compétence du médecin militaire; mais, comme à la suite des armées il est bien rarement pourvu des moyens d'analyse propres à l'éclairer sur les proportions rigoureuses des différens élémens de ce liquide, il lui suffira, en attendant qu'il puisse faire mieux, de le soumettre aux épreuves de la dégustation et de la dissolution du savon, pour s'assurer s'il est potable, et bon à tous les usages culinaires. Cette attention est surtout indispensable lorsqu'il s'agit d'établir un camp, des casernes, des hôpitaux ou des forteresses. Dans les cas où les soldats n'ont à boire que de l'eau de puits, il est souvent avantageux, avant d'en permettre l'usage, de la faire agiter violemment, afin d'y introduire une certaine quantité d'air qui en rend la digestion plus facile. Lorsqu'on est dans l'impossibilité de se procurer d'autre eau que celle qui a été puisée dans des marais ou des étangs, souvent couverts de glace depuis plusieurs mois, comme nous l'avons vu en Pologne et en Russie, où elle avait presque toujours une saveur croupie et nauséabonde. L'ébullition et son mélange avec une certaine proportion de vinaigre ou d'eau-devie, peuvent diminuer les dangers qu'elle pourrait faire courir.

La *bière*, dont les troupes usent si généralement dans les pays situés au-delà du Rhin, ainsi que dans nos départemens de l'est et du nord de la France, est une boisson salutaire. Le seul inconvénient qu'on lui reproche, quand elle est récente, instant où ses propriétés diurétiques sont plus marquées, est d'occasioner de la dysurie, et souvent des écoulemens par l'urètre. L'expérience a appris que ces légers accidens se calmaient presque immédiatement après avoir bu un peu d'eau-de-vie, et qu'on en prévenait même la manifestation en en prenant à la fin de chaque repas.

Le *vin* pris avec modération, et lorsqu'il est de bonne qualité, ne peut altérer la santé du soldat. Son excès, au contraire, est là source de grands désordres dans les fonctions, en même temps qu'il exerce une influence pernicieuse sur la discipline militaire. Les chefs de corps sont donc intéressés, sous plus d'un rapport, à combattre la tendance à l'ivrognerie que beaucoup de militaires contractent dans les garnisons. Du reste, une attention qui est du domaine de la police médicale de tout pays bien administré, consiste à empêcher que la cupidité des marchands et des cantinières ne les porte, comme on en a de si fréquens exemples, à vendre des vins frelatés, dont le moindre inconvénient est de ne pas donner à celui qui le boit le ton qu'il espérait en obtenir.

L'*eau-de-vie* pure, bue en petite quantité, peut être utile au soldat, principalement pendant les temps froids et humides et dans les régions septentrionales. Elle a même ses avantages dans les pays chauds lorsqu'on la mélange avec six ou sept fois son poids d'eau; car, ainsi employée, elle diminue l'excès de la transpiration cutanée, qui épuise pendant les longues marches d'été ou les grandes manœuvres. Toutes les liqueurs préparées par infusion ou par distillation avec l'alchool, présentent en général plus d'inconvéniens que d'avantages, et il est fort heureux que leur cherté les mette ordinairement hors de la portée des moyens pécuniaires du plus grand nombre des soldats.

Heures des repas. En garnison, les militaires font régulièrement deux repas par jour; l'un à dix heures du matin, et l'autre à quatre heures de l'après-midi. Au premier, ils ont la soupe et un peu de bœuf bouilli; au second, un seul plat de légumes; en campagne, ils prennent des alimens quand ils le peuvent, quoique assez ordinairement ils mangent la soupe avant de partir, et le plus communément encore une autre fois deux heures après leur arrivée à la station.

Usage du tabac. La plupart des soldats fument ou mâchent cette feuille irritante, non par besoin, mais par imitation ou par désœuvrement. Il serait donc à désirer qu'ils n'en contractassent pas l'habitude; et je ne regarderais pas comme une privation qui pût leur être essentiellement nuisible, celle qui consisterait à retrancher cet article des distributions qu'on a coutume de faire aux troupes renfermées dans une ville en état de siége, si on leur accordait, par compensation, un supplément de vivres. *Voy.* TABAC.

§ II. *Des Vêtemens.* — L'habillement militaire doit être fait de manière à préserver des intempéries de l'air, tout en laissant la plus grande liberté possible dans les mouvemens, en même temps qu'il doit, autant que faire se peut, servir d'arme défensive.

1° *Coiffure.* — Le chapeau, que presque toutes les troupes européennes portaient encore avant l'année 1800, était gênant, d'un entretien coûteux, aisé à se déformer, et peu propre à défendre la tête des coups qui lui étaient adressés. La grosse cavalerie seule s'en préservait, jusqu'à un certain point, dans l'armée française, en bardant la forme de celui qu'elle portait avec des bandes de fer. Le schako, qui a été généralement adopté pour l'infanterie, mérite, sous beaucoup de rapports, la préférence. Il doit être fait en feutre, de forme à peu près cilyndrique, médiocrement élevé, couvert à sa partie supérieure avec un cuir verni, et surtout pourvu d'une visière de même matière. Un casque en cuir bouilli, orné de quelques bandes de métal, avec visière et couvre-nuque, ainsi que l'infanterie autrichienne le porte depuis plus de vingt ans, serait encore plus solide et plus propre à défendre la tête; seulement on devrait s'attacher à lui donner une forme plus gracieuse.

Le bonnet à poils des grenadiers et des corps d'élite, ainsi que le kolbach de quelques troupes à cheval, sont des coiffures assez pesantes, qui échauffent la tête, y appellent le sang, et embarrassent en général beaucoup les individus obligés à les porter. Il faut cependant avouer que, malgré ces inconvéniens, les militaires y attachent tous un grand prix, parce qu'ils y voient un témoignage de la bonne opinion que leurs chefs ont d'eux. Ce motif, bien louable, et l'utile émulation qu'il excite, comme toutes les marques de distinction distribuées avec discernement, étant bien suffisans pour empêcher de renoncer à l'usage de ces sortes de bonnets, auxquels d'ailleurs se rattachent des souvenirs si glorieux pour l'armée française, il conviendrait tout au moins d'en diminuer, autant que possible, le poids, ainsi que la longueur de leurs poils, qui, en descendant jusque sur la figure, contribuent beaucoup, par la chaleur qu'ils produisent, à les rendre parfois insupportables. Le soldat, lorsqu'il est en petite tenue, porte une coiffure plus légère, connue sous le nom de bonnet de police : il doit être de drap, et plus ou moins orné. On peut lui donner, pour le rendre plus commode et plus portatif, la forme d'une casquette à côtes et sans visière.

2° *Habillement proprement dit.* — L'habit militaire doit être à pans fort courts, boutonné de haut en bas sur la partie antérieure de la poitrine, et du reste, assez large pour que cette cavité soit libre dans son développement. Cette ampleur a en outre l'avantage de permettre de porter par dessous, durant les saisons froides, un gilet à manches, que le soldat porte aussi très-souvent seul, tant à la caserne qu'à la salle de police, à la cuisine, et en général à toutes les corvées non armées. Il ne serait d'ailleurs peut-être pas sans quelque utilité de faire rembourer le devant des habits uniformes, non grotesquement comme le font les Russes, mais assez néanmoins pour tenir chaudement le tronc, et le préserver, jusqu'à un certain point, des atteintes de l'ennemi.

Les cavaliers, aussi bien que les fantassins, doivent porter cet habit-veste. Une faible différence dans la coupe et dans la couleur des revers, des passe-poils et des doublures, peut suffire pour établir la distinction entre les deux armes. Les hussards, dont le costume obligé est d'origine hongroise, sont vêtus d'une veste ronde, bien serrée, également sans basques, qu'ils recouvrent avec une autre, d'à peu près même grandeur, garnie de fourrure, connue sous le nom de pelisse, et qu'ils portent ordinairement sur l'épaule gauche pour se garantir lorsqu'ils fournissent une charge. Ils se ceignent en outre le ventre avec une large ceinture, qui leur sert d'ornement en même temps qu'elle leur est fort utile pour prévenir les ruptures ou hernies, auxquelles les exposent plus que d'autres l'équitation très-prolongée et les évolutions aussi brusques que multipliées auxquelles les astreint leur manière de servir. Le juste-au-corps des lanciers, quoique d'une coupe encore différente, joint l'élégance aux avantages ci-dessus indiqués : il rappelle le vêtement national de ces braves réfugiés polonais, qui, depuis le morcellement de leur malheureux pays, se sont montrés si dignes de partager nos lauriers pendant les guerres de la révolution française. Ils ont remis en réputation, par leur brillante valeur, leur arme favorite, abandonnée presque généralement en Europe depuis plus d'un siècle.

Chez tous les cavaliers, le gilet de dessous sert encore pendant le service de l'écurie et les exercices du manége.

Les militaires ne portent plus, comme autrefois, des culottes courtes, qui gênaient les mouvemens des jambes en comprimant fortement les genoux : on leur a, avec raison, substitué un pantalon assez large pour être mis et ôté facilement; il doit monter au-dessus des hanches, descendre jusqu'aux malléoles, et être principalement soutenu par des bretelles de lisières, ou mieux encore de laine tricotée, la ceinture ne devant jamais être trop serrée, dans la crainte de comprimer les viscères de l'abdomen. Le pantalon du cavalier ayant l'inconvénient de remonter pendant l'exercice du cheval, a besoin d'être retenu dessous la botte par des sous-pieds de cuir ou des chaînettes de métal aplaties.

Ces différentes pièces de l'habillement du soldat, dont la couleur, d'ailleurs variable suivant les différentes armes, ne doit pas ici nous occuper, sont faites avec une espèce de laine croisée connue sous le nom de drap de tricot. En été, seulement, les pantalons sont en nankin ou en toile de coton blanche.

Mais indépendamment de ces vêtemens, les soldats de toutes les armes sont pourvus d'un pardessus, qui, chez le fantassin, consiste en une ample capote à manches, ordinairement de drap gris, et qui, suivant la température qui règne, peut être roulée sur le havresac ou portée par-dessus l'habit-veste. Quant au cavalier, il a un manteau très-propre à le garantir du froid et de la pluie, mais qui le gêne beaucoup dans les charges et pour le maniement de ses armes. On pourrait obvier à ce désavantage, déjà signalé par un de nos plus savans médecins militaires, et depuis long-temps remarqué par un grand nombre d'officiers de tous grades, en donnant à toutes les troupes à cheval, indistinctement, de larges capotes à manches, pourvues d'amples rotondes, telles qu'en portent depuis long-temps nos corps de lanciers et nos soldats du train d'artillerie, à l'imitation de presque toute la cavalerie bavaroise.

3° *Linge.* — Trois chemises de forte toile sont accordées à chaque militaire. Il lui serait difficile d'en porter plus; mais je regarderais comme bien important qu'on pût y joindre deux grands caleçons de même tissu, afin d'empêcher que les pantalons de drap ne s'imprègnent de sueur et des autres émanations qui s'échappent du corps, lesquelles sont fréquemmentla cause des boutons qui se manifestent à la peau. Ce linge, du reste, demande à être lavé souvent; et il serait à désirer que l'inspection des officiers portât sur cet objet, qui est d'une grande importance pour la santé des troupes. Il ne me paraîtrait pas moins utile, mais pour les troupes à cheval seulement, de donner à chaque homme un ou deux suspensoirs, afin d'éviter le froissement des testicules, ainsi que le développement des tumeurs variqueuses dans les bourses, et de diminuer la tendance qu'on observe si communément dans cette arme à contracter des hernies.

La seule cravatte autorisée par les ordonnances militaires est faite en crin noir, et n'exige presque aucun soin pour l'entretenir dans le plus grand état de propreté.

4° *Chaussure.* — L'infanterie française porte des souliers, qui doivent être forts, épais de semelles et bien cousus. Ils conviennent mieux que les bottines des Russes, des Hongrois ou des Bavarois, qui, s'élevant au-dessus des malléoles, ôtent quelquefois à l'articulation tibio-tarsienne la liberté de ses mouvemens. Chaque soldat en reçoit deux paires, afin de le mettre à même de les changer souvent, pour prévenir les effets de l'humidité extérieure et de la transpiration des pieds. Il convient de faire ces souliers sur deux formes et avec beaucoup de soin, pour qu'ils s'accommodent bien à la conformation des pieds, et ne blessent pas dans les longues marches. Les hommes qui mettent des bas ou de vieux linges dans leurs chaussures, sont les plus exposés à avoir des ampoules, parce que le moindre pli, formant corps étranger, peut occasioner ces espèces de blessures. Ceux qui se contentent de graisser avec du suif les orteils et autres parties du pied les plus exposées aux frottemens, ont beaucoup moins à redouter cet inconvénient. La *guêtre* ajoute encore à la solidité et à la commodité du soulier, indépendamment de ce qu'elle s'oppose à ce que du sable ou de la terre ne s'introduise dans son intérieur, et ne blesse le pied. Chaque homme peut en avoir deux paires, afin de pouvoir les faire sécher au besoin. Elles sont ordinairement faites en drap noir, et ne doivent jamais s'élever au-dessus de la tubérosité du tibia. Pendant l'été, les soldats portent des guêtres de toile grise.

Les bottes sont la chaussure qui convient au cavalier. Elles devraient toujours être légères et à tiges souples, afin de permettre aux hommes démontés accidentellement d'aller à pied sans éprouver trop de fatigue. Il est fâcheux que, dans toute l'armée française, il n'y ait que la cavalerie légère qui jouisse de l'avantage d'être ainsi chaussée. La grosse cavalerie et les gendarmes ont des bottes à fortes tiges, dites à la prussienne, lesquelles sont lourdes, non flexibles, et qui blessent souvent les malléoles. Aussi arrive-t-il fréquemment que, par ce seul motif, un cavalier démonté dans une affaire se trouve exposé à tomber au pouvoir de l'ennemi, ou tout au moins forcé de rester en arrière de son corps, dont il peut se trouver séparé pendant une grande partie de la campagne. Il serait donc bien à souhaiter que tous les cavaliers indistinctement portassent de petites bottes, ou bien que les gendarmes, cuirassiers et carabiniers reprissent la botte molle à genouillère, telle qu'ils la portaient encore avant la campagne d'Jéna, en 1807. Quoi qu'il en soit de la forme et des autres qualités les plus convenables pour les bottes des cavaliers, chacun de ces militaires doit en avoir deux paires, pour les motifs déduits ci-dessus, et, de plus, une paire de souliers pour le service de l'écurie.

Les troupes à cheval portent toutes des gants de daim de forme ordinaire. La grosse cavalerie seule en a qui présentent de larges paremens de buffle, propres à garantir le poignet et une partie de l'avant-bras. On les nomme vulgairement *gants à la Crispin*.

§ III. *Équipement militaire*. — L'équipement de l'infanterie se compose d'un havresac, soutenu par des bretelles, qui devrait être le moins volumineux possible, afin d'épargner un peu de fatigue au soldat; d'un baudrier de sabre pour les compagnies d'élite, et d'un porte-giberne, tous deux en buffle, et assez larges pour ne pas blesser les épaules sur lesquelles ils portent, en même temps qu'ils servent, en se croisant sur le devant de la poitrine, à préserver cette cavité de quelques blessures.

L'équipement du cavalier consiste en un porte-manteau de drap, qui, pour les troupes légères, est rond, et présente des dimensions convenables. Mais la grande valise carrée des cuirassiers est trop volumineuse et infiniment trop lourde. Elle contribue souvent à blesser les chevaux sur la croupe, et, par là, à mettre les cavaliers à pied. Ce porte-manteau devrait offrir la même forme, dite de saucisson, que pour les autres armes.

Les troupes à cheval portent aussi un large ceinturon de sabre et un porte-giberne, servant aussi de porte-carabine pour la cavalerie légère, lesquels, étant en buffle, larges, et diversement ornés de plaques de métal, peuvent également servir d'arme défensive, surtout contre l'arme blanche.

§ IV. *Armement*. — Les armes sont offensives ou défensives.

1° *Armes offensives*. — Un fusil surmonté de sa baïonnette, pesant ensemble de quatorze à quinze livres, est l'arme principale du fantassin. Ce poids est énorme quand on doit le porter long-temps, indépendamment d'une giberne garnie de deux ou trois paquets de cartouches. Les compagnies de grenadiers et de chasseurs ont, en outre, le sabre, qui flatte assurément beaucoup ceux qui le portent, mais qui ne leur est d'aucune utilité en campagne, si ce n'est au bivouac pour faire du petit bois. Du reste, embarrassant déjà par sa seule pesanteur, lors de la station debout, il gêne encore bien plus pendant la marche, en battant, à chaque pas, sur la face postérieure des jambes. A la guerre, on doit regarder comme superflu tout ce qui n'est pas d'une utilité évidente.

L'officier d'infanterie n'a d'autre arme que son épée. Quelquefois pourtant, mais seulement en temps de guerre, il porte un sabre, qu'il regarde plutôt comme utile à sa défense personnelle, que comme un moyen de nuire à l'ennemi.

L'arme essentielle de la cavalerie est le sabre. Le lancier seul se sert plus particulièrement de l'arme d'où il tire son nom. Chaque homme porte en outre dans les fontes de sa selle des pistolets, qui ne lui sont réellement utiles que lorsqu'il est en tirailleur ou en vedette. D'ailleurs, tous sans distinction sont armés d'une carabine ou d'un mousqueton, dont ils font encore plus rarement usage.

L'artillerie n'a pour armes vraiment offensives que des canons, qui sont plus ou moins faciles à manœuvrer suivant leur calibre et leur poids, ce qui n'est pas ici sans importance à noter, surtout pour les cas assez nombreux où les canonniers sont obligés de traîner eux-mêmes leurs pièces. D'ailleurs, plus le calibre des bouches à feu est fort, plus les hommes qui les servent sont exposés à éprouver des tintemens d'oreilles, des hémorrhagies du conduit auditif externe, et même la surdité. Le sabre et le fusil de l'artilleur à pied ne lui servent que pour sa défense personnelle, lorsque sa batterie est chargée par les escadrons ennemis.

2° *Armes défensives.* — Le schako est une arme défensive bien faible, et il serait à souhaiter, comme j'en ai déjà exprimé le vœu, que tous les fantassins eussent un casque plus ou moins rapproché, quant à la forme, de ceux des cuirassiers ou des dragons. On pourrait encore désirer que les militaires de toutes armes portassent des contre-épaulettes, revêtues d'écailles en cuivre ou tout autre métal résistant, qui, en couvrant les épaules, pourraient éviter des blessures très-graves.

Indépendamment de ces moyens défensifs accordés aux troupes de différentes armes, les carabiniers à cheval et les cuirassiers portent encore des cuirasses d'acier battu, qui préservent très-bien des coups de sabres, de lances ou de baïonnettes, et assez souvent même des coups de feu, surtout quand le projectile et obliquement dirigé. Néanmoins on leur reconnaît le grave inconvénient de fatiguer beaucoup par leur poids et par la chaleur qu'elles excitent. On voit, en effet, grand nombre d'hommes ne pouvoir les supporter long-temps, parce qu'elles occasionent des douleurs de poitrine, et des hémoptysies très-dangereuses. On éviterait peut-être ce danger, en faisant, comme en Saxe, la soustraction de la pièce dorsale de la cuirasse, dont la partie antérieure, la seule principalement utile, est attachée par deux courroies qui se fixent, l'une à la partie postérieure et inférieure du col, et l'autre à la hauteur des lombes. Du reste, comme cette arme défensive est d'une utilité trop évidente et trop bien constatée pour qu'on y renonce, il me semble qu'on peut diminuer de beaucoup la fréquence des accidens qu'elle détermine, en apportant encore plus de soin qu'on ne le fait pour le recrutement des régimens qui la portent, et en n'y admettant, toujours après un sévère examen, que des hommes de taille et d'une santé robuste.

§ V. *Marches des troupes.* — Les militaires deviennent rarement malades quand ils sont en route, à moins que ce ne soit d'affections contagieuses ou de blessures aux pieds. J'en ai même vu un très-grand nombre qui, après quelque temps de repos et de bonne nourriture dans les cantonnemens ou les garnisons, étaient souffrans, avaient perdu l'appétit, et éprouvaient déjà des dérangemens de digestions, ainsi que de la fièvre, lesquels ont été promptement guéris par le changement d'air, joint à un exercice modéré, et au désir de ne pas rester séparés de leurs corps. Toutefois, les marches, pour être favorables à la santé des troupes, veulent être réglées avec prudence. Ainsi, chaque étape ne devrait pas être de plus de cinq à six lieues, et l'expérience a appris que, lorsque des circonstances impérieuses obligent à faire double journée, on laisse en arrière ou dans les hôpitaux infiniment plus de monde que dans les marches ordinaires; car il ne faut pas oublier que le soldat voyage avec son sac et ses armes, à quoi il faut ajouter, en campagne, plusieurs paquets de cartouches et une certaine quantité de vivres. Il est aussi d'usage de faire en route une halte de cinq minutes toutes les heures, et une de deux ou trois heures, dite la grande halte, à moitié ou à deux tiers du chemin, tant pour reposer la troupe, que pour lui donner le temps de faire un léger repas. De plus, on manque rarement, dans les longues marches, d'accorder un jour de repos après cinq ou six étapes. Ce séjour est encore nécessaire aux soldats pour s'approprier, et mettre leurs armes en état. On ne saurait veiller avec trop de soin, pendant les marches militaires, à ce que les hommes ne s'arrêtent pas imprudemment à toutes les mares d'eau, à tous les ruisseaux et à toutes les fontaines qu'ils rencontrent. Des sous-officiers, placés auprès de ces endroits pendant que la colonne défile, suffisent pour les empêcher de s'y désaltérer, et pour prévenir les dangers auxquels pourraient donner lieu, non-seulement l'eau croupie et malsaine qu'on trouve le plus souvent sur les grandes routes, mais encore l'eau la plus pure, lorsqu'elle est bue immodérément, parce qu'elle peut, si elle est très-froide, arrêter brusquement la transpiration, et causer de graves irritations gastriques chez des individus échauffés d'ailleurs par la fatigue et l'action d'un soleil brûlant.

En général, les troupes doivent se mettre en route au point du jour. Cependant il est des cas où, dans les pays méridionaux, comme l'Espagne ou l'Italie, la chaleur est si vive, que, pour prévenir les fâcheux résultats qu'elle pourrait avoir, on fixe l'instant du départ à minuit. Cette méthode n'est pas sans inconvéniens, puisqu'elle prive le soldat du sommeil, dont il a ordinairement si grand besoin. Il m'a toujours paru plus convenable dans ces temps où la température est tellement élevée que des hommes tombent apoplectiques au milieu des rangs, de partir vers les trois heures du matin. De cette manière, le soldat a le temps de dormir, et l'on peut avancer l'étape avant le lever du soleil. Pendant l'hiver, tout au contraire, il faut que cet astre soit déjà un peu élevé au-dessus de l'horizon pour se mettre en marche; et, malgré cette attention, nous avons vu, lors de la funeste retraite de Moscou, un nombre prodigieux de malheureux soldats saisis par la violence du froid, et succomber en peu d'instans, surtout quand ils s'arrêtaient imprudemment pour dormir.

§ VI. *Service des troupes en garnison.* — Tous les soldats sont dans l'obligation de monter la garde, soit en temps de paix, soit en campagne. Dans le premier cas, ce service est rarement une cause de maladie, si l'on a soin de veiller à ce que les factionnaires soient toujours couverts, pendant la nuit surtout, avec les grandes capotes de guérite, ou leurs manteaux, s'ils sont cavaliers. Mais, en temps de guerre, et surtout pendant les hivers rigoureux, les factions et les patrouilles sont très-propres à occasioner des dérangemens de santé. Il faut donc toujours, ne serait-ce que pour éviter aux troupes une trop grande fatigue, régler le service de manière à ce que les soldats n'aient que deux, ou tout au plus trois tours de garde dans la huitaine. La durée de la faction est ordinairement de deux heures; mais on la réduit à moitié, et quelquefois même à une demi-heure seulement, pendant les très-grandes chaleurs, ou quand le froid est des plus rigoureux; car on a vu des militaires périr, lorsque, dans ces circonstances si opposées, les factions étaient trop prolongées.

Les corvées sont en général peu fatigantes. Elles consistent à faire la cuisine, à aller aux distributions de vivres, de bois, d'effets d'habillement, d'armement ou de casernement, et à faire des cartouches dans les arsenaux. Quelquefois aussi les soldats sont requis, dans les places de guerre menacées d'un siége, pour aider les ouvriers du génie et de l'artillerie à établir des batteries, ou à terminer quelqu'autre moyen de défense. Mais ces cas sont rares, et les travaux qu'ils nécessitent ne sont jamais bien pénibles.

Outre son service régulier, le soldat est encore astreint à faire l'exercice presque tous les jours, jusqu'à ce qu'il ait acquis toute la précision nécessaire dans le maniement des armes. De plus, il participe, de temps à autre, dans la belle saison, aux grandes manœuvres exécutées par plusieurs régimens, qu'on réunit afin de les façonner aux mouvemens d'ensemble, si importans à bien exécuter sur un champ de bataille. Ces dernières, ainsi que les grandes revues, sont de nature à fatiguer au plus haut degré, et exigent par conséquent que les soldats soient bien ménagés par des pauses faites à propos, et en leur faisant distribuer de l'eau-de-vie pour mélanger avec l'eau, qui sert à les désaltérer. Il faut surtout, quand la saison est froide et humide, les laisser le moins long-temps possible sans capote. J'en dirai autant du manége et des grandes manœuvres de cavalerie. C'est ici le cas de parler de la manière brusque et peu bienveillante avec laquelle certains instructeurs traitent les jeunes militaires. Dirai-je que j'en ai vu se permettre envers eux des voies de fait, qui, indépendamment de ce qu'elles ont d'humiliant, ne peuvent que dégoûter les recrues de leur nouvel état, et les disposer à la nostalgie? Les lois et les règlemens militaires n'autorisent pas chez nous, comme en Russie et en Allemagne, de semblables traitemens; et, s'il est en Europe une seule espèce d'hommes qui ait le droit et la volonté bien prononcée de s'y soustraire, c'est assurément celle qui compose nos armées françaises. La punition militaire, instituée autrefois par M. de Saint-Germain, grand-admirateur de la discipline allemande, et qui consistait à donner des coups de plat de sabre, quoiqu'elle eut quelque chose de moins avilisant que le knout ou la schlague, a pourtant révolté tous les soldats français, et n'a pu se naturaliser parmi eux. La perte de la liberté, même pour un temps fort court, est une punition à laquelle nos troupes se montrent infiniment sensibles, et ce moyen de répression suffit en général pour maintenir le bon ordre parmi elles. Les salles de police, destinées à recevoir les militaires dans les cas d'infractions aux lois de la discipline, et il faut en dire autant de toutes les prisons en général, doivent être saines, bien aérées, de manière à ce qu'elles ne puissent avoir aucune mauvaise influence sur la santé de ceux qu'on y renferme, par l'humidité, le non-renouvellement de la paille, ou le défaut de ventilation. On évitera de les encombrer d'un trop grand nombre d'hommes. Les cachots ne devraient, du reste, en différer que par les dimensions et par l'isolement où le militaire puni doit s'y trouver. (*Voyez* PRISON.)

Les soldats qui peuvent exercer quelques professions reçoivent parfois, durant la paix, la permission de travailler chez les habitans des villes où ils tiennent garnison. Cette faculté qui d'ailleurs n'est jamais accordée que lorsque leur instruction militaire est terminée, leur procure une certaine aisance qui les attache de plus en plus à leurs devoirs, et ne peut nuire à la discipline, si on les astreint à de fréquentes inspections. Les semestres accordés en temps de paix ont aussi le même avantage. Leur influence sur le moral du soldat n'est certainement pas sans utilité, et ils peuvent en outre devenir tout-à-fait nécessaires pour certains nostalgiques, ou pour achever le rétablissement des forces après des maladies graves. Du reste, c'est aussi pendant le séjour des corps dans les garnisons que les officiers de santé militaires, doivent s'assurer si tous les soldats qui n'ont pas eu la petite vérole ont été vaccinés. Dans le cas contraire ils doivent s'empresser de pratiquer cette légère opération, afin de prévenir autant qu'il dépend d'eux la manifestation de cette maladie, et tous les dangers auxquels elle expose ordinairement.

Jeux et exercices militaires. — Les exercices gymnastiques méritent d'être encouragés, parce qu'ils fortifient et développent les organes, en même temps que le soldat acquiert par leurs moyens une agilité et une souplesse vraiment extraordinaires. L'escrime a aussi cet avantage; mais il convient plus particulièrement aux cavaliers, dont le sabre est l'arme principale. Son enseignement doit toujours être confié à des maîtres d'une conduite régulière, qui ne soient point querelleurs, ni susceptibles d'inspirer à leurs élèves des idées fausses sur le point d'honneur. Le tir au blanc est, pour le fantassin, un amusement d'autant plus recommandable, qu'il le familiarise avec son arme, et le met de plus en plus à même d'en obtenir, dans l'occasion, tout l'effet qu'on doit en attendre.

La natation est à la fois un jeu et un exercice utile, auquel tous les militaires devraient être habitués. Il se présente tant de circonstances dans lesquelles la faculté de nager est la seule ressource qui s'offre pour se soustraire à des périls individuels! d'ailleurs, quel est le soldat qui n'enviera pas le sort de celui de ses camarades qui pourra, dans un danger imminent, sauver l'armée ou décider du gain d'une bataille, en bravant le feu de l'ennemi et la fureur des flots, pour enlever des barques, surprendre un avant-poste, ou porter un avis important à des corps dont la coopération devient nécessaire au salut de tous. Il serait donc bien utile que les chefs de corps s'attachassent à faire apprendre à nager à tous leurs soldats. Je dois convenir qu'il en est quelques uns qui le prescrivent de leur propre mouvement; mais il vaudrait mieux encore qu'il y eût à ce sujet des ordonnances spéciales.

§ VII. *Service des soldats en campagne.* — 1° Des *marches.* Les journées de marche, qui, en temps de paix, sont de cinq ou six lieues, ne peuvent pas toujours être aussi réglées en campagne. La nature des opérations militaires engage souvent les généraux à ralentir, ou à précipiter les mouvemens des troupes suivant des circonstances tout-à-fait éventuelles. Il résulte quelquefois de là qu'après un repos de plusieurs jours, il faut souvent faire des marches forcées qui, malgré la sollicitude et la prévoyance des chefs, fatiguent excessivement les soldats, et occasionent une foule de maladies plus ou moins graves, indépendamment de ce qu'un grand nombre d'hommes restent en arrière pour de simples maux de pieds, ou par épuisement de forces. Ce résultat, toujours fâcheux pour une armée, en ce qu'il l'affaiblit numériquement, et parfois dans des proportions effrayantes, est pourtant susceptible de varier beaucoup, selon la position dans laquelle elle se trouve, et moralement et physiquement. Ainsi, par exemple, on a généralement remarqué dans toutes nos guerres, que les corps avaient infiniment moins de malades quand ils faisaient un mouvement en avant, et lorsque l'armée avait des succès, que pendant les retraites. Il est vrai que dans le premier cas le courage du soldat et sa force physique, sont soutenus par l'ivresse de la victoire, et le désir bien naturel de prendre part au nouveaux triomphes qui se préparent. Mais que le tableau est différent dans une armée qui fait un mouvement rétrograde! Les troupes sont découragées, et leur fatigue, déjà si grande, devient extrême par la privation du sommeil, parce qu'elles sont dans l'obligation, surtout celles qui forment l'arrière-garde, de marcher pendant la nuit, et de se battre tous les jours, aussitôt que l'avant-garde ennemie les a atteintes. Cette différence de situation tient à la nature même des choses, et s'il existe quelque moyen d'en atténuer les inconvéniens et les dangers, c'est de veiller, autant que les circonstances peuvent le permettre, à ce que le soldat reçoive régulièrement d'abondantes distributions, à ce que sa chaussure soit entretenue en bon état, en même temps qu'on doit s'attacher à soutenir son moral par des ordres du jour, ou par des nouvelles favorables adroitement répandues.

2° Des *campemens*. On établit des camps dans trois cas bien distincts : pour exercer les troupes, pour défendre avec plus de succès une position, ou pour opérer la réunion de différens corps dont on prévoit avoir besoin au moment où une campagne va s'ouvrir.

A. Le *camp d'exercice* est ordinairement formé en temps de paix, et surtout dans les beaux jours du printemps, pour habituer les troupes aux grandes manœuvres. C'est en outre un bon moyen pour les façonner à la discipline militaire. Il doit être assis sur un terrain sec, sablonneux autant que possible, plat, bien découvert, loin des marais, et près d'une rivière, le long de laquelle on établit des postes afin d'indiquer, d'abord le lieu où les soldats doivent puiser l'eau nécessaire à la préparation de leurs alimens; plus bas, celui où doit être l'abreuvoir, puis l'endroit où le linge peut être lavé, et enfin celui destiné à prendre des bains si la saison le permet, après toutefois l'avoir fait reconnaître et explorer à l'avance par le moyen de la sonde, ou par des nageurs. Le camp doit encore être éloigné des grandes forêts, qui sont toujours fort humides; mais il est bon que les militaires puissent se procurer sans trop de peine le bois nécessaire pour se chauffer et faire leur cuisine.

Les troupes campées sont logées sous la tente, ou dans des baraques. Les tentes, peu en usage parmi les troupes européennes depuis trente ans, sont embarrassantes à transporter, et avec cela préservent mal de la chaleur, du froid, et même de la pluie, qui tamise facilement à travers la toile dont elles sont faites. Les baraques, construites en paille, soutenues par quelques pieux, et dont on trouve partout les matériaux, sont de beaucoup préférables. Le soldat doit pouvoir s'y tenir debout. Une fenêtre y est pratiquée au point diamétralement opposé à la porte, et les lits doivent être élevés au-dessus du sol, au moyen d'une claie de natte supportée par des fourches ou des piquets. Il est encore fort avantageux d'entourer chaque baraque d'une rigole qui puisse faciliter l'écoulement des eaux pluviales. La terre qu'on en retire est relevée tout autour en forme de talus. Les officiers doivent veiller avec soin à la propreté des camps comme à celle des casernes, et faire renouveler deux ou trois fois par mois, plus souvent même s'il est possible, la paille qui sert à coucher le soldat. Conservée trop vieille, une quantité prodigieuse de vermine s'y développe, et elle devient en outre fréquemment un foyer d'infection qui peut occasioner des typhus. Les militaires laveront avec soin leur linge, et en changeront au moins une fois la semaine.

Les baraques doivent être construites d'après un plan régulier, et sur plusieurs lignes, de manière à présenter de vastes rues. En avant du premier rang se trouve toujours une large esplanade, nommée front de bandière, qui est destinée aux exercices, aux revues, ainsi qu'aux jeux des soldats. Sur le derrière, sont établies les cuisines, qui doivent être découvertes et construites en gazon. Beaucoup plus en arrière, et sous le vent du camp, sont pratiquées, pour servir de latrines, de grandes fosses, sur les bords desquelles on place de fortes perches, soutenues par des fourches, pour tenir lieu de siéges.

Quand elles sont à moitié pleines il faut les remplir de terre, et en creuser de nouvelles. Enfin les boucheries sont ordinairement établies dans des lieux encore plus éloignés du camp. Les débris des animaux qu'on y abat doivent être profondément enfouis chaque jour, afin de s'opposer aux émanations malfaisantes qui pourraient s'en dégager.

Dans toutes les espèces de campemens on ne réunit communément que des troupes d'infanterie, et quelquefois de l'artillerie à pied, la cavalerie et les soldats du train étant distribués en cantonnemens dans les villages voisins, pour y trouver des fourrages.

En temps de guerre, le choix de l'emplacement d'un camp n'est pas constamment tel que pourrait le désirer le général en chef, qui est bien souvent obligé de se guider dans cette circonstance d'après la nature des opérations qu'il projette, et en ayant égard à la proximité plus ou moins grande, au nombre, et à la nature des troupes qui lui sont opposées, ainsi qu'au plus ou moins de facilité qu'il prévoit trouver à se procurer les vivres et les fourrages nécessaires à son armée. Les considérations puisées dans les règles de l'hygiène, si puissantes aux yeux du médecin, ne sont donc plus pour celui qui commande qu'une chose secondaire. Il nen faut pas moins chercher à se rapprocher autant que possible des conditions que nous avons dit être les plus favorables, et corriger par des travaux, ou par des précautions dictées par la nature même des choses, les inconvéniens qui peuvent en résulter pour la santé. Ainsi, un terrain bas, humide et entouré de forêts, devra être profondement sillonné par de larges fossés, et découvert, des côtés d'où viennent les vents principaux, par des abatis de bois. On veillera avec plus de soin encore à la propreté des rues du camp et des cabanes. On fera de grands feux, propres à donner du mouvement à l'air, et l'on établira des ventilateurs aux extrémités de chaque avenue. On fera distribuer de l'eau-de-vie ou du vinaigre, principalement si les eaux sont puisées dans des citernes, ou dans des mares où elles soient stagnantes.

Quand la dysenterie ou le typhus se manifestent dans un camp, et l'on voit qu'ici, pour éviter les répétitions, j'embrasse des objets qui sont communs à toutes les espèces de campemens en général, il faut l'abandonner, et choisir un emplacement plus favorable. Néanmoins, si les opérations militaires forçaient à le conserver, il faudrait redoubler d'exigence pour l'entretien de la propreté, faire des fumigations guitoniennes dans les baraques, ainsi que des aspersions de solution de chlorures d'oxide de sodium et de chaux, couvrir chaque jour les matières fécales d'une couche épaisse de terre, combler et renouveler plus souvent les latrines; changer plus fréquemment la paille, réduire le nombre d'hommes de chaque cabane, et ne conserver au camp que ceux qui sont tout-à-fait valides.

B. *Camps retranchés.* Ils étaient très en usage chez les Romains. De nos jours, ils entrent quelquefois dans un système de défense, pour augmenter la force d'une ligne de redoutes trop prolongée, les troupes y font rarement un long séjour.

C. *Camp de rassemblement.* On y a recours quand on se prépare à ouvrir une campagne, afin d'avoir toutes les troupes réunies pour l'instant où les hostilités commenceront. Quelquefois ce n'est qu'une simple démonstration, par laquelle on veut en imposer à une puissance voisine, sur laquelle les négociations et toutes les manœuvres diplomatiques n'ont pas l'influence qu'on en attendait. On en forme aussi pendant un armistice, pour resserrer les liens de la discipline, relâchés pendant le désordre d'une première campagne, et redonner aux anciens soldats l'habitude des grandes manœuvres, tout en instruisant les troupes de nouvelles levées. Ce sont avec cela de vrais camps d'observations. Du reste, ces réunions de troupes sont quelquefois de très-longue durée, ainsi qu'on l'a vu à Boulogne, et sur divers autres points des côtes de la Manche, en 1803 et 1804, lors des préparatifs pour une descente en Angleterre. Ces grandes et imposantes agglomérations de troupes avaient donné lieu à la création de nouvelles villes, à chaux et à ciment, auxquelles on pouvait trouver quelque analogie avec les colonies militaires des Romains.

3° Du *bivouac.* — On nomme ainsi le terrain sur lequel une troupe en campagne s'établit pour y passer la nuit, sans autre abri que de la paille, des branches d'arbres, ou quelques planches, disposées ordinairement en forme de petit rempart du côté d'où vient le vent. Lorsqu'on n'avait que des armées peu nombreuses, il était assez facile quoique toujours fort dispendieux, de leur fournir des tentes, qui, du reste, rendaient leurs équipages tellement embarrassans, qu'on était pour l'ordinaire dans l'impossibilité de leur faire suivre les mouvemens, souvent si brusques, des corps auxquels elles étaient destinées. Elles entraient déjà pour beaucoup dans les bagages ou convois militaires des Romains, désignés avec tant de raison par Jules César, dont la marche en était si souvent retardée, sous le nom bien expressif d'*impedimenta*. Mais depuis qu'on n'entre plus en campagne qu'avec d'énormes masses d'hommes, il n'est plus possible d'user de ce moyen, et toutes les fois qu'on est réuni en présence de l'ennemi, ou qu'il faut marcher dans un pays peu populeux, on est dans la nécessité de bivouaquer.

Le bivouac doit être établi sur un terrain sec, à proximité d'un village où l'on puisse trouver de la paille, du bois et de l'eau en quantité suffisante. S'il y avait moyen dans ces occasions de faire des distributions pour les principaux besoins du soldat, on n'aurait certainement rien de mieux à faire. On lui épargnerait ainsi un grand surcroît de fatigue, et aux villages environnans, une destruction presque inévitable, suite de l'obligation où sont les chefs de détacher, pour se pourvoir des choses indispensables, des hommes de corvée, qui, ne pouvant être surveillés individuellement, commettent assez ordinairement toutes sortes de désordres. Ce mal, qu'on ne saurait trop déplorer, est à peu près sans remède, d'après la manière actuelle de faire la guerre.

Les soldats qui bivouaquent se préservent du froid et de l'humidité en entretenant devant chaque abri un grand feu, vers lequel ils placent leurs pieds, tandis que la tête est garantie, tant bien que mal, par le petit toit de paille dont il vient d'être parlé. La situation est encore pire lorsque, la veille d'une bataille, deux armées ennemies sont très-rapprochées l'une de l'autre. Alors, on regarde quelquefois comme très-prudent de rester sans feu et sans abris, le soldat devant passer toute la nuit assis sur son havresac, son fusil entre les jambes, afin de cacher sa position, ainsi que la force des différens corps, et d'ôter aux troupes opposées un point de mire qui pourrait servir à diriger des obus ou autres projectiles jusqu'au milieu du bivouac. Dans ces cas, le froid peut être assez vif pour engourdir, et même faire périr les hommes qui se livrent imprudemment au sommeil. Une distribution modérée d'eau-de-vie peut jusqu'à un certain point prévenir ce danger. Du reste, le bivouac est assez peu nuisible pendant les nuits des hivers peu rigoureux, quand il ne dure pas trop long temps, et lorsque les militaires ont pu se procurer assez de paille ou de feuillages secs pour n'être pas immédiatement couchés sur le sol. Mais il devient la cause de beaucoup de maladies dans les saisons et les pays chauds, où les nuits sont très-fraîches, en automne, temps pendant lequel l'air est humide et froid; mais principalement dans les hivers où le thermomètre est au-dessous de 10° centigrade, ainsi que nous l'avons éprouvé en Pologne, pendant la campagne de 1807, et plus cruellement encore pendant la retraite de Moscou. A cette dernière époque surtout, beaucoup d'hommes qui, la veille encore, étaient pleins de vigueur et de courage, restaient le lendemain matin roides et sans mouvement auprès des feux à demi éteints; et si, à force de soins, on parvenait à les sortir de l'état de stupeur et d'engourdissement vraiment apoplectique qu'ils éprouvaient, leur sensibilité paraissait tellement émoussée, que, cédant sans aucune réflexion au désir de satisfaire le besoin le plus pressant dans leur malheureuse situation, le seul besoin dont ils eussent la conscience, ils se jetaient automatiquement sur les charbons ardens, sans donner le moindre signe de douleur.

4° *Des siéges.* — C'est surtout parmi les troupes renfermées dans les places assiégées que les maladies règnent en grand nombre, et bien souvent avec des caractères éminemment graves. Les assiégeans, sous ce rapport, sont pour l'ordinaire infiniment moins maltraités. Tant que les provisions sont abondantes; que la garnison reçoit du pain frais, de la viande de bœuf ou bien même du cheval récemment tué, des pommes de terre, des légumes verts ou secs, du vin, de la bière, quelquefois un peu d'eau-de-vie, on a communément peu de malades dans les hôpitaux, surtout si le service n'est pas fatigant à l'excès, et si la troupe se trouve logée dans des casernes spacieuses, propres, bien aérées. Mais leur nombre s'accroît sensiblement dès que les fatigues et les services de nuit augmentent, que les magasins ne contiennent plus que du biscuit et des viandes ou du poisson salés, que le découragement s'empare des esprits, et surtout quand les hommes sont entassés dans des casemates, sous des blindages, ou dans des casernes trop étroites, mal percées et malsaines.

Les officiers de santé, indépendamment des avis qu'ils sont appelés à donner au moment où l'on réunit les approvisionnemens de siége, sur la nature et le choix des munitions de bouche destinées à être emmagasinées, doivent encore être consultés, de temps à autre, si la défense de la place se prolonge, pour reconnaître les avaries qui pourraient leur survenir, afin d'indiquer celles qu'il serait dangereux de délivrer aux troupes, ou tout au moins quels moyen il conviendrait d'employer pour prévenir les maladies qui pourraient résulter de leur usage. Il n'est pas moins nécessaire qu'ils constatent la qualité des médicamens destinés pour le service des hôpitaux. Enfin, une des principales attributions des médecins militaires est de prévenir les généraux, souvent distraits par l'importance et la multiplicité des travaux du siége, du danger qu'il y aurait, tant pour les soldats que pour les habitans, à négliger les soins de propreté, et surtout si l'on tardait trop à enlever les immondices, à enterrer les morts, et à enfouir avec la plus sévère exactitude les débris des animaux.

Il est d'usage d'établir dans les places assiégées des hôpitaux assez vastes pour contenir au besoin le tiers des troupes composant la garnison. Les provisions particulières à ces établissemens doivent être choisies avec soin, et comprendre une quantité suffisante de vin; et quand les magasins de la place commencent à s'épuiser, on réserve toujours ce qui reste de cette liqueur, du pain blanc, et de la viande fraîche, pour la nourriture des malades; les hommes bien portans pouvant avec moins d'inconvéniens qu'eux manger du biscuit et des viandes salés ou boucanées. Si, contre toute attente, le nombre des malades dépassait les proportions énoncées ci-dessus, on se contenterait de recevoir les plus gravement affectés dans les hôpitaux, sauf à placer les hommes légèrement blessés, au bras, à la tête, ou au tronc, chez les bourgeois, d'où ils pourraient chaque jour venir se faire panser à l'hôpital le plus voisin, ou bien même recevoir à domicile les soins des chirurgiens de leurs régimens.

Les troupes assiégeantes sont en général moins exposées aux maladies que celles qui défendent les places. Cet avantage doit être attribué à ce qu'elles peuvent plus facilement se procurer des provisions fraîches, et à ce que l'espace qu'elles occupent étant moins resserré, il y a aussi bien moins à redouter les dangers qui résultent si fréquemment de l'encombrement d'un grand nombre d'hommes dans des lieux étroits. Du reste, ces troupes étant en grande partie campées et exposées à de grandes fatigues par la nature même de leur service, elles doivent toujours être un objet de grande sollicitude pour les généraux, ainsi que pour les médecins militaires.

5° *Des cantonnemens.* — Lorsque certaines circonstances déterminent les parties belligérantes à conclure une armistice ou suspension d'armes, pour un temps plus ou moins prolongé, il est d'usage, les armées conservant d'ailleurs presque toujours leurs positions respectives, de disséminer les différens régimens dans les villes et les villages de la contrée qu'elles occupent, afin de leur faire prendre du repos. Pendant ce temps, les les hommes et les chevaux se rétablissent; les armes, l'équipement, l'habillement et l'harnachement se réparent; les approvisionnemens se renouvellent, et les recrues qui arrivent pour compléter les cadres, ont le temps d'être exercées au maniement des armes ainsi qu'aux manœuvres. Les soldats, ainsi cantonnés, sont logés et souvent nourris chez les habitans : quelquefois néanmoins on leur fait des distributions régulières, surtout lorsque les ressources du pays ont grand besoin d'être ménagées. Quoi qu'il en soit, cette position est généralement très-favorable à la conservation de la santé des militaires; et, s'il est parfois nécessaire de porter quelque attention sur leur régime, c'est seulement dans les premiers instans de ce genre de vie, qui, pour des hommes jusque là fatigués outre mesure, et qui ont essuyé de grandes privations, peut, par l'effet du contraste qui en résulte, occasioner des indigestions et quelques autres maladies, qu'on peut également prévenir par un peu de surveillance. Il ne sera pas inutile, dans cette vue, de tenir les soldats en haleine dans les cantonnemens, par des appels fréquens et même par des manœuvres de courte durée. La propagation rapide des affections syphilitiques parmi les troupes cantonnées, est un fléau qui appelle également toute la sollicitude des chefs militaires. La meilleure précaution qu'on puisse prendre pour obvier à cet inconvénient, consiste à faire souvent visiter toutes les filles publiques du lieu, et à faire renfermer jusqu'à guérison parfaite celles qui sont reconnues infectées. Enfin, les hommes qui n'ont pu éviter la contagion doivent être envoyés dans les hôpitaux, s'ils sont gravement atteints. Quand ils n'ont que de simples écoulemens, on peut les garder dans leurs cantonnemens respectifs, où ils seront consignés avec rigueur, pour y être traités par les chirurgiens majors des corps, qui doivent aussi être chargés du traitement des gales simples, s'ils ont le moyen d'isoler convenablement les hommes qui en sont affectés, en établissant une infirmerie régimentaire, ainsi que les règlemens les y autorisent, même dans les garnisons. Dans le cas contraire, on les envoie dans les hôpitaux de l'armée.

2° *Médecine militaire. Medicina militaris, medicina castrensis.* — On doit comprendre sous ce titre la médecine et la chirurgie exercées sur des hommes de guerre, qui, bien que sujets par leur organisation à tous les dérangemens de santé qu'on observe chez les autres hommes, se trouvent néanmoins plus spécialement exposés à contracter certaines maladies, à raison de leur genre de vie, de leurs travaux, des agens extérieurs qui peuvent les atteindre, et d'une foule de causes qui leur sont toutes particulières. Cependant comme chacune de ces branches de la médecine militaire a, d'après les ordonnances qui en règlent l'exercice, un personnel et une hiérarchie qui leur sont propres, il est nécessaire d'en traiter séparément.

La médecine militaire proprement dite a pour objet spécial la connaissance et le traitement des maladies internes dont peuvent être affectés les soldats. J'ai déjà énuméré au commencement de cet article, au mot hygiène militaire, la plupart des circonstances les plus propres à altérer la santé des troupes. Ce qui reste à dire sur ce sujet ne portera plus que sur quelques développemens dont l'opportunité sera facilement sentie.

En garnison, quoique les soldats soient ordinairement logés dans des casernes construites en général avec assez de soin, cependant ils s'y trouvent souvent réunis en si grand nombre, que l'air qu'on y respire est presque toujours plus ou moins vicié, soit par la consommation trop rapide, et non suffisamment compensée par le renouvellement, de l'oxygène qui entre dans sa composition, soit par les émanations qui s'échappent de tant de corps, ainsi que par les miasmes qui se dégagent des cuisines, des lieux d'aisances, des salles de police, tous endroits où l'encombrement et la négligence entretiennent habituellement une malpropreté tout-à-fait nuisible. Il faut principalement attribuer à cette disposition la facilité avec laquelle les maladies endémiques se propagent dans les régimens, la fréquence des irritations gastriques et des fièvres qu'elles occasionent sympathiquement, lesquelles se remarquent, il est vrai, assez généralement aux momens des équinoxes, mais bien plus encore parmi la classe dont il est ici question que dans aucune autre. Les maladies inflammatoires sont aussi très-fréquentes chez les militaires, par l'abus qu'ils font des liqueurs alcoholiques, et l'oubli des précautions nécessaires pour atténuer l'influence des changemens brusques de température. La gale surtout se propage chez eux avec une effrayante célérité, à raison de l'habitude où ils sont de coucher deux dans un même lit, si l'on ne s'y oppose, en éloignant promptement et en séparant de leurs camarades tous les hommes qu'on reconnaît en être affectés. L'oisiveté des garnisons explique aussi la propension aux excès dans les plaisirs vénériens, et, par une suite toute naturelle, le nombre ainsi que la gravité des affections syphilitiques, qui se manifestent chez les soldats avec d'autant plus de facilité qu'ils négligent assez généralement les soins de propreté les plus indispensables.

Le soldat, en campagne, est exposé à d'autres influences; en route, il essuie des fatigues quelquefois excessives, étant toujours très-chargé d'armes, de bagages, et souvent de vivres pour plusieurs jours; il supporte les ardeurs du soleil et les rigueurs des hivers, respire la poussière, absorbe le brouillard, est souvent mouillé par la pluie ou la sueur sans pouvoir changer de linge. Fréquemment aussi il est privé de tout aliment, ou bien il n'en a que de malsains, tels que de l'eau croupie, du pain fait avec des farines avariées, des viandes anciennement salées ou provenant de bêtes malades, des fruits verts, etc., etc.; d'autres fois il a des vivres en abondance, et en use jusqu'à l'indiscrétion. A toutes ces causes de maladies on peut joindre l'abus des liqueurs fortes, la privation du vin, l'humidité à laquelle le soldat, en général insuffisamment vêtu, est exposé pendant les marches de nuit, les bivouacs, les grand'gardes, les brouillards, l'exposition inévitable, dans beaucoup de circonstances, aux émanations qui s'élèvent des lieux bas et marécageux, ou après la retraite des eaux, à la suite des grandes inondations, la nécessité où l'on est souvent de coucher immédiatement sur le sol ou sur des branches d'arbres mouillées et couvertes de frimas, par le manque de paille ou de tout autre corps sec dont on puisse faire une espèce de litière. Enfin l'influence d'un campement prolongé dans un lieu mal exposé, où la difficulté de renouveler en temps convenable la paille de l'intérieur des baraques peu spacieuses, oblige les militaires à respirer un air humide et chaud, nécessairement très-vicié.

Une foule de maladies prennent naissance de ces causes si diverses et si multipliées. Ainsi l'on observe fréquemment des phlegmasies plus ou moins aiguës du parenchyme des poumons, de l'encéphale ou de ses annexes, et surtout des organes digestifs, avec le cortége des fièvres symptômatiques qu'elles occasionent, tant continues que rémittentes ou intermittentes; on voit plus communément encore des inflammations plus légères des membranes muqueuses, telles que les catarrhes pulmonaires, quelquefois même la phthisie qui en est souvent la suite, la diarrhée, la dysenterie, l'angine, l'ophthalmie, les rhumatismes, et autres affections qui ne diffèrent entre elles que par le siége qu'occupe l'irritation. Les dartres, le scorbut, les diverses hydropisies consécutives, le tétanos traumatique, la mortification de diverses parties du corps par la congélation, les hernies, les hémorrhoïdes, les fistules à l'anus, chez les cavaliers surtout, se manifestent aussi, quoique bien plus rarement. Enfin, les maladies vénériennes et psoriques se multiplient quelquefois aussi rapidement que pendant la vie sédentaire des garnisons, mais particulièrement les dernières, surtout si les troupes se trouvent dans certains pays où elles sont endémiques, comme le Valais, la Biscaye, une partie de la Franche-Comté et la Basse-Bretagne. Indépendamment des causes productives de ces diverses maladies, il est encore d'autres circonstances qui peuvent en augmenter la gravité et leur donner un caractère épidémique et même contagieux. C'est ainsi, par exemple, que la réunion d'un très-grand nombre d'individus, et surtout d'individus déjà mal portans, dans les casernes encombrées, les vaisseaux, les hôpitaux ou les prisons, donne lieu à ce qu'on nomme depuis long-temps la fièvre nosocomiale, organiquement et matériellement dépendante, comme toutes les autres pyrexies graves, de l'inflammation d'un ou de plusieurs viscères des grandes cavités splanchniques, maladie des plus violentes, et qui étend souvent ses ravages avec une rapidité effrayante. On conçoit que des maladies aussi faciles à se propager attaquent avec une sorte de prédilection les personnes qui, par devoir, fréquentent habituellement les lieux où règne l'infection, tels que les officiers de santé, les soldats infirmiers et les autres employés les plus immédiatement en rapport avec les malades. Il est en outre d'autres affections qui, pour être ordinairement moins dangereuses, puisqu'elles ont rarement une terminaison funeste, ne laissent pas que d'avoir un très-grand inconvénient, celui de mettre tout d'un coup un nombre considérable d'hommes hors de service, et par là de déranger quelquefois les plans de campagne les mieux conçus, et qui promettent le plus de succès; je veux parler de celles qui règnent dans les pays où l'air est vicié par des causes locales, aidées du reste par des conditions météorologiques particulières. Les troupes qu'on y fait stationner ne tardent guère à en être atteintes, ainsi que je l'ai observé d'une manière frappante pendant le long séjour qu'une partie de la cavalerie française fit dans le Hanôvre, à l'issue de la campagne de Pologne, durant l'automne de 1807, époque du débordement du Wéser. Les corps cantonnés à peu de distance du fleuve, au milieu des flasques d'eau, restes de l'inondation, quelques-uns même se trouvant en outre non loin de vastes tourbières continuellement exploitées, ont eu en même temps plus des trois quarts de leurs hommes affectés de fièvres intermittentes, tierces ou quartes, qui se montrèrent si opiniâtres, qu'on fut obligé d'envoyer à Hanôvre même, lieu plus élevé, plus sec, et par conséquent plus sain, la plupart de ces malades : ils ne guérissaient sur les lieux que pour retomber aussitôt après. Semblable chose a été différentes fois observée dans l'île de Valcheren, dans plusieurs autres contrées de la Hollande, sur les bords de la basse Vistule, dans les lagunes de Venise, et au voisinage des Marais-Pontins.

Enfin, il est une foule de cas dans lesquels des affections morales, et surtout le chagrin occasioné par le seul changegement d'état, font naître chez les jeunes soldats, éloignés depuis peu de leurs parens et des amis de leur enfance, la nostalgie, vulgairement connue sous le nom de maladie du pays. Les anciens militaires n'en sont jamais affectés. Cette monomanie, qui ne laisse au malheureux qu'elle tourmente qu'un désir, qu'un seul besoin, celui de revoir ses foyers, serait vainement combattue par les secours ordinaires de la médecine : elle fait inévitablement périr le malade, si l'on ne consent à le renvoyer momentanément dans sa famille. Ce moyen est infaillible, et j'ai vu des cas où la seule promesse d'un semblable congé a suffi pour ramener des portes du tombeau des individus dont tout annonçait la fin prochaine.

Les causes, les symptômes caractéristiques, la marche, la terminaison et le traitement de ces diverses maladies, sont autant d'objets particulièrement offerts à la méditation des médecins militaires; et c'est assez dire quelles sont les qualités qui doivent les distinguer. Je ne parlerai pas du savoir, du sens droit et du zèle qui doivent être l'apanage de tout homme qui se livre à l'exercice de l'art de guérir; mais je ferai remarquer combien de force d'âme, combien d'énergie physique il faut à celui qui pratique la médecine aux armées, pour remplir convenablement la noble tâche qu'il s'est imposée; combien il lui faut d'à-propos dans l'esprit, de connaissances variées, d'industrie et de vrai génie pour saisir au premier aspect ce qu'il y a de mieux à faire, eu égard aux ressources qu'offre le pays où l'on est, dans beaucoup de cas où les moyens généralement employés, et même les remèdes les plus simples, lui manquent pour combattre des affections souvent très-graves. Il est même appelé, par sa position et par la nature de ses fonctions, à embrasser d'un coup d'œil plus étendu tout ce qui regarde, si je puis m'exprimer ainsi, l'hygiène des localités, et des circonstances particulières dans lesquelles se trouvent les armées considérées dans leur ensemble, afin d'éclairer les généraux, dont l'attention est souvent détournée sur des objets non moins importans; mais qui souvent eux-mêmes provoquent officiellement ces sortes de rapports sur les inconvéniens de certaines dispositions, d'un campement, de telle ou telle nourriture, ainsi que sur les moyens les plus convenables pour en atténuer la fâcheuse influence. Heureux quand, par la confiance qu'il inspire personnellement par son savoir, sa prudence, son amour du bien et l'indépendance de son caractère, le médecin d'armée parvient à faire goûter des avis qui puissent tourner à l'avantage du soldat, et par là contribuer en quelque sorte, quoique bien indirectement, au succès des opérations militaires: c'est la récompense la plus flatteuse qu'il puisse ambitionner.

La médecine militaire, considérée comme institution spéciale, est exercée par un corps d'officiers de santé soumis à des règlemens et à une hiérarchie qui ont présenté, selon les temps et les lieux, beaucoup d'instabilité. Aujourd'hui on n'est admis à en faire partie, conformément à une ordonnance royale en date du 18 septembre 1824, qu'après avoir obtenu le titre de docteur, et à la suite d'un examen théorique sur les différentes parties de la science, au moyen de réponses écrites à des questions données par un conseil supérieur de santé, composé de trois inspecteurs généraux, un pour la médecine, un pour la chirurgie et un pour la pharmacie. L'admission a lieu par le grade inférieur, celui de médecin adjoint. Quant au personnel du service de santé médical, il se compose, indépendamment de l'inspecteur général, de huit médecins principaux, attachés en temps de paix comme chefs aux grands hôpitaux militaires, et spécialement aux hôpitaux d'instruction. Ils sont de droit médecins principaux des corps d'armée pendant la guerre. C'est aussi parmi eux qu'on prend les médecins en chef d'armée; mais ces dernières fonctions n'étant jamais que temporaires, ils rentrent dans la classe des principaux lors de la dissolution des troupes. Sous leurs ordres sont placés quarante médecins ordinaires et dix médecins adjoints. Le corps des médecins militaires, dans lequel je ne comprends pas le service de santé de l'Hôtel royal des Invalides ni de sa succursale, non plus que celui des hôpitaux de la garde royale et des compagnies des gardes du corps, se compose de personnes nommées par le roi, et désignées sous le titre d'officiers de santé brevetés, auxquelles une espèce d'inamovibilité est à peu près assurée. Mais il est une autre classe de médecins qui font le service aux armées dans des circonstances particulières; c'est celle des médecins ordinaires ou adjoints, auxquels le ministre donne des commissions quand l'état de guerre ou le besoin du service l'exigent: ceux-ci sont révocables lorsque les circonstances qui ont engagé à les employer ont cessé. Cette mesure, qui est injuste, en ce qu'elle ôte alors à une classe d'hommes respectables et dignes de plus d'égards, un état dont l'exercice pendant plus ou moins de temps éloigne celui qui s'y livre de toute occupation lucrative, à un âge où la carrière s'ouvre devant lui, et dépend presque toujours des premiers pas qu'on y fait, a encore un inconvénient non moins grave, puisqu'elle empêchera toujours les médecins placés dans cette catégorie de prendre pour un état aussi précaire le goût qui est si nécessaire pour le bien exercer. Du reste, cette distinction de médecins brevetés et de médecins commissionnés, entre gens qui peuvent et doivent être égaux en instruction, est encore plus fâcheuse en ce qu'elle est parfois humiliante, et laisse à la bureaucratie, souvent si aveugle et si capricieuse, le moyen d'éluder l'espèce d'inamovibilité garantie aux médecins à brevets, comme on en a déjà eu des exemples, en les faisant passer à un grade supérieur dans la classe des commissionnés, d'où, après plus ou moins long-temps, on les expulse sous prétexte que le besoin du service ne nécessite plus leur présence. Encore si on leur laissait la faculté de rentrer dans la classe des brevetés avec le grade inférieur qu'ils avaient avant ce perfide avancement! Mais il n'en est rien. L'administration est toujours la même; les idées généreuses lui sont tout-à-fait étrangères. Pourtant il est aisé de prouver que cette injustice criante est encore une mesure ruineuse pour l'état; car le trésor se trouve à la fois grevé des traitemens de réforme temporaires accordés aux individus ainsi renvoyés, sans qu'il soit dispensé de payer le traitement d'activité à ceux qu'on leur a substitué.

Quoi qu'il en soit de cette organisation, qui se ressent encore des dispositions peu bienveillantes des commis ou autres délégués du ministère de la guerre envers les médecins, naturellement appelés à contrôler, dans l'intérêt du soldat malade, bien des actes des hauts employés de l'administration, tant dans les hôpitaux que dans les différentes branches du service des vivres; quoi qu'il en soit, dis-je, voici le tableau du personnel du service de santé médical attaché aux troupes en campagne :

1° Un médecin en chef, résidant au quartier général de l'armée, qu'il suit dans tous ses mouvemens;

2° Quelquefois un médecin en chef adjoint, pris également dans la classe des principaux;

3° Un médecin principal attaché à chaque corps d'armée, lequel correspond avec le médecin en chef, et lui rend compte de l'état sanitaire des troupes, du mouvement des malades dans les hôpitaux, ainsi que de ses remarques et observations sur la nature et le traitement de leurs maladies;

4° Un nombre plus ou moins considérable de médecins ordinaires et adjoints, attachés aux quartiers généraux des différentes divisions, pour les cas où se manifeste le besoin de former de nouveaux hôpitaux; plus ceux déjà employés tant aux hôpitaux militaires sédentaires qu'à ceux dont l'établissement n'est que provisoire, et borné à la durée des circonstances particulières qui les ont fait créer. Les premiers sont, pour ainsi dire, en expectative, puisqu'ils restent quelquefois long-temps sans fonctions, en attendant que le besoin de nouveaux hôpitaux se fasse sentir. Les derniers, étant en activité, rendent compte aux médecins principaux de leurs corps d'armée de tout ce qui est relatif à leur service dans les hôpitaux qui leur sont confiés.

Le service médical, proprement dit, ne comprend donc, dans les hôpitaux militaires, que ce qui a du rapport avec les soins qu'exigent les maladies internes. Les salles destinées à ce service doivent toujours être éloignées de celles des blessés, dirigées par le chirurgien en chef de l'établissement, et reçoivent le nom générique de département des *fiévreux*. Les devoirs des médecins militaires consistent non-seulement à prescrire aux malades ce qu'ils jugent, médicalement parlant, être nécessaire à leur rétablissement, mais encore à surveiller si ce qu'ils ont ordonné a été préparé et administré d'une manière convenable et en temps utile; si les infirmiers chargés des soins de propreté, des ventilations, etc., remplissent leurs fonctions avec l'exactitude, et surtout avec les égards qui ont tant de prix aux yeux du malheureux qui souffre; si le bouillon et tous les alimens qu'on lui distribue sont de bonne qualité, etc., etc. Cette sollicitude bien entendue est un des plus sûrs garans des succès qu'on doit attendre d'une pratique toujours pénible et souvent dangereuse, en ce qu'elle expose à contracter des maladies contagieuses très-graves, par l'obligation où se trouve celui qui s'y livre de passer une grande partie du jour au milieu des salles souvent encombrées, et où règne le typhus, la dysenterie et beaucoup d'autres affections, qui, si elles ne sont pas toujours mortelles, présentent néanmoins dans ces circonstances le plus grand danger. C'est surtout dans les hôpitaux temporaires, établis d'urgence en temps de guerre dans des couvens, des casernes ou de vastes maisons, dont les distributions n'ont pas été faites pour une semblable destination, que se font sentir les inconvéniens de l'encombrement et de la malpropreté, lesquels, il faut l'avouer, sont inévitables dans beaucoup de circonstances toutes particulières, telles que les grands mouvemens de troupes, les batailles sanglantes, des retraites précipitées, certaines constitutions épidémiques, etc.

Le médecin chargé d'un pareil service court presque toujours de grands dangers ; il a besoin alors de tout son courage, de toute la force d'âme qui doit distinguer l'homme éclairé qui attache du prix à remplir ses devoirs, pour s'en acquitter avec ce calme et ce zèle persévérant qu'aucune difficulté n'arrête, qu'aucun péril n'effraie.

Je n'entrerai pas dans de plus grands détails sur la nature et l'étendue des fonctions du médecin militaire. Doué d'une instruction solide, et de l'expérience dont il doit avoir donné des preuves non équivoques dans les examens qu'il a subis avant d'entrer au service, il réunira toujours, on ne peut en douter, toutes les qualités nécessaires pour exercer dignement, et avec ce tact, cet à propos, qui savent, selon le besoin, s'accommoder aux circonstances les plus insolites, et tirer parti, dans un pays pauvre et déjà ruiné par la guerre, des ressources souvent bien faibles, qui peuvent y exister encore. Il saura aussi, exempt de tout esprit de routine, et suivant les lieux où il sera porté par les événemens, modifier ses règles de pratique d'après les nombreuses influences que le climat, la saison, les localités, l'état moral du soldat, et mille autres occurrences peuvent exercer sur la nature et le plus ou moins d'intensité des maladies régnantes. La médecine militaire française a de tout temps été distinguée sous ces différens rapports, et les éminens services qu'elle n'a cessé de rendre à l'état pendant les trente années des guerres de la révolution, presque toujours dans des circonstances les plus difficiles, n'ont pu qu'ajouter à la haute réputation qu'elle s'était depuis long-temps si justement acquise.

En temps de paix, le service de santé, sous le rapport médical, se borne à celui que font les médecins principaux exerçant en chef dans les hôpitaux militaires sédentaires des villes de forte garnison, ou dans les quatre grands hôpitaux d'instruction, établis à Paris, Strasbourg, Metz et Lille, hôpitaux où ils portent encore le titre, et remplissent les fonctions de professeurs. Ils ont sous leurs ordres des médecins ordinaires et des adjoints brevetés comme eux. Voyez *hôpitaux militaires*.

Dans les régimens, la médecine est faite par les chirurgiens-majors, qui doivent avoir pris le grade de docteur dans l'Université. Ils se trouvent assez souvent dans le cas d'avoir des infirmeries régimentaires ; mais ils envoient le plus ordinairement dans les hôpitaux du lieu toutes les maladies internes qui prennent un caractère de gravité bien prononcé, se bornant presque exclusivement, d'après l'esprit des règlemens, au traitement des blessures légères, des gales simples, et de quelques affections syphilitiques récentes. Ces différens officiers de santé correspondent directement avec le conseil de santé, composé, comme il a été dit plus haut, de trois inspecteurs généraux, un médecin, un chirurgien et un pharmacien, et ils en reçoivent les instructions relatives à leurs services.

3° *Chirurgie militaire* — Cette branche du service de santé des armées est exercée par un certain nombre d'hommes soumis à des règles, à une subordination hiérarchique, et qui forment un corps séparé de toute autre agrégation militaire, quoiqu'ils se trouvent par la nature de leurs fonctions en contact habituel avec le soldat, dont ils allègent les souffrances, et partagent les privations ainsi que les dangers.

Le personnel de cette utile institution a quelque analogie avec celui du corps de médecine militaire dont il vient d'être parlé. Mais il s'en écarte pour le nombre d'individus qu'il comprend, lequel est plus susceptible de varier, d'après la nature des fonctions qui lui sont attribuées. Il se compose en temps de paix, en vertu de l'ordonnance de septembre 1824, d'un premier chirurgien, inspecteur-général, faisant partie du conseil de santé des armées, séant à Paris; de dix chirurgiens principaux, la plupart faisant, comme chefs, le service des grands hôpitaux militaires, et des hôpitaux d'instruction; de deux cents chirurgiens-majors, de trois cents aides-majors, et de deux cents sous-aides-majors répartis dans les régimens et dans les hôpitaux des villes de garnisons. Tous ces chirurgiens sont brevetés.

En temps de guerre, le ministre est en outre autorisé à donner de simples commissions à un nombre de chirurgiens auxiliaires proportionné aux besoins du service. Cette classe d'officiers de santé est réformée à la paix, chacun des individus qui en font partie ne recevant qu'une indemnité, toujours très-faible, et proportionnée d'ailleurs à leurs grades et à leur ancienneté. J'ai déjà dit ce que cette disposition avait d'injuste, et de nuisible au bien du service. Nuisible, parce qu'elle s'opposera désormais à ce qu'on ait dans aucun temps un nombre suffisant de chirurgiens commissionnés capables de remplir avec distinction les fonctions auxquelles ils sont appelés, les jeunes médecins qui auront l'instruction nécessaire ne devant pas se soucier d'entreprendre une carrière si peu avantageuse, qui leur serait fermée à l'instant où ils y auraient pris goût, et aussitôt après en avoir surmonté les premières difficultés; la pratique civile, au contraire, leur offrira toujours des chances bien plus nombreuses de succès et les moyens d'arriver à une fortune indépendante. D'un autre côté, la mesure est injuste, en ce que l'homme qui a sacrifié les plus belles années de sa vie au milieu des camps et des hasards de la guerre, a droit à plus d'égards, et mérite un sort plus honorable, au lieu d'être sèchement remercié aussitôt que le bruit des armes cesse de se faire entendre. Selon moi, cette nouvelle organisation condamne à jamais l'armée à n'avoir pour chirurgiens commissionnés que des jeunes gens sans expérience, souvent même peu avancés dans l'étude de la science, ou bien des hommes dépourvus d'instruction, sans consistance et sans occupation dans la pratique civile, et qui feront de la chirurgie militaire aux dépens de qui de droit, parce qu'ils n'auront pu inspirer de confiance à leurs concitoyens de l'intérieur. C'est dire en deux mots que le corps des chirurgiens commissionnés, dans lequel doivent naturellement se recruter les chirurgiens inamovibles ou brevetés, est destiné à devenir le refuge de toutes les médiocrités.

Parmi les anciens, les seuls Romains avaient dans leurs armées des chirurgiens, connus sous le nom de *medici vulnerarii*. Il y en avait un attaché à chaque légion, où il jouissait en général de beaucoup de priviléges et de considération. Cet usage fut négligé sous les rois francs des deux premières dynasties, et, dans la branche capétienne, Saint-Louis fut le premier qui emmena avec lui, en Palestine, des chirurgiens et médecins appelés *myres*, placés sous la direction de Jean Pitard, son premier chirurgien. Ils étaient presque tous moines ou attachés au sacerdoce, n'avaient pour règle de conduite aucune organisation avouée, et ne jouissaient d'aucun grade dans l'armée. Les choses restèrent en cet état sous la plupart des successeurs immédiats de Louis IX. Cependant, un peu plus tard, et c'était presque un pas rétrograde dans la voie des améliorations, la médecine vulnéraire fut exercée aux armées par des hommes attachés à la personne de tel ou tel prince, ou de tel ou tel général. Ils n'avaient pas de caractère public. La chirurgie militaire, considérée comme institution, était donc encore à créer. Notre célèbre Ambroise Paré, avant d'être au service particulier de Henri II, Pigrai et autres pères de la chirurgie française, n'étaient eux-mêmes pas militaires, et appartenaient, c'était l'expression reçue alors, à des grands seigneurs commandans et propriétaires de troupes qu'ils avaient levées de leurs deniers. La chirurgie militaire n'a réellement pris naissance que sous Henri IV. D'abord on créa des hôpitaux militaires sédentaires. Sous Louis XIII, on donna un chirurgien-major à chaque régiment, et il y eut des ambulances, placées sous l'inspection d'un chirurgien en chef, ayant le titre de chirurgien-major des camps et armées. Cet ordre de choses a continué, tout en s'améliorant plus ou moins rapidement, sous Louis XIV et ses successeurs. Il a été porté à un haut degré de perfection sous Louis XVI, et pendant les guerres opiniâtres et prolongées de la révolution française, période durant laquelle la chirurgie militaire a rendu les plus grands services sur tous les champs de bataille, et s'est attiré, à juste titre, l'estime et l'admiration de l'Europe entière.

Aujourd'hui, le service de santé est organisé ainsi qu'il suit, conformément à l'ordonnance royale de 1824 : sur le pied de paix, chaque régiment d'infanterie de ligne ou de troupes légères, ainsi que la plupart des régimens de cavalerie, ont un chirurgien-major et deux aides-majors. Les hussards et quelques corps de chasseurs à cheval sont les seuls auxquels on n'ait attaché qu'un seul aide avec le chirurgien-major, parce qu'ils n'ont que quatre escradons au lieu que les autres régimens de cavalerie en ont six. L'artillerie à pied et celle à cheval, les pontonniers, les bataillons du train, et les trois régimens qui composent le corps royal du génie, ont le même nombre de chirurgiens que les hussards. Dans les hôpitaux, indépendamment du chirurgien en chef, et d'un ou deux aides-majors, il y a des chirurgiens de troisième classe, ou sous-aides-majors, dont le nombre est proportionné au besoin du service.

L'admission dans le corps des chirurgiens d'armée a lieu par ce dernier grade, sur la présentation d'un certificat d'études dans les écoles de médecine, et après des réponses écrites, à des questions adressées au candidat par le conseil des inspecteurs généraux du service de santé. Pour obtenir un avancement

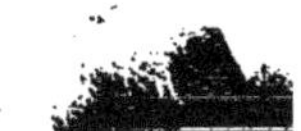

ultérieur, et passer au grade d'aide-major, ou à celui de médecin adjoint, les sous-aides sont obligés d'acquérir le titre de docteur en médecine ou en chirurgie.

L'organisation de la chirurgie militaire en France, est, sous un certain rapport, bien propre à faire sentir les avantages qui résultent dans l'enseignement, et facultativement dans la pratique, de la réunion des deux branches principales de l'art de guérir, la médecine et la chirurgie. En effet, cette association est peut-être plus intime et plus obligatoire aux armées que dans aucune autre position; car les deux parties sont, et ont toujours été exercées cumulativement par les officiers de santé des corps, qui ne sont de fait exclusivement chirurgiens qu'un jour de bataille. Leurs fonctions, le reste du temps, se bornent presque toujours à soigner les soldats de maladies internes, soit dans leurs casernes, soit dans les infirmeries régimentaires. Il est vrai qu'aussitôt qu'elles prennent un certain caractère de gravité, on les évacue sur les hôpitaux, qui sont mieux disposés, et offrent plus de ressources de toutes espèces pour de pareils traitemens, les infirmeries étant plus particulièrement destinées à recevoir les maladies internes légères, les blessures peu graves, les gales non compliquées et les blennorrhagies simples, pour le traitement desquelles les chirurgiens-majors ont une pharmacie portative, et des fonds proportionnés à leurs besoins, dont ils peuvent disposer sauf l'approbation des conseils d'administration des corps. Les officiers de santé des régimens sont appelés à constater chaque jour l'état des hommes qui réclament des exemptions temporaires de service pour motif de fatigue, d'indispositions légères, ou comme convalescens récemment sortis des hôpitaux. Ils sont encore les premiers juges de tous les cas de réforme pour cause d'infirmités et de blessures, ainsi que pour tous ceux en vertu desquels les anciens soldats sont admis à la retraite. L'un d'eux doit indispensablement assister aux grandes manœuvres, pour être prêt à remédier aux accidens qui y arrivent si souvent, soit dans le maniement des armes, soit par des chutes de cheval. Le chirurgien-major est, en outre, particulièrement chargé de visiter, de temps à autre, les malades de son corps qui sont dans les hôpitaux. Comme chef de tous les officiers de santé du régiment, il assigne à chacun d'eux le service d'un ou de plusieurs bataillons ou escadrons, dont ils lui doivent un compte journalier. Il reçoit directement les ordres du colonel, et correspond, pour ce qui regarde le service de santé proprement dit, avec le conseil des inspecteurs généraux de ce service.

Pendant la guerre, l'organisation de la chirurgie militaire éprouve de grandes modifications. Devant, en général, être plus éloignés du centre commun d'où leur viennent leurs instructions en temps de paix, et vers lequel ils doivent diriger leurs rapports, les chirurgiens des corps ont, à l'armée, d'autres supérieurs immédiats. A chaque corps d'armée composé de plusieurs divisions, se trouve un chirurgien principal, avec qui ils correspondent, et par l'intermédiaire duquel leurs rapports, leurs demandes, et leurs opinions sur tout ce qui a trait au service de santé, sont transmis au chirurgien en chef de l'armée, pris lui-même parmi les officiers de santé principaux. Ce chef suprême réside au grand quartier général, où, réuni au médecin et au pharmacien en chef de l'armée, ils forment un conseil de santé temporaire, qui est souvent appelé à éclairer l'autorité militaire sur différentes questions qu'elle lui soumet, relativement à la santé des troupes, et aux moyens les plus opportuns pour la conserver. Ce chirurgien en chef, dont le titre équivaut à celui du *chirurgien général* des troupes allemandes, a en outre auprès de lui un nombre plus ou moins considérable d'officiers de santé disponibles et formés en divisions, composées chacune d'un chirurgien-major, d'un ou deux aides-majors, et de deux ou quatre sous-aides. Parmi ces chirurgiens, les uns sont destinés à être placés dans les hôpitaux temporaires ou ambulans, qu'on est obligé d'établir sur différens points de la ligne durant le cours d'une campagne. Les autres, qu'on retient toujours au quartier-général, constituent ce qu'on nomme, d'après feu Percy, la chirurgie de bataille. Ils ont pour fonctions, les jours de grandes affaires, de porter des secours sur tous les points où le grand nombre de blessés rend insuffisans le zèle et la bonne volonté des officiers de santé des régimens. De semblables divisions ou brigades de chirurgiens d'ambulance sont attachées au quartier-général de chaque corps d'armée, et sous la direction du chirurgien principal. Ces divisions ont à leur disposition des provisions de linge, charpie, et autres objets nécessaires aux pansemens, contenus dans des voitures couvertes, ou fourgons, dirigés par des officiers d'administration des hôpitaux, que l'intendant général de l'armée réunit toujours auprès de lui pour les besoins du service. Il sera fait mention plus particulière de ces officiers, ainsi que des soldats infirmiers qui sont sous leurs ordres, à l'article hôpitaux militaires. De pareils fourgons sont aussi alloués à chaque régiment pour le transport de semblables moyens de pansemens. Mais lorsqu'on doit faire la guerre dans des pays montueux, ou dont les chemins ne sont pas également praticables pour les grosses voitures dans toutes les saisons de l'année, comme nous l'avons vu dans les campagnes de Russie et d'Espagne, ces objets sont portés par des chevaux ou des mulets de bâts, et contenus dans des paniers d'osier couverts et revêtus d'un cuir plus ou moins épais. Il y en a un par bataillon ou escadron. Cependant, lorsqu'il y a moyen de faire différemment, les fourgons dont il vient d'être parlé sont bien préférables, parce qu'ils servent à transporter les blessés après une bataille. A l'aide de ces différens moyens, les chirurgiens militaires ont toujours avec eux du linge, de la charpie, une caisse d'instrumens complète, une boîte de médicamens, des attelles à fractures, et souvent même des brancards pour faire enlever les hommes blessés, qu'ils peuvent aller panser jusque sur le champ de bataille, d'où ils les font conduire aux ambulances. Ils se servent encore avec avantage pour cette translation des ingénieuses voitures d'ambulance suspendues, construites d'après les modèles donnés par M. Larrey et par feu Percy, dont la perte sera long-temps sentie par la chirurgie militaire française.

Je n'entrerai pas dans de plus grands détails sur la nature et l'étendue des services que rendent les chirurgiens militaires, tant en campagne qu'en garnison. On en trouvera, au mot *ambulance*, d'autres qui serviront de complément à ce qu'il me semble utile de dire ici sur cet objet, la forme et les dimensions de ce dictionnaire me faisant une loi de m'interdire toute répétition et tout double emploi. (*Voyez* aussi plus bas : *hôpitaux militaires.*)

4° *Hôpitaux militaires.* — Les anciens n'avaient pas d'hôpitaux militaires. Les Romains eux-mêmes, quoique essentiellement guerriers, n'eurent jamais d'établissemens de ce genre. Henri IV fut le premier de nos rois qui en fit créer, en 1597, par les soins de Sully. Mais ces hôpitaux n'étaient que temporaires, et cessèrent avec la guerre. Sous Louis XIV, dont l'état militaire a été porté à plus de quatre cent mille hommes, Richelieu en établit dans toutes les places fortes où il y avait de nombreuses garnisons. Depuis, il y a eu beaucoup de modifications apportées à cette première organisation, tant pour le nombre des hôpitaux, que pour leur service intérieur; mais il est incontestable qu'à dater de cette époque la médecine militaire a toujours justifié la bonne opinion qu'on s'en était faite, et qu'on devait naturellement s'en faire d'après le choix des personnes qu'on avait appelées à l'exercer, et que toutes les nations de l'Europe, malgré qu'elles aient cherché à nous imiter, sont encore bien loin de nous égaler sous ce rapport, ainsi que sous beaucoup d'autres. Aujourd'hui, ces établissemens hospitaliers sont de quatre sortes : les hôpitaux militaires ordinaires, les hôpitaux militaires d'instruction, les hôpitaux ou infirmeries régimentaires, et les hôpitaux civils et militaires.

§ I. *Hôpitaux militaires ordinaires.* — Ils existent dans les grandes places de guerre, dont les garnisons sont habituellement très-nombreuses. Leur étendue doit être calculée sur la possibilité d'événemens qui, même en temps de paix, puissent obliger à y recevoir un dixième des troupes que renferme la ville, tandis qu'en cas de siége, il faut pouvoir y en admettre au moins le tiers. Je ne m'occuperai pas ici à tracer les règles qu'il convient d'observer pour la construction de ces utiles établissemens. L'article *hôpital* contient à ce sujet tout ce qu'il est possible de désirer. Il me suffira donc de rappeler qu'il faut les asseoir dans les endroits les plus élevés et les plus secs de l'enceinte des villes, séparés des habitations bourgeoises par de larges rues, et, s'il est possible, par des places ou grands espaces vagues; sur une rivière, un canal d'eaux vives, ou des fossés de fortifications dont les eaux ne soient pas stagnantes. Les divers bâtimens qui les composent doivent être séparés entr'eux par de grandes cours ou jardins plantés d'arbres, pour servir de promenades aux malades; les salles, vastes, élevées au-dessus du sol, bien percées, très-accessibles aux rayons solaires et aux différens vents; les lieux d'aisances, faciles à approprier; et il faut que des eaux de bonne qualité et suffisamment abondantes soient partout distribuées par le moyen de conduits de plomb, mais notamment dans les cuisines, la pharmacie, les salles de bains et la buanderie. Une autre attention consiste à faire disposer les salles de manière à pouvoir établir dans autant de quartiers séparés les fiévreux, les blessés, les vénériens et les galeux, afin que ces différens genres de maladies soient isolés les uns des autres, de même que les soldats malades doivent en général être sans communication avec l'extérieur pendant leur séjour dans l'hôpital. Or, en admettant que ces hôpitaux présentent, sous ces divers rapports, tous les avantages qu'il est permis d'attendre de l'exécution des réglemens militaires qui y sont relatifs, ainsi que des lois de l'hygiène, on ne peut les considérer comme remplissant pleinement les vues d'humanité, je dirai même d'étroite justice et d'intérêt bien entendu du gouvernement, qui les ont fait établir, qu'autant que leur administration sera confiée à des personnes dont le zèle, l'instruction et le désintéressement concourront avec une égale ferveur à seconder l'efficacité des moyens que l'art de guérir met en usage pour le rétablissement des soldats malades.

Avant d'entrer sur cet objet dans quelques détails, il me semble convenable de donner une idée de l'organisation actuelle du personnel administratif des hôpitaux militaires sédentaires. Autrefois cette branche du service était exercée, sous les ordres des commissaires-ordonnateurs et commissaires des guerres, par un nombre plus ou moins considérable d'employés non militaires, observant entr'eux une certaine subordination hiérarchique, mais n'ayant aucun grade dans l'armée. Ainsi, il y avait des inspecteurs des hôpitaux, des directeurs et des gardes-magasins des hôpitaux, des commis aux écritures, attachés aux bureaux de ces établissemens, et de plus, un nombre plus ou moins considérable d'hommes à gages, désignés par les titres d'infirmiers-majors et d'infirmiers ordinaires, qui, sous les ordres des officiers de santé, remplissaient les fonctions de gardes-malades. L'ordonnance royale de septembre 1824 a donné une organisation nouvelle à cette partie du service. D'après ses dispositions, les officiers d'administration des hôpitaux militaires forment un corps distinct dans l'armée, sous la surveillance des intendans militaires. Ils sont, comme les officiers de santé, divisés en deux classes, celle des brevetés, qui reçoivent leur nomination du roi lui-même, et celle des commissionnés, qui n'ont que des commissions ou lettres de service ministérielles. Les premiers, formant la partie permanente, et pour ainsi dire le noyau inamovible du corps, sont au nombre de cent cinquante-trois, dont huit officiers principaux d'administration, ordinairement chargés de la direction principale des hôpitaux des armées, de celle des hôpitaux d'instruction et autres établissemens importans de l'intérieur, quelquefois même aussi de missions ministérielles temporaires; de vingt-cinq officiers comptables; de vingt-cinq adjudans de première classe; de quarante adjudans de seconde, et de cinquante sous-lieutenans. Sous leurs ordres immédiats sont placés, tant dans les hôpitaux que dans les divisions d'ambulance de l'armée, des infirmiers militaires, distingués par les titres d'*infirmiers entretenus* et d'*infirmiers de remplacement*, chacune de ces deux classes se subdivisant en infirmiers-majors, assimilés aux sergens de troupes de ligne, et en infirmiers ordinaires, ayant le grade de caporal. Les infirmiers entretenus qui contractent un engagement de huit années sont soumis aux lois et réglemens militaires, et ont droit à une retraite. On les tient toujours au complet. Ceux de remplacement sont nommés par les intendans militaires, ne contractent pas d'engagement pour un temps déterminé à l'avance, et doivent s'attendre à être supprimés dès que les circonstances rendent leurs services moins nécessaires. Le cadre des infirmiers entretenus est fixé à cent cinquante infirmiers-majors, et à quatre cents infirmiers ordinaires. Le nombre de ceux de remplacement est toujours éventuel, et subordonné aux besoins du service. Tous les infirmiers, quand ils exercent dans les hôpitaux ou aux ambulances d'une armée en campagne, sont aussi sous les ordres des officiers de santé, pour tout ce qui a rapport aux soins à donner aux malades.

D'après cette organisation du service administratif des hôpitaux militaires, chaque établissement doit être dirigé par un officier principal d'administration, ou un autre officier du grade immédiatement inférieur, lequel doit avoir sous ses ordres un ou deux adjudans ou sous-lieutenans, et un nombre d'infirmiers proportionné à celui des malades qu'on présume recevoir. Ils sont spécialement surveillés par l'intendant militaire de la place, qui est chargé de la police de l'hôpital.

Le personnel des officiers de santé d'un hôpital militaire ordinaire se compose d'un médecin en chef, d'un chirurgien en chef, et d'un pharmacien en chef; plus, d'un aide-major et de sous-aides, dont le nombre est susceptible de varier comme celui des malades. Chacune des trois branches du service de santé doit être indépendante; mais les trois chefs qui les dirigent se réunissent dans certaines circonstances pour se consulter sur toutes les maladies très-graves, ainsi que sur différens objets relatifs à la salubrité, qui leur sont soumis par les intendans militaires, par les généraux en chef ou par les gouverneurs des villes où ils résident. C'est ici l'instant de faire mention de l'usage où l'on est dans des cas urgens, comme le manque d'officiers de santé militaires sur quelque point du théâtre de la guerre, de mettre en réquisition des médecins et des chirurgiens tirés de la classe civile pour faire momentanément le service dans les hôpitaux de l'armée. Cette faculté devrait être très-difficilement accordée aux intendans militaires, et tout au moins serait-il prudent de la restreindre aux seuls cas d'une nécessité absolue. Alors même, ce serait parmi les médecins du lieu où se trouve l'établissement dont le service est en souffrance qu'il faudrait faire le choix de ces auxiliaires, et toujours avec leur assentiment formel ; car l'usage injuste, trop long-temps suivi parmi nous, et qui consistait à enlever à leur clientelle, le plus ordinairement contre leur volonté expresse, des praticiens de l'intérieur, pour les envoyer dans nos hôpitaux, situés souvent en pays étrangers, est aujourd'hui tout-à-fait inadmissible, d'après les droits reconnus à tous les citoyens. Il a même été vu de tout temps par les hommes raisonnables comme une violation de toute liberté, et une mesure arbitraire qu'aucune circonstance ne peut jamais justifier.

Après avoir fait connaître les diverses classes de militaires non combattans auxquelles est confié le service des hôpitaux, tant sous le rapport de la médecine que pour l'administration, je vais essayer de tracer le tableau médical de ces établissemens en activité. D'abord, les lieux doivent être disposés de manière a recevoir, dans des divisions séparées, les divers genres de maladies qui ont le plus d'analogie entre eux. Ainsi, la réunion de toutes les affections internes forme le service du médecin en chef, qu'on est habitué à désigner sous le nom de *département des fiévreux*. Le chirurgien en chef a sous sa direction toutes les salles où se trouvent les affections externes, tant blessures que maladies chirurgicales d'une autre espèce. Par un usage fort ancien, on comprend encore dans ce service le département des galeux, et celui des vénériens, qui doivent du reste être toujours rigoureusement privés de toute communication entre eux et avec les autres divisions. Il est une remarque bonne à faire relativement au choix des salles destinées aux blessés, c'est que celles qui sont placées au rez-de-chaussée, ordinairement humides et froides, paraissent exercer une influence encore plus dangereuse sur ces sortes de malades que sur les fiévreux; car l'expérience a démontré que le tétanos traumatique et la pourriture d'hôpital y règnent, toutes choses égales d'ailleurs, plus fréquemment que dans les salles élevées au-dessus du sol. Ces deux grands services bien distincts peuvent encore être subdivisés d'après le nombre et la nature particulière des affections qu'ils comprennent, et, de plus, on doit, lorsque l'espace le permet, annexer à chacun une ou plusieurs salles de convalescens. Dans les grands mouvemens de troupes, et quand on a été obligé d'établir plusieurs hôpitaux temporaires dans une même ville, on en assigne particulièrement un pour cet objet, dans lequel les soldats finissent de se rétablir avant de rentrer dans leurs corps. On en destine aussi, dans ce cas, un autre pour les galeux et les vénériens. Enfin, on en forme souvent, surtout après les grandes batailles, de spécialement affectés aux blessés. Dans tous ces cas, l'hôpital n'a qu'un seul chef, médecin ou chirurgien, avec un nombre suffisant d'aides et sous-aides en chirurgie et en pharmacie. Il existe en outre des circonstances dans lesquelles le nombre des prisonniers de guerre blessés ou affectés d'autres maladies est si considérable, qu'on est dans l'obligation de les réunir dans un même hôpital, où ils sont administrés par les employés de nos armées, et soignés avec une égale sollicitude par les médecins et chirurgiens militaires. C'est ainsi que nous avons eu à Varsovie des hôpitaux prussiens et des hôpitaux russes séparés des établissemens où se trouvaient réunis nos propres malades.

Quoi qu'il en soit de toutes ces dispositions, chaque chef de service, dans son hôpital, ou dans son département pour les hôpitaux ordinaires, fait matin et soir sa visite, assisté par un chirurgien sous-aide et par un pharmacien, qui tiennent note, chacun sur un cahier à part, des prescriptions médicamenteuses, ainsi que du régime alimentaire. Il doit s'assurer de la bonne qualité des alimens, veiller à ce qu'on exécute ponctuellement les réglemens relatifs à la ventilation, à la propreté, au lavage, à la désinfection des salles, et prescrire de sa propre autorité, pour le bien des malades, tout ce qu'il jugera convenable en raison des circonstances particulières dans lesquelles il peut se trouver. La médecine, du reste, n'est pas aussi facile à exercer dans les hôpitaux militaires que dans nos paisibles cités. Les événemens de guerre, l'encombrement, la destruction ou le gaspillage des ressources qu'offre une province envahie, et mille autres circonstances encore, qu'il serait trop long d'énumérer, peuvent réduire considérablement les moyens de traitement, et même les alimens dont un médecin militaire peut disposer en faveur de ses malades. C'est dans des positions semblables que l'homme instruit, et qui connaît toute l'étendue de la responsabilité morale qui lui est imposée, sait suppléer par son génie et l'à-propos de ses déterminations à l'insuffisance des ressources locales. C'est encore dans les cas, malheureusement si fréquens, d'épidémies, que le médecin se distingue par la force d'âme qui fait affronter de sang froid tous les dangers, et par cette douce philanthropie qui, portant à l'abnégation de soi-même, ne laisse paraître en lui de sollicitude que pour les malheureux soldats confiés à ses soins. Combien avons-nous vu d'officiers de santé de tous grades, distingués par leur savoir et leur active humanité, tomber victime d'un pareil zèle ! bien désintéressé sans doute, puisqu'ils n'ignoraient pas le peu de chances de fortune que leur offrait une carrière aussi bornée que la médecine d'armée, et que les préjugés et les petites jalousies des bureaux ne les laissaient participer qu'avec une mesquine parcimonie aux dotations, aux décorations et à toutes les autres récompenses qui se répandaient, avec une profusion bien méritée d'ailleurs, sur les autres officiers.

Les visites faites, les pharmaciens font deux fois chaque jour, et plus s'il est besoin, la distribution des médicamens prescrits, et un égal nombre de fois le chirurgien de garde (c'est toujours un sous-aide-major) fait distribuer, par l'infirmier-major, les alimens aux malades, sauf les retranchemens et substitutions auxquels il est autorisé dans les cas où des changemens brusquement survenus dans leur état paraissent la nécessiter. Le chirurgien de garde a encore pour mission, pendant son tour de service, qui est de vingt-quatre heures, de recevoir les militaires qui arrivent, et de leur préscrire provisoirement ce que leur état réclame, tant sous le rapport des remèdes que pour le régime ; ils remédient aux accidens, arrêtent les hémorrhagies spontanées ou suites de blessures, appliquent des appareils aux fractures, et enfin représentent, entre deux visites, le chef du service des salles dans lesquelles il exerce.

Le service chirurgical des hôpitaux militaires est, en particulier, d'une très-grande importance dans une armée en campagne, le nombre des blessés l'emportant toujours de beaucoup sur celui des hommes affectés de maladies internes. Leur affluence est même quelquefois si grande, surtout un jour de bataille, ou lorsqu'on reçoit dans les hôpitaux les évacuations de blessés provenant des ambulances divisionnaires et régimentaires de la ligne d'opération, qu'on ne sait où les placer, et et que pendant plusieurs jours et plusieurs nuits les chirurgiens ont souvent à peine le temps de prendre leurs repas. Dans ce cas-là même la tâche devient encore plus fatigante par la nécessité où l'on est de soigner un très-grand nombre d'hommes blessés légèrement au bras, ou à la tête, et qui, n'ayant pu être admis dans l'hôpital, par défaut d'espace, viennent s'y faire panser tous les matins. D'ailleurs, cet encombrement et tous les inconvéniens qu'il entraîne durent jusqu'à ce qu'une grande partie de ces militaires aient été à leur tour évacués sur les hôpitaux de l'intérieur. Il y a en outre dans cette occasion un surcroît d'occupation pour les officiers de santé, c'est celui qui résulte de la nécessité de faire accompagner chaque évacuation par un ou plusieurs chirurgiens, afin de continuer aux malades les soins que leur état réclame pendant la route, et remédier aux accidens qui leur arrivent si fréquemment, surtout quand ils ont des blessures graves. Alors ils sont assistés par un certain nombre de soldats infirmiers, qui ont avec eux le bouillon et les autres alimens qui peuvent devenir nécessaires dans cette occurrence.

Les malades évacués peuvent être divisés en deux classes : ceux légèrement affectés, et qui peuvent aller à pied si le temps est beau, et que les moyens de transport soient difficiles à se procurer, et ceux qu'on est obligé de toute nécessité de conduire sur des voitures de réquisitions ou des fourgons d'ambulance. Les transports par eau sont du reste les plus commodes de tous, et les canaux de la Flandre et de la Hollande nous ont, sous ce rapport, été d'une bien grande utilité pendant long-temps. Quoi qu'il en soit, lorqu'on doit expédier une évacuation, il faut prévenir à l'avance le directeur et le sous-intendant militaire de l'hôpital sur lequel on la dirige, afin de leur donner le temps de faire préparer le bouillon, et les autres choses nécessaires aux malades, et d'échauffer, s'il en est besoin, les salles dans lesquelles ils doivent être admis. Dans les grands mouvemens des armées, on doit toujours avoir dans les hôpitaux militaires un certain nombre de salles pourvues de demi-fournitures, et formant un quartier de réserve destiné à ce service particulier; les malades ainsi évacués n'étant le plus communément retenus que pour une nuit, et devant, lorsque les ambulances de la ligne de bataille sont à plusieurs journées de distance, passer ainsi de station en station jusqu'aux hôpitaux de l'intérieur, où ils doivent être soignés plus convenablement. Ces salles de réserve ont encore un bien grand avantage, c'est de servir de salles de rechange, où l'on transporte momentanément les malades d'une salle infectée, pendant qu'on s'occupe de l'assainir par les fumigations guitoniennes, les aspersions et lotions de chlorure d'oxide de chaux et de soude, ou bien lorsque, conformément aux réglemens, on doit blanchir à la chaux les autres salles, ce qui doit avoir lieu au moins une fois par an. Quelquefois on établit les gîtes d'évacuation dans des casernes ou des églises, les hôpitaux du lieu n'offrant pas la place nécessaire pour ce service supplémentaire.

Les médecins et chirurgiens en chef des hôpitaux militaires, indépendamment de leur service journalier, sont encore ordinairement chargés de la visite des soldats présentés par les chirurgiens-majors de la garnison pour être admis à la réforme, ou à la retraite.

La pharmacie est dirigée dans ces établissemens par le pharmacien major, qui a sous ses ordres un nombre de sous-aides plus ou moins considérable. Les médicamens simples et les préparations officinales leur étant, à peu de chose près, tous fournis par le magasin général des hôpitaux de Paris, leur service se trouve presque exclusivement borné à la composition des préparations magistrales ou extemporanées, ce qui simplifie beaucoup leurs fonctions, qui pourtant ne laissent pas que d'être encore assez pénibles dans les hôpitaux des villes où il y a de fortes garnisons, et dans ceux qui sont encombrés en temps de guerrre.

Tout hôpital militaire doit être pourvu d'une garde assez nombreuse pour y maintenir le bon ordre, empêcher les soldats malades d'en sortir, et s'opposer à ce qu'on ne puisse s'y introduire du dehors, aucun étranger ne devant y être admis sans la permission du sous intendant militaire de la place. On échappe par cette précaution à un des inconvéniens les plus graves des hôpitaux civils, où les parens et les amis des malades leur apportent souvent, malgré la surveillance des personnes à ce préposées, des alimens et quelquefois même des médicamens qui nuisent à leur rétablissement, et aggravent dans la plupart des cas les maladies dont ils sont affectés. Dans les hôpitaux militaires, les seuls infirmiers peuvent, dans des vues intéressées, commettre des fautes de cette nature; mais on peut, jusqu'à un certain point, les prévenir par des actes de sévérité, auxquels on sera d'ailleurs d'autant plus autorisé désormais, que le corps des infirmiers vient de recevoir une organisation tout-à-fait militaire.

§ II. *Hôpitaux militaires d'instruction.* — Ces établissemens sont organisés, pour ce qui regarde le service immédiat des malades et l'administration, sur le même pied que ceux dont il vient d'être parlé; mais on a de plus jugé convenable, et, ce me semble, avec beaucoup de raison, d'y attacher spécialement un certain nombre de professeurs pris parmi les médecins, chirurgiens et pharmaciens principaux, ou parmi ceux de première classe de l'armée, reconnus instruits et d'une élocution facile, afin de donner aux jeunes officiers de santé militaires une instruction théorique et pratique appropriée à ce que l'exercice de la médecine présente de particulier dans les armées, comparativement à la pratique civile. Ce sont de vraies écoles de médecine militaire, dont l'utilité ne peut être méconnue, et dont l'influence n'a pas peu contribué à la réputation que se sont acquise en Europe la médecine et la chirurgie française. Les hôpitaux d'instruction sont actuellement au nombre de quatre : à Paris, à Strasbourg, à Metz et à Lille. Chaque branche du service de santé y est enseignée par un médecin, un chirurgien ou un pharmacien en chef, premier professeur, ayant le grade de principal à l'armée; par un deuxième professeur, et par deux démonstrateurs. Le nombre des sous-aides en chirurgie et en pharmacie, auxquels leurs leçons sont particulièrement destinées, est susceptible de varier à l'infini; mais il dépasse ordinairement de beaucoup celui nécessité par la quantité de malades que renferme l'hôpital. On admet aussi dans ces écoles spéciales essentiellement pratiques, des élèves surnuméraires qui sont astreints à une espèce de noviciat avant d'obtenir l'emploi de sous-aide. Tous ces jeunes médecins forment par leur réunion une riche pépinière, l'espoir de la médecine militaire, où l'on peut en tous temps, et suivant les besoins du service, trouver une bonne réserve d'officiers de santé instruits et bien exercés.

Les leçons données dans ces hôpitaux ont pour objet l'anatomie, la pathologie générale, la clinique interne et externe, la chimie pharmaceutique, l'histoire naturelle des médicamens et leur préparation, l'hygiène et son application spéciale à l'homme de guerre dans les diverses positions où il peut se trouver; et enfin l'indication des principes d'après lesquels doit être réglé et exécuté le service de santé, tant dans les hôpitaux sédentaires que dans les ambulances et les corps d'armées. La seule différence que ce mode d'enseignement présente d'avec celui adopté dans les facultés, consiste dans la direction qui lui est spécialement donnée vers ce que la médecine militaire offre de particulier, la doctrine restant d'ailleurs toujours la même. Du reste, l'instruction qui est offerte dans ces établissemens ne peut manquer de fructifier avec rapidité, puisqu'elle s'adresse à une jeunesse avide de connaissances, déjà initiée à la théorie de la science dans les écoles de médecine de diverses universités, et pour laquelle ce n'est qu'une répétition de ses premiers cours, plus, l'application pratique des préceptes qu'elle en a rapportés, dans une vaste clinique de perfectionnement, présentant la variété et toutes les autres conditions nécessaires pour compléter des études médicales. Les avantages qu'offrent les hôpitaux d'instruction ne se bornent pas là; ils fournissent encore aux officiers de santé de l'extérieur, et à ceux attachés aux différens corps de la garnison, qui y sont admis de droit, un moyen d'accroître leurs connaissances, et de suivre jour par jour les progrès de la médecine.

A la fin de chaque année scolaire on constate par des examens rigoureux les progrès qu'ont faits les élèves, et des prix en livres et en instrumens sont décernés à ceux qui se sont le plus distingués dans ces actes solennels, qui contribuent toujours puissamment à entretenir l'émulation. La distribution de ces diverses récompenses se fait d'ailleurs toujours avec appareil, et en présence des hautes autorités, tant militaires que civiles. Procès-verbal en est adressé au conseil de santé, et annexé, dans les bureaux du ministère de la guerre, aux états de services des lauréats, où ils peuvent au besoin fournir de précieux renseignemens sur leurs droits à l'avancement. En définitive, les hôpitaux d'instruction ont rempli convenablement jusqu'à ce jour le but qu'on s'était proposé par leur création, et tout porte à croire qu'ils continueront à rendre de grands services à la science ainsi qu'à l'armée, en formant de bons officiers de santé militaires.

§ III. *Hôpitaux ou infirmeries régimentaires.* — Colombier, inspecteur des hôpitaux militaires sous Louis XV, avait proposé, en 1772, de supprimer tous ces établissemens et le dispendieux personnel administratif qui en dépendait, pour confier à chaque régiment le soin de ses malades, moyennant un abonnement annuel de neuf francs par homme, formant ce qu'on nommait la masse d'hôpital. Ce projet, qui séduisit peu après le cardinal de Brienne, alors premier ministre de Louis XVI, et qui accueillait volontiers les plans qui lui étaient soumis lorsqu'il pensait en voir résulter quelque amélioration (il avait le mérite de s'être opposé le premier à l'usage d'inhumer dans les églises), fut mis à exécution en 1788. En conséquence, on supprima tous les anciens hôpitaux sédentaires, excepté ceux de Metz, Strasbourg, Lille, Brest et Toulon, consacrés à l'instruction des officiers de santé de terre et de la marine. Les conseils d'administration des corps furent dès-lors chargés de tout ce qui était relatif aux hôpitaux régimentaires. Le chirurgien-major y dirigeait le service comme médecin et chirurgien en chef; un chirurgien en second, ou aide-major, était chargé des fournitures en linge et en médicamens, ainsi que de la direction de la pharmacie; enfin, des élèves faisant également partie du régiment, et dont le nombre était fixé à deux par bataillon, exécutaient les prescriptions et faisoient les pansemens. Les fonctions d'économes étaient remplies par un sous-officier, chargé en outre de l'ordre et de la police intérieure.

A peine avait-on adopté ce régime hospitalier, qu'on lui reconnut de nombreux inconvéniens : le premier de tous était l'insuffisance de la somme allouée à chaque soldat pour subvenir aux dépenses; on la porta, il est vrai, presque aussitôt de neuf à quinze francs, et encore ne tarda-t-on guère à se convaincre que, malgré cette augmentation, il était fort difficile de se procurer, dans d'aussi petits établissemens, les bains, les douches, et beaucoup d'autres moyens dont on tire si grand parti dans les hôpitaux sédentaires bien organisés. Avec cela, cette mesure qui paraissait consacrer le système, tout-à-fait discrédité aujourd'hui, des garnisons permanentes, et à laquelle on reprochait encore, comme une haute inconvenance, de charger l'aide-major de fournir les moyens de pansemens et les remèdes que son chef ou lui-même devaient employer, n'était pas moins mal entendue sous le rapport de la salubrité; car on établissait presque toujours ces infirmeries régimentaires dans un des pavillons de la caserne où logeait le reste du corps : il en résultait que les hommes sains étaient, pour ainsi dire, en contact habituel avec leurs camarades malades, et se trouvaient par là plus disposés à être affectés à leur tour.

Tous ces motifs, et beaucoup d'autres encore, joints à la nécessité où l'on se trouva en 1792 de mettre en mouvement toutes les troupes des garnisons pour les diriger sur les frontières menacées par la première coalition européenne, firent renoncer aux hôpitaux régimentaires ainsi organisés, après quatre ans d'expérience entièrement défavorable, et obligèrent à rétablir les hôpitaux des places fortes, et partout où des armées nombreuses et essentiellement agissantes en firent sentir le besoin. Dès-lors les corps n'ont plus été autorisés qu'à traiter, dans leurs casernes en temps de paix, et dans leurs dépôts en temps de guerre, les gales simples, les blennorrhagies récentes et non compliquées, ainsi que quelques légères indispositions susceptibles d'être guéries en peu de jours. Le chirurgien-major, assisté seulement par son aide, fait le service de ces infirmeries régimentaires qui n'est jamais bien fatigant; car, aussitôt qu'une maladie se complique ou prend un caractère grave par son intensité, les règlemens prescrivent d'envoyer le soldat à l'hôpital. Quelques médecins militaires avaient voulu établir en principe que, dès qu'un militaire est indisposé, même légèrement, il faut l'éloigner de son corps; et en conséquence ils proscrivaient avec rigueur les infirmeries régimentaires. Cette mesure aurait l'inconvénient d'occasioner à l'état de très-grands frais pour journées d'hôpitaux; ce qu'on peut en partie lui épargner en autorisant, toutes les fois qu'il en est besoin, ces petites infirmeries de famille, pour lesquelles chaque régiment se suffit avec ses propres ressources et à très-peu de frais. D'ailleurs, il est même des circonstances dans lesquelles il serait bien difficile de faire différemment. Ainsi, par exemple, il m'est arrivé d'avoir à traiter, dans un régiment de seize cents hommes d'effectif, quatorze cents galeux à la fois, et plusieurs autres corps de la division étaient dans le même cas. Qu'on juge de l'énorme dépense qu'ils eussent occasionée; et d'ailleurs, quel est l'hôpital où l'on aurait pu admettre en un seul jour un aussi grand nombre de malades?

§ IV. *Hôpitaux civils et militaires*. — On nomme ainsi presque tous les hôpitaux civils des villes situées sur une route militaire, ou qui, bien que fortifiées et sur la frontière, sont trop peu considérables pour avoir de nombreuses garnisons. On conçoit que là un hôpital militaire sédentaire occasionerait des frais tout-à-fait hors de proportion avec le petit nombre d'hommes qu'on aurait à y traiter. En conséquence les soldats malades qui proviennent des troupes de résidence ou de passage, sont admis dans l'hôpital civil du lieu, où ils sont, autant que faire se peut, réunis dans une ou plusieurs salles entièrement séparées de celles des pauvres, avec lesquels il est convenable et décent de les laisser communiquer le moins possible. Les médecins de la ville soignent les uns et les autres. Il est fâcheux que des vues d'économie, bien entendues d'ailleurs, ne permettent pas de multiplier les hôpitaux militaires de manière à éviter au soldat malade tout contact avec une classe d'hommes que la misère, la paresse, et souvent les mauvaises habitudes autant que les maladies, font affluer dans les hôpitaux civils. Le moyen le plus efficace pour parer à cet inconvénient, est, je le répète, d'exiger des administrateurs de ces établissemens mixtes l'isolement absolu des militaires dans des salles particulières, et d'autoriser en outre les commandans de places, assistés d'officiers de santé, à en faire sortir les soldats dont la trop grande indulgence des employés civils prolonge quelquefois indéfiniment la convalescence, au grand détriment du service militaire et de la discipline. (L.-V. LAGNEAU.)

MILLE-FEUILLE, s. f., *Achillœa millefolium*. L. Plante vivace de la famille des Corymbifères et de la Syngénésie superflue, qui croît très-communément dans les lieux incultes, sur le bord des chemins. Le nom de mille-feuille lui a été donné à cause de découpures fines et très-multipliées que présentent ses feuilles. Sa tige s'élève à une hauteur d'un pied à un pied et demi; elle se ramifie à son sommet, où elle se termine, par un corymbe de fleurs ou capitule formé de demi-fleurons blancs placés à la circonférence du capitule, et de très-petits fleurons jaunes à son centre.

Les sommités de mille-feuille répandent une odeur très-faiblement aromatique. Leur saveur est un peu amère, et âcre; celle des feuilles est plus particulièrement astringente. Cette plante, qui peut être considérée comme tonique et excitante, mais à un faible degré, était autrefois fort employée et fort vantée dans les affections nerveuses et une foule d'autres maladies fort différentes, telles que, le rhumatisme, la phthisie, etc. Mais aujourd'hui les modernes ont fait justice des éloges mensongers qu'on avait faits de la mille-feuille et en ont abandonné l'usage. Quant à sa propriété vulnéraire, que l'on prétend faire remonter jusqu'à Achille, ainsi que l'indique le nom d'*Achillœa* donné au genre qui renferme la mille-feuille, les médecins modernes y ajoutent peu de foi, et les habitans de la campagnes ont les seuls qui encore aujourd'hui appliquent sur leurs plaies récentes la mille-feuille pilée, dont ils retardent la guérison par cette pratique empirique. (A. RICHARD.)

MILLE-PERTUIS, s. m., *hypericum perforatum*. L. *Rich.*, *Bot. méd.*, tome II, page 684. On appelle ainsi une plante vivace fort commune dans les bois et dans les lieux incultes où elle fleurit pendant la plus grande partie de la belle saison. Sa tige, qui est glabre, cylindrique, avec deux lignes saillantes et longitudinales, est simple inférieurement, rameuse dans sa partie supérieure, et porte des feuilles opposées sessiles, elliptiques entières, marquées, quand on les observe entre l'œil et la lumière, de petits points translucides que l'on avait pris pour des pores, delà le nom de mille-pertuis, mais qui sont des glandes vésiculeuses remplies d'une huile volatile très odorante. Les fleurs sont jaunes, formées de cinq pétales et d'un grand nombre d'étamines dont les filets sont réunis en trois faisceaux. Cette plante forme le type de la famille des Hypéricées et appartient à la polyadelphie polyandrie de Linné.

Toutes les parties du mille-pertuis, mais surtout ses feuilles et ses fleurs, répandent, lorsqu'on les froisse entre les doigts, une odeur forte et aromatique, qui est due à l'huile volatile renfermée dans les petites glandes dont nous avons parlé. Cette plante est du nombre de celles dont les anciens ont vanté outre mesure les propriétés médicales. Nous croyons inutile de rapporter ici les cas excessivement nombreux dans lesquels l'usage du mille-pertuis a été conseillé. Ce qu'il y a de certain c'est que cette plante, à cause de l'huile volatile qu'elle contient en assez grande quantité, est excitante. Mais on a entièrement abandonné son usage interne. A l'extérieur on applique quelquefois le mille-pertuis et surtout l'huile dans laquelle on a laissé macérer ses fleurs, sur les contusions ou les parties douloureuses. Mais on ne fait plus usage des onguens et emplâtres dans lesquels on avait fait entrer cette plante.

(A. RICHARD.)

MILLET, s. m. *Voyez* MILIAIRE.

MINÉRALOGIE. s. f. *mineralogia*, de *minera*, mine et de λόγος discours; on désigne ainsi l'une des branches de l'histoire naturelle, celle qui s'occupe des minéraux, c'est-à-dire de tous les corps inorganiques qui se trouvent soit à la surface de la terre, soit dans son intérieur, et qui les considère dans leur origine, leurs formes, leurs propriétés, etc. Les connaissances minéralogiques importent au médecin, lorsqu'il s'agit de tracer la topographie d'un lieu; et surtout parce qu'un grand nombre de médicamens sont fournis par le règne minéral, et employés tels que la nature les forme, ou après des modifications que leur ont fait subir la chimie et la pharmacie.

MINIUM, s. m.; deutoxyde de plomb rouge. *Voyez* PLOMB.

MINORATIF, adj. *minorativus ;* nom donné aux médicamens qui purgent doucement, c'est-à-dire sans colique et sans trouble général. *Voyez* LAXATIF, PURGATIF.

MITHRIDATE, s. m. *mithridatum*, *antidotum mithridaticum ;* parce qu'il a été inventé, dit-on, par le fameux Mithridate, roi de Pont. Cet électuaire est formé principalement d'opium et de substances aromatiques et excitantes, telles que la myrrhe, le safran, le gingembre, la canelle, l'encens, l'ail, la moutarde, l'aristoloche, le galbanum, le castoréum, le poivre long, le bdellium, la valériane, l'acacia, etc.; il a par conséquent les mêmes propriétés que la thériaque, qui lui est préférée. Il est inusité maintenant.

MITRAL, ALE, adj., *mitralis*; qui a la forme d'une mitre. On a donné ce nom à deux valvules triangulaires, situées à l'ouverture auriculo-ventriculaire gauche du COEUR. (M.)

MITRE D'HIPPOCRATE; ce bandage est le même que celui qui porte le nom de bonnet d'Hippocrate. *Voyez* BANDAGE.

MITTE, s. f. Nom vulgaire donné par les ouvriers à l'une

des exhalaisons qui s'élèvent des fosses d'aisances, ainsi qu'à l'ophthalmie particulière qu'elle occasione. Elle est formée par le gaz ammoniacal. *Voyez* MÉPHITISME DES FOSSES D'AISANCES.

MIXTURE, s. f. *mixtura*. On donne ce nom à des médicamens liquides formés de substances très-actives, et ne contenant que peu de véhicule aqueux, qui ne s'administrent par conséquent que par gouttes. Toutefois on emploie le même nom pour désigner beaucoup de médicamens composés qui ne diffèrent en rien des potions. *Voyez* ce mot.

MOELLE, s. f.; *medulla*. Nom sous lequel on désigne généralement la graisse des os. *Voyez* MÉDULLAIRE.

MOELLE ALONGÉE, *medulla oblongata*, mésocéphale (Chauss.). Les anatomistes en divisant l'encéphale en cerveau, cervelet et moelle alongée, afin de faciliter l'étude de cet organe, n'ont pas déterminé de la même manière les limites précises qui circonscrivent ces diverses parties, et surtout la moelle alongée. Quoiqu'il y ait continuité de substance entre elles, elles offrent néanmoins une différence de structure qui doit seule servir à distinguer les unes des autres ces portions de l'appareil encéphalo-rachidien.

C'est en prenant pour base l'organisation de la moelle alongée, qu'on peut établir rigoureusement les limites de cette partie, qui est sans contredit la plus compliquée de l'encéphale, auquel on la rattache. Ainsi nommée parce qu'on la considérait comme le *prolongement*, l'*alongement* de la moelle épinière, dans le crâne, dans le cerveau, elle commence inférieurement au niveau du calamus scriptorius ou de l'angle qui termine le quatrième ventricule, conséquemment au niveau du trou occipital; ses limites sont ainsi déterminées postérieurement par l'écartement des cordons postérieurs de la moelle, et antérieurement par le croisement des pyramides. Supérieurement elle est bornée, au sillon qu'on remarque au-dessous de chaque pédoncule cérébral, à l'endroit où l'un et l'autre s'enfoncent dans les couches optiques. On pourrait y réunir encore la portion des pédoncules qui traversent chaque couche optique, puisqu'ils ne commencent à s'épanouir en membrane que dans l'épaisseur des corps striés. Mais comme ils cessent de devenir apparens à l'extérieur, dans cette partie de leur trajet, la première démarcation nous paraît plus tranchée, et fait éviter toute confusion.

La moelle alongée qui est évidemment, comme son nom l'indique, la continuation de la moelle épinière, comprend donc ce qu'on nomme la queue de la moelle alongée, ou bulbe rachidien (Chaussier), la protubérance cérébrale et les pédoncules cérébraux.

La face inférieure de la moelle alongée repose, sur la partie moyenne de la base du crâne, spécialement sur la gouttière basilaire, et présente successivement de bas en haut, les pyramides antérieures, éminences oblongues, séparées par un sillon longitudinal qui règne sur toute l'étendue de la moelle épinière. La saillie qu'elles forment, et qui est plus prononcée dans leur partie supérieure, où elles sont séparées du bord inférieur de la protubérance cérébrale par un sillon ou collet transversal, diminue insensiblement en descendant, et disparaît tout-à-fait à la hauteur de la première vertèbre cervicale. Sur les côtés des éminences pyramidales, on observe deux autres saillies demi-ovoïdes, nommées olivaires; elles sont situées un peu obliquement de haut en bas et de dehors en dedans; elles sont plus distinctement circonscrites et moins longues que les précédentes dont elles sont séparées par une dépression dans laquelle sont implantées les racines du nerf grand HYPOGLOSSE. C'est au-dessus de ces quatre éminences qu'on remarque le sillon profond qui borne en ce sens la PROTUBÉRANCE CÉRÉBRALE (*voyez* ENCÉPHALE). Je crois devoir dire, en passant, que la protubérance ne doit pas être considérée comme faisant essentiellement partie de la moelle alongée, mais plutôt comme un âmas de fibres qui lui est surajouté, ce que démontre surtout son développement tardif dans le fœtus, et son absence dans certains vertébrés, tels que les poissons. En avant du bord antérieur de la protubérance, on remarque la face inférieure des pédoncules cérébraux dans l'intervalle desquels on distingue les nerfs de la troisième paire, et une lame grisâtre qui concourt à fermer le troisième ventricule.

La face supérieure de la moelle alongée présente d'avant en arrière ou de bas en haut, d'abord, le quatrième ventricule qui forme ainsi la face postérieure du bulbe rachidien, et dont la terminaison anguleuse correspond à la terminaison des pyramides antérieures, ainsi qu'on le voit d'après les coupes faites et dessinées par Rolando.

La forme de ce ventricule est semblable à celle d'un losange, et son angle supérieur répond à l'aqueduc de Sylvius; son fond est grisâtre; sa partie moyenne est divisée par un sillon vertical, duquel partent des stries médullaires blanches, que beaucoup d'anatomistes, Piccolhomini et Willis entre autres, ont regardées comme les racines du nerf auditif.

Les parois latérales du quatrième ventricule sont formées par les pédoncules inférieurs du cervelet ou corps restiformes, dont le rapprochement forme inférieurement la fossette anguleuse du ventricule. Ces cordons, qui se rendent dans le cervelet, sont séparés des éminences olivaires par une bandelette de matière médullaire assez renflée, que Ch. Bell a décrite le premier, mais qui ne se prolonge pas, comme le pense cet anatomiste, sur toute la longueur des côtés de la moelle épinière; elle disparaît au niveau de la partie inférieure des pyramides antérieures environ, mais elle se continue supérieurement dans l'épaisseur de la moelle alongée, ainsi que nous le dirons plus tard. C'est sur cette bandelette que s'implantent la portion dure de la septième paire, le glosso-pharyngien et le pneumo-gastrique. Les cordons postérieurs présentent chacun, un peu en avant de leur jonction, un léger renflement demi-ovoïde, alongé, situé à leur partie interne, et qui se termine inférieurement en formant une bandelette dont nous parlerons plus tard. (*Voyez moelle épinière.*) Ces deux renflemens demi-ovoïdes, ont été nommés pyramides postérieures. Rolando a reconnu, à l'aide de coupes transversales faites à diverses hauteurs, que ce sont deux petits cordons cylindriques bien distincts, souvent isolés, et formés par des fibres médullaires tordues sur elles-mêmes.

Les autres parties qu'on observe à la face supérieure de la moelle alongée, et qui correspondent successivement à la protubérance cérébrale et aux pédoncules cérébraux sont, l'aqueduc de Sylvius, les tubercules quadrijumeaux, la surface arrondie et convexe des couches optiques, parties dont on a donné la description à l'article ENCÉPHALE. La moelle alongée se continue sur ses parties latérales et supérieures avec le cervelet, en avant avec le cerveau. On voit ainsi qu'elle est le point commun où se réunissent le cerveau, le cervelet et la moelle épinière. Ici se borne la description topographique de la moelle alongée; l'examen de sa structure va démontrer les connexions qu'elle a avec les trois centres nerveux dont nous venons de parler.

Les pyramides antérieures, qui sont une continuation des cordons antérieurs de la moelle, sont formées de fibres médullaires blanches qui s'entre-croisent obliquement, de telle sorte que celles de l'éminence pyramidale droite passent à gauche, *et vice versâ*. Cet entrecroisement existe dans l'étendue de cinq lignes environ, et s'effectue de la manière suivante : chaque cordon médullaire se divise en trois ou cinq faisceaux qui passent les uns au-dessus des autres, comme sont les doigts des deux mains quand on les entrelace. Cette décussation n'a lieu qu'entre les fibres antérieures et postérieures des cordons antérieurs, ce qu'on voit clairement à l'aide d'une section transversale du bulbe rachidien. Cette disposition que j'ai observée un assez grand nombre de fois, et qui a été signalée par Mistichelli, reconnue et décrite par Pourfour Dupetit, Lieutaud, Santorini, Winslow, Sœmmering, Gall et Meckel, a été niée par Morgagni, Haller, Monro, Sabatier, Boyer, Chaussier, Gordon et Rolando. Ce dernier anatomiste surtout, auquel on doit un travail fort intéressant sur la moelle alongée, dit qu'il existe entre les couches optiques, les tubercules quadrijumeaux, les parties qui forment la protubérance et le bulbe rachidien, une union si intime, qu'elle est plus que suffisante pour expliquer les effets croisés, constatés par l'expérimentation ou l'observation de certains phénomènes morbides, sans qu'il soit nécessaire d'admettre la décussation que je viens de décrire, et qui cependant est très-évidente, surtout dans le fœtus. A la vérité, M. Rolando avoue lui-même qu'il n'a pas cherché à vérifier ce fait sur l'embryon.

Après leur décussation, les cordons pyramidaux s'enfoncent dans l'épaisseur de la protubérance, en croisant à angle droit ses fibres transversales. Ces différentes fibres médullaires se trouvent isolées les unes des autres par la substance grise. Arrivés au bord antérieur de la protubérance, les faisceaux pyramidaux s'écartent l'un de l'autre, forment une partie des pédoncules cérébraux, traversent la couche optique et s'épanouissent dans le corps strié, pour concourir à la formation des lobes cérébraux.

Les éminences olivaires sont formées par une lame blanchâtre, médullaire qui recouvre un noyau oblong, grisâtre, dont la circonférence festonnée est circonscrite par une ligne flexueuse, jaunâtre, qui semble résulter d'une disposition particulière des vaisseaux de cette partie. Cette circonférence n'est pas continue dans toute son étendue ; elle se trouve interrompue près le sillon médian, de sorte que la substance blanchâtre qu'elle entoure se continue de ce côté avec les faisceaux pyramidaux. Rolando a remarqué qu'il existe la plus grande analogie de structure entre ce noyau et le corps rhomboïdal du cervelet. C'est à deux ou trois lignes au-dessous des corps olivaires, mais plus en dehors, que sont situés les tubercules cendrés, dont cet anatomiste a donné, le premier, la description : suivant lui, ces tubercules sont une portion de la substance cendrée de la moelle épinière et de la moelle alongée, qu'on peut suivre en haut jusqu'au quatrième ventricule, où elle se montre sous la forme de deux feuilles lancéolées de substance cendrée; elles sont placées entre les pyramides postérieures là où celles-ci forment le *calamus scriptorius*.

Dans le fœtus, quand les éminences olivaires n'existent pas encore, on distingue à leur place d'autres faisceaux que Tiedemann a nommés olivaires, qui sont aussi la continuation des cordons antérieurs de la moelle : ils pénètrent de bas en haut dans la protubérance annulaire, après quoi ils s'appliquent de haut en bas et de dehors en dedans contre les faisceaux pyramidaux. La plupart de leurs fibres sont longitudinales, se dressent dans la masse commune aux tubercules quadrijumeaux, et se recourbant de bas en haut et de dehors en dedans, elles s'unissent à celles du côté opposé pour former la voûte de l'aqueduc de Sylvius; il y en a qui se continuent avec le faisceau pyramidal pour constituer le pédoncule cérébral. Rolando fait remarquer que chez l'adulte, les éminences olivaires sont appliquées au devant d'un plan de fibres médullaires qui proviennent des cordons rachidiens antérieurs, et qu'on peut suivre jusque dans les couches optiques, en traversant la protubérance cérébrale; on les distingue en écartant les éminences olivaires des pédoncules du cervelet. Quelquefois ces fibres s'entre-croisent au-dessous et au-dessus du noyau de l'olive qu'ils embrassent : Rolando a observé deux fois cette disposition.

Ce faisceau, nommé antéro-atéral par Rolando, et qui résulte d'une division du cordon rachidien antérieur correspondant, est situé entre le corps olivaire et le corps restiforme : il a été signalé par Ch. Bell qui admet à tort qu'il ne se prolonge pas au-delà du bulbe rachidien. M. Laurencet vient d'en donner une nouvelle description très-détaillée ; suivant ce dernier anatomiste, ce faisceau médullaire, qu'il nomme *faisceau de l'infundibulum*, commence à être apparent en dehors entre le corps olivaire et le corps restiforme; c'est sur lui que sont implantés les nerfs glosso-pharyngien et pneumo-gastrique : il occupe le plancher du quatrième ventricule, au-dessous de la feuille grise qui tapisse cette cavité, appliqué contre la face postérieure des pyramides antérieures, qu'on croyait généralement correspondre immédiatement au plancher du quatrième ventricule. De là, ce faisceau se porte à travers la protubérance entre les deux pédoncules cérébraux, forme cette surface triangulaire grise qu'on observe dans l'écartement des deux pédoncules, et sur laquelle la troisième paire s'insère en partie, se continue ensuite, d'un côté avec le tubercule mamillaire, de l'autre, par différens filets qui traversent la couche optiques, avec le pilier antérieur de la voûte, pour s'épanouir dans le cerveau. Je crois devoir rappeler ici que Rolando fait observer que les faisceaux pyramidaux, à leur sortie de la protubérance, présentent à leur partie interne deux cordons qu'il croît appartenir aux faisceaux antérieurs de la moelle épinière, et qui vont se perdre dans les couches optiques. Ces deux cordons remplissent l'écartement des pédoncules cerébraux, et la troisième paire de nerfs s'insère dans leur épaisseur. Les remarques de Laurencet confirment donc l'opinion de Rolando.

Cette division des cordons antérieurs de la moelle en plusieurs faisceaux n'avait pas été remarquée parce que les fibres étaient recouvertes par des filamens médullaires particuliers, que Rolando a nommés *arciformes*, et qui semblent sortir des fibres transverses de la protubérance à l'endroit où les cordons antérieurs s'enfoncent sous elle. Ces fibres arciformes couvrent en partie ces cordons, en se recourbant en avant, de sorte qu'elles s'épanouissent et se répandent sur les éminences olivaires et les pyramides, jusqu'au sillon médian qui les sépare. Quelquefois la saillie des éminences olivaires écarte ces filamens les uns des antres, de manière qu'une partie d'entre eux passe seulement au-dessous de cette éminence, et forme ce que Santorini et d'autres anatomistes ont appelé *processus arciformes*.

Les parties qui forment en arrière la moelle alongée sont d'abord les pédoncules inférieurs du cervelet, ou corps restiformes de Ridley, qui se continuent avec les cordons rachidiens postérieurs. Ces pédoncules s'élargissent à mesure qu'ils se rapprochent du cervelet, dans lequel ils s'épanouissent; puis se rétrécissant de nouveau en faisceaux, ces fibres viennent communiquer avec le pilier antérieur de la voûte, suivant Laurencet, par les *processus cerebelli ad testes*, les *corpora geniculata*, et une toile fibreuse qui recouvre la couche optique; chez les poissons, la membrane du cervelet se continue immédiatement avec celle des renflemens antérieurs. On voit par là que les pédoncules inférieurs du cervelet sont continus avec les pédoncules supérieurs, de sorte que les lobes cérébelleux ne sont qu'un épanouissement circonscrit de ces faisceaux fibreux, situé sur leur trajet. En dedans et en bas des corps restiformes, vers l'angle du quatrième ventricule, sont les deux petits renflemens demi-ovoïdes, qu'on nomme pyramides postérieures. Enfin la valvule de Wieussens, qui fait partie des pédoncules supérieurs du cervelet, communique en avant avec les éminences *testes*, et latéralement avec la face interne de ces pédoncules : sa partie moyenne est ordinairement couverte par une lame de substance cendrée qui vient du cervelet, et que Malacarne a nommée *linguetta laminosa*.

D'après cette description, on voit que la moelle alongée est formée de quatre plans de fibres différentes dont les trois premiers, c'est-à-dire ceux des pyramides antérieures, des corps olivaires et de la lame médullaire de Ch. Bell, ne sont qu'une triple division de la partie supérieure des cordons antérieurs de la moelle épinière, tandis que les postérieurs plus renflés, et qui constituent les corps restiformes, sont une continuation des cordons postérieurs. Meckel admet que les cordons postérieurs de la moelle épinière se divisent en deux faisceaux, dans la moelle alongée, parce qu'il considère comme un faisceau distinct les pyramides postérieures, qui se terminent un peu au-dessus du *calamus scriptorius* par le renflement demi-ovoïde dont nous venons de parler.

MOELLE ÉPINIÈRE, *medulla spinalis* : tel est le nom sous lequel on désigne la portion du système cérébro-spinal renfermée dans le canal rachidien, immédiatement continue avec la MOELLE ALONGÉE, et s'étendant jusqu'au milieu de la hauteur du corps de la première ou de la seconde vertèbre des lombes; sa forme est analogue à celle d'un gros et long cordon cylindroïde, un peu comprimé d'avant en arrière. Cet organe est loin de remplir la cavité du canal rachidien, dont il n'occupe pas le centre; il appuie contre sa partie antérieure dans la station verticale, et s'en éloigne, surtout inférieurement, dans le décubitus sur le dos.

La longueur de la moelle épinière est variable, cependant elle ne s'étend pas ordinairement chez l'adulte au-delà de la seconde vertèbre lombaire. Suivant Sœmmering, cet organe se termine à la hauteur de la dernière côte. Keuffel a vu sa terminaison bornée à la hauteur de la onzième vertèbre dorsale, et d'autres fois à celle de la troisième lombaire. La consistance de la moelle épinière est en général moindre que celle de la protubérance, et supérieure à celle du cerveau et du cervelet. Suivant M. Chaussier, chez l'adulte, le poids de la moelle épinière recouverte de la pie-mère et accompagnée de ses nerfs est à celui du cerveau comme 1 : 19 ou 25; chez l'enfant, comme 1 : 40. Meckel indique, au contraire, cette dernière proportion pour l'adulte, mais il considère la moelle épinière dépouillée de ses enveloppes et isolée de ses nerfs. Il est démontré, d'ailleurs, qu'elle devient d'autant plus volumineuse, proportionnellement au cerveau, qu'on s'éloigne d'avantage de l'homme, en parcourant la série des mammifères : aussi Sœmmering a-t-il posé en principe, que l'homme est de tous les animaux celui dont la moelle épinière est la plus petite, comparativement au volume de l'encéphale. Sa forme cylindroïde n'est pas uniformément décroissante depuis sa partie supérieure jusqu'à sa terminaison : elle offre dans sa longueur deux renflemens remarquables, l'un supérieur nommé *cervical* ou brachial, qui s'étend depuis le second nerf cervical jusqu'au premier nerf dorsal; et le second, compris entre le premier nerf lombaire, et le troisième nerf sacré, est désigné sous le nom de *lombaire* ou de *crural*. Le premier est plus gros que le second; leur volume paraît être en rapport direct avec le développement des membres. En outre, quand on examine la moelle épinière de profil, on remarque que le renflement brachial est un peu plus saillant en avant qu'en arrière, tandis que l'inverse a lieu pour le renflement crural. Au-dessous de ce dernier, la moelle épinière devient fusiforme, et se termine le plus souvent en pointe. Je l'ai vue quelquefois se terminer par un petit renflement bulbeux : il peut y en avoir plusieurs. Cette variété de forme n'est qu'accidentelle, et ne doit pas être considérée comme une disposition constante et normale, ainsi que Huber et Frotscher l'ont pensé. Meckel a vu cette extrémité de la moelle épinière bifurquée.

Il existe au milieu de la face antérieure de la moelle épinière, un sillon qui en parcourt toute la longueur. Ce sillon médian, qui est la trace de la jonction des deux bandes médullaires qui composent ce cordon nerveux dans l'embryon, pénètre environ dans le tiers de l'épaisseur de la moelle. C'est dans ce sillon que s'enfonce la demi-cloison formée par la pie-mère. On observe aussi sur le milieu de la face postérieure de la moelle un sillon longitudinal, plus superficiel que celui de la face antérieure, quelquefois à peine marqué, des deux côtés duquel règnent deux bandelettes médullaires blanches et un peu saillantes. Il est également apparent à toutes les époques de la vie. Ces deux bandelettes qui sont les prolongemens des pyramides postérieures (*voyez* MOELLE ALONGÉE), existent constamment : Tiedemann les observa pour la première fois sur un fœtus de cinq mois. Sur les côtés des deux sillons médians, on voit antérieurement et postérieurement une série de filamens cylindriques qui constituent les racines des nerfs rachidiens. Leur implantation longitudinale et très-rapprochée forme chez l'enfant, quand on arrache ces filets, quatre sillons très-marqués qui se continuent manifestement avec ceux qui séparent les éminences pyramidales des éminences olivaires, et celles-ci des postérieures ou corps restiformes. Ces sillons collatéraux de la moelle épinière, décrits et admis par divers anatomistes, ne sont donc pas naturels, et résultent de l'arrachement des fibrilles nerveuses. Le sillon latéral, qui se trouve, suivant quelques auteurs, vis-à-vis l'insertion du ligament denticulé, n'existe pas davantage : on en voit des traces seulement dans le haut de la portion thoracique, et qui disparaissent souvent avec l'âge. Quoi qu'il en soit, je pense qu'on peut considérer, avec Meckel et Rolando, les sillons latéraux postérieurs qui correspondent aux racines postérieures comme la ligne de démarcation des cordons antérieurs et des cordons postérieurs de la moelle épinière. Enfin, on remarque sur toute la surface de la moelle épinière un grand nombre de sillons superficiels et transversaux, très-rapprochés, plus marqués sur la face antérieure, et qui sont causés par la rétraction fibrillaire de la pie-mère. Ils indiquent dans cet organe un excès de longueur qui est, pour ainsi dire, en réserve pour les mouvemens de flexion ou d'extension très-étendus.

La moelle épinière est composée de substance blanche et de substance grise comme l'encéphale, mais avec cette différence qu'ici la première enveloppe la seconde, tandis que l'inverse a lieu pour les lobes cérébraux et cérébelleux. Ces deux substances sont d'autant plus distinctes l'une de l'autre que l'individu est plus jeune. Chez le vieillard elles cessent d'être distinctes, et semblent se confondre de telle sorte qu'on ne voit au centre de la moelle qu'une teinte grisâtre, dont la circonférence se décolore et se confond avec la substance blanche qui l'entoure. La figure que représente la substance grise n'est pas susceptible d'une comparaison exacte avec aucune autre figure; on peut dire qu'elle est, en général, disposée sous la forme de quatre lames ou faisceaux, de longueur et de largeur variables suivant les individus; deux sont antérieurs et deux postérieurs; ils convergent de la circonférence au centre, correspondent exactement aux points de la circonférence de la moelle sur lesquels s'insèrent les racines des nerfs rachidiens: j'ai vérifié plusieurs fois sur le cheval, qu'il y a, en partie, continuité de substance entre les fibrilles de la substance grise et les racines des nerfs. Les lames ou faisceaux gris de chaque moitié se réunissent constamment entre eux en se rapprochant du milieu de la moelle, où ils se joignent à ceux du côté opposé, soit immédiatement, soit par l'intermédiaire d'une lamelle de substance grise. Cependant Keuffel a trouvé les faisceaux d'une moitié complétement isolés de ceux de l'autre moitié. Ces lames de substance grise sont d'autant plus prononcées, qu'il sort plus de nerfs de la moelle dans le point où on les examine: ainsi ils sont plus gros aux renflemens brachial et crural. La masse de substance grise est généralement plus considérable, relativement à la blanche, dans l'homme que dans les autres animaux; elle est aussi plus rapprochée de la face antérieure de la moelle chez l'homme: l'inverse s'observe chez les animaux. Les lames grises antérieures sont toujours moins longues, mais plus épaisses que les postérieures; ces lames grises sont enveloppées par la substance blanche qui les sépare, et qui remplit les intervalles qu'elles laissent entre elles: elle forme, au-devant de la bandelette grise qui réunit les faisceaux gris, une lame blanche, mince, qui correspond au fond du sillon médian de la moelle, et qui est percée d'un grand nombre d'ouvertures par lesquelles pénètrent des prolongemens de la demi-cloison de la pie-mère. C'est l'alongement de ces ouvertures, qu'on produit en écartant les deux moitiés de la moelle, qui a fait penser que cette lame blanche était formée par un entrecroisement de fibres tranversales. Enfin, il n'existe, dans l'état normal, aucune cavité dans le centre de la moelle épinière de l'adulte.

La moelle épinière est formée de deux cordons latéraux réunis sur la ligne médiane, et qui, suivant différens anatomistes, sont eux-mêmes formés de plusieurs faisceaux secondaires. Asch, Monro, Sœmmering, Rolando, Magendie, Desmoulins reconnaissent dans chaque moitié latérale deux cordons, l'un antérieur ou abdominal et l'autre postérieur ou spinal. Cette division, à laquelle on est naturellement conduit par l'examen des faisceaux médullaires qui se prolongent de cet organe dans la moelle alongée et l'encéphale, est déterminée par le trajet, oblique en arrière, des deux lames postérieures du centre gris de la moelle épinière, lesquelles correspondent à l'insertion des racines postérieures; on ne peut pas admettre avec M. Desmoulins, qu'elle soit tracée par une rainure qui correspond au ligament dentelé, car cette rainure n'existe pas. M. Chaussier dit que chaque moitié est divisée en trois bandelettes médullaires, opinion admise par Ch. Bell, Tiedemann et Bellingeri : Hygmore en admet quatre, ainsi que M. Bailly. M. Gall a considéré la moelle comme la réunion d'une série de ganglions; mais l'on ne voit rien de semblable quand on l'examine dans l'embryon, époque à laquelle cette structure devrait être, au contraire, le plus apparente. De la subdivision de chacune des moitiés latérales de la moelle en deux cordons secondaires, et de leur séparation par les lames grises postérieures, il résulte que les deux cordons antérieurs sont beaucoup plus considérables que les deux postérieurs, différence qui se trouve d'ailleurs en rapport avec les connexions plus nombreuses et les divisions des premiers dans LA MOELLE ALONGÉE. Meckel regarde, en outre, les faisceaux qui constituent les pyramides postérieures, comme une division secondaire des cordons rachidiens postérieurs.

La structure intime de la moelle épinière n'a été l'objet d'une étude spéciale que dans ces derniers temps. Les recherches de Keuffel, que j'ai vérifiées et répétées, font voir que la substance médullaire est soutenue et maintenue par une multitude de fibrilles cellulaires qui naissent à angle droit de la face interne de la pie-mère, et qui sont réunies entre elles par d'autres filamens latéraux, plus ténus encore. Ces fibrilles sont entremêlées d'une multitude de vaisseaux capillaires. De leur implantation rapprochée résulte une série de cloisons longitudinales, remplies par la substance nerveuse, qui paraît alors sous la forme de fascicules accolés les uns aux autres et parallèles entre eux, comme le sont les filets qui composent les différens nerfs; de tous ces prolongemens intérieurs de la pie-mère, le plus considérable est celui qui pénètre dans le sillon médian antérieur: il fournit quelques filamens de ses faces latérales, et arrivé dans le fond d'un sillon, il semble se diviser suivant son épaisseur en deux lamelles qui forment une série de denticules, dont les extrémités pénètrent dans chacun des trous de la lame blanche qui forme la commissure longitudinale de la moelle. Ces prolongemens soutiennent des vaisseaux qui s'enfoncent dans la substance grise. Enfin, suivant M. Rolando, la moelle épinière est formée par une membrane médullaire blanche, froncée et plissée suivant sa longueur, et qui se résout elle-même en fibres très-déliées et parallèles : il pense que la substance grise qui forme les lamelles postérieures est d'une nature différente de celle des lamelles antérieures : elle est plus foncée en couleur, plus gélatineuse, et se réunit avec l'autre substance grise par des dentelures multipliées. L'une et l'autre pénètrent sous forme de rayons divergens dans les replis intérieurs de la membrane médullaire blanche qui forme la moelle. Cette opinion sur la structure froncée de la moelle avait déjà été émise par Carus.

La moelle épinière est enveloppée immédiatement par la pie-mère, qui lui est d'autant moins adhérente qu'on l'examine sur un sujet plus jeune. Elle est continue avec celle de l'encéphale, mais elle est bien plus épaisse et bien plus résistante. Elle est formée en grande partie de fibres longitudinales; il y en a quelques-unes d'obliques. Sa densité et sa résistance augmentent successivement de haut en bas. Supérieurement sa structure se rapproche davantage de celle de la pie-mère cérébrale : j'ai remarqué que fort souvent elle offre une teinte grisâtre, quelquefois très-foncée, dans la partie qui recouvre la portion cervicale de la moelle épinière et la moelle alongée, et qui est indépendante de toute altération morbide. Sa face externe est lisse, contiguë à l'ARACHNOÏDE, à laquelle elle adhère par des prolongemens celluleux et vasculaires, et par une cloison médiane et longitudinale, que M. Magendie a indiquée récemment; il a remarqué que l'intervalle qui sépare ces deux membranes est rempli, constamment et dans l'état de santé, d'un liquide abondant et limpide; il pense que tel est toujours le siége de la sérosité que renferme habituellement le canal méningien du rachis. La pie-mère fournit une enveloppe à chacune des racines rachidiennes. Les vaisseaux qui rampent à sa surface, sont plus nombreux antérieurement que postérieurement, et y adhèrent par un tissu cellulaire très-fin. Cette membrane cellulo-fibreuse forme latéralement le ligament denticulé, que M. Chaussier regarde comme une production de l'arachnoïde, et qui, suivant Bichat, est seulement recouvert par cette membrane. Meckel le considère comme un prolongement intérieur de la dure-mère. Quand on l'examine sur le cheval, surtout, il est facile de reconnaître qu'il provient de la pie-mère. MM. Cuvier et Bellingeri partagent cette dernière opinion. Ce ligament règne tout le long de la moelle épinière, sur ses deux faces latérales, et occupe l'intervalle qui résulte de l'écartement des racines des nerfs rachidiens. Il forme autant de prolongemens triangulaires qu'il existe d'ouvertures qui livrent passage aux nerfs rachidiens. Ces prolongemens sont de petits cordons fibreux, denses et résistans, plus larges à leur jonction avec la pie-mère : ils sont d'autant plus longs qu'ils deviennent plus inférieurs, et s'insèrent à l'arachnoïde à l'entrée de chaque trou intervertébral. Ces denticules sont ordinairement au nombre de vingt, quand ils correspondent exactement à chaque paire de nerfs; mais cette disposition n'est pas constante : ils peuvent être plus ou moins nombreux, et varient depuis douze à quatorze jusqu'à vingt-deux ou vingt-trois. La pie-mère se termine en formant le prolongement coccygien ou filiforme, destiné à maintenir l'extrémité de la moelle épinière, et qui s'implante à la face postérieure du coccyx. La pie-mère contribue en grande partie à donner à la moelle la consistance qu'elle présente : aussi devient-elle bientôt molle et diffluente quand elle est séparée de cette enveloppe.

Les ramifications vasculaires qui recouvrent la pie-mère rachidienne, et qui se distribuent dans l'épaisseur de la moelle, viennent des deux vertébrales. Une branche unique, née de ces deux artères, et quelquefois du tronc basilaire, désignée sous le nom de *spinale antérieure*, se prolonge dans toute l'étendue du sillon médian antérieur, en donnant naissance à de nombreuses ramifications : postérieurement il existe deux autres artères spinales qui fournissent également un grand nombre de ramuscules. D'autres branches artérielles, nommées *spinales accessoires*, naissent au cou des cervicales, au dos des intercostales, aux lombes des lombaires, et s'anastomosent avec les trois artères spinales en pénétrant par les trous de conjugaison, et en suivant le trajet des racines rachidiennes. Les carotides internes, le tronc basilaire et les cérébrales postérieures, donnent des ramifications aux diverses parties de la moelle allongée. Les veines de la moelle se rendent dans plusieurs troncs principaux situés sur les faces antérieure et postérieure du cordon rachidien, et qui se réunissent supérieurement en deux troncs qui pénètrent dans le crâne, et se jettent dans les sinus pétreux supérieurs. On n'a pas encore découvert de vaisseaux lymphatiques dans la moelle épinière. La respiration et la circulation produisent dans toute l'étendue de la moelle épinière des mouvemens analogues à ceux que présente le cerveau sous l'influence de ces mêmes causes. Ce phénomène, entrevu par Wieussens, observé par Burg, Richard, M. Portal, et que j'ai remarqué assez souvent, a eu dans ces derniers temps une démonstration complète par les expériences de M. Magendie. Ces mouvemens consistent dans une expansion et un affaissement alternatifs de la moelle elle-même, qui ont lieu, le premier dans l'expiration, et le second dans l'inspiration : ils dépendent de l'action de la respiration sur la circulation.

Avant la fin du premier mois de la conception, on n'observe aucune trace de moelle épinière et de cerveau : un fluide limpide en tient lieu et en occupe la place, ainsi que l'ont constaté Harvey, Malpighi, Haller, Wolf, Tiedemann.. Vers le commencement du deuxième mois, ce centre nerveux devient plus visible, et surtout par l'action de l'alcohol. On reconnaît alors qu'il est formé de deux filets blancs, adossés par leur partie interne, et formant une gouttière longitudinale. Ces deux lamelles blanchâtres, plus renflées à leur bord externe, se prolongent dans toute l'étendue du canal rachidien; supérieurement elles se continuent avec la moelle alongée, dont la largeur est double, et qui forme avec la moelle épinière une légère courbure. Insensiblement les cordons latéraux se rapprochent en arrière, laissant pénétrer entre eux la pie-mère, qui s'enfonce ainsi dans le centre de la moelle; déjà leur réunion est opérée en avant. De leur adossement postérieur résulte un canal central qui se complète successivement, et à mesure que la réunion s'opère de plus en plus haut. Enfin, le canal lui-même s'oblitère par la déposition de substance grise que les vaisseaux de la pie-mère secrètent. Ce canal, qui communique en haut avec le quatrième ventricule, existe quelquefois après la naissance, et peut persister pendant six mois ou un an. La moelle épinière occupe d'abord toute la longueur du canal rachidien; mais la colonne vertébrale s'alongeant de haut en bas, il en résulte qu'au neuvième mois la moelle ne s'étend plus que jusqu'à la troisième vertèbre lombaire.

C'est vers le milieu de la vie intra-utérine que les éminences pyramidales se dessinent; plus tard on remarque les éminences olivaires. A cette époque aussi, on distingue très-bien l'entrecroisement des cordons antérieurs de la moelle et leur division en faisceaux pyramidal et olivaire dans la moelle alongée, qui est ainsi formée de trois faisceaux, y compris le faisceau postérieur. Le quatrième, que j'ai décrit d'après Ch. Bell, Rolando et Laurencet, n'est probablement qu'une dépendance ou une extension du faisceau olivaire. On peut voir également alors les faisceaux olivaires se redresser en partie et se réunir pour former les tubercules quadrijumeaux. La protubérance annulaire ne se développe qu'à la fin du quatrième mois, et paraît ainsi surajoutée aux autres parties qui constituent, à proprement parler, la moelle alongée.

La moelle épinière, par ses communications directes avec l'encéphale, d'une part, et de l'autre avec les différentes parties du corps, est le principal agent de transmission dans la manifestation des mouvemens volontaires. L'observation clinique et les résultats de l'expérimentation ont également prouvé qu'elle exerce une influence manifeste sur la production de la sensibilité, du mouvement, de la chaleur animale, de la transpiration cutanée, des fonctions digestives, des fonctions mécaniques de la respiration et des mouvemens du cœur. Les expériences de Ch. Bell et de M. Magendie ont fait voir, que les racines rachidiennes postérieures et les cordons postérieurs de la moelle présidaient plus spécialement à la sensibilité, et les antérieurs au mouvement. En outre, suivant Ch. Bell et Bellingeri, la colonne moyenne qu'ils admettent dans la moelle, est destinée à la respiration. Ch. Bell la considère comme la différence fondamentale qui existe entre la moelle épinière et le nerf central des animaux invertébrés. (C.-P. OLLIVIER.)

MOELLE ÉPINIÈRE (pathologie.) La moelle épinière est une des portions des centres nerveux que l'on trouve le plus rarement altérées, soit dans sa conformation, soit dans sa texture. Protégée plus efficacement que l'encéphale contre l'action des violences extérieures, elle doit en être plus rarement atteinte; suspendue en quelque sorte au milieu du canal qui la contient sans en toucher les parois, entourée d'un liquide protecteur, elle doit ressentir, moins que le cerveau, l'effet des commotions. Quant aux membranes qui enveloppent la moelle épinière, elles sont elles-mêmes beaucoup plus rarement malades que les membranes placées autour de l'encéphale.

Cette grande fréquence des maladies du cerveau et de ses enveloppes, comparée à la rareté des altérations de la moelle et de ses membranes, semble être d'ailleurs en rapport avec le grand développement que présente chez l'homme la portion du système nerveux contenue dans le crâne. Aussi chez les animaux où une disposition inverse a lieu, où le cerveau est généralement beaucoup plus petit que dans l'espèce humaine relativement au volume de la moelle épinière, on a fait la remarque que celle-ci était plus souvent altérée que l'encéphale. Chez les chevaux, par exemple, on a jusqu'à présent observé beaucoup plus de ramollissemens de la moelle que du cerveau. Les épanchemens de sang autour du prolongement rachidien ou dans son intérieur, très-rares chez l'homme, deviennent plus fréquens chez certains animaux, chez ceux surtout que l'on soumet à des exercices violens et continués au-delà de la mesure de leurs forces.

Il est des cas dans lesquels l'anatomie pathologique ne démontre aucune altération appréciable dans la moelle ni dans ses enveloppes, et où cependant, d'après la nature des symptômes, c'est cette partie du système nerveux qui paraît avoir été le siége de la maladie. Empoisonnez un animal par la noix vomique; le tétanos qui en résulte semble résider dans une affection de la moelle; car les symptômes tétaniques persistent après l'ablation de la tête; et cependant, à l'ouverture du cadavre, on ne trouve dans le canal rachidien aucune trace de maladie; preuve frappante que certaines altérations, révélées par les désordres fonctionnels de l'organe, ne peuvent nous être découvertes jusqu'à présent par l'inspection anatomique.

Dans cet article, je décrirai d'abord les maladies des membranes qui entourent et protègent la moelle : je traiterai ensuite des maladies de la moelle elle-même. Enfin, une troisième et dernière section sera consacrée à la description de l'hydrorachis congéniale, affection dans laquelle peuvent se trouver à la fois intéressées et la substance même du prolongement rachidien et ses enveloppes, soit membraneuses, soit même osseuses.

Section première. *Maladies des membranes enveloppantes de la moelle.* — Les trois membranes qui entourent la moelle peuvent être affectées, soit simultanément, soit d'une manière isolée. Jusque dans ces derniers temps, l'arachnoïde a été regardée comme étant beaucoup plus sujette à s'altérer que les deux autres membranes; mais des observations plus précises ont démontré l'inexactitude de cette opinion : dans le plus grand nombre des cas de méningites rachidiennes, ce n'est point dans l'arachnoïde elle-même qu'on trouve des traces de phlegmasie, mais bien soit dans le tissu cellulaire qui unit l'arachnoïde à la dure-mère, soit surtout dans la trame cellulo-vasculaire interposée, sous le nom de pie-mère, entre l'arachnoïde et la substance nerveuse. Quoi qu'il en soit, je vais d'abord décrire les altérations diverses qu'ont offertes jusqu'à ce jour les méninges rachidiennes; puis j'indiquerai les symptômes plus ou moins tranchés auxquels ces altérations peuvent donner lieu.

A. *Altérations de la dure-mère.* — Elles peuvent avoir leur siége ou dans la substance même de cette membrane fibreuse, ou dans le tissu cellulaire qui la sépare des vertèbres. Elles sont d'ailleurs peu nombreuses.

L'inflammation de la dure-mère rachidienne n'a guère été observée jusqu'à présent que dans les cas où il y avait maladie des parois osseuses du canal vertébral. Souvent, par exemple, chez des individus atteints de carie des vertèbres, on trouve la dure-mère parcourue par de nombreux vaisseaux, rouge, brune ou noirâtre; sa consistance peut être en même temps modifiée :

je l'ai vue tellement ramollie dans une étendue correspondante à celle de la carie des os, qu'elle ne ressemblait plus qu'à une trame celluleuse, d'une grande fragilité, qui se déchirait et se réduisait en une sorte de pulpe par une traction légère, comme si l'inflammation eût ramené à ses élémens primitifs le tissu fibreux de la dure-mère. Dans un autre cas, j'ai trouvé cette membrane détruite, perforée dans une étendue de plusieurs pouces, de telle sorte que la moelle n'était plus séparée des vertèbres que par la lame spinale de l'arachnoïde et par la pie-mère; dans ce cas, il y avait également carie des vertèbres : du pus, placé entre celles-ci et la dure-mère, s'était introduit dans la cavité de l'arachnoïde en passant à travers la solution de continuité de la membrane fibreuse.

La dure-mère rachidienne est quelquefois le siége de productions accidentelles. J'ai vu dans un cas sa surface externe parsemée postérieurement de plusieurs petits corps d'un blanc nacré, arrondis, ayant, terme moyen, le volume d'un pois, et qui, sous le rapport de leur texture, pouvaient être divisés en deux classes : les uns étaient composés de fibres distinctes, comme pelotonnées, et ne semblaient être qu'une sorte de végétation du tissu même de la dure-mère; les autres ne présentaient aucune apparence de fibres : ils avaient l'aspect du cartilage. Chez un homme de moyen âge, j'ai rencontré la dure-mère véritablement ossifiée dans une étendue de deux pouces de long sur un pouce de large : la plaque qui en résultait ne faisait qu'une très-légère saillie sur les deux faces de la dure-mère; cette plaque avait tout-à-fait la consistance et la texture d'un os large. Remarquons ici, en passant, que, de toutes les membranes fibreuses, la dure-mère est celle dont l'ossification morbide se rapproche le plus, par sa forme et par sa texture, de l'ossification normale. M. Ollivier dit avoir observé plusieurs fois des aspérités osseuses sur la face externe de la dure-mère rachidienne, là où existait une carie vertébrale.

La dure-mère peut être intacte, et le tissu cellulaire qui l'unit aux vertèbres peut avoir subi des altérations plus ou moins graves. Dans certains cas d'anciennes paraplégies, je n'ai trouvé d'autre lésion qu'une infiltration rougeâtre de cette portion de tissu cellulaire, infiltration assez considérable pour exercer une compression sur la moelle, ou pour léser les cordons nerveux avant leur passage à travers les trous de conjugaison.

A la place de cette infiltration rougeâtre, dont l'aspect rappelait celui de certaines périodes du phlegmon, on a rencontré quelquefois une couche purulente variable en abondance et en étendue. Cette phlegmasie cellulaire peut être idiopathique; mais elle coïncide le plus souvent avec diverses altérations des vertèbres ou de la dure-mère, sans qu'il soit toujours facile de décider si ces altérations sont primitives ou secondaires. D'autres fois on a observé un simple épanchement séreux, sans trace de travail inflammatoire, entre la dure-mère et les vertèbres. Ailleurs enfin, on a constaté dans ce même lieu l'existence d'épanchemens de sang, résultat d'une véritable hémorrhagie.

B. *Altérations de l'arachnoïde.*—Considérée soit dans le crâne, soit dans le canal vertébral, cette membrane est lésée beaucoup moins souvent qu'on ne le pense généralement : la plupart des phénomènes morbides qu'on lui rapporte ont bien plus fréquemment leur siége dans le tissu cellulaire qui l'unit soit à la dure-mère, soit surtout à la pie-mère. Je ne connais aucun fait qui prouve qu'on ait jamais trouvé le tissu même de l'arachnoïde rachidienne injecté, opaque ou épaissi; ces diverses altérations existent constamment au-dessous d'elle : on n'a jamais rencontré d'autre liquide dans son intérieur que de la sérosité pure ou rougeâtre. Toutes les fois qu'après avoir incisé la dure-mère on a vu la moelle entourée de pus, celui-ci existait, non dans la cavité de l'arachnoïde, mais entre elle et la pie-mère. Rien n'est donc plus inexact que la dénomination d'*arachnitis* imposée à l'inflammation des membranes qui entourent la moelle.

Quant au liquide séreux qui existe en quantité plus ou moins grande dans la cavité de l'arachnoïde, sa grande abondance constitue un état pathologique, une véritable hydropisie : il ne faut pas le confondre avec le liquide qui, chez les animaux vivans et bien portans, entoure la moelle, et qui existe, comme s'en est assuré M. Magendie, en dehors de l'arachnoïde, entre elle et la moelle. La cavité de cette membrane, comme celle des autres séreuses, examinée sur un animal vivant, ne contient qu'une très-petite quantité de liquide, qui ne semble être autre chose que de la vapeur condensée. Lorsque l'animal est mort depuis un certain temps, on trouve plus de liquide dans l'arachnoïde rachidienne; il paraît être le même que celui qui était contenu dans le tissu cellulaire sous-arachnoïdien, et qui a transsudé à travers la membrane séreuse. Plus il y a d'espace d'écoulé entre le moment de la mort et celui où on examine le rachis, plus on trouve considérable la quantité de sérosité épanchée dans l'arachnoïde, et moins on en observe dans le tissu cellulaire sous-arachnoïdien. Après quarante heures environ, la matière colorante du sang s'échappe elle-même des vaisseaux qui la contenaient : elle transude aussi à travers l'arachnoïde, se mêle à la sérosité qui y est déjà épanchée, et lui donne une teinte rougeâtre. Il suit de ces faits que, pour être autorisé à regarder comme un phénomène morbide l'accumulation de sérosité pure ou colorée dans la cavité de l'arachnoïde rachidienne, il faut tenir compte de l'époque, écoulée depuis la mort, où l'on pratique l'autopsie cadavérique. Une remarquable liaison existe souvent entre la quantité de sérosité contenue dans l'arachnoïde et la congestion des veines rachidiennes. Ce fait, noté par M. Ollivier, est une application de la loi en vertu de laquelle tout engorgement veineux doit tendre à produire une hydropisie.

M. Ollivier a décrit, sous le nom de *pneumato rachis*, un épanchement de fluide élastique, dont il a plus d'une fois constaté l'existence dans la cavité de l'arachnoïde. Dans les cas cités par ce médecin, tantôt il y avait en même temps épanchement de liquide, et le gaz apparaissait sous forme de petites bulles plus ou moins nombreuses à la surface de celui-ci ; tantôt l'arachnoïde ne contenait que des gaz. Les cadavres sur lesquels a été trouvé ce pneumato-rachis, n'offraient d'ailleurs aucun signe de putréfaction, de sorte que le gaz semblait ou bien s'être dégagé des liquides épanchés, ou bien être le produit d'une exhalation. Ce dernier cas doit être bien rare, si on en juge par ce qu'on observe dans les autres membranes séreuses, telles que la plèvre et le péritoine, dans lesquelles on ne trouve guère de fluide élastique que lorsqu'il s'y est introduit de l'extérieur.

C. *Altérations de la pie-mère.* — C'est dans cette membrane, ou mieux encore dans le tissu cellulaire qui l'unit à l'arachnoïde, que l'on trouve incontestablement les lésions les plus nombreuses. Il ne faudrait point toutefois ranger parmi ces lésions le liquide séreux qui l'infiltre pendant la vie dans l'état normal, et qui, jusqu'aux intéressantes recherches de M. Magendie, avait été regardé par les uns comme un état pathologique, et par les autres comme un phénomène cadavérique. La description détaillée de ce liquide devant être donnée dans un autre article (anatomie de la moelle), je n'en parle ici que pour prévenir en quelque sorte de son existence, afin qu'on ne rapporte point à un état morbide ce qui semble constituer une condition de l'état sain : il paraît d'ailleurs qu'en raison de circonstances non encore bien appréciées, ce liquide peut s'évaporer plus ou moins promptement, de telle sorte qu'un même espace de temps s'étant écoulé après la mort, tantôt on n'en trouvera plus de vestige, et tantôt on le trouvera encore très-abondant.

La sérosité limpide et incolore qui dans l'état normal infiltre le tissu cellulaire placé entre l'arachnoïde et la pie-mère, peut subir différentes espèces d'altérations consécutivement à l'inflammation du tissu au sein duquel il est exhalé. Ainsi on voit successivement cette sérosité perdre sa transparence normale, devenir légèrement trouble, puis acquérir une teinte laiteuse, puis enfin se transformer en un véritable pus. Ces différens degrés d'altération du liquide sous-arachnoïdien peuvent n'exister que dans quelques points de la surface extérieure de la moelle, en occuper une grande étendue, et même en envahir la totalité. Dans un cas, par exemple, où il y avait en même temps inflammation des méninges cérébrales, j'ai trouvé la moelle véritablement enveloppée d'une couche purulente depuis le grand trou occipital jusqu'au sacrum : cette couche était disposée à la surface externe de l'arachnoïde spinale. M. Ollivier a cité des cas analogues qui ont été vus aussi par MM. Ribes, Magendie, Chomel, etc. D'autres fois, au lieu de sérosité, on trouve du sang déposé en quantité plus ou moins grande entre l'arachnoïde et la pie-mère. Ce sang est épanché dans les aréoles du tissu cellulaire : on le déplace plus ou moins facilement en pressant sur l'arachnoïde; mais on ne l'enlève qu'après avoir incisé cette dernière, preuve évidente qu'il est situé au-dessous d'elle. Dans ces différens cas d'ailleurs, l'arachnoïde est exempte de toute espèce d'altération appréciable.

En même temps que le liquide exhalé entre l'arachnoïde et la pie-mère a subi l'une des modifications qui viennent d'être indiquées, la pie-mère elle-même se remplit d'une plus grande quantité de sang que dans son état normal : la moelle est entourée d'un lacis de vaisseaux, qui, en raison de leur injection plus ou moins fine, produisent à la surface du prolongement rachidien une rougeur arborisée, pointillée, ou disposée par taches ou larges plaques; mais, quelque fine que soit cette injection inflammatoire, elle n'envahit point l'arachnoïde.

La plupart des productions accidentelles, dont le siége est généralement placé dans l'arachnoïde, existent entre elle et la pie-mère. En ce lieu, par exemple, se développent les concrétions cartilagineuses et osseuses, qui, dans un certain nombre de cas, ont été observées sur l'une ou l'autre des faces de la moelle épinière. Ces concrétions sont ordinairement d'un petit volume : on n'en a pas vues, que je sache, qui surpassassent la largeur d'une pièce de vingt sous; ordinairement aussi elles sont peu épaisses, et ne semblent point comprimer notablement la substance même de la moelle. Quant à leur nombre sur un même sujet, il est très-variable; tantôt on n'en trouve qu'une ou deux; tantôt toute la surface extérieure du prolongement rachidien en est véritablement parsemée. Lorsqu'il en existe ainsi une grande quantité à la fois, elles ne sont pas toutes semblables sous le rapport de la texture, et le plus souvent on peut suivre leurs diverses phases de développement : ainsi quelques-unes sont encore molles et friables ; on dirait d'une matière qui, d'abord liquide, s'est solidifiée par l'absorption successive de ses élémens les plus fluides; d'autres, plus dures, ne représentent cependant encore qu'un tissu cartilagineux imparfait, tel qu'il existe dans les premiers temps de la formation du fœtus : d'autres enfin, ont toutes les propriétés du véritable cartilage, puis elles s'élèvent par degrés jusqu'à la consistance osseuse; mais ce dernier état, ainsi que l'a fort bien fait remarquer M. Ollivier, est au moins beaucoup plus rare qu'on ne le dit généralement. Ce médecin a observé de semblables concrétions cartilagineuses développées en grand nombre sur le cadavre d'une femme âgée de quarante-cinq ans, morte au vingtième jour d'une colite aiguë : il en conclut que leur formation ne dépend pas des seuls progrès de l'âge. Je partage d'autant plus volontiers cette opinion, que je les ai observées moi-même chez un individu qui n'avait pas encore trente ans.

Parmi les productions accidentelles sans analogue dans l'état sain, le tubercule est celle dont on constate le plus souvent l'existence dans les membranes rachidiennes. On l'a vu développé, 1° entre la pie-mère et l'arachnoïde; 2° entre cette dernière membrane et la dure-mère; 3° entre celle-ci et les parois osseuses du rachis. Dans la plupart des cas de ce genre qui ont été rapportés par les auteurs, les tubercules des membranes rachidiennes coïncidaient, soit avec une affection tuberculeuse des vertèbres elles-mêmes, soit avec des tubercules d'autres organes, et en particulier du poumon.

M. Guersent a trouvé chez un enfant la pie-mère rachidienne envahie dans toute son étendue par du tissu encéphaloïde, qui formait tout autour de la moelle, une couche de plusieurs lignes d'épaisseur; elle enveloppait les nerfs à leur origine. Chez ce même enfant, une grosse masse de tissu encéphaloïde occupait le lobe médium du cervelet. Les pièces conservées dans l'alcohol m'ont été montrées par M. Guersent fils.

Des hydatides, du genre acéphalocyste, ont été trouvées quelquefois dans l'intérieur du canal rachidien, entre les vertèbres et la moelle qu'elles comprimaient. Trois cas de ce genre, bien authentiques, ont été jusqu'à présent recueillis. Dans les deux premiers, dont l'un appartient à M. Chaussier, et l'autre à M. Mirault d'Angers qui l'a communiqué à M. Ollivier, les hydatides, développées primitivement hors du canal vertébral, s'y étaient introduites secondairement, dans un cas, à travers les trous de conjugaison agrandis, dans l'autre cas, à travers une ouverture accidentelle pratiquée dans l'épaisseur d'une lame vertébrale. Dans le troisième cas, qui a été recueilli par M. Esquirol, ces entozoaires s'étaient primitivement formés dans l'arachnoïde, ils en remplissaient la cavité depuis le bulbe rachidien jusqu'à la queue de cheval.

La plupart des altérations qui viennent d'être décrites ont été encore trop rarement observées, pour qu'il soit possible d'en indiquer rigoureusement les symptômes, d'en déterminer la durée, d'en signaler la marche. Plusieurs de ces mêmes altérations n'ont été le plus souvent rencontrées qu'avec d'autres lésions, d'où résultait pour le diagnostic une nouvelle source d'obscurités. Quoi qu'il en soit, n'oublions pas que toute lésion organique des méninges rachidiennes ne peut produire de phénomènes morbides, que par l'influence qu'elle exerce sur la moelle épinière elle-même; or la nature et l'intensité de cette influence doivent varier à l'infini, en raison des dispositions individuelles; de là doit résulter une grande inconstance dans les symptômes. Exposons toutefois ce que nous a appris l'observation.

Les symptômes auxquels donnent lieu les altérations organiques des méninges rachidiennes sont de trois classes : les uns dépendent de la compression à laquelle se trouve soumise la moelle épinière; les autres résultent surtout de l'irritation sympathique de celle-ci; enfin d'autres symptômes semblent se produire sous l'influence de ces deux causes réunies. Mais ces causes elles-mêmes détermineront des effets variés en raison : 1° des dispositions individuelles ; 2° de l'état aigu ou chronique de la lésion ; 3° de sa situation dans tel ou tel point de la hauteur du canal vertébral ; 4° de sa complication avec d'autres maladies, soit du cerveau et de ses enveloppes, soit d'autres organes. Ces règles étant prises, on peut en quelque sorte en déduire à *priori* les symptômes auxquels peuvent donner lieu les diverses maladies des méninges rachidiennes. Ici, comme dans tous les autres organes, l'intensité de ces symptômes est loin d'être toujours en raison directe de la gravité des lésions ; bien plus, celles-ci, bien que considérables, peuvent être tellement latentes, que l'ouverture du cadavre en révèle seule l'existence. C'est ainsi, par exemple, qu'on a vu des tubercules développés dans l'épaisseur des méninges rachidiennes n'être annoncés pendant la vie par aucune espèce de symptômes. C'est encore ainsi que dans la plupart des cas où le tissu cellulaire placé entre l'arachnoïde et la pie-mère a été trouvé parsemé de nombreuses concrétions cartilagineuses ou osseuses, on n'a observé pendant la vie aucun phénomène qui parût dépendre d'une affection de la moelle ou de ses enveloppes; d'autres fois, au contraire, chez des individus qui ont offert les mêmes concrétions, on a observé des symptômes épileptiques ; comme ceux-ci n'existaient pas dans tous les cas où ces concrétions avaient été rencontrées, on en conclut qu'elles ne sont pas la cause de l'épilepsie; mais, à mon avis, cette conclusion n'est pas rigoureuse; car, en vertu de la loi incontestable des dispositions individuelles, on conçoit qu'une même lésion, sans influence chez un individu, peut produire chez un autre les plus grands désordres fonctionnels.

Un épanchement de sang ou de sérosité, peu considérable, mais effectué rapidement en un point quelconque des méninges rachidiennes soit en dehors de la dure-mère, soit dans l'arachnoïde, soit entre celle-ci et la pie-mère, a suffi quelquefois pour déterminer une paralysie dont les effets sont variables, en raison de la hauteur de la moelle à laquelle l'épanchement a eu lieu. Produit peu à peu, quoique beaucoup plus considérable, ce même épanchement n'a été plus d'une fois révélé que par l'ouverture des cadavres.

Existe-t-il des symptômes spéciaux, caractéristiques, invariables, à l'aide desquels on puisse reconnaître les divers degrés de l'inflammation proprement dite des méninges rachidiennes, soit de l'arachnoïde, soit plutôt de la pie-mère. Cette inflammation doit principalement produire des symptômes en irritant sympathiquement la moelle; il peut aussi arriver que cette dernière se trouve plus ou moins fortement comprimée, si du pus vient à s'épancher en quantité considérable entre l'arachnoïde et la pie-mère (nous avons vu en effet que ce n'est guère qu'en cet endroit qu'on en a jusqu'à présent rencontré). Mais ici encore, en vertu des mêmes lois précédemment indiquées, les symptômes de la méningite rachidienne, improprement appellée arachnitis, devront être très-variables sous le rapport de leur nature et de leur intensité : ainsi une simple injection ou congestion sanguine de la pie-mère sera suffisante pour déterminer chez certains malades des symptômes de tétanos; une infiltration purulente de la pie-mère ne produira chez d'autres aucun trouble notable de la motilité. Le renversement du tronc en arrière, sa courbure en arc, ont été donnés comme le signe le plus certain de l'existence d'une arachnitis rachidienne; j'ai eu moi-même occasion d'observer ces symptômes chez une jeune femme dont la pie-mère spinale était infiltrée de pus dans toute son étendue. Mais je les ai également rencontrés, portés à un aussi haut degré, chez d'autres individus dont la moelle épinière et ses enveloppes ne présentèrent aucune trace d'altération appréciable, et qui avaient ou une méningite cérébrale, ou une inflammation gastro-intestinale. Une douleur vive, ayant son siége dans le dos, le long de la colonne vertébrale, a accompagné plus d'une fois l'inflammation des méninges rachidiennes; mais d'une part cette douleur peut manquer, de même qu'elle manque dans un certain nombre de méningites cérébrales, et d'autre part on l'a vue exister dans des cas où les membranes de la moelle n'étaient point enflammées. Notons enfin que presque toutes les fois où l'on a observé une méningite rachidienne, il y avait en même temps inflammation des membranes encéphaliques, de telle sorte qu'il était difficile de faire la part précise des symptômes qui appartenaient à l'une et à l'autre. Il est effectivement bien certain que tous les troubles possibles de la locomotion peuvent dépendre de la seule inflammation des membranes encéphaliques; il est également démontré que l'existence de cette inflammation n'entraîne pas nécessairement le trouble de l'intelligence; quels seront donc les signes certains d'après lesquels il deviendra possible de distinguer dans tous les cas la méningite encéphalique de la méningite rachidienne? Que concluerons-nous de tout ceci? C'est que, dans l'état actuel de la science, il est encore prématuré de vouloir assigner des symptômes bien certains, bien déterminés, à un grand nombre de lésions organiques du système cérébro-spinal et de ses enveloppes : dans certains cas, les observations ne sont pas encore assez nombreuses; dans d'autres cas, ce ne sont plus les observations qui manquent, mais ces observations elles-mêmes ont conduit à cette conséquence, savoir, que d'une lésion identique peuvent résulter les symptômes les plus variés. S'appliquer à reconnaître cette lésion à travers l'immense diversité des symptômes qu'elle produit, me semble plus utile, plus philosophique, plus en rapport avec les lois de la nature vivante, que de chercher à rattacher à cette même lésion un groupe bien déterminé de symptômes. C'est, en particulier, ce qu'il me semble impossible de faire pour les altérations des méninges rachidiennes.

Section deuxième. *Maladies de la substance de la moelle.* — La moelle épinière peut présenter des altérations, 1° dans sa conformation; 2° dans sa texture. Les premières sont le plus souvent congéniales, les secondes sont acquises.

A. *Vices de conformation.* — On en connaît beaucoup de degrés, depuis de simples variétés de longueur ou de largeur, jusqu'à l'absence complète du prolongement rachidien. Beaucoup de ces vices de conformation représentent d'ailleurs exactement l'état normal de la moelle épinière, soit à certaines périodes de la vie fœtale, soit chez certains animaux pendant toute la durée de leur existence.

Ainsi, par exemple, on a vu des cas dans lesquels la moelle épinière, comme à une certaine époque de la vie intra-utérine, descendait jusqu'à l'extrémité inférieure du sacrum; on l'a vue même dépasser celui-ci, et se continuer dans une sorte de prolongement caudal, plus ou moins analogue à celui qui existe chez la plupart des animaux. D'autres fois la moelle épinière n'a offert qu'un beaucoup moindre excès de longueur : dans un cas rapporté par Keuffel, elle s'étendait jusqu'au niveau de la troisième vertèbre lombaire. Ailleurs elle est au contraire plus courte que de coutume : le même Keuffel cite un cas dans lequel la moelle se terminait à la onzième vertèbre dorsale.

Les deux cordons séparés dont la moelle est composée dans les premiers temps de sa formation, peuvent ne pas se réunir, et il en résulte une division anormale de cette moelle en deux parties latérales dans une portion plus ou moins grande de son étendue. Toutes les fois que ce vice de conformation a été observé, il y avait en même temps *anencéphalie*.

Ces deux cordons primitifs de la moelle forment, en se réunissant, une gouttière qui plus tard devient un canal; permanent chez beaucoup d'animaux, celui-ci est ordinairement oblitéré chez l'homme à l'époque de sa naissance; mais il peut persister dans une étendue plus ou moins grande, et de là résulte dans l'intérieur de la moelle l'existence d'une cavité qui a été mal à propos signalée comme un état naturel par plusieurs des auteurs qui en ont parlé. Tantôt cette cavité intérieure de la moelle a été observée coïncidant avec d'autres vices de conformation, tels qu'anencéphalie, spina-bifida ; tantôt, au contraire, elle existait seule. Toutes les fois qu'on en a constaté l'existence, elle commençait à la partie supérieure de la moelle, et semblait former la continuation de la cavité du quatrième ventricule; elle se prolongeait d'ailleurs plus ou moins bas. Ainsi, par exemple, on l'a vue bornée à la région cervicale, étendue jusque vers le milieu du dos; jamais, que je sache, on ne l'a trouvée beaucoup plus bas : son diamètre a égalé quelquefois celui d'une plume à écrire. Ce canal a été d'ailleurs rencontré à tous les âges, chez des fœtus à terme ou près du terme, (Portal, Ollivier), chez un enfant d'un an (Racchetti), chez des adultes (Morgagni, Senac, Portal.)

Chez les fœtus bicéphales la moelle épinière se bifurque vers son extrémité supérieure; chez ceux au contraire qui ont une seule tête et deux troncs, la bifurcation a lieu inférieurement. Enfin, chez les acéphales et les anencéphales, la moelle épinière présente, soit dans sa conformation, soit dans son développement, plusieurs imperfections ou aberrations de l'état normal qui se lient avec l'absence plus ou moins complète de la portion encéphalique du système nerveux cérébro-spinal. Je renvoie, pour le détail de ces faits, aux articles ACÉPHALIE, ANENCÉPHALIE et MONSTRUOSITÉS.

D'après M. Serres, les renflemens supérieur et inférieur de la moelle manquent quelquefois, ou du moins sont moins développés que dans l'état normal. L'absence ou la diminution de volume de ces mêmes renflemens coïncide, d'après le même auteur, avec l'absence ou le développement imparfait des membres supérieurs ou inférieurs.

Les différens vices de conformation de la moelle épinière dont il vient d'être question, ont été désignés par Béclard sous le terme générique d'*atélomyélie*. Y rapporterai-je l'existence anomale d'un cordon blanchâtre très-distinct, et ayant à peu près le volume du nerf optique, que j'ai vu deux fois se détacher d'une des éminences pyramidales, contourner la partie inférieure du corps olivaire, et aller se perdre dans le corps restiforme? Les rapports établis par ce cordon insolite entre les fibres d'épanouissement du cerveau et celles du cervelet, n'auraient-elles pas pu donner lieu à des phénomènes pathologiques également insolites, si quelque altération de texture eût frappé un point quelconque des centres nerveux.

Non-seulement la moelle épinière peut être développée incomplètement ou d'une manière anormale, mais encore elle peut manquer dans sa totalité. Cette *amyélie*, ainsi que l'a appelée Béclard, coïncide constamment avec l'absence complète de l'encéphale. Bien que la moelle n'existe pas dans le canal vertébral, on voit souvent les nerfs rachidiens, parfaitement bien développés dans toute leur étendue, se terminer, du côté du rachis, en s'implantant sur les membranes de la moelle. Dans un cas de ce genre, rapporté par M. le professeur Lallemand, cette implantation avait lieu au moyen de petits tubercules blanchâtres. Dans un autre cas rapporté par M. Geoffroy Saint-Hilaire, ces tubercules ou renflemens n'existaient pas. En pareil cas les parois du canal vertébral manquent le plus ordinairement à leur partie postérieure, de sorte qu'il ne constitue plus réellement qu'une gouttière comme dans les premiers temps de la vie fœtale. Cette gouttière est occupée, 1° par les membranes rachidiennes, souvent divisées comme les parois du canal osseux; 2° par un liquide sur la nature duquel on est loin d'être d'accord; les uns, en effet, qui considèrent l'amyélie que comme le résultat d'un simple arrêt de développement, regardent le liquide qui occupe la place de la moelle, comme étant cette moelle elle-même à l'état rudimentaire, encore liquide, et telle qu'on l'observe pendant les premiers temps de la formation du fœtus. Le développement normal des nerfs ne contrarie pas cette manière de voir, puisque, ainsi que l'a établi M. Serres, leur formation est indépendante de celle des centres nerveux. D'autres auteurs pensent au contraire que la moelle a primitivement existé, mais que, devenue malade à une époque quelconque de la vie intra-utérine, elle a été détruite et remplacée par un liquide, résultat d'une exhalation morbide. Rien ne s'oppose à ce qu'on admette qu'il en soit réellement ainsi dans un certain nombre de cas; mais, d'autres fois, la première manière de voir semble certainement la plus admissible, en raison surtout, 1° de l'absence simultanée de l'encéphale, qui est constante; 2° de la disposition des parois osseuses de la moelle, ouvertes en arrière comme elles le sont dans les premiers temps de leur formation; 3° du défaut simultané de développement d'autres organes.

L'amyélie ne s'oppose pas à ce que le fœtus arrive à peu près jusqu'au terme ordinaire de la gestation, étant du reste bien conformé. Ainsi, l'absence de la moelle, ou du moins sa permanence à l'état liquide n'empêchent pas la nutrition d'avoir lieu; les battemens du cœur peuvent continuer; le fœtus peut même exercer des mouvemens dans l'utérus; mais, à peine sorti du sein maternel, il cesse de vivre; sa mort paraît surtout provenir de ce que les phénomènes mécaniques de la respiration ne peuvent pas s'établir.

B. *Altérations de texture.* — L'inflammation de la substance même de la moelle, ou myélite, a été jusqu'à ce jour beaucoup moins souvent observée, que l'inflammation de l'encéphale. Des exemples en ont été particulièrement rapportés par MM. Lallemand, Pinel fils, Rostan, Ollivier, Rullier, Velpeau, chez l'homme, et par MM. Dupuy, Barthélemy, Boullay, chez les animaux.

Les caractères anatomiques de la myélite sont les mêmes que ceux de l'encéphalite : comme ils ont déjà été indiqués avec détail, à ce dernier article, je n'aurai besoin que d'en rappeler ici les principaux traits. Le plus faible degré de cette myélite est caractérisé par une injection vasculaire de la moelle, d'où résulte pour la substance grise centrale une teinte rosée plus ou moins prononcée, et pour la substance blanche extérieure une rougeur comme sablée ou pointillée. A un plus haut degré d'inflammation, la substance de la moelle perd sa consistance accoutumée, elle se ramollit de plus en plus, et enfin se transforme en une pulpe liquide dans laquelle on ne trouve plus aucune trace d'organisation; tantôt la portion de moelle ainsi ramollie présente une teinte rouge ou lie de vin; tantôt elle est d'un blanc mat ou verdâtre; ces dernières couleurs annoncent son infiltration purulente.

Les causes de la myélite sont celles de toutes les inflammations en général; de plus, elle reconnaît comme causes propres, 1° des violences extérieures, telles que blessures, contusions, commotions; 2° une maladie des enveloppes membraneuses ou osseuses de la moelle. Ainsi, par exemple, je l'ai trouvée rouge et ramollie dans des points correspondant à une carie vertébrale, bien qu'elle ne fût d'ailleurs soumise à aucune compression.

Les symptômes de la myélite ne sauraient être décrits d'une manière générale; ils doivent nécessairement varier suivant la partie de la moelle frappée d'inflammation. Si celle-ci existe vers l'extrémité supérieure du prolongement rachidien, au-dessus ou au niveau de l'origine des nerfs qui donnent le mouvement aux différens muscles respirateurs, des symptômes très-graves et plus ou moins rapidement mortels devront en résulter dans la plupart des cas. Si l'inflammation existe plus inférieurement, les phénomènes mécaniques de la respiration ne seront plus troublés, du moins primitivement, et l'on n'observera plus que divers degrés d'altération soit dans la motilité, soit dans la sensibilité des parties auxquelles se distribuent les nerfs qui partent de la portion de moelle enflammée. La motilité n'a pas toujours été vue modifiée de la même manière dans les diverses observations de myélite recueillies jusqu'à présent. Tantôt en effet on a constaté l'existence de mouvemens convulsifs du tronc ou des membres, de spasmes tétaniques de ces mêmes parties, de véritables attaques d'épilepsie. Ces symptômes observés par M. Pinel fils semblent surtout caractériser la myélite aiguë à son début. Plus tard ces convulsions cessent, et la paralysie leur succède; c'est la même succession de phénomènes que celle qu'on observe dans les cas d'encéphalite (Rostan, Lallemand, Bouillaud). Comme dans cette dernière maladie, il y a des cas de myélite dans lesquels la période de spasme est très-peu prononcée, nulle même, et où dès le début l'on n'observe d'autre phénomène morbide qu'une abolition de mouvement plus ou moins complète. Quelquefois, comme dans les affections des hémisphères cérébraux, la paralysie n'existe que d'un côté, comme si l'altération de la moelle n'avait aussi existé d'abord que dans une de ses moitiés. M. Rostan a cité entre autres un cas fort intéressant de ramollissement de la portion cervicale de la moelle, qui offrit pour premier symptôme une simple sensation de fourmillement dans les membres gauches, qui ensuite s'affaiblirent graduellement; plus tard ces mêmes phénomènes se manifestèrent du côté droit, la paralysie devint générale, et l'individu succomba. Dans un autre cas de ramollissement de la moelle dans sa portion dorsale rapporté par M. Ollivier, une chute avait été le point de départ de la maladie; elle avait été suivie d'une douleur vive qui avait persisté pendant plusieurs mois au milieu du dos; puis le malade éprouva une forte démangeaison dans le membre inférieur gauche, qui ensuite se paralysa; les mêmes phénomènes se manifestèrent un peu plus tard dans le membre inférieur droit; l'un et l'autre était de temps en temps le siége de convulsions, et la mort survint, après que l'intestin eût été lui-même frappé de paralysie.

La sensibilité a été vue tantôt singulièrement exaltée, de telle sorte que le moindre choc imprimé aux membres ou au tronc, le plus léger mouvement de ces parties, causaient les plus vives douleurs. Tantôt au contraire, elle est diminuée, complétement abolie; tantôt enfin elle ne semble nullement altérée ni en plus ni en moins. La sensibilité et la motilité ne présentent pas toujours la même espèce de modification : ainsi, par exemple, dans la même partie où le mouvement est perdu, les malades ressentent quelquefois de vives douleurs. Enfin dans certains cas la sensibilité se conserve intacte, la motilité n'existant plus, et *vice versâ*. Depuis que les expériences de M. Magendie ont démontré dans la moelle épinière l'existence d'un siége distinct pour le sentiment et le mouvement, plusieurs médecins ont recueilli des observations qui tendent aussi à prouver que la source du sentiment réside dans la partie postérieure du prolongement rachidien, et celle du mouvement dans sa partie antérieure. Ainsi M. le professeur Royer-Collard a publié un fait de ramollissement de la moelle borné à sa partie antérieure : il y avait contracture des membres inférieurs, avec conservation de leur sensibilité. M. Boullay, médecin vétérinaire, a observé sur un cheval un ramollissement diffluent de la partie inférieure (antérieure de l'homme) de la moelle épinière : les membres abdominaux étaient privés de mouvement, mais leur sensibilité s'était conservée intacte. Une autre observation analogue est encore consignée dans les *Archives de médecine*, tom. IX, pag. 621, elle est due à M. Serres : l'individu qui en fait le sujet avait eu une paralysie complète avec accroissement de la sensibilité normale ; le malade jetait des cris, dès que l'on touchait, ou que l'on remuait les membres privés de mouvement. Depuis la troisième vertèbre dorsale, jusqu'au niveau du corps de la sixième cervicale, les cordons antérieurs de la moelle épinière étaient ramollis, désorganisés dans l'étendue de trois pouces et demi, les cordons postérieurs étaient légèrement altérés dans l'étendue d'un pouce. Cette dernière altération rend compte de l'exaltation remarquable de la sensibilité qui avait été observée ; ce phénomène ne s'était manifesté que lorsque la paralysie était déjà ancienne ; jusque-là la sensibilité avait été intacte ; l'invasion d'une nouvelle phlegmasie dans un autre point de la moelle la rendit plus vive ; plus tard elle se serait vraisemblablement abolie, de même qu'on voit la perte de mouvemens succéder souvent aux convulsions. Le haut intérêt des faits précédens m'a engagé à les citer avec détail ; on conçoit qu'ils doivent se présenter rarement, en raison de la tendance que doit avoir l'inflammation d'un point quelconque de la moelle à se propager aux points qui l'entourent, de sorte que le cas le plus commun est celui où l'on observe le ramollissement simultané des cordons antérieurs et postérieurs du prolongement rachidien, et par conséquent l'altération simultanée de la sensibilité et de la motilité.

La douleur déterminée par la myélite n'a été notée jusqu'à présent que dans un très-petit nombre d'observations ; des faits ultérieurs peuvent seuls nous apprendre jusqu'à quel point cette douleur locale pourra servir à reconnaître l'existence et à préciser le siége de l'inflammation de la moelle.

Les troubles sympathiques de fonctions auxquels peut donner lieu la myélite, tels que modifications des battemens du cœur, dérangement de la digestion, altération des sécrétions, enfin perversion des fonctions départies au reste du système nerveux, et en particulier au cerveau, pourraient être facilement établis a priori, d'après de simples données physiologiques; mais ici l'observation pathologique peut et doit seule nous guider : or sur ces différens points elle n'a encore fourni que bien peu de lumières, et l'on doit attendre de nouveaux faits pour combler ces lacunes.

Jusqu'ici je n'ai parlé que des myélites annoncées par un ensemble de symptômes plus ou moins caractéristiques; mais à l'instar de l'encéphalite, à l'instar de l'inflammation de tous les organes, la phlégmasie de la moelle épinière peut exister à l'état latent depuis le degré où elle n'est annoncée sur le cadavre que par de l'injection sans changement de consistance, jusqu'à celui où la substance de la moelle, profondément désorganisée, est réduite en une sorte de pulpe ou de bouillie dans une partie plus ou moins grande de son étendue. A ces cas de myélites latentes peut se rapporter une observation de M. Janson de Lyon dans laquelle un ramollissement très-prononcé de la partie inférieure de la moelle ne détermina aucun trouble de la motilité et de la sensibilité; une autre observation de M. Rullier dans laquelle il y avait un ramollissement tel de la fin de la moelle cervicale et du commencement de la dorsale qu'on ne voyait plus dans toute cette étendue que des filamens celluleux suspendus au milieu d'un liquide; en arrière seulement existait une lame mince qui continuait la communication entre les deux portions de la moelle; cependant le sentiment et le mouvement s'étaient conservés dans les membres inférieurs. Parmi ces cas de myélites latentes, se range encore un fait très-curieux récemment publié par M. Velpeau. Ici le ramollissement avait envahi le bulbe rachidien lui-même, et, quoiqu'il fût très-considérable, il n'y avait pas eu de paralysie.

Sans doute, les faits qui viennent d'être cités sont dignes de toute l'attention du médecin et du physiologiste; mais peut-être ne sont-ils pas plus extraordinaires que ceux qui nous sont souvent offerts par les altérations des autres organes : ainsi, de vastes abcès creusés à la fois dans les deux hémisphères cérébraux n'ont point empêché la pensée de s'exercer (Broussais). Toutefois l'on peut se demander si dans les divers cas précédens, l'influence nerveuse pouvait encore s'exercer à travers la portion de moelle ramollie, ou bien si cette même influence ne se transmettait pas par une autre voie que nous n'avons point encore découverte. Remarquons d'ailleurs que dans ces diverses observations la moelle n'était point complétement interrompue dans sa continuité, et il resterait à savoir si par cela seul qu'elle a une consistance beaucoup moindre que de coutume, elle devient nécessairement inapte à remplir ses fonctions, surtout lorsque ce ramollissement ne s'est effectué que d'une manière graduelle. Dans le cas même de M. Rullier, où à la place de la moelle n'existait plus qu'un liquide séreux, il ne faut pas oublier que la continuité entre les parties supérieure et inférieure du prolongement rachidien était encore maintenue par une petite lame de substance nerveuse qui avait conservé de la consistance. Dans le cours de cet article j'ai rapporté d'autres cas dans lesquels la moelle épinière avait été soumise à de très-fortes compressions, soit par des vertèbres déplacées, soit par diverses productions accidentelles développées autour d'elles ou dans son intérieur, et dans lesquels cependant il n'y avait eu pas plus qu'ici de trouble notable dans les facultés locomotrices et sensitives. Dans ces cas encore la continuité de la moelle n'était pas interrompue. L'anatomie comparée démontre d'ailleurs que, chez certains animaux d'un volume assez considérable, la moelle épinière n'est plus constituée dans certains points de son étendue que par une très-petite quantité de substance nerveuse, qui suffit cependant pour transmettre l'influence de la partie supérieure du prolongement rachidien à sa partie inférieure. C'est ce qui a lieu pour la moelle dorsale des chéloniens. (Desmoulins.) Mais on a cité des cas bien plus extraordinaires; ici il n'y avait même plus, soit une lame mince de substance nerveuse, soit une pulpe plus ou moins liquide, qui pût encore être considérée comme de la substance nerveuse, interposée entre les deux parties de la moelle; la solution de continuité était complète, et l'on ne trouvait plus aucune matière liquide ou solide qui pût servir de moyen d'union aux deux portions de la tige du rachis. On lit, par exemple, dans le journal de Desault l'histoire d'un individu dont la moelle épinière avait été entièrement divisée par une balle, au niveau de la dixième vertèbre dorsale, et cependant le rédacteur du journal affirme que, jusqu'au dernier moment de son existence, le malade ne présenta aucun signe de paralysie des membres inférieurs, de la vessie ou du rectum. Un enfant, dont l'histoire recueillie par M. Van-de-Keere, se trouve consignée dans l'excellente monographie de M. Ollivier, conserva jusqu'à la mort le mouvement et la sensibilité dans les membres inférieurs. « *Il existait une interruption complète du cordon rachidien depuis la neuvième vertèbre dorsale jusqu'au commencement de la première vertèbre lombaire.* » La partie supérieure de la moelle se terminait par un petit renflement; l'inférieure était comme comprimée d'avant en arrière; ces deux parties n'étaient réunies que par la pie-mère dans l'intérieur de laquelle on ne trouvait d'ailleurs aucun débris de substance médullaire.

Quelque étranges que paraissent ces deux faits, quelque opposés qu'ils soient aux idées généralement reçues, il faut en tenir compte comme de cas exceptionnels dont il nous est impossible de donner aucune explication dans l'état actuel de la science. Le dirai-je même? ces faits sont tellement extraordinaires qu'on doit peut-être craindre que quelque erreur ne se soit glissée dans leur observation, et qu'il serait peut-être sage de ne les admettre qu'avec une certaine réserve, jusqu'à ce qu'ils soient confirmés par des faits analogues.

De tout ce qui précède, on peut conclure que la myélite présente un assez grand nombre de variétés qui sont relatives: 1° à ses causes (violences extérieures, maladie primitive des vertèbres ou des méninges); 2° à son siége, d'où grande différence dans les symptômes et dans la gravité de la maladie; 3° à son étendue: elle peut être partielle ou générale; d'abord bornée à un point circonscrit, elle peut se propager en haut ou en bas, en avant ou en arrière, d'où apparition de nouveaux groupes de symptômes; 4° à ses symptômes eux-mêmes, d'où division de la myélite en manifeste et en latente; 5° à la marche de la maladie; elle peut être aiguë, et alors les symptômes spasmodiques prédomineront; elle peut être chronique, et alors on observera surtout divers degrés de paralysie; 6° enfin, aux complications, soit avec diverses affections des enveloppes osseuses ou membraneuses de la moelle, soit avec une inflammation du cerveau ou de ses enveloppes.

Le traitement de l'inflammation de la moelle ou de ses enveloppes membraneuses doit être essentiellement antiphlogistique; les modifications de ce traitement reposent d'ailleurs tout entières sur les variétés qui viennent d'être indiquées. Celles-ci étant bien connues, les indications thérapeutiques sont si faciles à prévoir, qu'il me semble superflu de les retracer ici avec détail.

A côté de la myélite, il me semble naturel de placer les épanchemens sanguins, les véritables apoplexies dont la moelle épinière est quelquefois le siége. Cette maladie a été jusqu'ici beaucoup plus rarement observée dans le prolongement rachidien que dans l'encéphale. La partie supérieure de la moelle l'a offerte plus fréquemment que l'inférieure. Le plus ordinairement, le sang a été trouvé formant un épanchement circonscrit au centre de la moelle épinière (Chaussier, Serres, Everard Home), celle-ci étant d'ailleurs en même temps ramollie autour de l'épanchement, ou ayant conservé sa consistance ordinaire. Dans un cas fort intéressant rapporté par M. Gauthier de Claubry, l'épanchement s'est montré sous un aspect différent : à la place de la moelle épinière, depuis la queue de cheval jusque vers le milieu de la région dorsale, on ne trouvait qu'une bouillie rougeâtre, résultat de l'infiltration sanguine de la substance de la moelle. Les symptômes de l'épanchement sanguin de la moelle ont été, dans les cas rapportés jusqu'à présent, une perte absolue du mouvement et du sentiment dans les parties situées au-dessous du point où avait lieu l'épanchement. Chez quelques malades, cette paralysie avait acquis tout-à-coup son plus haut degré; chez d'autres, elle ne s'était établie que graduellement. Dans un cas rapporté par M. Everard Home, l'épanchement sanguin, occupant le centre de la moelle et sans lésion de l'extérieur de celle-ci, avait été consécutif à une luxation de la sixième vertèbre cervicale sur la septième. Dans les autres cas publiés jusqu'à présent, cet épanchement n'a pu être rapporté à aucune cause appréciable.

Il existe encore quelques autres altérations organiques de la moelle qui, malgré leur rareté, doivent cependant trouver place dans cet article. Je ne dirai rien ici de son ramollissement non inflammatoire; je suis très-porté à admettre avec M. Rostan que cette espèce de ramollissement a été quelquefois observé dans le cerveau, il peut donc aussi se former dans la moelle; mais on ne l'y a pas encore rencontré, et je crois que tous les ramollissemens du prolongement rachidien observés jusqu'à présent ont dépendu 1° d'un travail inflammatoire; 2° d'une violence extérieure qui a agi, d'une manière toute mécanique, en broyant la moelle.

On a vu quelquefois diverses portions de l'encéphale, et spécialement les circonvolutions des hémisphères cérébraux tellement endurcies qu'elles avaient acquis la consistance et l'élasticité du cartilage. Une semblable altération paraît avoir été rencontrée une fois dans la portion cervicale de la moelle épinière par M. Portal. L'individu qui fait le sujet de cette observation présenta d'abord une paralysie graduelle des quatre membres; puis ses sens s'affaiblirent à leur tour, le pouls se ralentit de plus en plus, la déglutition devint impossible, la respiration se suspendit, et le malade succomba; on ne trouva d'autre lésion dans toute l'étendue du système nerveux cérébro-spinal qu'une induration comme cartilagineuse de la portion cervicale de la moelle, avec rougeur des membranes autour de cette portion.

Comme la plupart des autres organes, la moelle épinière peut présenter dans sa nutrition des modifications d'où résultera ou son hypertrophie ou son atrophie.

J'ai observé une fois une hypertrophie notable de la moelle épinière chez un enfant épileptique. Cette hypertrophie avait son siége dans la portion cervicale de la moelle. Elle remplissait exactement le canal osseux qui la contient, de telle sorte que la moindre congestion, qui eût été sans influence chez tout autre individu, pouvait dans ce cas devenir pour la moelle une cause de compression très-fâcheuse. M. Ollivier a rapporté d'après M. Laennec (leçons orales) des cas d'hypertrophie de la moelle épinière, dans lesquels cet organe avait acquis assez de volume pour remplir, comme dans l'exemple précédent, toute la cavité du canal vertébral. Les symptômes qu'aurait pu produire cette hypertrophie ne sont point mentionnés.

L'état de la moelle opposé au précédent, c'est-à-dire son atrophie, a été observé deux fois par M. Ollivier. Dans l'un de ces deux cas, c'était chez un idiot âgé de vingt ans, mort dans le marasme le plus complet. « Le volume de la moelle, qui avait d'ailleurs sa consistance ordinaire, était réduit à la moitié environ de celui qu'elle offre dans l'état naturel; le renflement lombaire était à peine marqué, de sorte que la moelle s'amincissait graduellement jusqu'à sa terminaison. » L'autre cas rapporté par M. Ollivier a été observé sur un vieillard encore assez gras; chez lui la moelle épinière présentait dans toute sa longueur une diminution d'un tiers au moins de son volume naturel ; le renflement lombaire était en particulier très-peu marqué. M. Ollivier ignore quels symptômes avaient eu lieu pendant la vie dans ce second cas. Dans le premier, il y avait eu contracture et atrophie des membres inférieurs. L'atrophie de la moelle épinière peut résulter d'un simple défaut de nutrition, comme celle des muscles depuis long-temps privés de mouvement; elle peut être due aussi à une compression long-temps exercée sur elle, soit par une déviation des vertèbres, soit par une accumulation d'eau, ou enfin par une tumeur quelconque existant autour d'elle.

Des tubercules se développent quelquefois dans la substance même de la moelle épinière. On ne les a jusqu'à présent rencontrés que vers son extrémité supérieure; on en a observé depuis le volume d'une tête d'épingle jusqu'à celui d'une fève de marais; les uns étaient encore durs, à l'état de crudité; d'autres étaient déjà plus ou moins complétement ramollis. Un kyste épais et consistant les entourait souvent. Autour d'eux tantôt la moelle épinière était saine, tantôt elle était enflammée, ramollie, plus ou moins désorganisée. Les tubercules de la moelle épinière n'ont pas toujours donné lieu aux mêmes symptômes, ce qui peut s'expliquer par la différence du siége des tubercules, de leur volume, de l'état sain ou morbide de la moelle autour d'eux, etc. Dans un cas rapporté par Bayle, on n'observa de symptômes que trois jours seulement avant la mort (le sujet de l'observation était un phthisique), et cependant nul doute que le tubercule unique du volume d'un petit pois, qui existait au centre de la moelle un peu au-dessus des pyramides, n'y eût pris naissance long-temps auparavant. Les principaux symptômes observés dans ce cas furent des alternatives de paralysie et de spasme tonique des membres supérieurs; des mouvemens convulsifs partiels de la face; des évacuations involontaires. (*Recherches sur la phthisie*, Palmairet). Dans deux autres cas, dont on doit la connaissance à M. le docteur Gendrin, il existait depuis long-temps des symptômes d'épilepsie. Dans un quatrième cas, publié par le même médecin, et observé sur une jeune fille, les seuls symptômes furent des accidens nerveux, n'apparaissant qu'à chaque époque menstruelle, et consistant 1° dans la sensation de la boule hystérique; 2° dans une hydrophobie momentanée très-prononcée; 3° dans une défaillance complète, qui succédait aux accidens précédens, et qui durait quelques minutes. Cette fille succomba à une arachnitis. Un tubercule du volume d'une noix existait au centre du bulbe rachidien, dont la substance était refoulée sans être ramollie.

Section troisième. *Hydrorachis.* — On désigne sous ce nom l'accumulation de sérosité ou d'un liquide plus ou moins analogue dans le canal vertébral ; son siége peut d'ailleurs varier. Ainsi, tantôt le liquide est épanché seulement soit dans l'arachnoïde, soit entre cette membrane et la pie-mère ; tantôt il occupe la place de la moelle elle-même imparfaitement développée.

On distingue deux espèces d'hydrorachis : l'une est accidentelle, acquise, ne survient en un mot que plus ou moins longtemps après la naissance ; l'autre est congéniale. Chacune de ces espèces comprend deux variétés : dans la première, les parois osseuses du rachis sont intactes ; dans la seconde, elles sont divisées, d'où résulte l'affection généralement connue sous le nom de *spina-bifida.* Cette division du rachis, très-commune dans le cas d'hydrorachis congéniale, a été aussi quelquefois observée dans les cas d'hydrorachis survenue après la naissance chez des adultes.

En traitant des affections des membranes qui entourent la moelle, j'ai déjà dit tout ce que l'on savait à peu près sur l'hydrorachis sans spina-bifida ; c'est donc seulement du spina bifida proprement dit qu'il va maintenant être question.

L'accumulation de sérosité dans le canal vertébral avec scissure des parois de celui-ci a été désignée pour la première fois par Tulpius, sous le nom de *spina-bifida* : on la trouve quelquefois désignée dans les auteurs sous le nom de *tumeur lombaire*, parce que c'est aux lombes qu'elle a son siége le plus fréquent. Béclard a proposé de désigner ce vice de conformation par le terme d'*atélorachidie.*

La cause la plus fréquente de cette maladie paraît devoir être rapportée à un arrêt dans le développement des parois osseuses du rachis, lequel se trouve lié soit avec un état d'hydropisie des enveloppes membraneuses de la moelle, soit avec un autre arrêt de développement de celle-ci qui reste liquide, comme dans les premiers temps de sa formation. Dans les cas rares où le spina-bifida a été observé chez l'adulte, il semble qu'il faille admettre dans les vertèbres une altération secondaire de nutrition ou travail de résorption qui les ramène à leur état primitif de développement. Salzmann et Camper ont vu le spina-bifida existier chez plusieurs enfans issus d'une même mère. Dans le cas de Salzmann, le second enfant avait été mis au monde quinze mois après le premier; dans le cas de Camper, c'étaient deux jumeaux.

Le spina-bifida est caractérisé extérieurement par la présence d'une ou plusieurs tumeurs situées sur le trajet de la colonne vertébrale. Dans le plus grand nombre des cas, elles ont leur siége à la région lombaire, assez souvent au sacrum, plus rarement au dos, et plus rarement encore vers la nuque. Leur grandeur est très-variable : on en a vu qui égalaient à peine le volume d'une noisette; quelquefois même on n'observe pas de tumeur, à proprement parler, mais seulement une légère saillie de la peau qui est transparente, et qui donne une sensation de fluctuation; d'autres tumeurs égalent la grosseur de la tête d'un jeune enfant; il est des cas où la tumeur est moins remarquable par son volume en un point déterminé que par sa grande étendue. Ainsi, par exemple, lorsque le rachis est ouvert dans toute sa partie postérieure, on voit la peau ou d'autres membranes faire le long de l'épine une saillie uniforme ou inégale, qui représente la paroi fortement convexe d'un canal. La forme de ces tumeurs n'est pas plus constante que leur situation et leur grandeur : les unes sont globuleuses, les autres alongées, ovoïdes; tantôt c'est à leur base qu'elles offrent la plus grande largeur; tantôt, au contraire, cette base n'est constituée que par un étroit pédicule. Cette dernière circonstance existe surtout, lorsque l'ouverture des vertèbres est très-peu considérable. Quand il existe plusieurs tumeurs, la pression exercée sur l'une d'elles ne la diminue ordinairement qu'en augmentant le volume des autres, ce qui prouve leur libre communication. Le plus souvent aussi, le siége de la tumeur étant dans la région lombaire, son volume s'accroît par la position verticale du malade.

Les parois de la tumeur du spina-bifida ne présentent pas toujours la même composition anatomique. Dans certains cas elles sont formées de dehors en dedans, 1° par la peau que l'on a trouvée, suivant les cas, très-saine, épaissie, amincie en totalité ou partiellement, ulcérée, tendant à se gangrener, couverte de fongosités, et quelquefois de touffes de poils, 2° par les membranes rachidiennes. D'autres fois la peau n'existe pas : alors les méninges, qui forment seules les parois, ou bien sont dans leur état à peu près naturel, ou bien elles sont rouges, engorgées, épaissies.

Le liquide contenu dans la tumeur, et qui communique librement avec celui que renferme le canal rachidien, peut être étudié sous le rapport de son siége, de sa quantité et de sa nature : son siége est variable. Ainsi on l'a vu situé, 1° dans la cavité de l'arachnoïde; 2° entre l'arachnoïde et la dure-mère; 3° entre l'arachnoïde et la pie-mère; 4° entre cette dernière membrane et les parois osseuses du rachis; 5° dans un canal creusé au milieu de l'épaisseur de la moelle (Brunner, Otto, Portal, Meckel); 6° enfin Lechel l'a vu renfermé dans un kyste particulier, placé en dehors de la dure-mère, qui, non plus que les autres méninges, n'avait subi aucune altération. Au rapport des auteurs, la quantité de ce liquide peut varier depuis quelques onces jusqu'à six ou sept livres. Enfin sa nature n'est pas toujours identique : on l'a trouvé limpide comme de l'eau de roche, légèrement trouble, floconneux, sanguinolent, puriforme. Les analyses qui en ont été faites, dans le cas où ce liquide ne paraissait composé que de sérosité, ont montré qu'à l'instar du liquide des hydrocéphales, il contenait une moindre proportion d'albumine que le liquide des autres hydropisies.

L'état des pièces osseuses du rachis est de la plus haute importance à considérer. Leur altération peut être envisagée sous deux rapports : 1° sous celui du nombre de vertèbres qui sont simultanément divisées; 2° sous celui du degré de division de chaque vertèbre en particulier. Sous le premier rapport, le spina-bifida a été distingué en complet et en incomplet : il est complet, lorsque toute la partie postérieure de la colonne vertébrale est fendue ainsi que le sacrum et le coccyx. Ce cas est très-rare; mais assez souvent on trouve cette fente presque complète, existant, par exemple, depuis l'atlas jusqu'à la dernière vertèbre, depuis les dernières vertèbres cervicales jusqu'au commencement du sacrum, etc. Le spina-bifida est incomplet, si la fente n'existe que dans une partie circonscrite du rachis; ainsi on l'a distingué en spina-bifida cervical, dorsal, lombaire, sacré, coccygien. Dans chacune de ces régions la division peut n'exister que dans une seule vertèbre, ou s'étendre à plusieurs. Souvent, par exemple, dans le spina-bifida lombaire, la cinquième vertèbre est seule divisée; ailleurs on n'a trouvé dans toute la colonne d'autre vice de conformation que l'absence de l'arc postérieur de l'atlas. Le spina-bifida des vertèbres lombaires est incomparablement le plus commun de tous : viennent ensuite successivement, par ordre de leur fréquence, le spinab-ifida du dos, du cou et du sacrum. Quant à la division du coccyx, on ne connaît qu'un seul cas rapporté par Genga, dans lequel elle ait existé isolément.

Quel que soit le nombre des vertèbres divisées, cette division présente plusieurs degrés, qui ont été ramenés par Fleischmann à trois principaux :

Premier degré. *Existence de tous les élémens de la vertèbre, simple défaut de rapprochement entre ses deux arcs latéraux.* — Ruisch a cité un cas de ce genre, dans lequel les arcs latéraux de chacune des trois dernières vertèbres lombaires n'étaient séparés de ceux du côté opposé que par un espace large de trois lignes : alors les apophyses épineuses paraissent comme fendues dans leur longueur. Ce premier degré ne s'observe qu'assez rarement.

Deuxième degré. *Évolution imparfaite des deux arcs latéraux.* — On voit alors manquer successivement l'apophyse épineuse, les lames vertébrales, les apophyses articulaires et transverses, et enfin la vertèbre se trouve réduite à son seul corps. Ce second degré s'observe plus fréquemment que le premier.

Troisième degré. *Séparation du corps même de la vertèbre en deux parties* — Wepfer a vu toute l'épine dorsale ouverte de cette manière : on a également constaté l'existence de ce même vice de conformation dans une ou plusieurs des vertèbres lombaires. Ce degré est d'ailleurs plus rare que les deux précédens.

Quelquefois ce n'est point à travers une vertèbre divisée que que se forme la tumeur de l'hydrorachis ; cette espèce de hernie s'effectue à travers un intervalle que laissent accidentellement entre elles la dernière vertèbre lombaire et la première pièce du sacrum. (Mohrenheim, Portal).

Au milieu des remarquables altérations que subissent, dans le spina-bifida, les enveloppes membraneuses et osseuses de la moelle épinière, quel est l'état de celle-ci? A cette question on ne saurait faire une réponse générale; car, suivant les cas, on l'a trouvée saine ou altérée. D'après Meckel, les cas dans lesquels la moelle a été rencontrée parfaitement saine, doivent être considérés comme les plus rares. Ses déviations de l'état normal sont relatives à sa situation, à sa structure, à son absence complète. Sa situation est quelquefois fort remarquable : elle est chassée hors du canal vertébral, et vient se loger dans la cavité même de la tumeur; ce fait a été surtout constaté vers la région lombaire : les nerfs qui partent de la moelle sont alors singulièrement déviés de leurs rapports et de leur position naturelle. On a vu la queue de cheval entièrement contenue dans la tumeur lombaire, les nerfs qui la composent séparés les uns des autres, nageant au milieu de la sérosité ou appliqués sur les parois de la tumeur.

Quant aux altérations de texture que subit dans ce cas la moelle épinière, elles sont nombreuses. Ainsi on l'a vue diminuée de volume, notablement ramollie et réduite en pulpe, plus ferme que de coutume, comme entourée de vésicules hydatiformes, intimement adhérente à ses enveloppes, incomplétement divisée en deux parties, étalée en une sorte de membrane, etc. Ces diverses altérations n'existent le plus souvent que dans les points correspondans à ceux où les vertèbres sont divisées.

Enfin quelques auteurs disent n'avoir trouvé dans certains cas de spina-bifida aucun vestige de moelle épinière. Meckel pense que, dans ces cas, ou bien la moelle s'était ramollie et liquéfiée, comme il vient d'être dit, ou bien qu'elle n'avait jamais existé.

L'hydrorachis congéniale avec division des vertèbres peut constituer la seule affection dont l'individu soit atteint, ou bien être compliquée, 1° avec d'autres affections du système nerveux, telles qu'hydrocéphalie, anencéphalie, acéphalie; 2° avec différens vices de conformation d'autres organes, tels qu'absence de la paroi antérieure de l'abdomen, exstroversion de la vessie, hypospadias, imperforation de l'anus, bec-de-lièvre, transposition générale des viscères, etc.

Les symptômes de la maladie qui nous occupent sont ou locaux, et ne consistent que dans la présence de la tumeur dont nous avons fait connaître les variétés· ou généraux, et dépendent alors 1° du lieu où existe la tumeur; 2° de son étendue; 3° de l'état de la moelle; 4° de l'existence des diverses complications qui viennent d'être indiquées. Cela posé, on conçoit pourquoi chez certains sujets atteints de spina-bifida, la mort est survenue immédiatement après la naissance; pourquoi d'autres ont pu vivre plusieurs jours, plusieurs semaines ou plusieurs mois; pourquoi enfin quelques-uns sont même parvenus jusqu'à l'âge adulte. Parmi ces derniers, les uns ont offert diverses altérations de la sensibilité et de la motilité; leurs évacuations étaient involontaires, etc. Chez d'autres on n'a observé ni convulsion, ni paralysie; mais tous présentent cette circonstance remarquable, que l'ouverture spontanée ou artificielle de la tumeur amène promptement une terminaison fatale. Il resterait à rechercher si celle-ci résulte du seul écoulement du liquide, ou bien si elle ne provient pas de l'irritation qui s'empare de la moelle exposée au contact de l'air.

Plusieurs chirurgiens ont cherché à opposer au spina-bifida un traitement ou palliatif ou curatif. Le premier, très-simple, consiste à préserver la tumeur de toute violence extérieure qui pourrait la comprimer brusquement ou la rompre, à la garantir du contact de tout irritant. Astley Cooper a soumis une fois à une compression graduée une tumeur de ce genre, située aux lombes : il est parvenu à la faire peu à peu disparaître, et l'a maintenue rentrée comme une hernie, à l'aide d'un bandage approprié; mais ce n'est encore là qu'un traitement palliatif. Pour en opérer la cure radicale, on a proposé les moyens suivans :

La ligature, dans le cas où la tumeur aurait un étroit pédicule; mais toutes les fois qu'elle a été pratiquée, il en est résulté de graves accidens : tantôt des convulsions et la mort survenues au moment où on liait la tumeur; ce que l'on concevra facilement, si l'on se rappelle que dans cette tumeur existent souvent des nerfs et la moelle elle-même; tantôt une mort subite a eu lieu à l'instant où la ligature se déchirant avec la tumeur, l'écoulement du liquide s'est effectué.

Desault et Mathey ont essayé de traverser la tumeur avec un séton : ce moyen n'a pas été plus avantageux que le précédent. L'application de sétons ou de cautères autour de la tumeur, tentée par Richter, n'a été suivie d'aucun succès. Enfin Astley Cooper et quelques autres chirurgiens ont essayé de vider peu à peu la tumeur à l'aide de ponctions pratiquées à l'aide d'un instrument à pointe très-fine. Ce moyen paraît avoir réussi une fois. On pourrait donc d'autant plus y avoir recours, que toutes les fois qu'on l'a mis en usage, il n'en est résulté aucun inconvénient.

(ANDRAL *fils*.)

MOFFETTE, s. f.; nom donné à toute exhalaison méphitique, mais particulièrement au gaz azote ; il n'est plus guère en usage que parmi les ouvriers, surtout les mineurs, qui dans leurs travaux sont exposés à l'action de gaz délétères ou impropres à la respiration. *Voyez* MÉPHITISME.

MOITEUR, s. f., *mador;* sueur légère ou simple humidité de la peau. *Voyez* SUEUR, TRANSPIRATION.

MOLAIRE, adj., *molaris*, de *mola*, meule. On a désigné ainsi les dents dont la couronne est surmontée de deux ou de plusieurs tubercules, à cause de leur usage dans la mastication des alimens qu'elles broient à la manière des meules. *Voyez* DENTS.

MOLE, s. f., *mola*, du grec, μύλη, qui a la même signification que le mot latin *mola* dans toutes ses acceptions. Suivant Hippocrate, Aristote et Galien, la mole est une masse de chair informe et inerte formée dans la matrice à la suite d'une conception imparfaite. Après eux les Arabes ont appliqué aussi ce mot à toutes les tumeurs développées dans la cavité ou dans l'épaisseur des parois de l'utérus. La confusion des idées attachées à ce mot s'est perpétuée dans les écrits des médecins qui sont venus depuis, et a enfanté parmi eux d'interminables discussions sur la question de savoir si une vierge peut enfanter une mole. De Lamzweerde, vers la fin du dix-septième siècle, pour concilier les opinions divergentes des auteurs, distingua les moles en *moles de génération*, et en *moles de nutrition*. Les premières seules durent alors conserver le nom de *mole;* et le mot de *faux germe, falsus conceptus*, en devint pour beaucoup d'auteurs le synonyme. De Lamzweerde, dans ce même traité (*Hist. naturalis molarum uteri*), combat victorieusement, mais avec les armes du temps, les préjugés ridicules qui régnaient généralement sur les moles, et que quelques médecins favorisaient par les histoires merveilleuses qu'ils racontaient des *moles vitales*, des animaux fantastiques, vivans ou morts, que des femmes avaient mis au monde. Il serait oiseux de rapporter et, encore plus, de réfuter actuellement toutes ces fables et ces opinions absurdes. Astruc et un grand nombre de médecins ont admis diverses espèces de moles : la mole qui est le produit d'une conception avortée ; la mole hydatidique qui n'est qu'un amas d'hydatides ; et une troisième espèce dont la nature n'est pas bien indiquée, mais qui paraît n'être qu'une concrétion sanguine formée dans la matrice. On voit que ce mot *mole* a toujours été appliqué à des objets de nature diverse et souvent mal déterminée. Il me semble que par le vague de sa signification il n'est propre qu'à entretenir la confusion et à couvrir l'ignorance d'un vernis de savoir, et qu'il doit être banni du langage médical. Actuellement que l'on connaît bien, au moins par leur apparence extérieure, les corps qui se développent dans l'utérus, il faut les distinguer les uns des autres et les désigner par des noms particuliers. Ces corps sont : ou le produit de la conception altéré par un état morbide, ou une masse d'hydatides, dont la nature et l'origine ne sont pas encore bien déterminées, ou des concrétions fibrineuses et autres formées dans la cavité de l'utérus. Il sera traité de chacune de ces affections en particulier aux articles *œuf humain* (maladies), *vers vésiculaires*, *utérus* (maladies). (DESORMEAUX.)

MOLÈNE, s. m. L'un des noms du bouillon blanc. *Voy.* ce mot.

MOLLET, s. m., *sura;* partie saillante que forment à la partie postérieure de la jambe les masses charnues des muscles jumeaux et soléaire. *Voyez* JAMBE.

MOLLUSCUM, s. m.; mot latin qui a été récemment introduit, par le Dr Bateman, pour désigner une maladie de la peau caractérisée par des tubercules répandus sur divers points du système dermoïde. Cette dénomination de *molluscum* est appliquée à ces tubercules, à cause de l'analogie qu'ils présentent avec les proéminences nuciformes qui se développent sur l'écorce de l'érable.

Cette affection tuberculeuse paraissait peu connue avant que le Dr Bateman eût appelé sur elle l'attention particulière des pathologistes. Toutefois, on est porté à croire qu'elle a été observée et décrite sous d'autres noms. Ainsi, par exemple, cette éruption fungoïde dont on trouve la description exacte dans l'ouvrage de Bontius, et à laquelle M. le professeur Alibert a ajouté de nouveaux traits, en lui donnant la dénomination de *pian fungoïde*, n'a-t-elle pas beaucoup de rapports avec le molluscum contagieux, récemment étudié en Angleterre? c'est ce qu'on ne saurait nier; mais on doit attendre de nouveaux faits avant de rapprocher ou de confondre ces espèces, qui ont été séparées jusqu'à présent par les observateurs.

Le molluscum est caractérisé par des tubercules nombreux, à peine sensibles, se développant lentement, et dont les dimensions varient depuis celle d'un pois, jusqu'à celle d'un œuf de pigeon, offrant tantôt une forme arrondie, globuleuse, tantôt aplatie et irrégulière. Le plus ordinairement, ils ont une base large; quelquefois, ils offrent une sorte de pédoncule. Dans quelques cas, ils ont une couleur brunâtre; le plus souvent, ils conservent la couleur de la peau. Leur développement et leur progrès ne paraissent se lier à aucun dérangement intérieur; ils deviennent rarement le siége d'une irritation marquée, et parvenus à un certain degré d'accroissement, ils restent stationnaires pendant long-temps, et même toute la vie. M. Tilésius a publié un cas très-extraordinaire de cette affection tuberculeuse. L'individu qui en était atteint avait la face et la totalité de la surface cutanée couvertes de ces petites tumeurs. J'ai vu deux exemples analogues à l'hopital Saint-Louis, mais les tubercules n'étaient point de la même nature que ceux qui ont été décrits par M. Tilésius; ils ne contenaient point de matière athéromateuse; ils étaient durs, consistans, et ne paraissaient contenir aucun liquide. J'ai encore, dans ce moment, sous mes yeux, un vieillard dont la peau est couverte de ces tubercules, sans que sa santé ait jamais éprouvé la moindre altération.

J'ai observé une autre forme de molluscum chez quelques individus, et surtout chez de jeunes femmes à la suite des couches; elle consistait dans de petites tumeurs aplaties, fendillées légèrement à leur sommet, irrégulières, d'une couleur brunâtre ou fauve; ces tubercules aplatis et indolens étaient plus particulièrement répandus sur le col.

Le Dr Bateman a décrit une troisième forme de cette affection, à laquelle il a donné le nom de *molluscum contagiosum*. Elle est caractérisée par des tubercules arrondis, proéminens, durs, de différentes grosseurs, lisses, transparens, sessiles, laissant couler par leur sommet un liquide blanc, etc. Cette espèce, que le pathologiste anglais a observée sur plusieurs individus, mais surtout sur une jeune femme qui l'avait contractée d'un enfant qu'elle allaitait, paraît être éminemment contagieuse; comme elle n'a point encore été observée en France, on doit attendre de nouveaux faits qui fassent mieux connaître les caractères qui lui sont propres, sa marche, sa propriété contagieuse, etc.

On ne sait rien de positif sur les causes de cette maladie. Tous les faits qui ont été observés jusqu'à présent n'ont offert aucune lumière sur ce point. Dans l'état actuel de nos connaissances on ne saurait que présenter des notions encore imparfaites sur le diagnostic et sur le prognostic du molluscum.

Traitement — On conçoit que les essais thérapeutiques ont peu de succès sur la première forme du molluscum. J'ai employé une foule de moyens propres à exciter dans les tubercules une modification quelconque, sans jamais avoir produit le moindre changement.

Dans la seconde forme, j'ai vu quelquefois des lotions stimulantes, styptiques, produire une amélioration. Chez une jeune femme dont toute la partie antérieure du cou était couverte de ces petites tumeurs irrégulières, des lotions, répétées plusieurs fois par jour avec une forte dissolution de sulfate de cuivre, les firent complétement disparaître en quelques semaines.

Des divers individus attaqués du *molluscum contagiosum*, les uns n'ont fait aucun traitement, les autres, et notamment la jeune femme dont parle Bateman, ont éprouvé une modification avantageuse de l'usage de la liqueur arsenicale de Fowler. Cependant on conçoit qu'un remède si actif, si énergique, si dangereux dans des mains inexpérimentées, ne doit être administré qu'avec une extrême circonspection, et seulement lorsque les organes digestifs ne présentent aucune trace d'irritation. (L. BIETT.)

MOLYBDATE, s. m.; genre de sels composés d'une base et d'acide molybdique. (*Voyez* ce mot.) Aucun molybdate n'est employé.

MOLYBDÈNE, s. m.; métal de la quatrième classe (*voyez* MÉTAL) que l'on trouve dans la nature, mais fort rarement à l'état de sulfure et de molybdate. Il est fixe, fragile et pèse 8,600. Il peut former avec l'oxygène trois composés, un oxyde et deux acides, savoir l'acide molybdeux et l'acide molybdique. L'oxyde d'un brun cuivreux ne produit point de sels avec les acides. Le molybdène n'a point d'usages.

MOLYBDEUX (acide). C'est l'oxyde bleu de plusieurs chimistes. Il rougit le tournesol, se dissout dans l'eau et forme avec les bases des composés analogues aux sels. Il n'a point d'usages.

MOLYBDIQUE (acide). Il est solide, blanc, peu sapide, inodore, peu soluble dans l'eau et susceptible de se transformer en acide molybdeux bleu, lorsqu'on le met en contact avec des corps qui lui enlèvent une partie de son oxygène, tels que le zinc, l'étain, le protohydrochlorate d'étain, etc. Il n'a point d'usages. (ORFILA.)

MONDIFICATIF, adj., *mundificativus*. On donnait jadis ce nom aux médicamens auxquels on attribuait la propriété de nettoyer, de déterger la surface des plaies, des ulcères et d'en procurer ainsi la cicatrisation. Les mêmes médicamens ont été également appelés DÉTERSIFS (*voyez* ce mot). — Un onguent excitant très-composé, mais aujourd'hui à peu près inusité, est connu sous le nom d'*onguent mondificatif d'ache*, parce qu'il entre dans sa composition des feuilles d'ache, qui n'en sont pas certainement les substances les plus actives. *Voyez* ONGUENT.

MONOCLE, s. m., *monoculis*. On donne ce nom à un bandage qu'on emploie quelquefois pour maintenir un topique sur l'un des yeux. On le fait avec une bande roulée à un seul globe, de quatre à cinq aunes de long, sur deux à trois travers de doigt de large. On décrit d'abord deux circulaires autour du crâne, puis on passe la bande sur la nuque, au-dessous de l'oreille droite du côté de l'œil malade, sur cet œil, sur le front, sur la région pariétale opposée : on redescend vers la nuque, et l'on recommance deux autres fois ce trajet; on finit par une circulaire autour de la tête. Ce bandage, assez compliqué, est généralement remplacé par un simple bandeau.

MONOMANIE, s. f., *monomania*, de μόνος, seul, et de μανία, fureur, folie. On a employé ce nom, qui est synonyme de ce qu'on appelait *mélancolie*, pour désigner ces espèces de folie dans lesquelles l'aliénation mentale ne porte que sur un seul objet. *Voyez* FOLIE.

MONOPSE, adj., de μόνος, seul, et de ὤψ, œil, qui n'a qu'un œil; nom par lequel on a caractérisé un genre de monstruosité dans lequel, les deux orbites étant confondus par le défaut de développement du nez et des fosses nasales, le fœtus paraît n'avoir qu'un œil. *Voyez* MONSTRUOSITÉ.

MONSTRUOSITÉ, s. f. On désigne sous ce nom toute aberration congéniale de nutrition, d'où résulte, pour l'être qui la présente, une conformation d'un ou de plusieurs de ses organes différente de la conformation qui appartient à son existence extra-utérine, à son espèce, ou à son sexe. Dans le langage vulgaire, on n'entend par monstruosité que les anomalies de nutrition assez considérables pour produire des irrégularités bizarres ou hideuses dans la forme extérieure du corps. Mais cette seconde manière d'envisager les monstruosités n'est nullement scientifique; elle sépare des vices de conformation qui ne différent que par leur situation ou leur degré; elle n'en pénètre pas la cause, elle ne les rattache à aucun principe émané des lois de l'organisation, et dès lors l'histoire des monstruosités ne consiste plus guère que dans un incohérent assemblage de récits bizarres, de descriptions inexactes, d'idées superstitieuses, ou d'absurdes préjugés. Ainsi furent long-temps envisagés les vices de conformation par les médecins eux-mêmes. Aussi, parmi les nombreuses observations de monstruosités publiées jusque vers le commencemment du dix-huitième siècle, il en est peu qui maintenant puissent être considérées comme propres à éclairer la science. Ce n'est pas sans étonnement que dans la première moitié même de ce dix-huitième siècle, on lit dans les mémoires de l'Académie des sciences, la description avec planches de prétendus hommes marins, semblables aux tritons de la fable. Cependant, à mesure que l'esprit philosophique s'introduisit dans la culture des sciences, on sentit le besoin d'imprimer une autre direction aux recherches de ce genre, pour les rendre réellement utiles. Morgagni réfuta, avec sa perspicacité ordinaire, plus d'une erreur sur les causes et sur la nature des différentes monstruosités. Recueillant les faits rassemblés sur ce sujet par ses prédécesseurs ou ses contemporains, Haller les soumit à une judicieuse analyse, et en fit sortir, si je puis ainsi parler, des résultats scientifiques. Enfin, de nos jours, un grand pas a été fait; une idée mère, déjà entrevue par Littre en 1700, a été renouvelée, fécondée, développée, soit en France par MM. Geoffroy Saint-Hilaire, Serres, Béclard, Breschet, Chaussier et Adelon, Jourdan, etc.; soit en Allemagne par Sœmmering, Fr. Mekel, Tiedemann, etc. Cette idée consiste à regarder un certain nombre de monstruosités comme le résultat d'une sorte d'arrêt dans l'évolution des organes, pendant le cours de la vie intra-utérine. De plus, dans les cas mêmes où l'on ne peut pas dire que cet arrêt ait eu lieu, et où cependant la nature semble s'être affranchie de ses lois ordinaires, on a tenté de soumettre ces aberrations à des règles; de sorte que, celles-ci étant connues, les premières peuvent être déterminées, prévues, j'allais presque dire calculées. Le principe de l'unité de composition organique, qui, entre les mains de M. Geoffroy Saint-Hilaire, est devenu d'une si séduisante vraisemblance, n'est point violé, d'après cet illustre naturaliste, dans les monsruosités elles-mêmes; loin de là, ces dernières peuvent même servir à le démontrer. Dans le cours de cet article, nous aurons occasion de citer les faits que M. Geoffroy Saint-Hilaire a apportés à l'appui de son opinion. Soit d'ailleurs que ces idées ne soient applicables qu'à un certain nombre de faits particuliers, ou qu'elles puissent les embrasser tous, elles n'en sont pas moins dignes de méditation. Quand même, a dit M. Cuvier, leurs auteurs n'atteindraient pas leur but, ils auraient toujours sur la route recueilli une infinité de faits et de vues, qui n'en seraient pas moins pour la science des richesses solides.

Les diverses espèces de monstruosités connues jusqu'à présent sont tellement nombreuses, que ce serait sortir des bornes d'un article de généralités que de donner de chacune de ces monstruosités une description détaillée. Nous pouvons d'autant moins le faire ici que déjà plusieurs articles particuliers ont été consacrés dans ce Dictionnaire à l'histoire très-circonstanciée de plusieurs monstruosités importantes, telles que l'acéphalie, l'anencéphalie, l'hydrocéphalie congéniale, l'hydrorachis, l'hermaphrodisme, etc. Cependant il est plusieurs vices de conformation dont l'histoire ne trouvant pas place ailleurs, devront être décrits avec plus de détail dans cet article même. Mais nous nous appliquerons surtout à poser les principes généraux, à signaler les lois qui, bien établies et bien conçues, pourront guider l'observateur dans l'étude des monstruosités, et l'aider à reconnaître, à classer et à dénommer celles de ces monstruosités qui seront soumises à son investigation. Déjà d'ailleurs des considérations générales sur la nature et les causes des vices congéniaux de conformation ont été placées par notre savant confrère M. Breschet, dans son article sur les déviations organiques; là aussi M. Breschet a exposé les diverses classifications sur les monstruosités qui ont été proposées successivement, et il en a lui-même indiqué une nouvelle qui nous semble très-utile pour la coordination des faits. Ainsi, pour ne pas faire un double emploi, nous renvoyons à cet article pour l'exposition des classifications.

Lorsque l'on considère d'une manière générale les diverses aberrations de l'état normal que peuvent présenter les corps organisés, on voit qu'elles peuvent toutes se ranger ou dans des vices de conformation, ou dans des vices de texture. Ceux-ci ne se manifestent le plus ordinairement qu'après la naissance. Les premiers, au contraire, surviennent surtout dans le sein de la mère, avant que l'être soit complétement formé. Lorsque les vices de conformation se manifestent plus tard, ils ne sont le plus souvent qu'un résultat d'une altération de texture, sous l'influence de laquelle les organes perdent leur forme normale. De là, des apparences étranges ou hideuses, telles que des écailles sur la peau, des excroissances cornées, etc., que le vulgaire appelle des monstruosités, mais que nous devrons en distinguer, puisque nous sommes convenus de ne donner ce nom qu'aux vices congéniaux de conformation. Ici déjà un premier rapprochement peut être établi entre le fœtus humain et les êtres organisés placés beaucoup plus bas dans l'échelle. En effet chez ces êtres inférieurs la conformation n'est pas tellement assujétie à des lois rigoureuses qu'elle ne puisse être modifiée, altérée assez facilement sous l'influence de certaines causes, qui modifient leur nutrition. Les zoophytes nous en offrent de remarquables exemples. Mais ce qui existe pour ces êtres dans toutes les périodes de leur existence, ne peut plus guère avoir lieu chez l'homme que lorsqu'il est encore à l'état de fœtus.

Bien que les monstruosités s'observent chez l'être, au moment où il vient au monde, il ne s'ensuit pas qu'elles soient originaires, ou, en d'autres termes, que le fœtus qui en est affecté n'ait jamais eu une forme normale. On conçoit en effet que celle-ci, ayant été régulière dans les premiers temps de l'évolution du fœtus, ait été modifiée plus tard par suite d'un vice quelconque de développement. Or ce vice de développement peut avoir lieu de plusieurs manières: tantôt la force formatrice, suivant l'expression des anatomistes allemands, a moins d'énergie que de coutume, et alors le développement des organes se trouve arrêté; on les trouve imparfaits ou absens. Tantôt cette force semble avoir au contraire un excès d'énergie, et alors il y a aussi excès de développement; les organes croissent en grandeur ou en nombre au delà de leurs limites naturelles. Tantôt enfin, sans que l'on puisse dire qu'il y ait plutôt excès que défaut de développement, il semble que la force formatrice subisse une simple perversion, d'où résultent des modifications plus ou moins importantes dans la direction et la situation des organes. On en voit un exemple dans les cas de transposition générale des viscères, ou de certaines variétés d'origine de troncs artériels. Quant à la cause même de ces diverses altérations de la force formatrice, nous nous en occuperons plus tard.

A ces trois chefs nous semblent pouvoir être rapportées toutes les espèces de monstruosités. Ces espèces, suivant l'idée de Meckel, forment des séries qui s'élèvent peu à peu de l'état normal aux plus grandes difformités ; chacun de ces degrés n'est pas constitué par un cas singulier et unique; au contraire, il n'est pas de forme anormale qui, d'après Meckel, ne se répète exactement chez un certain nombre d'individus. On pourrait donc établir ainsi un véritable règne organique des monstruosités; toutefois chacun des individus de ce règne ne serait point assujéti à des lois tellement invariables de formation qu'il ne différât sous quelques rapports des êtres qui paraissent lui ressembler le plus. Aussi M. Geoffroy Saint-Hilaire est-il plutôt porté à regarder chaque individu monstrueux comme constituant à lui seul une espèce.

Quels que soient d'ailleurs la nature et le nombre des vices de conformation; c'est une chose bien remarquable que l'assujétissement à certaines règles qui est encore conservé par la nature au milieu de ces écarts apparens. Ainsi, par exemple, on n'a jamais vu la situation des organes tellement pervertie que les poumons fussent placés dans le crâne, ou le cerveau dans le bassin. Jamais non plus on n'a vu les organes se confondre, de manière à ce que le canal intestinal, par exemple, ne fît plus qu'un seul conduit avec l'aorte, etc. Tout cela arriverait sans doute, si des lois ne présidaient pas encore à cet état de désordre apparent. On trouve encore l'existence d'une règle bien déterminée dans cet autre fait non moins remarquable, savoir, que l'homme et les autres animaux des classes supérieures peuvent bien offrir dans leur développement un arrêt tel, que plusieurs de leurs organes représentent exactement l'état normal des êtres inférieurs; mais ceux-ci ne peuvent jamais se développer de manière à ce que leurs organes deviennent semblables aux organes correspondans des êtres supérieurs : ainsi, par exemple, arrêté dans son évolution, le cerveau de l'homme peut se montrer plus ou moins exactement analogue au cerveau d'un poisson ou d'un reptile; mais jamais le cerveau simple de ceux-ci ne s'élève au degré de complication du cerveau humain.

Plusieurs espèces de vices de conformation peuvent exister simultanément chez un même individu; c'est même là peut-être le cas le plus commun, toutes les fois que la monstruosité est un peu considérable; mais tantôt ces vices de conformation appartiennent à une même classe, ils consistent tous, par exemple, dans des défauts ou dans des excès de développement. Meckel donne à ces vices de conformation le nom de monstruosités composées; et il appelle monstruosités compliquées celles qui résultent de l'existence chez un même individu des vices de conformation appartenant à des classes différentes.

Les monstruosités compliquées, telles que les entend Meckel, sont les plus communes; beaucoup d'entre elles résultent de cette loi, si bien développée par M. Geoffroy Saint-Hilaire, en vertu de laquelle l'exubérance de nutrition d'un organe entraîne plus ou moins nécessairement l'atrophie complète ou incomplète d'un autre organe, et *vice versâ*. Les applications qu'on peut faire de cette loi de balancement, comme l'appelle M. Geoffroy Saint-Hilaire, à l'étude des monstruosités, sont innombrables. Ainsi, chez beaucoup d'individus dont une main ou un pied portent des doigts surnuméraires, la main et le pied de l'autre côté ont moins de doigts que dans l'état normal. Chez un fœtus qui avait une hernie ombilicale, le pied gauche n'avait d'autre doigt que le pouce, mais le pied droit avait huit doigts, et le huitième était fendu (Neumann). Chez un autre fœtus qui n'avait qu'un pied, la main gauche portait deux pouces (Sue). M. Ségalas a présenté à l'Académie de médecine un fœtus, atteint d'encéphalocèle, qui était privé du pouce à la main gauche, mais qui en avait deux à la main droite; ce même fœtus n'avait que onze côtes d'un côté, et treize de l'autre. Dans beaucoup de cas où des parties plus ou moins importantes sont absentes ou incomplétement développées, on observe qu'il existe des doigts surnuméraires. Dans le cas de cyclopie, par exemple, le nombre des doigts, d'après Meckel, est très-souvent augmenté. On a vu cette même augmentation, en même temps qu'il y avait bec-de-lièvre, *spina-bifida*, atrésie de l'anus, absence des parties génitales, etc. Dans un cas, cité par Rosenmuller, dans lequel les os propres du nez n'existaient pas, les apophyses montantes de l'os maxillaire supérieur s'étaient développées de telle sorte qu'elles se touchaient et remplaçaient les os du nez. Lorsque plusieurs os du crâne sont absens ou du moins n'existent qu'à l'état rudimentaire, on voit quelquefois ceux de la base acquérir une épaisseur beaucoup plus grande, une consistance comme éburnée. Si l'encéphale manque en partie ou en totalité, la face acquiert souvent un développement insolite, et alors par l'allongement ou ou l'élargissement de ses os, elle a plus ou moins de ressemblance avec la face de certains animaux. Chez les monstres appelés *sirènes*, dans lesquels les deux extremités inférieures sont unies ou manquent en partie, le nombre des vertèbres et des côtes est, d'après Meckel, presque toujours plus grand que de coutume. Dans son excellent travail sur les acéphales, Elben remarque que, chez ces êtres, en même temps qu'il y a absence très-fréquente du cœur et du foie, les reins acquièrent un très-grand développement. Enfin chez les monstres qui ont plusieurs parties doubles, telles que la tête ou le tronc, on peut observer encore l'application de la loi de balancement : ainsi les monstres à deux corps sont souvent acéphales; des monstres bicéphales au contraire ont offert un spina-bifida. Dans ces deux espèces, beaucoup d'organes présentent un arrêt fort remarquable de développement : les tégumens du bas-ventre n'existent pas; le canal intestinal est incomplet; l'urètre est imperforé; le rectum et la vessie urinaire s'ouvrent dans un cloaque. Le système vasculaire, en excès dans certaines parties de ces monstres, est au contraire dans d'autres à un état encore rudimentaire; le cœur surtout n'est dans bien des cas que très-imparfaitement développé

Les parties surnuméraires elles-mêmes, qui résultent d'une exubérance de nutrition, peuvent aussi présenter des exemples d'arrêt de développement soit dans leur totalité, soit dans les différens élémens anatomiques qui les composent. Ainsi, chez les individus qui ont un membre surnuméraire, ce membre peut ne consister qu'en un tronçon informe; d'autres fois, il est bien configuré extérieurement; mais si on en fait la dissection on trouve en moins ou des os, ou des muscles, ou des tendons, etc.

Une autre application faite par Meckel de cette même loi de balancement, c'est que, chez des enfans nés de mêmes parens, la monstruosité en excès chez l'un se trouve en moins chez l'autre : une jeune fille, dont parle Morand, avait six doigts à chaque membre, d'où résultaient quatre doigts surnuméraires.

Sa sœur avait partout le nombre de doigts accoutumé, si ce n'est à une main qui n'avait qu'un pouce pour tout doigt; elle avait donc tout juste en moins les quatre doigts que sa sœur avait en plus.

Les monstruosités par excès ou par défaut de développement ne sont pas également fréquentes dans tous les organes. On peut établir en principe général que les parties situées à l'intérieur augmentent très-rarement de nombre; c'est le contraire pour les parties externes. On se convaincra de la vérité de ce principe, en comparant les cas rares dans lesquels on a vu en nombre plus grand que de coutume le cœur, les poumons, le canal digestif, les organes génitaux et urinaires, et les cas beaucoup plus communs dans lesquels on a vu des membres surnuméraires.

Si, abstraction faite de la circonstance précédente, nous comparons entre eux les différens appareils sous le rapport de la fréquence des vices de conformation dont ils peuvent être affectés, de cette comparaison nous déduirons la loi, que les organes ou appareils d'organes auxquels se distribuent des nerfs cérébro-spinaux sont en général ceux qui présentent les vices de conformation les moins fréquens. Tel est, par exemple, le système musculaire; tels sont encore le larynx et les poumons. Au contraire la forme est bien plus sujette à varier dans les appareils qui reçoivent spécialement leurs nerfs des trisplanchnique; tels sont les systèmes digestifs, urinaires, génitaux, et surtout le système vasculaire. Cette loi, établie, parMeckel, est d'autant plus remarquable que le système cérébro-spinal offre lui-même beaucoup plus souvent des altérations de conformation que les ganglions du grand sympathique.

Il est des vices de conformation qui se montrent avec une fréquence à peu près égale des deux côtés du corps, comme le nombre des doigts en plus ou moins. Il en est d'autres qui affectent une singulière prédilection pour le côté gauche : on doit à Meckel la remarque que lorsque l'artère vertébrale naît immédiatement de l'aorte, c'est toujours à gauche qu'a lieu cette variété d'origne. Les monstruosités, résultant d'une exubérance de nutrition, sont plus communes, d'après le même Meckel, dans les parties supérieures du corps que dans les inférieures. Ainsi les monstres bicéphales à un seul corps sont plus fréquens que les monstres monocéphales à deux corps. On voit plus souvent les doigts augmentés de nombre à la main qu'aux pieds, ce qui est en rapport, suivant Meckel, avec le développement plus précoce des membres supérieurs.

Les monstres du sexe féminin sont plus communs, que ceux du sexe masculin. Sur quarante-deux monstres à deux têtes ou à deux corps dont l'histoire a été recueillie par Haller, il y avait trente femelles, neuf mâles, deux hermaphrodites, et un individu sans indice de sexe. Sur un total de quatre-vingts monstres, Meckel a trouvé soixante femelles, et seulement vingt mâles. La proportion beaucoup plus grande des monstres femelles semble dépendre de ce que dans les premiers temps de la formation du fœtus, de même que dans les derniers degrés de l'échelle animale, il n'y a qu'un seul sexe, le féminin. Dire que la plus grande partie des individus monstrueux sont du sexe féminin, c'est donc dire en d'autres termes que dans le plus grand nombre des monstruosités, quels que soient leur siége et leur nature, les organes génitaux sont arrêtés dans leur évolution.

L'hérédité de certains vices de conformation semble être démontrée par quelques faits assez curieux. On a vu des familles dont tous les individus avaient six doigts. On lit en particulier dans Mekel l'histoire d'un homme qui avait six doigts à chaque main et à chaque pied. L'aîné seul offrit un vice de conformation analogue; ce dernier individu eut aussi quatre enfans, dont trois seulement présentaient la même anomalie que leur père. Morand a parlé d'une femme dont chaque membre se terminait par six doigts; elle eut une fille dont les pieds seuls présentèrent cette anomalie; celle-ci eut à son tour huit enfans, dont quatre seulement eurent six doigts à chaque pied. Osiander a rapporté le cas d'une femme qui accoucha d'un monstre à deux corps, semblable à celui qui avait déjà été mis au monde par son aïeule. Ne pourait-on pas conclure des faits précédens que certaines conformations bizarres et sans utilité apparente, que nous offrent certains animaux, ont été dans l'origine des vices de conformation qui se sont transmis par voie de génération, et qui loin d'être regardés maintenant comme des monstruosités, caractérisent quelques espèces ou variétés d'espèces?

On a vu des parens dont tous les enfans étaient atteints du même genre de monstruosité. D'autres, après avoir donné le jour à des enfans faibles, à peine viables, en ont procréé d'autres chez lesquels il y avait arrêt dans le développement d'un ou plusieurs organes. Ailleurs on a vu l'accouchement de jumeaux suivi de l'accouchement de monstres à deux corps ou à deux têtes.

Après ces considérations générales, occupons-nous en particulier d'établir les lois qui peuvent être plus spécialement appliquées à chacune des trois grandes classes de monstruosités qui ont été précédemment indiquées. Traitons d'abord de celles qui paraissent résulter surtout d'une imperfection de développement.

Ce genre de monstruosité ne se présente pas avec une égale fréquence dans tous les organes. En général les organes dans lesquels on observe en plus grand nombre des imperfections de développement sont ceux dont l'évolution complète est la plus tardive, et de plus chacune des imperfections que présente un organe, répond exactement aux diverses phases de son développement; justifions cette assertion par des exemples.

L'un des premiers organes dont on aperçoit quelque vestige est le canal intestinal; n'étant d'abord qu'une continuation de la vésicule ombilicale, il s'étend peu à peu en deux conduits, l'un inférieur (gros intestin); l'autre supérieur (intestin grêle et estomac). Eh bien! chez tous les monstres observés jusqu'à présent, on a trouvé cette portion primordiale du canal intestinal; au contraire on a constaté assez fréquemment l'absence des parties de ce même canal qui ne se forment que consécutivement; ainsi, tantôt l'appendice émané de la vésicule ombilicale ne s'étend pas en bas, et il en résulte absence complète du gros intestin, ou bien, après que son développement a commencé de ce côté, il s'arrête avant d'être complet, et l'on ne trouve alors qu'une fraction de ce gros intestin, comme une petite partie du colon, ou bien le colon en entier sans rectum, ou même enfin un commencement de celui-ci. Tantôt c'est l'intestin supérieur dont le développement est nul ou imparfait, et alors l'intestin grêle peut ne consister qu'en un canal très-court qui, non loin de son origine, se termine en cul de sac; d'autres fois, se développant moins incomplétement, il existe en entier, mais l'estomac manque, ou bien, n'ayant subi à son tour qu'une évolution imparfaite, il est semblable à l'intestin grêle, il paraît en être une simple continuation. On ne sait point encore bien précisément comment se forme la portion sus-diaphragmatique du tube digestif. Quelques auteurs admettent cependant qu'elle se forme indépendamment de la portion sous-diaphragmatique. Il est un vice de conformation qui semble militer en faveur de cette opinion : on a vu quelquefois la bouche et le pharynx bien formés; mais celui-ci se terminait en cul de sac, on ne trouvait aucun vestige d'œsophage, et l'estomac lui-même n'avait pas d'orifice cardiaque. Il semble que dans ce cas la formation de la partie sus-diaphragmatique du tube digestif ait eu lieu de la bouche vers l'estomac.

Soit que la vessie soit ou non la continuation de la membrane allantoïde, toujours est-il qu'on la trouve de très-bonne heure chez l'embryon, ainsi que les reins. De là on peut conclure *à priori*, d'après la loi posée, que l'appareil urinaire peut offrir plus ou moins souvent diverses imperfections de développement, mais que son absence complète doit être infiniment rare. C'est aussi ce qu'à démontré l'observation. On en rencontre au moins quelques vestiges dans les cas où la plupart des autres organes sont ou mal conformés ou absens. Toutefois Fleishmann a cité un cas dans lequel on ne trouva aucune trace de l'appareil urinaire, bien que le canal intestinal et le foie fussent dans leurs conditions normales. Ces cas exceptionnels ne doivent pas être perdus de vue, dans un sujet surtout où plus d'une loi n'a été établie que d'après l'observation de faits souvent peu nombreux.

Les appareils nerveux et vasculaire se développent aussi de très-bonne heure; on en observe déjà les premiers linéamens au milieu de la masse homogène qui d'abord constitue l'embryon. Cependant ces appareils présentent des vices de conformation aussi nombreux que variés; mais ce fait n'infirme qu'en apparence la loi posée : en effet si les rudimens des systèmes nerveux et vasculaire apparaissent dès les premiers temps de la formation du fœtus, il n'en est pas moins vrai que leur développement complet n'a lieu que très-tard, et que même au bout de neuf mois il est encore à peine achevé. Dès lors la fréquence des vices de conformation de ce double système, loin de contrarier la loi, sert au contraire à la confirmer; chacun de ces systêmes peut-être réellement considéré comme formé par la réunion successive de plusieurs autres systèmes secondaires qui ont chacun un développement indépendant; or étudiez ce dernier et vous trouverez précisement que ceux de ces systèmes secondaires, si je puis ainsi dire, qui se forment les premiers, sont aussi ceux qui présentent le moins souvent des vices de conformation. Ainsi, pour le système nerveux, il paraît bien démontré maintenant que les nerfs, au lieu de naître de l'axe cérébro-spinal, se forment au contraire avant lui. Eh bien, ces cordons s'éloignent de leur conformation normale beaucoup plus rarement que les centres nerveux. La moelle épinière se forme avant l'encéphale; beaucoup moins souvent que celui-ci, on la trouve mal conformée. Enfin, parmi les nombreuses parties qui composent l'encéphale lui-même, celles qui se développent les dernières sont celles que l'on trouve le plus fréquemment écartées de leur mode d'évolution normale. Aussi l'expression d'anencéphalie, par laquelle on désigne les diverses imperfections de développement de l'encéphale, n'est-elle qu'un terme générique le plus souvent inexact; car il est rare que l'encéphale manque en totalité, et l'expression d'atéloencéphalie serait peut-être plus convenable; déjà les imperfections de développement de la moelle ont été désignées par Béclard sous le nom d'atélomyélie.

Ce qui vient d'être dit du système nerveux s'applique exactement au système vasculaire. Le cœur n'est point la partie de ce système qui se développe la première, ainsi qu'on l'avait cru long-temps. Des vaisseaux existent déjà, avant qu'on ne l'aperçoive; mais lorsqu'il vient à paraître, il s'en faut qu'il soit encore ce qu'il sera par la suite : ce n'est d'abord qu'un simple canal qui se renfle peu à peu, et ne consiste d'abord que dans une cavité unique, laquelle se partage ensuite en plusieurs autres d'après un mécanisme et des lois constantes qu'il n'est point ici de mon sujet d'exposer. Eh bien, les vices de conformation du cœur les plus fréquens s'observent précisément dans les points de cet organe, qui acquièrent plus tard leur développement complet. Ainsi, immédiatement avant la naissance, le trou de botal est encore ouvert : sa persistance hors du sein de la mère est le plus commun des vices de conformation du cœur. A une époque moins avancée de la vie intra-utérine, la cloison inter-ventriculaire n'existe pas : l'absence ou l'imperfection de cette cloison, après la naissance, est déjà beaucoup plus rare que la persistance du trou de botal. Si l'on se rapproche encore davantage de l'instant de la conception, on trouve une époque où il n'y a aucune ligne de démarcation entre l'oreillette et les ventricules : une semblable disposition a été trouvée chez des fœtus à terme, moins souvent toutefois qu'aucune des dispositions précédemment indiquées. Plus rarement encore, on n'a rencontré à la place du cœur qu'un simple vaisseau, comme cela existe dans les premiers temps de la vie embryonaire. Enfin ce vaisseau lui-même n'a pas été observé chez certains acéphales qui, sous le rapport du développement de leur système vasculaire, en étaient restés à la période qui existe pour l'embryon, lorsque tout son appareil circulatoire ne consiste encore qu'en un vaisseau né de la figure veineuse de la membrane vitellaire.

Le système osseux est un de ceux dont l'évolution complète est la plus tardive, puisque son développement parfait n'est pas même encore entièrement achevé long-temps après la naissance : ce système est également un de ceux qui offrent le plus fréquemment des vices de conformation; des diverses parties de ce système, celles qui sont le plutôt développées y sont le moins sujettes, telle est la clavicule; c'est le contraire pour celles dont l'évolution n'a lieu que plus tard, tels sont les os du crâne; dans la suite de cet article, nous aurons occasion de revenir sur leurs vices de conformation.

Que si maintenant nous portons nos regards sur l'ensemble extérieur du corps, sur les grandes régions qui le composent, nous trouverons également que celles de ces régions qui sont le plus fréquemment absentes ou incomplètes, sont précisément celles dont le développement normal est le plus tardif. Ainsi, dans les premiers temps de sa formation, le fœtus ne consiste en quelque sorte que dans un abdomen; cette partie, plus ou moins complétement formée, n'a jamais manqué chez les monstres. Au contraire, on n'a trouvé plus d'une fois aucun vestige de tête, de cou, de thorax, d'extrémités supérieures ou inférieures, de sorte qu'on ne voyait autre chose qu'un abdomen comme au commencement de la vie embryonaire. Les parties génitales externes ne paraissent qu'assez tard : aussi arrive-t-il assez souvent que chez des fœtus à terme on n'en trouve aucune trace, ou bien elles se montrent dans un état d'imperfection qui, dans le principe de leur formation, constitue leur état normal. Les monstruosités des organes des sens sont encore soumises à la même loi. Ainsi le globe de l'œil, qui se montre sous forme d'un point noir avant qu'on n'observe aucun vestige de l'oreille externe, manque moins souvent que celle-ci. Les paupières qui ne se développent aussi que long-temps après l'apparition du globe de l'œil, offrent, plus souvent que lui, des vices de conformation. On les a vues, par exemple, manquer totalement, ou n'exister à la naissance que sous forme d'étroits bourrelets, tels qu'elles commencent à se montrer vers la dixième semaine.

Est-il vrai qu'une partie ne doit en général manquer ou être incomplétement développée, qu'autant que celles qui la précèdent dans l'état normal ont subi elles-mêmes un arrêt dans leur évolution; ce principe se trouve effectivement confirmé dans un certain nombre de cas; voilà pourquoi, par exemple, un abdomen peut exister sans tête, ni thorax, tandis qu'on n'a jamais vu un monstre ne consister que dans une tête et un cou. L'observation a également démontré que toutes les fois que le cœur manque, le foie, qui ne se développe qu'après lui, manque également. Mais dans d'autres cas ce principe de connexion de développement ne se trouve plus être vrai. Ainsi, par exemple, les organes les plus précoces dans leur développement étant très-bien conformés, on voit souvent le système osseux présenter les plus grandes anomalies.

Les progrès récens de l'embryologie et de l'anatomie comparée ont d'ailleurs démontré que la plupart des organes, dans leur formation, sont beaucoup plus indépendans les uns des autres qu'on ne l'avait cru long-temps, et que par conséquent l'arrêt de développement de l'un de ces organes n'entraîne que rarement d'une manière nécessaire un semblable arrêt dans d'autres organes. Ainsi, par exemple, on sait maintenant que le développement des cordons nerveux peut avoir lieu, indépendamment de l'existence des centres nerveux. C'est ce qui a été bien constaté dans plusieurs cas d'anencéphalie et d'amyélie. Paraissant se former primitivement dans les organes qu'ils doivent mettre en rapport avec les centres nerveux, les nerfs ne se joignent à ceux-ci que long-temps après qu'on en a aperçu les premiers rudimens dans les organes. Mais ces organes eux-mêmes viennent-ils à manquer, les nerfs ne se développent pas, de telle sorte que l'existence des cordons nerveux dépend bien plutôt de l'existence des organes auxquels ils sont destinés, que de celle des centres nerveux. Entre autres cas de monstruosités propres à démontrer ce fait, M. Serres a cité celui d'un monstre à deux cerveaux et à un seul corps chez lequel on ne trouva que deux nerfs pneumogastriques, naissant chacun du côté externe de l'un des cerveaux; on ne trouvait aucune trace de nerf du côté par lequel les cerveaux se regardaient. Il n'y avait dans ce cas que deux nerfs pneumogastriques, parce qu'il n'y avait qu'un simple appareil pulmonaire et digestif. Dans d'autres cas au contraire, cités par M. Serres, où ces appareils étaient doubles, et où il n'y avait qu'un cerveau, les nerfs destinés à ces appareils étaient également doubles.

Ces faits tendent donc à démontrer que non-seulement les nerfs, mais encore tous les organes peuvent se développer, malgré l'absence des centres nerveux. Mais d'un autre côté quelques faits portent aussi à croire que dans certaines circonstances il y a au moins une corrélation intime entre l'évolution complète des centres nerveux et l'évolution également complète de quelques organes : si, par exemple, le renflement cervical de la moelle épinière n'existe pas, il y a, d'après M. Serres, absence constante des membres thoraciques; si c'est le renflement lombaire qui manque, il y a également, d'après le même auteur, absence des membres abdominaux. Dans des cas d'atrophies congéniales des membres, plusieurs auteurs, et M. Rostan en particulier, ont vu le lobe cérébral situé du coté opposé à celui où existait l'atrophie, transformé en une poche séreuse, comme si ce lobe avait été arrêté dans son développement, ou que, primitivement bien conformé, il fût ensuite devenu le siége d'une hydropisie. Quoi qu'il en soit, ces différens faits ne sembleraient-ils pas annoncer une influence exercée par les centres nerveux sur le développement et la nutrition de certaines parties ?

Il est un autre système dont l'absence ou l'imperfection de développement ont été regardées comme la cause la plus puissante de toutes les monstruosités par défaut : c'est le système artériel. Selon M. Serres, l'absence ou l'évolution incomplète d'une partie quelconque dépendent du défaut de développement de l'artère qui doit apporter à cette partie les matériaux de sa nutrition.

D'après ce savant anatomiste, chaque partie du système nerveux est exactement dominée dans son évolution par le développement de ses artères; plus ces dernières se forment de bonne heure, plus la portion d'encéphale à laquelle elle se distribue aura une évolution précoce : ainsi, chez l'embryon, on observe que les artères qui se rendent aux tubercules quadrijumeaux sont très-développées, à une époque où les artères du cerveau et du cervelet existent à peine ; voilà pourquoi, dit M. Serres, les tubercules quadrijumeaux se forment avant les hémisphères cérébraux et cérébelleux. Plus tard on voit la couche optique, le corps strié, la voûte et le corps calleux, augmenter graduellement de volume, à mesure que les artères choroïdiennes, cérébrales, postérieures, etc. prennent de l'accroissement. Il en est de même du cervelet : la formation précoce de son lobe médian est en rapport avec le développement également précoce de l'artère cérébelleuse antérieure, tandis que ses lobes latéraux restent à l'état rudimentaire, jusqu'à ce que l'artère cérébelleuse postérieure se développe à son tour. De même encore le prolongement caudal est lié au développement de l'artère sacrée moyenne ; il ne se montre pas chez l'homme, où cette artère n'est que rudimentaire. Supprimez les artères fémorales ou axillaires, et il n'y aura plus de membres inférieurs ou supérieurs. Le volume des différens organes est en proportion directe du volume de leurs artères : ainsi s'explique chez l'homme le plus grand développement du crâne, relativement à la face ; mais si l'artère carotide interne ne se développe qu'imparfaitement, et qu'en même temps la carotide externe prenne un développement insolite, le crâne restera très-petit, et la face présentera des dimensions extraordinaires. Enfin la direction suivant laquelle s'opère l'évolution de certaines parties est encore liée au mode de développement des artères : ainsi les hémisphères cérébraux se forment d'avant en arrière comme l'artère carotide qui les nourrit ; au contraire le cervelet se forme d'arrière en avant comme l'artère vertébrale. Ces faits étant établis, M. Serres en déduit facilement l'explication de tous les vices de conformation par défaut de développement, et, par exemple, selon lui, l'acéphalie dépend de l'absence de l'aorte ascendante, etc.

Cette opinion, que partage aussi M. Geoffroy Saint-Hilaire, et qu'il a développée en particulier d'une manière si ingénieuse dans l'histoire du monstre, qu'il a désigné sous le nom de *podencéphale*, n'a pas reçu l'assentiment de tous les anatomistes. On accorde que dans tous les organes le volume des artères est en rapport direct avec le volume de ces mêmes organes; que, si ces derniers deviennent accidentellement plus volumineux, leurs artères augmentent aussi; et qu'enfin s'ils viennent à s'atrophier, les vaisseaux qui leur apportent le sang s'atrophient également. Mais, comme l'a fait surtout remarquer Béclard (*Leçons orales sur les monstruosités*, 1822), il est bien difficile de décider ce qui, dans cette connexion de phénomènes, est cause ou effet : rien ne prouve que ce n'est pas plutôt parce que l'organe ne se développe pas, que l'artère manque. Ce qui semblerait même fortifier cette dernière manière de voir, c'est que dans un assez grand nombre d'organes les vaisseaux se forment au sein même de ces organes, où ils apparaissent comme des points rouges isolés, qui, plus tard, s'allongeront en canaux, et seulement alors communiqueront avec les vaisseaux du reste de l'économie : c'est ce qui arrive, par exemple, d'une manière bien évidente pour les fausses membranes qui s'organisent, et qui deviendront plus tard des organes aussi parfaits sous le rapport de leur texture, de leurs propriétés et de leurs fonctions, que les membranes naturelles, séreuses ou muqueuses. Or, dans ce cas, il est bien manifeste que l'artère n'a pas présidé au développement du tissu membraneux accidentel, mais qu'elle s'y est seulement produite à l'instar des autres élémens anatomiques qui doivent entrer dans la composition du nouveau tissu. Pourquoi n'en serait-il pas de même pour la formation des diverses parties de l'embryon, dont le développement primitif a été si ingénieusement et si justement comparé au mode d'organisation des pseudo-membranes. D'un autre côté on a vu des cas d'anencéphalie dans lesquels l'artère carotide interne fournissait comme de coutume ses branches cérébrales, qui, plus petites seulement que de coutume, se perdaient dans les méninges. Un cas fort intéressant de ce genre, dans lequel il n'existait d'autre vestige de cerveau qu'une portion des pédoncules, a été récemment communiqué à l'Académie par M. Baron. Il suit de cette discussion que, tout en reconnaissant le rapport qui existe entre le développement des artères et celui des parties auxquelles elles se distribuent, on ne peut pas rigoureusement admettre que, dans l'état normal ou anormal, le premier de ces phénomènes soit la cause du second.

Il est encore un autre cas dans lequel l'arrêt de développement d'une partie a été regardé comme entraînant plus ou moins nécessairement un arrêt de développement dans d'autres parties; c'est lorsque les parois de certaines cavités n'ont subi qu'une évolution imparfaite : on a dit que dans ce cas les organes contenus ne se développaient non plus qu'incomplétement, soit d'ailleurs que l'absence primitive de développement existât dans les parties contenantes ou dans les parties contenues. Il en est ainsi dans un assez grand nombre de cas, mais non pas constamment. Fleischmann a cité, par exemple, un cas dans lequel le bassin, ne contenant d'autre organe que le rectum, était réduit à un diamètre beaucoup plus petit que de coutume; mais, d'autres fois, les organes génitaux et urinaires manquant également, on a trouvé néanmoins le bassin avec ses dimensions normales. Dans des cas où le diaphragme n'existant pas, une partie des viscères abdominaux était contenue dans la cavité thoracique : on a vu les poumons, comprimés par ces viscères, rester à leur état rudimentaire. M. Geoffroy Saint-Hilaire s'est même servi très-ingénieusement de ce dernier fait pour démontrer, chez les crustacés, l'existence d'un appareil pulmonaire, qui ne s'y trouve qu'en rudiment, en raison de la forme et des dimensions de la cavité où cet appareil est contenu; dans un seul genre seulement, les poumons deviennent plus apparens, parce qu'en raison de l'existence d'une cloison entre le thorax et l'abdomen, les viscères de la seconde de ces cavités ne s'élèvent pas dans la première, d'où résulte pour les poumons une plus grande facilité à se développer.

Mais c'est surtout pour le crâne et pour le rachis qu'on trouve souvent un rapport direct à établir entre le développement des parties contenantes et contenues; ici cependant il y a encore des exceptions à signaler. Ainsi M. Ollivier a très-bien fait remarquer que les imperfections de développement des vertèbres ne dépendent pas nécessairement de celles de la moelle, *et vice versâ*. On a vu des spina-bifida très-considérables avec une moelle bien conformée; et, d'un autre côté, on a également rencontré des moelles épinières incomplétement développées, les parois du canal vertébral étant exemptes d'altérations. De même, le crâne étant conformé comme dans son état normal, l'encépale peut n'exister qu'à l'état rudimentaire; c'est ce qu'on observe, par exemple, dans un certain nombre de cas d'hydrocéphalies congéniales (*voyez* cet article). M. Geoffroy Saint-Hilaire a cité un cas, observé sur un cochon rhinencéphale, où le cerveau ne remplissait qu'un tiers de la capacité du crâne. Il ajoute d'ailleurs qu'il ne connaît que ce seul exemple de boîte cérébrale bien conformée qui ne soit pas moulée sur le cerveau. Cependant, malgré ces cas exceptionnels, on doit regarder, comme étant l'expression générale d'un très-grand nombre de faits particuliers, le principe suivant, établi par M. Geoffroy Saint-Hilaire, et qu'il a développé avec autant de profondeur que de sagacité : les os qui enveloppent l'encéphale subissent dans leur développement des altérations qui sont en raison directe et proportionnelle des altérations qu'a subies l'encéphale lui-même : plus l'absence de celui-ci sera complète, plus les os du crâne seront eux-mêmes imparfaits, mais le plus souvent on en retrouvera des vestiges. D'après les dispositions variées de ces os en rudiment, M. Geoffroy a établi dans les anencéphales et les acéphales plusieurs espèces.

Dans trois de ces espèces, le cerveau manque entièrement. Ce sont : 1° le coccycéphale (tête ayant la forme d'un coccyx) : dans cette espèce les os du crâne et du cou sont réduits à un état de petitesse extrême ; ils surmontent la colonne vertébrale de manière à représenter une sorte de bec ou de coccyx. Béclard a vu un cas de cette espèce qu'il a décrit et représenté dans son Mémoire sur les acéphales ; 2° le cryptocéphale (tête invisible extérieurement) ; ici la tête, dit M. Geoffroy Saint-Hilaire, dont nous conservons les expressions, est réduite à un assemblage de parties osseuses, portée sur une colonne cervicale droite ; cette tête est très-petite, et non apparente au dehors (Béclard, ouvr. cit., planch. 4) ; 3° l'anencéphale (tête sans cerveau) : dans cette troisième espèce, le crâne est plus apparent que dans les deux précédentes, mais il est encore singulièrement déformé. La boîte cérébrale, ouverte vers la ligne médiane, est composée de deux moitiés renversées et écartées de chaque côté en ailes de pigeon.

Dans deux autres espèces, également établies par M. Geoffroy Saint-Hilaire, le cerveau existe, mais imparfaitement développé ; ici l'évolution des os du crâne est beaucoup moins incomplète. Ces espèces sont : 1° le cystencéphale (tête avec cerveau vésiculeux) ; le crâne est ouvert comme dans l'anencéphale, mais les occipitaux latéraux, moins renversés, sont plus rapprochés ; 2° le dérencéphale (tête avec cerveau dans le cou) ; le crâne est ouvert en arrière, ainsi que les vertèbres cervicales. Le cerveau, très-petit, repose sur les occipitaux et sur les vertèbres.

De ces espèces, où il y a imperfection simultanée de l'encéphale et de son enveloppe osseuse, M. Geoffroy Saint-Hilaire en rapproche d'autres qui en diffèrent notablement, en ce que le cerveau est bien conformé et de grandeur ordinaire; mais, par suite d'un vice de conformation des parois osseuses, sa situation présente de remarquables anomalies : nous aurons occasion d'y revenir plus bas. Notons toutefois que dans ce dernier cas, où il n'y a de modifié dans l'encéphale que sa situation, on trouve une preuve bien manifeste qu'un arrêt de développement dans les os du crâne, tel qu'il existe encore ici, n'a pas pour résultat nécessaire un arrêt proportionnel de développement dans l'encéphale. Ainsi donc, dans les exemples mêmes fournis par M. Geoffroy Saint-Hilaire, nous trouvons des exceptions à la loi qu'il a posée.

A l'absence ou à l'imperfection de développement des organes, doivent être rapportés, comme à une cause commune, plusieurs vices de conformation très-différens les uns des autres, et qui, au premier coup d'œil, semblent appartenir aux classes les plus éloignées.

Au nombre de ces vices de conformation, se présentent d'abord les diverses fentes, ouvertures accidentelles, ou divisions de parties que l'on trouve ordinairement réunies. Ces solutions de continuité sont toutes situées sur la ligne médiane; elles peuvent toutes s'expliquer par un arrêt de développement du fœtus. Il y a en effet une époque de la vie intra-utérine où la plupart des organes sont composés de deux parties, laissant entre elles un intervalle qui se rétrécit et tend à se combler à mesure que le fœtus approche du terme de la gestation. Cela résulte de la loi, démontrée surtout par M. Serres, en vertu de laquelle toutes les parties du corps se forment de la périphérie vers le centre, et non pas du centre vers la périphérie, comme on l'avait cru long-temps. Il suit de là que, si l'évolution des organes s'arrête à une époque plus ou moins rapprochée de l'instant de leur première apparition, la plupart d'entre eux devront paraître comme composés de deux parties que sépare un espace plus ou moins grand. A cette évolution incomplète, d'où résulte l'existence d'ouvertures contre nature, on doit rapporter l'absence plus ou moins complète des parois du crâne, du rachis, du thorax, de l'abdomen. Les parois crâniennes manquent le plus souvent à l'endroit des sutures ; celles du rachis offrent divers degrés de solution de continuité depuis celui où il y a simple division d'une apophyse épineuse, jusqu'à celui où le corps même de la vertèbre est fendu. L'ouverture des parois thoraciques peut ne consister qu'en une simple fente qui existe à la partie moyenne du sternum ; d'autres fois cet os manque entièrement ; d'autres fois enfin les côtes elles-mêmes n'existent qu'en rudimens, sous forme de petits appendices qui se détachent des vertèbres. Quant aux parois abdominales, la solution de continuité peut n'être constituée que par une simple absence de la ligne blanche ; ailleurs les musles abdominaux sont eux-mêmes absens, et l'abdomen est alors largement ouvert en avant. Il est des cas où les parois abdominales ne manquent que dans un petit espace au-dessus du pubis ; souvent alors la paroi antérieure de la vessie manque en même temps, de sorte que dans ce cas on aperçoit entre l'ombilic et le pubis une surface rougeâtre et humide, d'où suinte un liquide par un double orifice, et qui n'est autre chose que la paroi postérieure de la vessie.

Les deux os pubis peuvent aussi rester séparés, comme ils le sont à une certaine époque de la vie fœtale ; ils peuvent même ne pas exister du tout : en même temps l'on peut observer en arrière une division complète ou incomplète du sacrum et du coccyx. Dans tous ces vices de conformation on retrouve exactement les lois qui président au mode normal de développement des os. Ainsi, par exemple, en vertu de la loi de formation des organes de la périphérie vers le centre, l'ilium apparaît avant l'ischion, et celui-ci avant le pubis. Eh bien, le pubis qui se montre le dernier est aussi celui qui manque le plus souvent ; et, de plus, il peut manquer seul, tandis que l'absence de l'ischion entraîne nécessairement la sienne.

La fente double ou simple de la lèvre supérieure, la fissure de la voûte palatine et du voile du palais, d'où résultent les divers degrés du bec-de-lièvre, représentent l'état normal de ces parties au commencement de la vie intra-utérine, et sont encore par conséquent les résultats bien manifestes d'un arrêt de développement. Les lèvres, dans le principe de leur formation, paraissent être composées d'autant de points indépendans qu'il y a de parties osseuses derrière elles, et chacun des intervalles qui sépare ces diverses portions des lèvres correspond à l'espace interposé entre les différens os, ou du moins entre les différens points d'ossification. La lèvre inférieure ne doit donc être jamais composée que de deux pièces, tandis que la supérieure doit l'être d'abord de quatre; savoir : de deux mamelons moyens, dont chacun correspond à un os incisif, et de deux autres portions latérales plus considérables qui sont appliquées sur chaque os maxillaire. Il paraît que les deux mamelons moyens se réunissent de très-bonne heure, de même que les deux os incisifs; de là l'extrême rareté du bec-de-lièvre situé sur la ligne médiane, bien que, d'après ce qui vient d'être dit, on en conçoive la possibilité. Au contraire les deux portions latérales ne se réunissent que plus tard à la portion moyenne; et, soit que cette réunion n'ait pas lieu des deux côtés ou d'un seul, il en résultera un bec-de-lièvre double ou simple. Quant à la lèvre inférieure, la précocité de la réunion des deux pièces qui la composent primitivement, rend raison de la grande rareté de sa division congéniale.

Non seulement arrêtées dans leur développement, les lèvres peuvent rester divisées; mais encore elles peuvent ne pas se développer du tout; et il en résulte alors une ouverture contre nature, qui laisse voir tout l'intérieur de la cavité buccale.

L'hypospadias congénial est encore le produit non douteux d'un arrêt dans l'évolution des parties génitales mâles, qui, à une certaine époque de leur formation, sont fendues sur la ligne médiane. Cette fente primordiale peut se conserver sous forme d'une gouttière qui occupe la face inférieure du pénis, et dont l'étendue, plus ou moins grande, constitue divers degrés d'hypospadias. Dans un premier degré, on n'observe qu'une simple ouverture au-dessous du gland; dans un second degré, cette ouverture se continue sous le pénis; enfin, dans le troisième degré, le scrotum lui-même est divisé, et la fente inférieure de l'urètre s'étend jusque près de l'origine de ce canal. Ces divers degrés d'hypospadias, et surtout le dernier, coïncident fréquemment avec d'autres vices de conformation des parties génitales, d'où peut résulter une apparence d'hermaphrodisme. Ainsi, en même temps que l'urètre est ouvert inférieurement, le pénis, très-petit et imperforé, peut se rapprocher des formes du clitoris; la fente de l'urètre peut simuler l'ouverture vulvaire, lorsqu'il y a surtout division du scrotum : chaque portion de celui-ci, soit qu'elle contienne ou non un testicule, représente une grande lèvre; d'autres fois de la division du pénis résultent deux replis qui descendent jusqu'au périnée comme des nymphes. Dans ces différens cas l'apparence du sexe féminin est bien plus grande, si les testicules sont encore contenus dans l'abdomen. C'est d'ailleurs une circonstance fort remarquable que, dans un grand nombre de cas où la fente primordiale des organes génitaux mâles se conserve à divers degrés, on observe, soit dans les parties génitales, soit dans le reste de l'économie, d'autres caractères du sexe féminin, de telle sorte qu'on peut en déduire cette loi : que, lorsque le caractère distinctif d'un sexe se trouve modifié, cette modification a pour résultat une tendance marquée vers les caractères de l'autre sexe. Ainsi, dans le cas d'hypospadias considérable, non-seulement, comme nous l'avons déjà dit, le pénis reste petit et imperforé; mais encore les testicules, peu développés, restent dans l'abdomen, plus ou moins éloignés de la place naturelle aux ovaires. L'individu est faible, lymphatique, il a peu de barbe, sa voix est grêle, et ses mamelles sont quelquefois remarquablement développées. De même, chez la femme, lorsque le clitoris acquiert une grandeur insolite, les formes deviennent masculines, le menton se couvre de poils, etc.

Que si nous étudions maintenant les ouvertures, les communications accidentelles que présentent plusieurs organes internes, nous pourrons encore facilement les rapporter à un arrêt de développement de ces organes. Ainsi nous avons déjà indiqué le mode de formation successive des cavités du cœur; toutes les ouvertures de communication anormale qu'on a observées chez l'enfant ou même chez l'adulte entre ces diverses cavités, ont été un état normal à certaines périodes de l'évolution du fœtus. On a vu plus d'une fois les organes génitaux femelles, urinaires et digestifs, communiquer tous ensemble, et se réunir dans une sorte de réservoir commun avant de s'ouvrir au dehors. Suivez dans leurs diverses phases le développement de ces organes, et vous trouverez une époque où cette triple communication est une conformation normale.

Ici encore pourrait se placer la conservation de la cavité de certains vaisseaux ou conduits, qui, dans l'état naturel, doivent s'oblitérer à l'époque de la naissance, tels que le canal artériel, la veine ombilicale, l'ouraque.

Du défaut de réunion des parois des cavités dépendent un grand nombre de vices congéniaux de situation. Ainsi s'expliquent les cas où l'on a trouvé hors de l'abdomen, ou du thorax, tous les organes qui sont ordinairement contenus dans ces cavités; de cette cause dépend également l'encéphalocèle; mais en même temps que le crâne reste ouvert postérieurement, les différens os qui en composent les parties latérales et la base, changent quelquefois de position; et, selon qu'ils s'abaissent ou s'élèvent, ils peuvent pousser plus ou moins complètement le cerveau hors de la boîte destinée à le contenir; de là plusieurs formes bizarres d'encéphalocèle, qui ont été signalées surtout par M. Geoffroy Saint-Hilaire : tantôt, par exemple, chassé presque entièrement hors du crâne, le cerveau est repoussé en arrière et en bas, et repose sur le dos, enfermé dans les tégumens communs. M. Geoffroy a donné à cet encéphalocèle, en raison de sa situation, le nom de *notencéphale* (tête avec cerveau sur le dos); tantôt, consécutivement à l'élévation insolite du sphénoïde d'où sont résultés, pour les autres os, divers changemens de position; le cerveau, situé hors du crâne, semble porté sur un pédicule qui traverse le sommet de la boîte cérébrale; ici l'encéphale est incomplet, plusieurs de ses parties manquent (commissures cérébrales), ou sont mal conformées (tubercules quadrijumeaux, lobes cérébraux); de là sa forme insolite; c'est le podencéphale de M. Geoffroy-Saint-Hilaire (tête avec cerveau sur tige.) De ce cas se rapproche encore une espèce d'encéphalocèle, décrite par le savant illustre, dont nous mettons si souvent les travaux à contribution, sous le nom d'hypérencéphale (cerveau sur le crâne).

D'autres vices de situation sont encore le résultat bien manifeste de divers arrêts de développement. Ainsi chez l'adulte la présence des testicules dans l'abdomen, la position des reins au-devant de la colonne vertébrale, l'éloignement du fond de la vésicule biliaire du bord tranchant du foie, la suspension immédiate des mains ou des pieds, soit au scapulum, soit à l'os coxal, sont autant de vices de situation qui constituent l'état normal de certaines périodes de la vie fœtale. Il ne faudrait pas croire cependant que tous les vices congéniaux de situation puissent être ainsi expliqués. Une fois, par exemple, j'ai trouvé un des reins situé dans l'excavation du bassin; il recevait son artère du tronc hypogastique, ce qui prouvait que cette situation n'était point survenue depuis la naissance; or, je ne crois pas qu'une situation pareille ait son analogue à aucune des époques de la formation du fœtus.

De même que certains vices de conformation consistent dans

des ouvertures contre nature; de même il en est qui résultent de l'oblitération, ou pour mieux dire, de l'absence des ouvertures ou cavités naturelles; et cette espèce de monstruosité, qui a été désignée sous le terme générique d'*atrésie*, doit encore être rapportée à un arrêt de développement. Ici se rangent l'imperforation de l'anus, celle de l'urètre, la terminaison de l'intestin en cul-de-sac en divers points de son étendue, la conservation de la membrane pupillaire, l'absence chez l'adulte des sinus frontaux ou maxillaires. Les testicules restent-ils dans l'abdomen? on observe souvent une oblitération du canal inguinal; mais ici l'atrésie est acquise. Dans quelques cas l'on a trouvé les lobes cérébraux sans ventricule; cette imperfection est encore un résultat manifeste d'un arrêt de développement de ces lobes. C'est en effet une loi, soit en anatomie comparée, soit en embryologie, que des cavités n'existent dans une partie quelconque du cerveau, que lorsque cette partie est à son maximum de développement. C'est dans ce dernier cas que se trouvent ordinairement chez l'homme les lobes cérébraux; conformément à la loi posée, ils doivent être creusés intérieurement; mais remontez au commencement de la vie intrà-utérine, vous trouverez que les hémisphères du cerveau, constitués par une simple membrane recourbée, sont d'abord beaucoup moins développés que d'autres parties, que les tubercules quadrijumeaux; par exemple, eh bien, à cette époque, les tubercules ont une cavité beaucoup plus grande que les hémisphères; plus tard une disposition inverse s'établit. Mais supposez qu'il y ait arrêt de développement de l'encéphale, les parties resteront telles qu'elles avaient été d'abord observées; on trouvera à la naissance absence des ventricules dans les hémisphères, présence d'une cavité dans les tubercules quadrijumeaux. Ce dernier cas en particulier, existait chez le monstre appelé *podencéphale* par M. Geoffroy Saint-Hilaire, dont il a déjà été question.

A côté du vice de conformation appelé *atrésie*, se place assez naturellement celui que M. Breschet a appelé *symphisie*, et qui résulte de la réunion anormale de parties ordinairement divisées, soit qu'il y ait simple rapprochement de position, soit qu'il y ait fusion de parties doubles en une seule. Cette classe renferme des vices de conformation fort intéressans, qui, à l'instar des précédens, peuvent encore être expliqués très-bien par un arrêt de développement.

Une de ces symphises le plus anciennement connues est

celle qui consiste dans la réunion ou la fusion plus ou moins complète des deux yeux, qui, en se rapprochant, se placent sur la ligne médiane. Ce vice de conformation a été décrit tour à tour sous les noms de *cyclopie*, *monopsie*, *rhinencéphalie*.

La cyclopie, plus commune chez certains animaux que chez l'homme, coïncide constamment avec une absence ou une imperfection de développement, 1° des lobules olfactifs et des nerfs du même nom; 2° de l'os ethmoïde. Ainsi, dans ce cas, c'est l'absence d'un sens qui produit le déplacement d'un autre; il est d'ailleurs tout naturel qu'en raison du défaut de développement des portions osseuses ordinairement interposées entre les deux orbites, ceux-ci se rapprochent et tendent à se confondre; mais dans cette confusion des orbites, et par suite, des organes qui y sont renfermés, il existe plusieurs degrés qu'il importe de signaler.

Dans un premier degré, par suite du défaut de développement de la paroi interne de chaque orbite, les deux orbites communiquent; mais chacune contient encore un œil distinct. Dans un second degré, on ne voit plus qu'une seule cavité orbitaire; mais elle contient deux yeux qui se touchent sans se confondre. Dans un troisième degré, les deux yeux se réunissent, se confondent; mais de manière à ce qu'on retrouve encore toutes les parties qui appartenaient à chacun d'eux: ainsi toutes les humeurs, toutes les membranes sont doubles; il y a aussi deux nerfs optiques; d'autres fois on n'en trouve qu'un seul, bien qu'il y ait deux cristallins. Assez souvent on croirait d'abord qu'il n'y a qu'un seul œil : en effet l'on n'aperçoit qu'un seul globe dans l'orbite; mais dans son intérieur, ce globe contient tous les élémens de deux yeux qui sont renfermés dans une seule sclérotique, comme dans une enveloppe commune. Ailleurs on ne trouve plus réellement qu'un seul œil; mais dans ce cas il est remarquable par son volume (Haller.) Enfin Tenon, et plus anciennement Thomas Bartholin ont cité des cas où il y avait absence complète d'œil et d'orbite. Il y a alors anopsie Dans quelques observations de cyclopie rapportées par Haller, on lit que pour un seul œil il existait quatre paupières et deux glandes lacrymales.

Dans la cyclopie, les os propres du nez abandonnent leur situation ordinaire; ils existent, dit M. Geoffroy Saint-Hilaire, au-dessus de l'appareil opthalmique, groupés et saillans sur le milieu du front. De ces os se détachent les parties molles qui se prolongent en bas comme une trompe; de là la dénomination de rhinencéphales imposée par M. Geoffroy Saint-Hilaire aux fœtus monopses. Plusieurs de ces fœtus ont présenté d'ailleurs une singulière conformation du cerveau; ils n'avaient qu'un seul lobe cérébral situé sur la ligne médiane, et peu développé. La réunion des yeux vers la partie moyenne de la face ne dépendrait-elle pas autant de cette circonstance que de l'absence de l'appareil nerveux olfactif?

Nous venons de voir qu'avec l'absence de l'organe de l'olfaction, coïncide la réunion des yeux. Si en même temps il y a absence des différentes parties de la cavité buccale (astomie), d'autres organes sensoriaux tendront encore à se confondre et à se réunir sur la ligne médiane; de là, une autre espèce de symphisie qui consiste dans le rapprochement et quelquefois la fusion des oreilles. Dans un cas de ce genre, décrit par M. Geoffroy Saint-Hilaire sous le nom de triencéphale, en raison de l'absence simultanée des organes du goût, de la vue et de l'odorat, les oreilles étaient réunies en-dessous, et de chaque côté se prolongeait un pavillon tégumentaire; au centre on voyait un seul trou auriculaire et une seule caisse. Dans d'autres cas plus ou moins analogues au précédent, l'une et l'autre cavité du tympan sont réunies par soudure sur la ligne médiane; d'après M. Geoffroy Saint-Hilaire, cette disposition peut simuler jusqu'à un certain point la mâchoire inférieure, qui n'est alors le plus souvent que rudimentaire.

Consécutivement à une évolution imparfaite, il peut arriver que plusieurs organes présentent même des dimensions plus considérables que de coutume; c'est le cas du foie, du thymus, des capsules surrénales, du clitoris. C'est également le cas de la moëlle épinière, dont l'excès de longueur, observé quelquefois après la naissance, semble dépendre de ce que le canal vertébral ne s'est pas suffisamment accru. Il y a une époque de la formation de l'embryon où le coccyx, beaucoup plus long qu'il ne le sera par la suite, constitue une sorte de queue; si, à mesure que les membres inférieurs prennent de l'accroissement, le coccyx ne diminue pas, ainsi que cela arrive dans l'état normal, il en résultera pour le fœtus à terme l'existence d'un prolongement caudal qui dépendra réellement d'une évolution incomplète.

Il semble encore que ce soit avancer un paradoxe, que de dire que l'augmentation de nombre de certaines parties est aussi le résultat d'un arrêt de développement de ces mêmes parties; et cependant il en est réellement ainsi pour le système osseux. Tantôt cette augmentation de nombre est réelle, comme lorsque les os wormiens viennent à remplir les espaces que les os du crâne ont laissés entre eux; plus ces os surnuméraires sont considérables, plus l'évolution des os du crâne a été incomplète. Le plus remarquable de ces os wormiens est celui que l'on a nommé épactal (os intercallé); il apparaît au point de réunion des pariétaux et de l'occipital, lorsque ces os ont cessé de croître long-temps avant de combler l'espace qu'ils laissent d'abord entre eux : cet os ne se forme qu'après la naissance. D'autres fois, et c'est là le cas le plus commun, l'augmentation de nombre des os chez le fœtus à terme n'est qu'apparente : chez lui seulement les différentes pièces dont chaque os est composé sont restées séparées, et constituent comme autant d'os distincts, ainsi que cela existe soit à diverses périodes de la vie de l'embryon, soit chez plusieurs animaux. Ainsi, par exemple, tous les anatomistes ont simplement décrit le frontal comme étant formé chez le fœtus de deux pièces, qui plus tard s'unissent sur la ligne médiane; mais aucun n'a dit que chez l'embryon chacune de ces pièces latérales était elle-même formée de deux autres parties, l'une crânienne, l'autre orbitaire. Cependant, chez des fœtus arrêtés dans leur développement, j'ai constaté l'existence isolée de ces deux parties. Dans l'un de ces fœtus (c'était un anencéphale) la portion orbitaire existait seule; elle se terminait par un bord tranchant, là où se montre ordinairement l'arcade sourcilière. Chez un autre fœtus qui avait un bec de lièvre, et dont la partie moyenne des parois du crâne, du thorax et de l'abdomen n'existaient pas, j'ai trouvé entièrement séparées l'une de l'autre de chaque côté les portions crânienne et orbitaire de chaque demi-frontal; celui-ci était ainsi réellement composé de deux os, séparés l'un de l'autre par une ligne oblique de bas en haut et de dedans en dehors étendue de l'angle orbitaire interne au bord externe frontal. Ce retard dans la soudure des pièces osseuses est devenu, entre les mains de plusieurs anatomistes modernes, un puissant argument en faveur de la théorie de l'unité de composition organique. Mais il y a aussi d'autres cas dans lesquels les os, et spécialement ceux du crâne, loin de paraître ou plus volumineux ou plus nombreux que de coutume, semblent au contraire manquer en grande partie. Or, de même que nous avons établi tout à l'heure que l'augmentation dans le nombre des os n'est le plus souvent qu'apparente, de même M. Geoffroy Saint-Hilaire a essayé de démontrer que le plus souvent aussi leur absence n'est également qu'apparente. D'après lui, les crânes des anencéphales présentent toutes les pièces osseuses de l'état normal, non dans leur forme et dans leur grandeur, mais, ce qui est la seule circonstance importante, dans leurs matériaux et dans leur connexion. Le cerveau n'existant pas, tous les os qui servent à l'envelopper, et dont la grande étendue est en rapport avec celle de la masse cérébrale, ne disparaissent pas, mais deviennent infiniment plus petits, et tels qu'on les retrouve chez les animaux à cerveau peu développé. Le pariétal, par exemple, dans un cas d'anencéphale décrit par M. Lallemand, ne consistait plus qu'en une bandelette de quelques lignes d'étendue. J'ai vu un cas semblable. Mais ce n'était pas là un débris, dit M. Geoffroy Saint-Hilaire, c'était un os resté rudimentaire, parce qu'il était sans emploi; d'ailleurs il avait toutes ses connexions ordinaires. Chez ce même anencéphale, l'occipital était singulièrement déformé; mais, par une ingénieuse et savante analyse, M. Geoffroy le montre constitué par les pièces nombreuses desquelles il est d'abord composé chez l'embryon, et qui, chez l'anencéphale, ne se trouvent modifiées qu'en forme et en grandeur. En un mot, suivant l'expression de M. Geoffroy Saint-Hilaire, aucun de ces os *ne rétrograde jamais jusqu'à zéro d'existence*.

Au nombre des parties surnuméraires qui résultent d'une imperfection de développement, faut-il placer le prolongement digitiforme, connu sous le nom de diverticule, que l'on trouve quelquefois chez l'adulte, se détachant d'un point de l'ileum. Telle est l'opinion de Mekel, qui regarde ce diverticule comme un vestige du canal, qui, lors de la formation de l'embryon, établissait une communication entre la vésicule ombilicale et l'intestin, ou plutôt était lui-même tout l'intestin. Ce qui semblerait donner un nouvel appui à cette manière de voir, c'est que, d'après le même Meckel, le diverticule dont il est ici question, est souvent accompagné par des débris des vaisseaux omphalo-mésentériques. Ce diverticule doit au contraire être considéré comme une simple disposition accidentelle par ceux qui, avec Oken, M. Geoffroy Saint-Hilaire, etc., établissent en un autre point, vers le cœcum, par exemple, l'origine du canal intestinal et sa séparation de la vésicule ombilicale. Ici, comme dans beaucoup d'autres circonstances, de nouveaux faits sont nécessaires pour que l'une ou l'autre de ces opinions puisse être définitivement adoptée.

Dans les premiers mois de la vie fœtale, plusieurs organes, qui plus tard s'inclineront à droite ou à gauche, occupent sur la ligne médiane une position perpendiculaire. Ainsi le cœur n'a point encore sa direction oblique de droite à gauche; il est parallèle à l'axe du corps : il en est de même de l'estomac, et enfin de tout le tube digestif, qui n'est lui-même d'abord qu'un simple canal sans circonvolution, étendu en ligne droite depuis l'estomac jusqu'à l'anus. Ces différentes dispositions peuvent persister après la naissance; de là des vices de direction qui sont encore le résultat d'une évolution incomplète.

Enfin il n'y a pas jusqu'à de simples vices congéniaux de coloration qu'on ne puisse aussi regarder comme dépendant de la même cause. Ainsi le pigment noir de la choroïde ne commence à paraître que vers le cinquième mois de la grossesse : s'il ne se forme pas, la choroïde restera rouge après la naissance. (Albinos).

Les différens vices de conformation, qui résultent d'un arrêt de développement, représentent la plupart, et d'une manière plus ou moins parfaite, l'état normal des animaux des classes inférieures. Ce principe est une conséquence immédiate de la loi en vertu de laquelle l'homme parcourt, dans les diverses périodes de sa vie fœtale, les divers degrés d'organisation qui sont l'état permanent des animaux placés au-dessous de lui dans l'échelle des êtres. Ici nous ne sommes en quelque sorte qu'embarrassés du choix des preuves, et nous ne pourrons qu'indiquer les faits les plus saillans.

Le corps de l'homme, arrêté dans son développement, peut reproduire l'état normal des autres animaux : 1° dans sa forme extérieure; 2° dans la conformation particulière des différens organes.

Les ressemblances de forme extérieure ont été long-temps singulièrement exagérées ; de là les dénominations bizarres et d'ailleurs inexactes de tête de crapaud, gueule de loup, etc., imposées à certaines monstruosités de la tête. De là aussi, l'espèce d'éloignement que manifestent beaucoup de bons esprits pour ces rapprochemens entre la forme anormale de l'homme et la forme normale d'autres animaux ; mais il n'y a rien de commun entre ces rapprochemens grossiers et ceux qui résultent de la théorie des analogues, telle qu'elle a été développée par Tiedemann, Meckel, Geoffroy Saint-Hilaire. Cette théorie, si on n'en exagère pas les conséquences, si on ne lui demande pas en quelque sorte plus qu'elle ne peut donner, me semble être une des plus hautes conceptions dont puisse s'honorer l'époque scientifique actuelle. Quoi qu'il en soit, plusieurs altérations de la forme extérieure dans l'homme se retrouvent exactement reproduites dans divers degrés de l'échelle animale. Telle est l'absence de plusieurs membres ou de tous, qui est l'état normal, 1° des cétacés, parmi les mammifères ; 2° de plusieurs poissons et reptiles. Telles sont encore l'existence des membres sous forme de moignons courts, sans trace de division à leur extrémité, un moindre nombre de doigts, la réunion de ceux-ci par des membranes, etc. Telle est enfin la présence chez l'homme d'un prolongement caudal.

Les rapprochemens qu'on peut établir entre la conformation irrégulière des organes de l'homme et la conformation normale de ces mêmes organes chez les animaux sont beaucoup plus nombreux. Ainsi, par exemple, si l'on étudie sous ce rapport le système vasculaire, on trouvera des cas de monstruosités où l'on n'observe d'autre trace d'appareil circulatoire que quelques vaisseaux qui ont à peine des parois distinctes, disposition qui rappelle l'état également rudimentaire du système vasculaire chez les zoophytes. Le cœur allongé en vaisseau qu'on trouve dans quelques acéphales reproduit assez bien le vaisseau dorsal des insectes. Resserré en un sac musculeux à une seule cavité, il représente le cœur éminemment simple des crustacés. Constitué par deux seules cavités, il répète le cœur des poissons et de beaucoup de mollusques. A-t-il deux oreillettes et un seul ventricule, c'est le cœur des Batraciens. Ce ventricule unique se subdivise-t-il lui-même en deux autres par une cloison incomplète, c'est le cœur des Chéloniens. Chez certains monstres, comme chez les Batraciens, l'artère pulmonaire n'est qu'une branche de l'aorte ; chez d'autres, comme chez les tortues, l'aorte communique avec l'artère pulmonaire par un large canal. Chez d'autres enfin, comme cela existe pour les oiseaux, le cœur donne naissance à deux aortes. Le système nerveux offre encore à faire un plus grand nombre de rapprochemens de ce genre. Ainsi la prolongation de la moelle épinière jusqu'à l'extrémité inférieure du canal vertébral, l'existence d'une cavité dans son intérieur constituent l'état normal de la plupart des vertébrés. Les divers degrés de développement auxquels s'arrête le cerveau des anencéphales, correspondent la plupart à l'état permanent de ce même cerveau chez les animaux inférieurs. Les cas de monstruosités humaines, dans lesquels on a vu les nerfs rachidiens être implantés sur les méninges, existent naturellement, suivant M. Desmoulins, dans certains poissons, où les nerfs, insérés aux membranes, ne se continuent pas avec la moelle épinière. Enfin l'absence complète de l'axe cérébro-spinal, avec réunion des deux ganglions sphéno-palatins, et conservation des ganglions vertébraux et de leurs nerfs, assimile, suivant M. Serres, les fœtus humains qui ont présenté ce vice de conformation, aux animaux invertèbrés. La plupart des imperfections de développement du canal digestif sont également une image exacte de l'état normal de ce même canal dans les autres êtres organisés qui en sont pourvus. Ainsi, sous le rapport de ses orifices, le canal digestif n'en présente souvent qu'un seul chez les monstres humains, et c'est le plus ordinairement le supérieur qui existe : cet état peut être comparé à ce qui a lieu chez plusieurs zoophytes dont le tube digestif représente un cul-de-sac. Chez les reptiles et les poissons, la cavité buccale n'est point séparée des fosses nasales; chez les oiseaux la communication entre ces deux cavités n'a plus lieu que dans une certaine partie de leur étendue; chez certains mammifères, chez les rongeurs par exemple, cette communication existe encore, mais plus restreinte; l'espèce de cloison musculo-membraneuse (septum staphylin) qui prolonge en arrière la voûte palatine est fendue chez les oiseaux et chez beaucoup de reptiles; enfin, chez plusieurs mammifères, la lèvre supérieure reste divisée. Ces différens états se retrouvent accidentellement chez l'homme, isolés ou réunis, dans le vice de conformation appelé *bec-de-lièvre*. Dans certaines classes, de même que chez plusieurs monstres humains, l'estomac n'est pas distinct du reste du tube digestif, celui-ci est droit, etc. Les reins qu'on a trouvés quelquefois chez l'homme adulte ou réunis ou divisés en lobes, comme ils le sont chez le fœtus, présentent l'une ou l'autre de ces dispositions pendant toute la vie d'un grand nombre de reptiles, de poissons et même de mammifères. Le cloaque dont nous avons signalé l'existence comme un vice de conformation chez l'adulte, tandis qu'il existe naturellement quelques mois avant la naissance, est l'état normal des oiseaux et des reptiles. L'absence de la vésicule biliaire est une disposition physiologique chez plusieurs mammifères, tels que les solipèdes, chez beaucoup d'oiseaux et de poissons. Le thymus et les capsules surrénales, qui disparaissent ou au moins diminuent chez l'homme après la naissance, conservent quelquefois chez lui un grand développement; c'est aussi ce qui a lieu d'une manière normale chez les rongeurs, les amphibies, et plusieurs plantigrades. Les irrégularités du système osseux chez l'homme présentent aussi une répétition souvent remarquable des formes régulières de ce système chez beaucoup d'animaux. D'abord chez l'homme un grand nombre d'os restent quelquefois à l'état muqueux ou cartilagineux, comme ils le sont primitivement chez le fœtus, et comme ils continuent à l'être soit chez les invertébrés, soit même parmi les vertébrés, chez les poissons chondroptérygiens. La division des vertébrés existe comme forme normale chez plusieurs poissons. Le sternum manque naturellement dans quelques espèces de reptiles, et dans beaucoup de poissons. Les os du pubis, qui ne se dissocient qu'accidentellement chez les mammifères, sont divisés chez les oiseaux, et chez plusieurs reptiles. Enfin, dans les os de la tête, on rencontre, chez les différens animaux, comme disposition normale, ce grand nombre de pièces osseuses qui se soudent prématurément chez l'homme, et dont l'existence isolée constitue chez lui un vice de conformation. Enfin, les organes génitaux des deux sexes présentent peu de vices de conformation qui n'aient des analogues dans la disposition régulière de ces mêmes organes chez d'autres êtres. Telles sont plusieurs des variétés de l'hypospadias que nous avons signalées, l'existence d'un utérus bicorne, l'absence ou l'imperforation du pénis, la permanence des testicules dans l'abdomen, etc.

Il est d'autres vices de conformation qui semblent répéter, comme les précédens, des formes animales régulières, mais qui ne paraissent plus avoir été l'état normal de certaines périodes de la vie intrà-utérine. Telles sont plusieurs variétés d'origine des artères dont nous parlerons ailleurs (plus bas aussi nous indiquerons les rapprochemens beaucoup moins nombreux qui peuvent être établis entre les monstruosités humaines par excès de développement, et l'état normal de plusieurs animaux). Il est enfin certains vices de conformation qui, bien que résultant d'une évolution incomplète, ne répètent ni les formes normales de quelqu'une des époques de la vie intrà-utérine, ni même celles des animaux inférieurs : telle est la cyclopie.

Tels sont les traits les plus généraux de l'histoire des monstruosités qui résultent du développement incomplet des organes. A ces monstruosités opposons celles qui dépendent d'un excès de développement, d'une exubérance de nutrition. De là peut naître une augmentation dans le nombre ou dans le volume des organes. L'augmentation de volume de tout le corps dans ses différentes dimensions constitue les géans. L'augmentation de volume de quelque organe en particulier est aussi souvent acquise que congéniale; dans ce dernier cas, nous avons déjà vu qu'elle coïncidait fréquemment avec l'atrophie d'un autre organe. L'augmentation dans le nombre des parties peut n'exister que dans quelques organes isolés, ou bien l'individu peut offrir une remarquable multiplication de tous ses organes; cette multiplication ne fait guère que les doubler, de sorte que Meckel propose de l'appeler *duplication* des organes. Dans un grand nombre de cas de ce genre, la duplication est si complète sous le rapport de l'importance ou du nombre des parties doublées, qu'il est bien probable qu'elle résulte de la réunion ou de la fusion de deux fœtus. C'est ce qu'on trouve surtout très-bien démontré dans le savant travail publié sur les monstruosités par MM. Chaussier et Adelon. (Dict. des sc. méd.).

Étudions d'abord les cas les plus saillans où quelques organes sont simplement augmentés de nombre, sans qu'il y ait encore tendance à la duplication de l'individu. Les organes les plus importans à examiner sous ce rapport sont les os, parce que les variétés de nombre qu'ils subissent entraînent le plus souvent de notables modifications dans le nombre et la disposition des muscles qui s'y insèrent, des vaisseaux et des nerfs qui les avoisinent. D'après Meckel, les vertèbres sont les os qui chez l'homme varient le plus en nombre; ce sont aussi précisément ceux qui, chez les animaux, présentent sous ce rapport le plus de variétés normales. L'augmentation de nombre des vertèbres est parfaite, s'il existe une ou plusieurs vertèbres de plus; elle est imparfaite, s'il existe seulement une portion de vertèbre intercalée entre deux normales, ou si quelque partie surnuméraire est ajoutée à une vertèbre. Comme les vertèbres, les côtes peuvent présenter une augmentation de nombre, tantôt imparfaite, laquelle résulte soit de l'union de deux côtes par un prolongement osseux, soit de la bifurcation d'une côte qui, simple d'abord, se termine au sternum par deux appendices isolés; tantôt parfaite, et ici se présentent plusieurs variétés qui sont relatives: 1° au rapport des côtes surnuméraires avec les vertèbres; celles-ci peuvent être ou non augmentées de nombre; 2° à leur situation; les côtes surnuméraires font suite à la douzième dont elles ont la disposition, ou bien elles sont situées au-dessus de la première, s'insèrent aux vertèbres cervicales, et représentent ainsi un état normal des poissons; 3° à leur grandeur; elles arrivent rarement jusqu'au sternum, et semblent n'être souvent que des appendices qui se détachent des vertèbres; 4° à leur nombre; on observe très-rarement au-delà d'une paire de côtes surnuméraires. Nous avons déjà parlé, au commencement de cet article, de l'augmentation de nombre des os des membres. Quant aux os de la tête, nous avons vu également que leur multiplication n'était le plus souvent qu'apparente, et dépendait constamment d'une imperfection de développement, ou en d'autres termes de la non réunion des pièces d'un même os.

Les muscles peuvent augmenter en nombre, soit par suite de la production de nouveaux faisceaux dans un muscle normal, soit par suite de la formation d'un muscle tout-à-fait nouveau. D'après Meckel, presque toutes ces variétés répètent les formes régulières du système musculaire chez les différens animaux.

Si nous passons à la considération des organes internes, nous trouverons qu'en général leur nombre augmente moins souvent que celui des parties externes. Cette augmentation de nombre n'a guère lieu que lorsque les parties situées à l'extérieur du corps se sont elles-mêmes multipliées. Il en est ainsi surtout des appareils circulatoire et respiratoire.

L'appareil digestif présente plus souvent, le reste du corps étant simple, une augmentation de nombre de quelqu'une de ses parties. On peut signaler les cas suivans : 1° l'existence de deux langues, qui presque toujours sont placées l'une au-dessus de l'autre; leur grandeur est le plus souvent inégale : elles se confondent en arrière en une base commune; 2° un double œsophage; 3° un double duodénum terminé à un pylore un cul-de-sac; ce cas, qui a été rapporté dans les mémoires d'Édimbourg, n'a encore été vu qu'une seule fois.

Les organes génitaux n'augmentent non plus que très-rarement de nombre. Lorsque cette augmentation a lieu, deux cas peuvent se présenter : ou bien les parties surnuméraires appartiennent à un autre sexe, d'où résultent diverses apparences d'hermaphrodisme, ou bien elles appartiennent au même sexe. Dans cette dernière classe se rangent les cas de duplication du pénis ou du clitoris, qui a été observée quelquefois, et qui rappelle l'état normal des didelphes et de plusieurs reptiles. Ces organes étaient situés l'un au-dessus de l'autre, donnaient également issue à l'urine, et plus rarement au sperme, et se terminaient à une racine commune. Il n'est pas certain qu'on ait jamais observé des testicules surnuméraires; Weber dit avoir trouvé une fois quatre vésicules séminales. Plusieurs auteurs ont signalé des cas d'augmentation de nombre des mamelles; on en a trouvé trois, quatre et même cinq, variables sous le rapport de leur volume et de leur situation.

Il est d'autres cas dans lesquels on trouve réunis sur un même individu des organes surnuméraires appartenant à différens sexes. Nous tirons principalement les exemples que nous allons en donner d'une dissertation sur l'hermaphrodisme publiée en Allemagne par Steglehner.

A. Testicules contenus dans le bassin; état normal des vésicules séminales et du canal déférent qui s'ouvrait dans un urètre bien conformé. Utérus sans orifice occupant sa place ordinaire.

B. Imperforation du gland, avec hypospadias. A l'intérieur un testicule et une vésicule séminale d'un côté; et de l'autre, un ovaire avec une trompe, se terminant à un sac membraneux, qui occupait la place de l'utérus. On trouve dans ce cas réunies les parties génitales des deux sexes; mais elles ne sont chacune qu'imparfaitement développées.

C. Pénis très-petit, gland imperforé, testicules dans l'anneau avec canal déférent. Fente du scrotum qui est l'orifice d'un conduit aboutissant à la fois à un urètre et à un utérus.

D. Existence d'un utérus bien conformé, sans trompe ni ovaire; il n'a pas de col, et s'ouvre dans l'urètre. Le pénis et les testicules sont bien conformés; mais chaque canal déférent, après avoir franchi l'anneau, s'engage dans l'épaisseur des parois de l'utérus, y forme de nombreux replis, comme pour représenter les vésicules séminales, il s'ouvre dans l'urètre comme de coutume.

E. Parties génitales mâles externes et internes bien conformées, si ce n'est que les testicules sont encore dans le bassin. Existence d'un utérus qui s'ouvre dans l'urètre, et d'où partent deux cordons sans cavité intérieure qui se terminent aux testicules, et simulent ainsi les trompes de fallope, les testicules se rapprochant d'ailleurs des ovaires par leur position.

Dans les cas qui viennent d'être cités, on trouve comme étant l'organe surnuméraire le plus fréquent, un utérus plus ou moins bien conformé; mais en même temps les organes génitaux mâles présentent quelque imperfection de développement, de telle sorte qu'ici encore peut être faite l'application de la loi de balancement de M. Geoffroy Saint-Hilaire.

L'appareil urinaire ne présente jamais une augmentation réelle de parties; mais seulement des cloisons, des ouvertures contre nature qui pourraient en imposer pour une augmentation de parties, comme nous l'avons déjà dit.

Les diverses parties que nous venons de passer en revue peuvent augmenter de nombre, sans que le corps se double; au contraire il est d'autres parties dont l'augmentation de nombre n'existe que très-rarement d'une manière isolée, et dont la *duplication* est comme le premier degré qui indique celle de tout le corps. Ces parties sont: 1° le cœur, 2° les membres. Toutefois, dans quelques cas rares, le cœur peut offrir plusieurs parties surnuméraires, et se doubler même, bien que le reste du corps demeure simple. Ainsi, dans un cœur d'ailleurs bien conformé, Dehaen a vu une sorte d'appendice creux et musculaire annexé à l'oreillette gauche. Kerkringius a trouvé le ventricule droit divisé en deux cavités, de chacune desquelles naissait une artère pulmonaire, qui bientôt s'unissait à sa congénère. Winslow a constaté dans un thorax simple l'existence de deux cœurs, renfermés chacun dans un péricarde particulier; les vaisseaux artériels et veineux, doubles à leur origine, se réunissaient bientôt en troncs simples. Ce qui est digne de remarque, c'est que dans ce cas plusieurs organes avaient subi un arrêt de développement: il y avait cyclopie, absence de l'œsophage et de la trachée. D'ailleurs l'état double du cœur, infiniment rare chez l'homme et chez les mammifères s'observe plus fréquemment chez les oiseaux. Littre a vu cette disposition sur des perdrix, Sœmmering et Meckel sur des oies. D'autres fois, le corps étant bien conformé, il en naît deux aortes qui ordinairement se réunissent au bout d'un certain espace. Dans un cas cité par Malacarne il n'y avait pas deux aortes; mais celle qui existait, beaucoup plus grande que de coutume, était pourvue de cinq valvules à son origine. Les dispositions insolites du cœur, de l'artère pulmonaire et de l'aorte, qui viennent d'être signalées, constituent l'état normal de plusieurs animaux. Ainsi, dans les diverses classes de mollusques, on trouve tantôt, avec un cœur aortique simple, deux cœurs pulmonaires entièrement séparés l'un de l'autre, tantôt deux cœurs aortiques. Chez tous les reptiles il y a deux aortes qui, chez les uns, naissent chacune isolément du cœur, et qui, chez les autres, résultent de la bifurcation d'un tronc d'abord unique.

L'augmentation de nombre des extrémités est véritablement le premier degré des monstres doubles. Chaque membre peut se trouver doublé, d'où résulte l'existence de huit extrémités; d'autres fois au contraire, il n'y a qu'une seule extrémité surnuméraire, ou bien celle-ci simple à son origine, se double ou se triple vers sa terminaison; on voit, par exemple, deux ou trois pieds sortir d'une seule jambe. Quel que soit leur nombre, les membres surajoutés présentent de grandes différences sous le rapport de leur forme, de leur structure, et de leur point d'insertion. Ainsi leur forme est quelquefois tout-à-fait semblable à celle des membres ordinaires; ailleurs ils ne consistent que dans un appendice, un moignon plus ou moins difforme. Leur structure est très-variée : 1° on peut y retrouver toutes les parties qui constituent les membres auxquels ils correspondent. 2° Une ou plusieurs de ces parties peuvent manquer; les muscles paraissent être le système dont l'absence est la plus fréquente; souvent, par exemple, on trouve tous les os enveloppés seulement par de la graisse et de la peau. Enfin ces os eux-mêmes peuvent n'exister qu'en rudimens, ou manquer même tout-à-fait. Rien de moins déterminé que le point d'insertion des membres surnuméraires; on les a vus se fixer soit à l'une des extrémités normales dont ils semblaient se détacher, ils n'existent alors que d'une manière très-incomplète; soit à un point quelconque du bassin, ou du scapulum, en avant, de côté ou en arrière. Là où ils s'insèrent, on trouve quelquefois une articulation mobile.

Dans un grand nombre de ces cas, on observe des traces de la duplication d'autres parties. Ainsi on a vu des débris d'os du bassin être annexés à un bassin normal, et c'est de ces os rudimentaires que se détachait le membre surajouté. Dans un cas cité par Meckel, une sorte de sac, contenant des vestiges d'intestin avec un orifice anal, s'étendait de la fesse au jarret, de son extrémité inférieure partait un bras de deux pouces et demi de long, muni d'un humerus, de deux os de l'avant-bras. Il était difforme et dépourvu des muscles. Dans un autre cas également consigné dans l'ouvrage de Meckel (*de Duplicitate monstrosâ*), on trouvait adhérente à l'épine dorsale une tumeur irrégulière, d'où sortaient deux pieds. Elle contenait un intestin long d'un pied, entouré de graisse, et sans ouverture. Cet intestin était placé sur un os qui représentait une sorte de sacrum, et de plus on y trouvait deux tibias, les os de deux pieds et d'une main.

Lorsqu'il y a deux extrémités inférieures surnuméraires bien conformées, on trouve le plus ordinairement doubles quelques parties internes : le canal intestinal en particulier se divise en deux portions, qui se terminent chacune à un anus. Souvent aussi les organes génitaux et urinaires sont doublés.

Nous arrivons enfin aux cas dans lesquels la multiplication insolite de plusieurs parties semble dépendre de la réunion de deux fœtus qui ont subi chacun un développement plus ou moins parfait. Ici deux classes peuvent être établies, la première comprenant les cas dans lesquels à un fœtus bien conformé est annexée, soit une simple fraction d'un autre fœtus, soit une masse informe qui en renferme les débris; la seconde classe comprenant les cas dans lesquels il semble y avoir fusion de deux fœtus, qui ont encore distinctes un plus ou moins grand nombre de parties.

Comme exemples de la première classe, nous citerons les cas suivans qui sont consignés dans l'ouvrage de Meckel (*de Dupl. monstr.*).

Sur le sommet de la tête d'un enfant, d'ailleurs bien conformé, était placée une seconde tête qui était unie à la première par son sommet. Cette tête surnuméraire était supportée par un cou qui se terminait à une tumeur arrondie. L'enfant mourut à un an. Les deux têtes étaient réunies par une suture osseuse.

On a vu d'autres fœtus auxquels adhérait une tumeur qui

avait la forme d'un abdomen, contenant intérieurement des viscères, et surtout un canal intestinal, d'autres fois offrant des rudimens de thorax ou de bassin, avec ou sans membres.

Dans ces divers cas, les vestiges du fœtus surnuméraire sont placés extérieurement; ils adhèrent à la peau, au tissu cellulaire, ou à la charpente osseuse. Mais il est d'autres cas dans lesquels les débris de fœtus sont renfermés dans l'intérieur même d'un autre individu. Un des cas les plus remarquables de ce genre est celui qui a été consigné par M. Dupuytren, dans le premier volume des bulletins de la Faculté de médecine : un kyste existant dans le mésocolon transverse d'un enfant mâle de treize ans, renfermait une masse organisée qui fut regardée par M. Dupuytren comme étant un véritable fœtus : on y trouva en effet des traces de quelques organes des sens, un cerveau, une moelle épinière, des nerfs, des muscles, la plupart des os ; mais on n'y observa aucun vestige des organes digestifs, circulatoires, respiratoires, génitaux et urinaires. Il est remarquable que dans un cas où le squelette était aussi bien développé, on n'ait rencontré aucune trace de canal intestinal, puisque celui ci se forme bien avant les os. D'après les lois connues de l'évolution des organes, cette existence d'une apparence de fœtus dans l'intérieur d'un autre fœtus, n'est pas d'ailleurs plus difficile à concevoir que le fait de sa simple réunion extérieure. On peut consulter sur ce sujet une excellente thèse de M. La Chaise, soutenue en 1822, sous la présidence de M. Béclard, intitulée : *De la duplicité monstrueuse par inclusion.*

La seconde classe comprend les trois divisions suivantes : 1° corps double à divers degrés, avec tête simple; tête double avec corps simple ; 3° tête et corps doubles.

La première division peut être comprise sous le terme générique de monstres monocéphales à deux corps. Tantôt la séparation complète des corps n'a lieu que inférieurement ; au-dessus de l'ombilic et vers le thorax, les parties encore doubles, tendent déjà à se confondre; tantôt la division est complète jusqu'au cou. Mais, ce qu'il y a de remarquable, c'est que, presque toujours, la tête, bien que simple, présente à la dissection des parties surnuméraires qui semblent indiquer une tendance de la tête, comme celle du corps, à se doubler : il semble que inférieurement les deux fœtus sont restés isolés, tandis qu'ils se sont confondus supérieurement : ainsi aux os normaux de la tête bien développée sont ajoutés d'autres os qui semblent constituer les rudimens d'une seconde tête, et qui affectent le plus souvent la disposition suivante : l'occipital et les temporaires sont les os les plus développés, au-devant d'eux on trouve une masse d'osselets informes, qui semblent être les vestiges de la partie antérieure du crâne et de la face. Il semble donc que les deux têtes étaient placées l'une au-devant de l'autre, et que la postérieure ne s'est pas développée. A l'intérieur du crâne, on trouve encore des vestiges d'une seconde tête; ainsi, l'encéphale, simple en avant, offre en arrière des parties surnuméraires : souvent, par exemple, on a trouvé deux cervelets, circonstance qui est en rapport avec l'existence d'un double occipital. Le reste du squelette offre jusqu'au cou une duplicité plus ou moins parfaite. Dans chaque thorax existent deux poumons bien développés; il y a deux trachées-artères, deux larynx, qui souvent ne sont surmontés que par une seule épiglotte. On trouve le plus ordinairement deux cœurs, dont la grandeur n'est pas toujours égale. Les deux aortes ascendantes se réunissent en une seule pour envoyer des artères à la tête. Dans quelques cas cependant on n'a trouvé qu'un seul cœur logé au milieu d'un double thorax; les vaisseaux qui en naissaient présentaient alors une division double de celle qui leur est ordinaire. La disposition du canal digestif varie en raison de l'état plus ou moins simple des parties supérieures. Ainsi on a observé : 1° une ouverture buccale simple, puis immédiatement derrière elle toutes les parties doubles; deux langues, deux œsophages, etc.; 2° le canal digestif simple jusqu'à l'insertion de l'œsophage dans l'estomac ; 3° l'estomac lui-même simple, et le reste double; 4° enfin l'intestin grêle simple également jusque près de sa réunion avec le gros intestin. Le foie a été vu tantôt simple, mais très-volumineux, et pourvu de deux vésicules du fiel; tantôt on a rencontré deux foies bien distincts. La rate et le pancréas sont notés comme étant doubles dans toutes les observations qui ont été publiées; il en est de même des organes génitaux et urinaires. Quant aux extrémités, on en a trouvé tantôt huit bien conformées; tantôt il n'y avait que deux bras, et un troisième, soit incomplet, soit résultant au contraire de la fusion de deux autres, sortait du point où supérieurement les deux corps se réunissaient. Les membres inférieurs ont présenté les mêmes anomalies.

La seconde division, opposée à la précédente, comprend les monstres à deux êtes (dicéphales), et à corps simple, etc.; ici d'ailleurs se présentent plusieurs variétés : 1° la tête simple en arrière, peut n'être double qu'antérieurement; alors il y a un seul crâne et deux faces plus ou moins complètes, placées l'une à côté de l'autre. Une fente longitudinale, variable en profondeur, est interposée entre elles. Le nez est toujours double; la bouche, d'après Meckel, n'a été vue simple que dans un seul cas. Chaque face est pourvue de deux yeux; dans un cas cependant on n'en a trouvé que trois; mais l'un de ces yeux, placé au milieu, semblait formé de la réunion de deux autres, comme dans la cyclopie. On a trouvé de même soit quatre oreilles, les deux intermédiaires étant séparées ou réunies, soit trois, soit deux seulement; en général, le côté par lequel chaque face se correspond présente quelque imperfection. 2° Les deux têtes peuvent être séparées dans toute leur étendue, et parfaites dans tous les points. Quelquefois cependant la tête est encore réunie en arrière par une membrane tenue, ce qui semble constituer le passage du degré précédent à celui-ci. 3° La duplicité, bornée à la tête dans les deux premières, peut s'étendre à tout le cou. 4° Avec une tête et un cou doubles, portés sur un corps simple, on peut rencontrer une augmentation de nombre des extrémités supérieures, consistant dans la présence d'un membre surnuméraire qui monte entre les deux cous plus ou moins distans l'un de l'autre. Ce membre surajouté est d'ailleurs plus ou moins compliqué : ainsi on y a trouvé un humérus double, ou un seul humérus plus épais que de coutume, deux radius, une main munie de deux pouces, ou de plus de cinq doigts, deux mains au bout d'un bras, et d'un avant-bras simples; enfin on a trouvé cette extrémité fixée à un scapulum qui lui-même est quelquefois double. 5° Avec l'existence d'une tête double à l'un des degrés précédens, et seulement des deux membres supérieurs, on peut trouver trois membres inférieurs. Ce cas est rare. On a vu le membre pelvien surnuméraire naître d'une des parties latérales du bassin qui alors présente aussi des vestiges de duplication. 6° Les extrémités supérieures peuvent être parfaitement doubles; mais alors les têtes ne sont plus placées l'une à côté de l'autre; elles sont opposées par leur face. 7° Enfin, les deux extrémités inférieures elles-mêmes peuvent être doubles, soit d'ailleurs que les deux surnuméraires soient complétement ou incomplétement développées. On les a vues, par exemple, ne consister qu'en de simples excroissances qui se détachaient des fesses, n'avaient que quelques pouces de longueur, et se terminaient par un ou deux doigts au plus.

Dans ces divers degrés de dicéphalie, bien qu'à l'extérieur le tronc paraisse simple, on trouve intérieurement plusieurs organes doubles, et qui le sont d'autant plus que la tête et le cou sont plus parfaitement séparés, et qu'il y a un plus grand nombre d'extrémités surnuméraires. Ainsi la colonne vertébrale, qui souvent n'est double que dans la région cervicale, peut être bifurquée dans toute son étendue, ou du moins jusqu'à la région lombaire. Chaque os du bassin peut lui-même être doublé. On a vu deux cœurs renfermés le plus souvent dans un seul péricarde; il y a constamment augmentation de nombre des vaisseaux qui se portent aux parties supérieures. L'appareil respiratoire a été également rencontré double. La portion sus-diaphragmatique du canal digestif, l'estomac, l'intestin lui-même sont doubles; mais inférieurement celui-ci devient simple, et se termine à un seul orifice anal. Le foie est toujours simple, mais plus grand que de coutume, et muni souvent d'une double vésicule du fiel. Il y a fréquemment deux rates. Les reins sont tantôt simples, tantôt ils commencent en quelque sorte à se doubler, ou, pour parler plus exactement, ils offrent des vestiges d'un état double. Ainsi, deux des reins étant situés à leur place naturelle, on en a trouvés deux autres couchés sur la colonne vertébrale, et réunis en un seul. Dans un autre cas, il y avait aussi quatre reins; mais deux d'entre eux étaient très-petits, et sans uretère. La vessie urinaire, et les organes génitaux sont généralement simples et bien conformés.

Ainsi donc, de même que lorsqu'une seule tête surmonte deux corps, on trouve fréquemment qu'elle résulte de la fusion de deux autres têtes, de même, dans un grand nombre de cas de dicéphalies, l'existence d'un seul corps n'est le plus souvent qu'apparente.

Enfin, dans un dernier degré de monstruosité double, toutes les cavités splanchniques sont séparées, du moins extérieurement; il y a deux têtes et deux troncs. Dans ce degré les membres peuvent encore présenter quelque imperfection. On a vu, par exemple, le quatrième membre inférieur n'exister qu'en rudiment; il sortait, comme un appendice, d'une cuisse bien conformée; la jambe normale qui se continuait avec cette cuisse se terminait à un pied muni de sept doigts.

La réunion de ces fœtus peut avoir lieu par tous les points du corps : ainsi on en a vu joints l'un à l'autre 1° par le sommet de la tête sur une même ligne droite; 2° par la partie antérieure du thorax; 3° par la partie antérieure de l'abdomen; 4° par l'épine dorsale; 5° par le sacrum; 6° par les fesses, etc. Quel que soit le point de la réunion, on peut en admettre de deux espèces, une superficielle, dans laquelle la jonction des deux fœtus n'est établie que par la peau ou les os; et une profonde dans laquelle, au point de jonction, deux cavités qui paraissent séparées extérieurement n'en forment qu'une seule, et où, dans ce même point de jonction, quelques organes des deux fœtus tendent à se confondre. Si par exemple les deux êtres sont réunis par la partie antérieure du thorax, il peut y avoir absence du sternum : alors les deux cavités thoraciques communiquent ensemble, et les organes contenus présentent dans leur disposition de notables variétés. Ainsi, tantôt il y a deux cœurs bien distincts et bien séparés; tantôt, bien conformés l'un et l'autre, ces cœurs sont renfermés dans un seul péricarde, étant d'ailleurs ou isolés, ou réunis dans leur périphérie, soit par du tissu cellulaire, soit par une véritable substance charnue en un point ou dans toute leur étendue. D'autres fois il y a encore deux cœurs; mais ni l'un ni l'autre n'a subi son degré normal d'évolution. Enfin, on peut ne trouver qu'un seul cœur, mais plus ou moins singulièrement conformé. Ainsi on l'a vu composé de quatre ventricules distincts; ailleurs il n'y avait que le nombre ordinaire des cavités, mais le ventricule gauche, beaucoup plus grand que de coutume, était divisé en deux loges par une cloison. De l'une de ces loges naissait l'aorte du fœtus gauche, qui fournissait l'artère pulmonaire de ce même fœtus; de l'autre loge naissait un simple rameau qui communiquait avec l'aorte du corps droit, laquelle naissait du ventricule droit, et fournissait aussi l'artère pulmonaire (Meckel). Chez d'autres monstres, le cœur bien conformé donnait naissance à un nombre double de vaisseaux; ainsi deux aortes naissaient du ventricule gauche, etc. Enfin, dans ces mêmes circonstances, le cœur, loin d'être double, est quelquefois réduit à un plus grand état de simplicité que dans l'état normal. Ainsi on a vu des cas où au centre d'un double thorax réuni en une cavité unique était situé un cœur qui n'était composé que d'une seule oreillette et d'un seul ventricule ; les artères pulmonaires naissaient de l'aorte, qui ne se bifurquait qu'à quelque distance de son origine. Dans un autre cas rapporté par Meckel comme le précédent, il y avait deux oreillettes, et toujours un seul ventricule, d'où naissaient deux aortes; mais de plus une portion de ce ventricule était séparée du reste par une cloison très-imparfaite; de cette espèce de loge naissaient deux artères pulmonaires.

Si la réunion a lieu vers l'abdomen, le canal intestinal peut être simple dans une partie de son étendue : on peut aussi ne trouver qu'un foie, mais très-volumineux, souvent multilobé, et muni de deux vésicules.

Si enfin la réunion n'existe que vers la partie tout-à-fait inférieure de l'abdomen, on voit se confondre plus ou moins les diverses parties qui constituent les parois du bassin ou qui sont renfermées dans sa cavité. Alors il peut arriver que pour deux corps on ne trouve qu'un seul anus, ou que des parties génitales simples. Quant aux os du bassin, ou bien on en trouve de surnuméraires, ou bien, circonstance remarquable, on n'en rencontre plus du tout; les membres inférieurs manquent, ou n'existent qu'imparfaitement développés, et fixés au bas de la colonne vertébrale à l'aide de petites pièces osseuses rudimentaires.

La *force formatrice*, sous l'influence de causes plus ou moins appréciables, peut être non-seulement augmentée ou diminuée, d'où résultent les deux grandes classes de vices de conformation dont il a été jusqu'à présent question dans cet article, mais encore elle peut s'éloigner de son type normal, se pervertir, et de là résulteront d'autres vices de conformation dans lesquels il n'y aura ni défaut, ni excès de développement, mais seulement disposition insolite d'un ou plusieurs organes. Dans cette nouvelle classe de vices de conformation, se range surtout la transposition générale des viscères thoraciques et abdominaux, de telle sorte, que toutes les parties qui dans l'état normal sont à droite se trouvent à gauche, et vice versâ. Le cœur, en particulier, est disposé de manière que sa pointe correspond à l'intervalle qui sépare la cinquième et la sixième côte du côté droit; ses ventricules et ses oreillettes occupent une position inverse de celle qui leur est ordinaire; l'aorte est couchée le long du côté droit de la colonne vertébrale; c'est le poumon gauche qui a trois lobes; l'orifice pylorique de l'estomac est tourné vers l'hypocondre gauche qui est occupé par le foie, tandis que la rate est passée à droite; le reste du canal intestinal est également transposé; ainsi le cæcum repose sur la fosse iliaque gauche, etc.

On ne peut expliquer cette transposition générale qu'en admettant une aberration dans le mode de formation primitive des organes; il faut noter que, dans les premiers temps de la vie intra-utérine, plusieurs viscères qui, par la suite s'inclineront à droite ou à gauche, commencent par être perpendiculaires, et situés sur la ligne médiane du corps : tel est le cas du cœur, de l'estomac, du foie même qui d'abord fait autant de saillie à gauche qu'à droite. La connaissance de cette disposition ne peut-elle pas servir à concevoir un peu plus facilement comment plus tard ces mêmes organes, situés sur la ligne médiane, s'inclinent accidentellement d'un côté plutôt que de l'autre? quant aux causes qui déterminent cette inclinaison insolite, on ne les a pas encore pénétrées.

Dans cette même classe de vices de conformation peuvent encore être placées les nombreuses anomalies d'origine des artères ou des veines; nous ne signalerons ici que les principales, les autres ne constituant que de simples variétés anatomiques qu'on est convenu de ne pas ranger parmi les vices de conformation. Le cœur, bien conformé d'ailleurs, peut donner naissance à deux aortes qui toutes deux naissent du ventricule gauche; l'artère pulmonaire peut provenir immédiatement de l'aorte. On a vu deux veines caves supérieures distinctes s'ouvrir isolément dans une seule oreillette droite (Béclard et J. Cloquet). Les artères qui naissent de la crosse de l'aorte présentent souvent dans leur origine des anomalies qui ont été décrites avec beaucoup de soin par Meckel et figurées par Tiedemann. Ces anomalies ont surtout rapport au nombre qui est plus souvent accru que diminué; cette augmentation de nombre peut dépendre ou bien de ce que l'artère sous-clavière droite naît immédiatement de l'aorte, ou bien de ce que l'aorte fournit des artères qui n'en proviennent pas ordinairement, telles que la vertébrale, la thyroïdienne inférieure, la mammaire interne. Ici d'ailleurs existent beaucoup de variétés relatives au lieu d'origine, à la direction et aux rapports mutuels de ces différentes artères. La diminution de nombre des troncs fournis par la crosse de l'aorte est le résultat de la réunion insolite de deux artères, soit que l'artère carotide gauche devienne une branche du tronc innominé, soit qu'elle naisse d'un tronc commun avec la sous-clavière gauche, soit qu'un tronc fournisse les deux carotides, et un autre les deux sous-clavières, soit enfin que, l'artère sous-clavière droite naissant isolément à sa place accoutumée, un autre tronc produise à la fois la sous-clavière gauche et les deux carotides. D'autres fois le nombre des troncs qui naissent de la crosse aortique n'est ni augmentée, ni diminué; mais leur origine est modifiée; ainsi il n'y a plus de tronc innominé; chaque artère sous-clavière provient isolément de l'aorte, mais il y a un tronc commun pour les deux carotides. Les artères carotide et sous-clavière du côté droit naissent séparément, et le tronc innominé est à gauche. Celui-ci existe à sa place naturelle, et fournit la carotide gauche; mais le nombre des troncs provenant immédiatement de l'aorte n'est pas pour cela diminué, parce qu'une des vertébrales en provient directement. D'autres fois enfin il n'y a d'autre anomalie qu'un changement plus ou moins notable dans la situation respective des trois troncs que fournit naturellement la crosse de l'aorte, soit que ces troncs soient plus éloignés que de coutume, soit qu'au contraire plus rapprochés ils tendent à se confondre, anomalie qui semble constituer le passage à la précédente, dans laquelle il y a réunion véritable d'artères ordinairement divisées. Il est remarquable que plusieurs des anomalies d'origine d'artères dont il vient d'être question représentent l'état normal de certains animaux; ainsi, par exemple, chez les oiseaux, la carotide gauche naît ordinairement d'un tronc qui lui est commun avec la sous-clavière du même côté, etc. D'ailleurs, depuis qu'il est reconnu que les qualités du sang ne dépendent pas du lieu d'origine des artères, les variétés que peut présenter cette origine sont devenues moins importantes à connaître sous le rapport physiologique; elles ne peuvent tout au plus qu'apporter quelque modification dans la rapidité du cours du sang. En principe général, les artères se détachent de leur tronc le plus près possible de l'organe auquel elles doivent se distribuer; si cet organe a une situation insolite congéniale, le point d'origine de son artère est aussi changé, et toujours elle naît près du lieu où se trouve placé l'organe. C'est ainsi que chez un individu dont j'ai trouvé le rein droit logé dans le bassin, l'artère rénale de ce côté naissait de l'hypogastrique.

Si nous avons bien interprété les différens faits consignés dans cet article, nous en tirerons la conséquence générale que la plupart des monstruosités peuvent être rapportées à des vices de développement, de telle sorte que, pour s'en rendre compte, il est inutile d'avoir recours à l'existence d'une maladie qui aurait frappé le fœtus. D'abord cette dernière espèce de cause, à laquelle plusieurs auteurs ont voulu faire jouer un rôle à peu près exclusif dans la production des monstruosités, n'est point admissible pour l'explication des monstruosités par excès de nombre ou de grandeur des parties : elle ne saurait non plus rendre compte des différens vices congéniaux de situation dont nous avons déjà parlé. Quant aux monstruosités par défaut, il serait absurde de prétendre qu'elles ne peuvent jamais résulter de la destruction accidentelle d'une partie, ou des altérations que peut produire dans l'organisation du fœtus un travail morbide. Nul doute que certains cas d'anencéphalie, d'hydrocéphalie, d'encéphalocèle, d'atélomyélie, ne doivent être rapportés à une accumulation morbide de sérosité dans l'intérieur du crâne ou du rachis; c'est ce qu'a très-bien fait ressortir, dans ces derniers temps, M. le professeur Dugès. M. Velpeau a eu occasion de disséquer plusieurs fœtus venus avant terme, chez lesquels un bras, une portion de la face ou d'autres parties tombaient en une sorte de détritus, et tendaient à se détacher du reste du fœtus, comme si ces parties avaient été frappées de gangrène. Il est vraisemblable qu'un peu plus tard la séparation complète de ces parties malades se fût opérée, et le fœtus fût venu au monde privé d'organes, qui, ayant d'abord existé, auraient été détruits; mais il n'en est pas moins vrai que, dans d'autres cas qui semblent être les plus communs, les différens vices de conformation que nous venons de nommer ne doivent être considérés que comme le résultat d'un simple arrêt de développement. De nombreuses preuves en ont été données dans le cours de cet article; il serait d'autant plus inutile de les résumer ici, que déjà, à l'article *anencéphale*, M. Breschet a donné sur ce point tous les détails nécessaires. Nous ne pouvons donc mieux faire que de renvoyer à son excellent travail.

M. Geoffroy Saint-Hilaire, dont les beaux travaux ont fourni des argumens si puissans en faveur de l'opinion qui rapporte les diverses monstruosités à des vices de développement, ou, en d'autres termes, à une altération du *nisus formativus*, admet dans un certain nombre de cas l'existence d'une influence mécanique. Il pense que des adhérences contre nature, établies entre le fœtus et ses membranes à une époque où les organes ne sont encore qu'ébauchés, peuvent d'abord détourner ceux-ci de leur situation accoutumée; et que de plus, en détournant vers le placenta une partie du sang destiné aux organes du fœtus, elles produisent dans ceux-ci un arrêt de développement. Si l'on objecte à cette théorie l'existence des vices de conformation à l'intérieur du corps, M. Geoffroy Saint-Hilaire répond qu'il y a eu une époque où les organes atteints de ces vices de conformation ont été extérieurs, et par conséquent susceptibles de contracter des adhérences avec le placenta. Si ces adhérences persistent, continue l'illustre zoologiste, les organes internes resteront externes, et les parois, qui ne se forment ordinairement qu'après eux et qui les renferment dans une cavité, ne se produiront pas. Si, au contraire, par suite de l'augmentation de pesanteur du fœtus ou de toute autre cause, les brides se rompent, les organes, qu'elles avaient gênées dans leur développement, pourront ne plus faire hernie, mais ils resteront imparfaits, parce pue l'époque normale de leur évolution sera déjà passée. D'après M. Geoffroy, on retrouve chez beaucoup de fœtus des traces d'anciennes adhérences qui ont été détruites, et que l'on a prises mal à propos pour des débris d'organes. Cette théorie ne repose encore que sur un trés-petit nombre de faits, et jusqu'à présent elle ne nous semble pouvoir rendre compte que de quelques cas particuliers de monstruosités; un plus grand nombre d'observations sont nécessaires pour qu'on puisse en faire une application un peu générale.

Si les monstruosités sont le résultat d'un vice de développement, et si ce dernier provient lui-même d'une influence mécanique extérieure, il s'ensuit qu'en agissant sur l'embryon à diverses époques de son existence, on pourrait empêcher le développement régulier de ses organes, et produire à volonté un certain nombre de monstruosités; c'est ce qu'a essayé de faire M. Geoffroy Saint-Hilaire. Des poules ont couvé des œufs soit renfermés, en totalité ou en partie, dans de la baudruche, soit vernissés par places, ou bien dont la coquille avait été rendue perméable par divers moyens. Dans différens cas, tantôt le poulet ne s'est pas développé du tout; tantôt il n'a pas acquis tout son volume; tantôt, au contraire, il a grandi outre mesure. Dans d'autres expériences, M. Geoffroy Saint-Hilaire a cherché à modifier l'organisme de poulets renfermés dans des œufs couvés depuis plusieurs jours : pour cela il secouait vivement, frappait ou perforait ces œufs. M. Geoffroy indique simplement ces expériences, et promet d'en donner plus tard les résultats. Nul doute d'ailleurs que certaines espèces de modifications, apportées dans la nutrition, ne puissent exercer une remarquable influence sur le développement de plusieurs parties. A l'appui de cette assertion, on peut citer en particulier les intéressantes expériences de M. Hubert de Genève, dans lesquelles, en plaçant une jeune abeille dans une alvéole plus ou moins fournie de miel, il créait a volonté des mâles, des femelles ou des neutres.

Plusieurs auteurs ont encore fait jouer dans la production des monstruosités un rôle plus ou moins exclusif à la pression insolite exercée sur le fœtus, soit par des tumeurs annexées aux parois de l'utérus, soit par la présence d'un second fœtus ou d'une masse d'hydatides. D'autres ont cru pouvoir attribuer un grand nombre de monstruosités à certaines dispositions du cordon ombilical. Mais qu'est-il besoin de dire que, dans l'état actuel de la science, sans exclure aucune de ces causes, on ne doit les regarder que comme n'ayant qu'une influence très-secondaire sur la production des différens vices de conformation. Que dirons-nous aussi de la grande influence attribuée longtemps à l'imagination des mères? Il nous semble tout-à-fait inutile d'allonger cet article par la discussion d'une opinion qui ne compte plus de partisans, et qui ne reposait que sur de grossières ressemblances entre certains vices de conformation et des objets hideux, dont l'esprit des mères avait pu être occupé pendant leur grossesse. Ce qu'il n'est pas toutefois déraisonnable de supposer, c'est que de fortes émotions morales éprouvées par une femme enceinte ne puissent avoir une influence sur la nutrition de l'enfant qu'elle porte dans son sein, en arrêter, en pervertir le développement; mais cette cause elle-même n'est pas aussi puissante qu'on pourrait le croire *à priori;* car, d'une part, on voit tous les jours des femmes en proie aux émotions les plus fortes, accoucher d'enfans bien conformés; et, d'autre part, des monstres ont été mis au monde par des femmes dont la grossesse avait été fort heureuse sous tous les rapports. (ANDRAL *fils*.)

MONT-DE-VÉNUS, s. m. *Voyez* PÉNIL.

MORBIDE, MORBEUX, adj., *morbosus*, *morbidus*; qui tient, qui a rapport à la maladie : *état morbide*, *phénomènes morbides*.

MORBIFIQUE, adj., *morbificus*, de *morbus*, et de *facio* : qui produit, qui apporte la maladie; *agent*, *cause morbifique*. C'est à tort que quelques auteurs emploient cette dénomination dans le sens du mot *morbide*, et disent : un état, un phénomène *morbifique*.

MORBILLEUX, adj., *morbillosus*, de *morbilli*, rougeole; qui tient à la rougeole : *fièvre*, *éruption morbilleuse*.

MORCEAU FRANGÉ. Quelques anatomistes donnent ce nom au pavillon des trompes utérines dites de *Fallope*. *Voyez* UTÉRUS.

MORDICANT, adj., *mordicans*; nom par lequel on caractérise la chaleur que présente le corps dans l'état de maladie, lorsque les doigts appliqués font éprouver au médecin une sensation désagréable. *Voyez* CHALEUR ANIMALE (seméiotique).

MORELLE, s. f., *solanum*. On appelle ainsi en français un genre de plantes qui a donné son nom à la famille des Solanées et dont plusieurs espèces sont dignes du plus vif intérêt. Ce genre se distingue facilement des autres du même groupe, par son calice étalé et à cinq lobes, par sa corolle monopétale rotacée, à cinq divisions aiguës, par ses cinq étamines dressées, ayant les filets très-courts, les anthères allongées, rapprochées les unes contre les autres au centre de la fleur où elles forment une sorte de cône tronqué et s'ouvrant chacune par deux petits trous à leur sommet. Le fruit est une baie d'une forme et d'une grosseur variable suivant les espèces, à deux loges contenant un grand nombre de graines éparses au milieu de la pulpe. Les espèces de ce genre sont excessivement nombreuses et croissent dans toutes les contrées du globe. Ce sont tantôt des plantes herbacées annuelles ou vivaces, ou des arbustes et des arbrisseaux assez élevés. Leurs feuilles sont alternes simples ou plus ou moins profondément incisées; leurs fleurs quelquefois très-grandes forment ordinairement des cymes ou corymbes pédonculés. L'espèce la plus intéressante de ce genre est sans contredit la pomme de terre, *solanum tuberosum*. L. (*Voyez* ce mot.). Nous ne parlerons dans cet article que de la morelle noire et de la douce-amère, deux autres espèces du même genre qui méritent aussi de fixer notre attention.

MORELLE NOIRE, *solanum nigrum*, L., Rich. *Bot. med.*, tome 1, page 292. Cette espèce qui est annuelle est excessivement commune dans les lieux cultivés, les champs et les jardins. Elle porte sur une tige herbacée, d'environ un pied de hauteur, des feuilles alternes presque triangulaires et lobées. Les fleurs petites et blanches sont disposées au nombre d'environ six à huit en ombelles simples. Les baies sont petites, globuleuses, pisiformes, d'abord vertes, puis devenant presque noires, à l'époque de leur parfaite maturité.

La morelle noire est généralement considérée comme suspecte, appartenant à une famille où la plupart des espèces possèdent des qualités délétères. Mais cette assertion, que la plupart des auteurs ont répétée sans examen, est loin d'être fondée. M. le Dr Dunal de Montpellier, auteur d'une excellente monographie du genre solanum, a fait un grand nombre d'expériences avec les baies de la morelle, qui est la partie que l'on avait jusqu'alors considérée comme vénéneuse. Il en a fait manger à des chiens et à des cochons d'Inde jusqu'à cent cinquante; lui-même en a mangé un très-grand nombre sans que ces fruits, dont la saveur est douceâtre et assez peu agréable, aient produit le moindre accident. Il est très probable, ainsi que le pense M. Dunal, que dans les cas d'empoisonnement attribué aux fruits de la morelle noire, les accidens ont été produits par les fruits de la Belladonne, que l'on désigne quelquefois sous le nom vulgaire de *morelle*. Quant aux feuilles, quelques auteurs leur attribuent un action narcotique et sédative, et recommandent de ne les employer qu'à des doses très-faibles. Mais cette assertion est également fausse. Ce qui est hors de doute, c'est que les feuilles de la morelle noire ont une saveur fade et assez agréable, et que lorsqu'elles ont été bouillies dans l'eau, elles ressemblent absolument pour la saveur aux épinards. Aussi dans certaines parties de la France et même aux environs de Paris, on mange ces feuilles comme on fait des épinards. Aux îles de France et de Bourbon, les feuilles de morelle sont mangées sous le nom de *brèdes*, et dans ces îles il n'y a pas de repas dont elles ne fassent partie. Nous répèterons donc ici ce que nous avons dit précédemment pour les fruits, c'est que tous les accidens que l'on rapporte de ces feuilles doivent être attribués à une autre plante de la même famille, et très probablement à la belladonne.

La morelle noire a été analysée par M. Desfosses pharmacien à Besançon. Il a trouvé dans le suc exprimé des baies mûres une substance alcaline nouvelle qu'il propose de nommer solanine et qui est combinée avec un excès d'acide malique. Cette substance n'existe pas dans les feuilles.

MORELLE DOUCE-AMÈRE, *solanum dulcamara*. L. Rich., *l. c.*, page 290. Le nom de *douce-amère* sous lequel cette plante est généralement connue, lui a été donnée à cause de la saveur de ses tiges qui en effet est d'abord douceâtre, puis d'une amertume assez prononcée. On trouve la douce-amère le long des haies et dans les bois. C'est un sous-arbrisseau sarmenteux et grimpant, dont la tige, ligneuse dans sa partie inférieure, est herbacée supérieurement et très-velue. Ses feuilles sont alternes, entières ou trilobées, tomenteuses. Les fleurs sont petites, violettes, avec des taches vertes et luisantes à la base des lobes de la corolle. Ces fleurs sont disposées en grappes opposées aux feuilles. Les fruits sont de petites baies rougeâtres de la grosseur d'un pois.

La partie de la plante dont on fait encore usage, c'est la tige et particulièrement les jeunes rameaux de l'année précédente, que l'on recueille au printemps. Ils ont, comme nous l'avons dit, une saveur douceâtre puis amère. La décoction d'une demi-once à une once de cette tige dans deux livres d'eau, forme une boisson légèrement excitante et assez fréquemment employée. Elle agit principalement en provoquant des sueurs plus ou moins abondantes, surtout quand elle est administrée chaude et que le malade garde le lit. Quelquefois au contraire elle porte son action sur les reins et active la sécrétion de l'urine. On fait usage de la douce-amère dans le rhumatisme chronique, la goutte, la syphilis, les dartres et les autres maladies de la peau. On en prépare aussi un extrait dont la dose est de cinq à dix grains, dose que l'on augmente graduellement.

La saveur douceâtre de la douce-amère est due, selon M. Desfosses, à qui l'on en doit l'analyse, à une matière particulière qui paraît avoir de l'analogie avec celle que M. Robiquet a retirée de la réglisse. M. Desfosses, la croyant différente à cause de sa saveur légèrement amère et de son alcalinité, a proposé de la nommer *Dulcamarine*. Mais il est plus que probable que ce prétendu principe nouveau n'est rien autre chose que la matière sucrée et incristallisable de la réglisse, qui retient une petite quantité de solanine, principe dont M. Desfosses lui-même avait déjà constaté l'existence dans les tiges de douce-amère.

On avait également attribué des qualités délétères aux baies de la douce-amère, mais l'expérience a constaté leur innocuité

La tomate, dont on mange le fruit, avait été rangée par Linné au nombre des espèces du genre morelle; mais les botanistes modernes, revenant à l'opinion de Tournefort, en ont fait un genre particulier. *Voyez* TOMATE. (A. RICHARD.)

MORILLE, s. f., *morchella esculenta* Pers. On appelle ainsi une espèce de champignon commune au printemps sur les côteaux et les pelouses, où on le reconnaît à son chapeau arrondi, contracté à sa base et d'un blanc pâle, ayant sa surface supérieure relevée de nervures anastomosées, formant des alvéoles irrégulières; son pédicule est court, lisse et cylindrique. Ce champignon, qui présente plusieurs variétés dans sa forme et sa couleur, est très-bon à manger, soit frais, soit après l'avoir fait sécher; avantage que ne présentent pas généralement les autres espèces comestibles. (A. RICHARD.)

MOROSITÉ, s. f., *morositas*. Ce mot, par lequel on désigne dans la langue vulgaire un état habituellement triste et sombre de l'esprit, a été employé par Sauvages pour exprimer un certain nombre de maladies dont le caractère principal consiste dans la lésion d'un besoin, d'un appétit. Ainsi sous le nom de *morositates* est un ordre des vésanies de la nosologie de cet auteur, dans lequel il place le pica, la boulimie, la polydipsie, l'antipathie, la nostalgie, la panophobie, la satyriasis, la nymphomanie, le tarentisme, l'hydrophobie.

MORPHINE, s. f. étim. : μορφεὺς; principe immédiat des végétaux particulier jusqu'ici au genre pavot, et découvert en 1805 par M. Sertuerner. Toutefois elle avait été entrevue par Seguin et Desrosne qui l'avaient confondue avec un autre principe particulier à l'opium et improprement nommé narcotine.

La morphine est la première substance végétale qui ait présenté des caractères d'alcalinité qui lui fussent propres, et particulièrement la propriété de saturer par elle-même les acides, et de former de véritables combinaisons salines. Cette propriété n'a pas échappé à M. Sertuerner qui par là a fait la découverte de la première base salifiable de nature organique, et a ouvert une nouvelle carrière aux chimistes. La morphine à l'état de pureté se présente en aiguilles blanches assez dures qui paraissent être des prismes à quatre pans terminés par une face inclinée, et quelquefois par un bizeau. Sa saveur, d'abord peu sensible à raison de sa faible solubilité, se développe bientôt et devient fort amère. L'eau froide a peu d'action sur la morphine et n'en dissout que quelques millièmes. Elle est un peu plus soluble dans l'eau bouillante dont elle se sépare par refroidissement : elle est très-peu soluble dans les huiles fixes et volatiles, et l'éther en dissout à peine. L'alcohol est après les acides le meilleur dissolvant de la morphine, et comme il en dissout plus à chaud qu'à froid, il s'en cristallise par refroidissement. La morphine exposée à l'action de la chaleur se fond, et par le refroidissement cristallise en masse rayonnée; en élevant la température elle se décompose et fournit les produits des matières organiques azotées. Tous les acides s'unissent à la morphine et donnent lieu à des combinaisons à proportions définies, dont plusieurs même sont parfaitement neutres. Toutefois les acides minéraux concentrés ont sur la morphine une action trop énergique et l'attaquent dans ses élémens. C'est ainsi que l'acide sulfurique concentré la charbone, que l'acide nitrique concentré lui fait prendre une couleur rouge de sang en lui faisant éprouver une altération profonde; tandis que ces mêmes acides dilués dans trois à quatre parties d'eau s'y combinent, s'en saturent, et forment avec elle des sels cristallisables.

Parmi ces diverses combinaisons nous décrirons seulement le sulfate, le nitrate, l'hydrochlorate et l'acétate de morphine, parce qu'elles sont plus remarquables par leur propriétés chimiques, et qu'elles sont les seules employées en médecine.

Le sulfate de morphine cristallise en aiguilles déliées qui se groupent en houppes soyeuses rayonnées divergentes; il est beaucoup plus soluble à chaud qu'à froid; la solution concentrée au point de cristallisation (quatre parties d'eau contre une de sel) reste encore assez long-temps liquide même après entier refroidissement, mais finit par se prendre en une seule masse cristalline; il demande pour se dissoudre plus d'eau qu'il n'est nécessaire pour le retenir liquide une fois dissous, de telle sorte qu'il est très-difficile de déterminer son degré de solubilité; ce sel se décompose facilement par l'action du feu, il prend alors une belle couleur rouge-violet; sa solution est précipitée en blanc sale par l'infusion de noix de galle; la plupart des oxydes métalliques en séparent la morphine en s'emparant de l'acide.

Il est formé, abstraction faite de l'eau de cristallisation, de morphine 100, acide sulfurique 12,465.

On substitue avec avantage le sulfate à l'acétate de morphine dans l'emploi médical parce que, obtenu cristallisé, il est toujours parfaitement identique, avantage que l'on ne peut pas être aussi certain de rencontrer dans l'acétate, comme nous le dirons plus bas.

Le nitrate de morphine cristallise aussi en prismes soyeux disposés en étoiles; un excès d'acide concentré l'altère et lui fait prendre une couleur rouge de sang.

L'hydrochlorate de morphine cristallise en aiguilles soyeuses très-flexibles, souvent feutrées; lorsqu'il est neutre, il demande dix à douze parties d'eau froide pour se dissoudre. L'hydrochlorate acide est plus soluble et cristallise en cristaux plus durs. C'est ce sel que M. Robinet a obtenu en traitant l'opium par le muriate de soude.

L'acétate de morphine se prépare, comme la plupart des sels de morphine, en unissant directement l'acide à la base; on ne craint pas ici d'altérer la morphine en employant l'acide concentré.

L'acétate de morphine est très-soluble, cristallise difficilement et attire l'humidité de l'air. Pour l'obtenir cristallisé, il faut tenir long-temps à l'étuve ou sous le récipient d'une machine pneumatique une solution concentrée et légèrement acide d'acétate de morphine: il se prend alors en masse cristalline formée d'aiguilles ordinairement disposées en rayons divergens. Pour l'usage médical on fait ordinairement dessécher ce sel, et on l'emploie en poudre. Dans cet état l'acétate de morphine est sujet à être avec excès de base, et alors il ne se redissout plus entièrement dans l'eau. S'il n'a pas été préparé avec de la morphine *purgée* par l'éther, il est aussi sujet à contenir de la narcotine. C'est pour ces motifs que nous pensons qu'on doit substituer à l'acétate les sels de morphine susceptibles d'être purifiés par cristallisation, et obtenus ainsi toujours identiques, tels que le sulfate et l'hydrochlorate.

Du reste, l'acétate de morphine présente tous les caractères de la morphine, principalement la propriété de rougir par l'acide nitrique concentré, qu'a signalée après nous M. Lassaigne, et celle de précipiter par la teinture de noix de galles en blanc sale, caractère qu'il partage avec les autres sels à base organique; mais une propriété qui n'appartient qu'à la morphine et à ces sels, et qu'a fait connaître M. Robinet, celle de devenir bleu par les sels de fer suroxydé, couleur qui disparaît par l'addition des acides, nous paraît caractériser spécialement la morphine; l'acétate de morphine jeté sur des charbons ardens répand une odeur particulière et désagréable; traité par l'acide sulfurique étendu de trois parties d'eau, il dégage des vapeurs d'acide acétique très-reconnaissables à l'odorat. Nous avons insisté sur les caractères de l'acétate de morphine en raison des circonstances où l'on aurait à rechercher sa présence, ce sel, médicament précieux à petite dose, étant malheureusement trop connu comme substance vénéneuse. Plusieurs chimistes ont cherché à déterminer la nature et les proportions des élémens de la morphine. Selon M. Dumas et moi, elle est formée de carbone 72,02, azote 5, 53, hydrogène 7,01, oxygène 14,84.

On a donné plusieurs procédés pour obtenir la morphine; l'un des meilleurs est celui indiqué par M. Robiquet, auquel nous devons une bonne analyse de l'opium; il consiste à traiter à chaud par la magnésie une solution d'opium faite et filtrée à froid. Il faut mettre plus de magnésie qu'il n'est nécessaire pour saturer l'acide contenu dans l'opium: la morphine séparée de l'acide méconique se précipite par le refroidissement avec l'excès de magnésie; mais la morphine étant soluble dans l'alcohol surtout à l'aide de la chaleur, on peut par cet agent la séparer de la terre magnésienne. Il est utile cependant d'observer que la morphine en se précipitant a entraîné avec elle de la narcotine et beaucoup de matière colorante dont il faut la débarrasser; on y parvient en lavant d'abord le précipité magnésien à l'eau froide, puis en le mettant macérer quelque temps dans de l'alcohol faible qui a peu d'action à froid sur la morphine, tandis qu'il dissout et enlève les matières qui l'accompagnent. (*Voyez* OPIUM.) C'est après cela qu'on traite par l'acohol rectifié et bouillant le précipité magnésien. On filtre les liqueurs alcoholiques, qui, par refroidissement et évaporation, laissent déposer la morphine en aiguilles cristallines.

En la redissolvant dans l'alcohol et la filtrant sur du charbon animal bien lavé, on l'obtient parfaitement blanche; enfin pour l'avoir parfaitement pure, privée de narcotine, il faut la faire digérer à chaud dans l'éther sulfurique qui dissoudra la narcotine. *Voyez*, pour l'action de la morphine sur l'économie animale, les articles OPIUM et POISON. (J. PELLETIER.)

MORSURE, s. f., *morsus*; plaie contuse faite par un animal en mordant. *Voyez* PLAIE.

MORT AUX RATS. On désigne sous ce nom l'acide arsénieux (oxyde blanc d'arsénic) et la noix vomique pulvérisée. (ORFILA.)

MORT, s. f.; phénomène exclusif aux êtres organisés, marquant la fin de leur existence, et consistant dans la cessation absolue et définitive du mouvement organique qui constituait leur vie; cessation, qui laissant les forces physiques et chimiques générales, dont ces êtres étaient auparavant jusqu'à un certain point indépendans, reprendre tout leur empire sur la matière qui compose leur corps, est suivie conséquemment de la dissolution de celui-ci.

La *mort* n'est pas moins que la *vie* elle-même un caractère spécifique des êtres organisés; elle constitue pour ces êtres une manière de cesser d'exister, qui est tout-à-fait distincte de celle selon laquelle finissent les corps non vivans. La destruction de ceux-ci tient moins à eux-mêmes qu'aux corps qui les entourent, et aux actions que ces corps exercent sur eux : produit des mêmes lois physiques et chimiques, qui avaient présidé à leur formation et qui maintenaient leur conservation, elle arrive toutes les fois que de nouvelles affinités viennent arracher leurs molécules aux combinaisons desquelles ils résultaient, et entraîner ces molécules à la formation d'autres corps : il n'y a donc rien de fixe et de déterminé dans l'époque à laquelle cette destruction arrive. Au contraire, la fin des êtres vivans survient irrésistiblement après une certaine durée de ces êtres, et qui est à peu près fixe pour chaque espèce : bien que les influences extérieures puissent la produire, elle arrive toujours à une certaine époque, quand même ces influences extérieures seraient aussi favorables que possible, et cela par le fait seul du mécanisme vital, parce qu'en effet il est de l'essence de ce mécanisme de ne durer qu'un certain temps et de se détruire par la continuité de son exercice : ainsi la fin de l'être vivant, au lieu d'être toute fortuite, comme celle du minéral, est au contraire et *nécessaire* et *spontanée* : enfin, consistant dans la cessation du mouvement spécifique qui affranchissait l'être des lois générales de la matière, et le constituait *vivant*, elle n'est pas plus que ce mouvement vital lui-même un phénomène physique ou chimique, bien qu'elle rende le corps à l'empire des lois générales, et en entraîne la destruction. La fin des êtres organisés fonde donc à tous ces titres un phénomène distinct, étranger au règne minéral, et qui est ce qu'on appelle la *mort*. Les minéraux se détruisent, cessent d'être ; mais les végétaux et les animaux seuls *meurent*.

Tous les êtres vivans, par cela seul qu'ils ont eu la vie, doivent donc mourir. Mais il y a beaucoup de variétés dans l'époque de leur existence à laquelle survient leur mort, et dans la manière dont celle-ci arrive. On distingue sous ce double rapport deux espèces de mort : la mort *sénile ou naturelle* qui survient à l'époque assignée par la nature elle-même pour terme à l'existence, et par suite des détériorations que la durée de celle-ci a amenées dans le corps ; et la mort *accidentelle* qui tranche plus ou moins prématurément le cours de la vie. Nous allons étudier ces deux espèces de mort, en bornant plus particulièrement nos considérations à ce qui est de l'homme.

§ I. *De la mort sénile.* — On appelle ainsi celle à laquelle conduit inévitablement le cours de l'existence, et qui survenant lorsque le mécanisme vital a parcouru toutes ses périodes, reconnaît pour cause la détérioration que l'exercice de la vie amène en ce mécanisme, laquelle augmentant chaque jour finit par en rendre le jeu impossible. Cette mort sénile est sans contredit pour les êtres vivans la chance la plus heureuse, puisqu'elle les a laissés jouir des bienfaits de la vie le plus long-temps possible, et qu'en outre elle les frappe, comme nous allons le voir, de manière à leur rendre la perte de l'existence à peine sensible. L'époque à laquelle elle arrive varie dans chaque espèce vivante, et tient à l'organisation de chacune. On sait que la durée naturelle de la vie n'est pas la même en toutes les espèces végétales et animales ; et que, bornée pour quelques-unes à quelques heures, à quelques jours, elle comprend pour d'autres des années et même des siècles. Mais on en est réduit ici à la seule observation, et la physiologie n'est pas assez avancée pour dire pourquoi telle espèce est destinée à une vie longue, et telle autre à une vie courte. Nous ferons seulement remarquer que la différence que présentent les êtres vivans dans la durée naturelle de leur vie, est la preuve la plus forte que la cause de leur mort est en eux-mêmes, et tient à leur organisme. Pourquoi en effet tant de différences dans les époques de la mort, malgré des influences extérieures semblables? A côté du chêne séculaire vit la plante annuelle; et le même pays rassemble l'animal qui vit un siècle, et celui qui meurt au bout de quelques jours. Souvent même ces différences se montrent dans des êtres en apparence assez semblables; c'est ainsi que la plante vivace ressemble à celle qui ne vit qu'un an, et que le corbeau centenaire diffère peu de tel autre oiseau dont la vie est bornée à quelques années.

Dans l'espèce humaine la mort sénile arrive généralement avant la centième année, souvent plus tôt, rarement plus tard. On ne peut lui assigner d'époque tout-à-fait précise, parce que nécessairement cela doit varier pour chacun selon la constitution originelle, les influences extérieures au milieu desquelles on a vécu, et le mode selon lequel on a usé de la vie. Tel qui est né avec un riche fonds de force et de vitalité emploîra plus d'années à arriver au terme de sa carrière; tel autre né dans des conditions inverses parviendra plus tôt à sa fin. Celui-ci, soumis sans cesse à des influences extérieures délétères, à un climat contraire, ou abusant continuellement de lui-même, sera usé plus vite, et mourra plus tôt : celui-là fidèle aux règles de l'hygiène, habitant un climat salubre, et usant de la vie avec économie, en prolongera aussi loin que possible la durée. Ces diverses circonstances ont bien à la vérité une grande part à la production de la mort accidentelle, et sous ce rapport concourent beaucoup à abréger ou à prolonger la vie; mais nous ne les envisageous ici que dans l'influence qu'elles exercent sur la mort sénile, et c'est cette influence qui fait varier les époques auxquelles celle-ci arrive. Nous sommes encore ici forcés de nous en tenir à cette expression générale, la physiologie ne pouvant pas plus décider ce qui dans l'organisation des individus d'une même espèce donne droit à une vie plus longue ou plus courte, qu'elle ne l'a pu relativement aux diverses espèces. Mais nous reviendrons sur cette question, lorsqu'après avoir fait la description de la mort sénile chez l'homme, nous en rechercherons la cause.

La description de la mort sénile chez l'homme a été faite en quelque-sorte à l'article *âge*, lorsqu'on a tracé les progrès successifs de la vieillesse. On a dit à cet article qu'à mesure que l'homme vieillit, ses organes se détériorent, ses fonctions languissent, plusieurs de ses facultés même se perdent tout-à-fait, et qu'ainsi on voit cet être s'avancer à pas lents, mais jamais interrompus, vers le terme de son existence. Nous ne croyons pas devoir répéter ici ce qui a été exposé alors du déclin de l'homme considéré, et sous le rapport anatomique, et sous le rapport physiologique. Disons seulement que les ravages de la vieillesse allant en s'étendant chaque jour de plus en plus, cet être, au moment où va s'exhaler son dernier soupir, présente au plus haut degré les traits anatomiques et physiologiques qui caractérisent le dernier âge de la vie, la *décrépitude*. D'un côté, son corps est autant que possible amaigri, émacié; si la locomotion est encore possible, il est considérablement courbé; la peau est tout-à-fait aride, sèche, déjà froide et glacée; les yeux sont éteints, aplatis, enfoncés; les joues creuses, la tête tout-à-fait chauve; les mâchoires sont dégarnies de dents; le nez et le menton semblent se toucher. Dans l'intérieur, presque tous les organes sont détériorés; le système capillaire des poumons est considérablement diminué; le système absorbant presque en entier atrophié; le cœur mol, pâle et rapetissé dans ses ventricules, l'ossification ayant envahi plusieurs de ses valvules intérieures, ainsi que beaucoup d'artères, un grand nombre d'articulations, et surtout celles des côtes avec les vertèbres et le sternum; le sang est diminué considérablement de quantité, bien moins riche en globules, et dépouillé d'une grande partie de sa force plastique : tous les organes nerveux enfin sont diminués de volume, atrophiés et endurcis. D'un autre côté plusieurs des fonctions ont déjà disparu, et celles qui restent décèlent une langueur, un affaiblissement qui est en raison de détériorations organiques si considérables. Dès long-temps devenu inapte à la génération, frappé graduellement de cécité, de surdité, l'homme a vu les facultés de son esprit se perdre comme celle de ses sens; et déjà il est mort dans la plus belle partie de son être, que cependant il est destiné à respirer long-temps encore : chaque jour le cercle de sa vie s'est rétréci, et a été marqué par la perte d'une faculté; les digestions, de plus en plus imparfaites, ne fournissent plus qu'un mauvais chyle et en petite quantité; les respirations de plus en plus rares et de moins en moins amples, n'exécutent plus l'hématose que d'une manière incomplète; la circulation ne projette plus qu'avec difficulté et comme en hésitant un sang qui pèche en quantité et en qualité; le pouls est de plus en plus rare, et présente souvent des intermittences; les nutritions se font à peine, tant par un vice des parenchymes eux-mêmes, que parce qu'elles n'ont à employer qu'un sang appauvri : il en est de même des calorifications, d'où résulte l'état glacé des parties; le froid de celles-ci est d'autant plus grand qu'elles sont plus éloignées des centres; ceux-ci seuls agissent encore, et souvent comme en hésitant. Enfin tout à coup l'un de ces centres s'arrête, ou le cœur, ou le poumon, ou le cerveau, probablement ce dernier; le fil de la vie est désormais coupé, et l'homme expire comme une lampe s'éteint.

Quelquefois cependant la mort sénile se présente avec d'autres traits; l'individu conserve davantage de ses facultés sensoriales; il peut encore voir, penser, sentir, marcher, et c'est pendant un sommeil qu'il passe pour jamais de la vie à la mort. Dans d'autres cas, elle est précédée durant quelques heures, quelques jours, d'une petite fièvre erratique, qui est comme l'appareil morbifique, l'agonie de ce genre de mort.

Toutefois, ce qui toujours caractérise la mort sénile, c'est qu'elle se fait graduellement, et qu'elle procède de la circonférence aux centres. D'une part, il est évident que le vieillard meurt comme par degrés, chaque jour lui faisant perdre quelques-unes de ses facultés; et comme ce sont celles par lesquelles il se sentait vivre, et qui conséquemment lui faisaient aimer la vie, qui finissent les premières, il s'ensuit qu'il est conduit au tombeau comme sans s'en apercevoir, et qu'ainsi le sentiment de sa fin lui est caché. Remarquons en effet que notre déclin se fait dans l'ordre inverse de notre développement; ce sont les facultés que nous n'avons acquises qu'en dernier lieu, les facultés sensoriales, qui nous sont ravies les premières comme si elles avaient plus coûté à la nature, et que celle-ci ne pût pas les faire produire aussi long-temps. D'autre part, à la différence de ce que nous verrons être, dans la mort accidentelle, des divers organes du corps, ce sont ceux qui sont chargés des fonctions centrales, qui s'arrêtent les derniers; tout est mort déjà aux extrémités, que ces organes centraux agissent encore. Enfin, arrive un instant où le cerveau s'arrête; alors la respiration cesse, puis l'action du cœur, et l'homme a tout-à-fait cessé d'exister. C'est dans cet ordre que les trois organes qui président sans interruption à la vie de l'homme cessent leur service : une expiration est le dernier acte apparent de la vie, et peut-être encore que cette expiration est l'effet physique du retour élastique des parois thoraciques sur elles-mêmes. Quant au cadavre, d'une part, il offre cet état d'émaciation, de dessechement, auquel une longue vieillesse a amené le corps; il ne contient presque plus de sang ni d'autres fluides; tous les organes sont atrophiés, desséchés. D'autre part, il n'offre plus aucun vestige d'actions vitales, toutes les forces de la vie ayant été pendant le long cours de l'existence épuisées : il confirme à cet égard ce fait que la mort a frappé les extrémités avant que d'atteindre les centres. En même temps que les fonctions centrales, dont l'arrêt constitue la mort, ont cessé d'agir, toutes celles qui se passent dans la profondeur des tissus, calorifications, nutritions, absorptions, etc., ont cessé de même. On verra qu'il n'en est pas de même dans la mort accidentelle. Aussi, dans la mort sénile, à peine le dernier soupir est-il exhalé, que déjà le cadavre est froid; il ne se continue plus aucune fonction : on ne peut, par aucuns stimulans, réveiller des contractions dans les muscles; la roideur cadavérique, qui est le dernier effort de la contractilité musculaire, ne s'établit pas ou est de peu de durée; aucun reste de vie ne s'oppose à l'établissement soudain de la putréfaction; et, si néanmoins celle-ci est un peu tardive, c'est parce que le cadavre est desséché, et que l'humidité qui est, avec la chaleur et le contact de l'air, une condition nécessaire à son établissement, manque.

Tel est le tableau de la mort sénile. Maintenant quelle est sa cause? et pourquoi le mouvement organique qui nous fait vivre doit-il, à une certaine époque, s'arrêter de lui-même? Nul doute que cela ne soit dû à des détériorations survenues dans l'organisation; mais il est difficile de préciser en quoi consistent ces détériorations, et surtout d'expliquer comment elles sont survenues. Beaucoup de physiologistes ont présenté comme telles l'ossification des artères, d'où résulte un obstacle à la libre distribution du sang dans les parties; l'ossification des cartilages costaux, la diminution du système capillaire du poumon, d'où résulte un empêchement à la sanguification; la flétrissure, l'induration graduelle du système nerveux, qui doivent finir par rendre ce système impropre à l'accomplissement de l'innervation, etc. Il est en effet certain que ces détériorations doivent avoir une influence, surtout celles qui portent sur les organes qui président aux deux conditions suprêmes de la vie, la formation et la circulation du sang artériel, et l'innervation. La physiologie de l'homme ayant prouvé que dans cet être la vie consiste dans l'action réciproque du sang artériel et de l'influence nerveuse, on conçoit que la mort en général doit tenir à une cessation de l'une ou de l'autre de ces deux actions, et que la mort sénile particulièrement doit dépendre de ce que ces deux actions, affaiblies graduellement par le cours des ans, à la fin cessent tout-à-fait. Ainsi, on peut certainement considérer les altérations successives qu'éprouve le poumon et par suite desquelles cet organe n'exécute plus qu'imparfaitement l'hématose, et la flétrissure et l'induration graduelle du système nerveux qui rendent ce système de moins en moins propre à l'accomplissement de l'action nerveuse, comme deux causes de mort qui sévissent chaque jour avec plus de force, et qui s'activent réciproquement. Mais cependant ce ne sont là, s'il nous est permis de parler ainsi, que les apparences de la chose. Pourquoi le système capillaire du poumon diminue-t-il? Pourquoi le système nerveux se durcit-il? Comment la continuité de la vie amène-t-elle nécessairement ce double résultat? C'est là évidemment le problème à résoudre, et ce qui évidemment est ignoré dans l'état actuel de la science. La mort en effet est un fait premier, qui doit rester inconnu tant qu'on n'aura pas découvert l'essence de la vie : n'étant que la cessation de celle-ci, pourrait-elle n'être pas ignorée, tant que l'origine et la nature de la vie le seront elles-mêmes? Dans son étude, comme dans celle des autres merveilles de la nature, nous n'avons encore saisi que les surfaces; mais le fond nous est resté également inconnu. Remarquons en effet que ces diverses détériorations qu'amène dans les organes le cours des ans, se sont établies sous l'influence du mouvement vital : et dès lors il reste toujours à rechercher comment ce mouvement vital dans le premier âge de la vie fait acquérir aux organes tout leur développement, et leur donne toute l'énergie possible; et au contraire dans le dernier, les altère et les amène graduellement à l'état où ils ne pourront plus agir. Quelle est dans l'organisation de l'homme la partie qui est la condition matérielle de l'accomplissement de ce mouvement? Cette condition réside-t-elle dans l'ensemble de toutes les parties, ou plus spécialement dans une seule, qui alors donnerait le branle à toutes les autres? Ce sont là autant de points encore bien obscurs, et sur lesquels on ne peut encore présenter que des conjectures plus ou moins spécieuses. Une des plus vraisemblables, est celle qui fait résider l'essence de la vie dans le système nerveux, et qui conséquemment rattache à des changemens survenus dans ce système toutes les phases de la vie, sa durée et sa fin. Ainsi la manière d'être de ce système dans chaque espèce, dans chaque individu, déciderait de l'époque à laquelle devrait arriver naturellement la mort sénile; et comme tout est mystère encore, et dans la structure de ce système, et dans son mode d'action, on n'aurait pas lieu d'être étonné de l'ignorance dans laquelle nous sommes encore, et sur le commencement de la vie, et sur les phénomènes qui proprement la caractérisent et l'entretiennent, et sur sa fin ou la mort. Mais, outre que l'admission de cette théorie repose sur une conjecture qui, toute vraisemblable qu'elle soit, ne peut être présentée que comme telle; elle n'apprend rien par elle-même, puisque tout en elle est encore à découvrir; et dès-lors nous nous bornerons à poser les deux propositions suivantes; savoir : 1° qu'il est de l'essence de tout organisme vital de ne durer qu'un certain temps, et de s'arrêter après une certaine durée, qui est réglée par sa propre nature; 2° que c'est dans la connaissance de la vie elle-même qu'est renfermée celle de la mort; et que, puisque l'essence de l'une est encore ignorée, celle de l'autre ne peut pas davantage être connue.

Aux yeux du philosophe spéculateur, il semblerait que la mort sénile, comme plus conforme aux vues de la nature, devrait être la plus commune; et cependant, il est de fait que dans toutes les espèces vivantes, ce n'est que le plus petit nombre des individus qui y succombe. Le plus grand nombre, ou périssent lorsqu'ils ne sont encore que germes, graines ou œufs, ou sont moissonnés prématurément par une mort accidentelle, dans le cours de leur carrière. Cela est surtout vrai des espèces vivantes compliquées, et par conséquent, de l'espèce humaine; plus l'organisation est compliquée, plus les nécessités de la vie sont nombreuses, plus les chances de maladie sont grandes, et par conséquent, plus il y a risque de mort accidentelle. Aussi, rien n'est plus rare que la mort sénile dans l'homme; et ce n'est pas par elle que succombent le plus souvent les vieillards eux-mêmes, c'est le plus souvent une maladie qui les emporte. Ce que nous allons dire ci-après de la mort accidentelle, donnera la raison de ce fait; nous ferons seulement à son égard cette réflexion philosophique, c'est qu'il est trop général pour être fortuit : il entrait réellement dans les vues de la nature, et dans l'harmonie générale de ce monde, que la plus grande partie des êtres organisés, périt avant le terme le plus reculé possible de leur existence : et c'est pour cela que les chances de mort, sont pour eux aussi multipliées, que sont fécondes les sources de leur reproduction.

§ II. *De la mort accidentelle.*—On appelle ainsi celle qui, faisant périr les êtres organisés, dans le cours de leur carrière, mais toujours avant son terme naturel, reconnaît pour cause une détérioration survenue accidentellement dans les organes, et qui arrête le mouvement de vie, avant l'époque à laquelle ce mouvement se serait arrêté de lui-même. Ce genre de mort a non-seulement l'inconvénient de rendre la vie plus courte, mais encore il a souvent celui de rendre la perte de l'existence plus amère en venant saisir sa victime au milieu de toutes les jouissances et des espérances de la vie, et en la frappant tout à coup, de manière à ce qu'elle assiste tout entière à ses progrès. Cependant, nous venons de dire qu'il est le plus commun, surtout dans les espèces vivantes compliquées, et par conséquent chez l'homme. Que de causes diverses en effet, peuvent produire chez nous la mort accidentelle? 1° Des accidens, coups, chutes, écrasemens, blessures produisant mécaniquement ou chimiquement la désorganisation des appareils qui entretiennent la vie. 2° La privation des matières que nous devons irrésistiblement puiser dans l'univers pour notre conservation, comme celle de l'air de la respiration, d'où les asphyxies, celle des alimens, etc. 3° L'application au corps humain, par quelque voie que ce soit, des substances, dites *poisons*, et qui agissent, ou parce qu'elles corrodent ou enflamment localement les organes, ou parce qu'absorbées et portées dans le sang, elles vont enrayer l'action nerveuse, et anéantir cette condition fondamentale de vie. 4° L'application au corps humain d'un froid intense et prolongé qui, soutirant tout le calorique que peut produire le mouvement de vie, par suite étouffe celui-ci. 5° Enfin, le développement spontané, dans les organes du corps, d'actions morbides diverses; actions qui, plus ou moins promptement, détruisent leur texture ou arrêtent leurs fonctions. Ainsi, des irritations, des inflammations surviennent fréquemment, pendant le cours de la vie, dans les organes du corps : d'où résultent, altération de la texture de ces organes au moins, suspension, perversion momentanée dans leurs fonctions; et enfin, trouble général plus ou moins grand dans toute l'économie, en raison de leurs rapports fonctionnels et sympathiques, et par suite mort. On conçoit que la gravité de ces actions morbides, et par conséquent l'imminence de la mort accidentelle, seront d'autant plus grandes que ces affections siégeront en un organe plus nécessaire à la vie, et qui exercera sur toute l'économie une influence plus étendue. Les causes qui les font naître; ou consistent dans des influences extérieures, comme les impressions du chaud ou du froid; ou tiendront à l'emploi même des organes, comme quand l'exercice abusif d'une partie y fait développer une inflammation funeste, ou qu'un régime vicieux a altéré l'état général des humeurs; ou bien enfin, consisteront en des perturbations organiques, amenées par les révolutions des âges, par l'accomplissement de quelques fonctions qui sont naturellement orageuses, comme la grossesse et l'accouchement chez la femme, les violentes passions dans les deux sexes, etc. Du reste, nous n'avons pas ici à développer l'étiologie des maladies; il suffit que ces maladies surviennent fréquemment, pour que nous les mettions au rang des causes de mort accidentelle. Seulement, nous rappellerons que non-seulement le caractère des impressions extérieures, et le mode d'emploi de la vie, influent sur leur production, et par conséquent sur la mort accidentelle, mais encore la constitution originelle; tel est né avec une organisation moins maladive que tel autre, *et vice versâ;* et ceci est vrai, non-seulement de tel système du corps en général, mais encore de tel organe en particulier. Ainsi, nous voyons reparaître ici, comme influant sur la mort accidentelle, les mêmes circonstances que nous avions déjà vu faire varier parmi les hommes l'époque de la mort sénile. Seulement, il n'est pas souvent plus facile de préciser ce qui donne à une organisation une grande force de résistance, et assure la stabilité de la santé, qu'il n'a été facile de démêler ce qui donne droit à une longue vie; il est vraisemblable encore que cela réside dans une manière d'être du système nerveux; car si l'on excepte les maladies qui consistent dans une affection primitive des fluides, c'est toujours par une modification du jeu de ce système que commencent les maladies des solides dues à des causes organiques.

Toutefois, il suffit de réfléchir combien sont nombreuses et combien agissent fréquemment sur l'homme ces causes de mort accidentelle, pour s'expliquer pourquoi cet être en est si souvent la victime. La variété et la multiplicité de ces causes expliquent aussi pourquoi cette mort arrive à des époques si diverses de notre carrière, et se montre sous des traits si variés. Tantôt elle frappe l'homme subitement, en quelques secondes, quelques minutes; tantôt elle survient après quelques jours, quelques semaines de maladie; quelquefois enfin elle est, comme on le dit, chronique, et s'annonce de loin.

Dans le premier cas, c'est-à-dire, quand la mort est subite, sa cause nécessairement réside dans les organes centraux qui président aux deux conditions fondamentales de la vie, dans le cœur, ou le poumon, ou le cerveau. Par suite d'une détérioration quelconque survenue tout à coup dans ces organes, ils ont cessé de dispenser le sang artériel et l'innervation nécessaires à toute vie ; et toutes les autres parties privées tout à coup, au milieu de l'exercice de leurs fonctions, de ces deux influences, ont dû s'arrêter immédiatement. Telles sont les morts par asphyxie, par la rupture d'un anévrysme du cœur, par une apoplexie foudroyante, etc. Jadis ces morts étaient toutes confondues sous le nom unique de *morts subites ;* mais la physiologie étant parvenue à spécifier quelles sont les conditions premières de la vie, et la part que prend à leur établissement chacun des trois organes centraux qui y président, distingue aujourd'hui ces morts subites selon qu'elles arrivent par une altération, ou du poumon, ou du cœur, ou du cerveau. Dans la mort subite par défaut d'action du poumon ou par arrêt de la respiration, mort qu'on appelle *asphyxie*, l'individu éprouve d'abord un sentiment pénible d'angoisse dû à l'impossibilité de satisfaire un des besoins les plus impérieux de la vie, celui de respirer. Il cherche par des efforts inspirateurs, des soupirs, des baillemens, à appeler dans le poumon l'air dont il a besoin. Bientôt la face, les lèvres deviennent bleues, violettes ; la tête devient lourde, fait éprouver des vertiges ; et tout à coup toutes les fonctions sensoriales se suspendent, l'individu tombe sans sentiment et sans mouvement : le cœur, qui a continué de battre, ne tarde pas à s'arrêter, et la mort est accomplie : tout cela se fait plus ou moins promptement, selon que la respiration a été plus ou moins complétement suspendue. Les tégumens du cadavre, la face surtout sont livides; toutes les parties regorgent de sang, et ce sang qui est noir, fluide, non coagulé, est surtout rassemblé dans le système vasculaire à sang noir; le système vasculaire à sang rouge est au contraire vide, ou n'en contient qu'une petite quantité. La mort ici est évidemment due à ce que l'hématose artérielle ne s'est pas faite; alors toutes les parties du corps, ne recevant plus que du sang veineux, ont dû s'arrêter faute de recevoir le fluide qui est leur stimulant obligé; et cela a dû être, en premier lieu, du système nerveux qui est le premier moteur du corps. Du reste, on peut lire au mot *asphyxie* la théorie et la description de ce premier genre de mort subite. Dans celle par défaut d'action du cœur, ou par arrêt de la circulation, mort qu'on appelle *syncope*, la cessation des fonctions est plus prompte, on perd subitement tout sentiment, tout mouvement, la respiration s'arrête, et presque instantanément l'on tombe privé de vie. La face, loin de devenir violette, a pâli; les extrémités sont devenues roides, le corps s'est couvert d'une sueur glacée. Le cadavre présente, à la différence de ce qui était dans la mort par asphyxie, les poumons et les divers organes du corps privés de sang. La mort ici est due, non à ce qu'il ne se fait plus de sang artériel, mais à ce qu'il n'en est plus envoyé dans les organes, ce qui revient au même pour ceux-ci; privés du contact de ce sang, les organes doivent aussi cesser d'agir, et c'est ce qui doit éclater encore en premier lieu dans le système nerveux. Pour ce second genre de mort subite, *voyez* SYNCOPE. Enfin dans la mort par défaut d'action du cerveau, ou arrêt de l'innervation, mort dont une *apoplexie* promptement mortelle ou foudroyante offre un exemple, d'abord s'arrêtent toutes les fonctions sensoriales, l'individu tombe sans sentiment ni mouvement; la respiration ensuite participe du trouble, devient difficile, imparfaite, et cesse; et enfin le cœur en dernier lieu s'arrête aussi. Selon que l'action cérébrale a été plus ou moins complétement et promptement anéantie, ces divers phénomènes se sont succédés avec plus ou moins de rapidité; si la lutte a été un peu longue, le poumon est devenu le siége d'un engorgement sanguin, il a éprouvé comme une asphyxie graduelle, le cadavre présente les mêmes apparences que dans la mort par asphyxie. La cause de la mort ici est la cessation de l'innervation, cessation qui entraîne l'arrêt de toutes les fonctions, mais d'autant plus promptement que ces fonctions sont plus élevées dans l'animalité, comme nous l'avons annoncé au mot *innervation*.

Dans toutes ces morts subites, il est facile de s'expliquer pourquoi la mort arrive, ainsi que les traits divers avec lesquels elle se présente, et les différences qu'offre dans chacune d'elles le cadavre. Mais il n'en est pas toujours de même dans le second genre de morts accidentelles dont nous avons à parler, celles qui surviennent après quelques jours ou quelques semaines de maladie. Quelquefois sans doute on le peut, comme quand l'organe malade est un de ceux qui sont chargés d'une des fonctions vitales, et qu'il a éprouvé une altération matérielle qui l'empêche d'agir : par exemple, quand, dans une pneumonie, le poumon s'est hépatisé. Mais, dans d'autres cas, cela est moins facile, par exemple, pourquoi meurt-on si promptement dans une péritonite? le péritoine n'est pas chargé de l'accomplissement d'une fonction vitale; il n'est que le lien qui unit à l'abdomen les viscères situés dans cette cavité; il semble qu'à ce titre une maladie de cet organe ne devrait jamais être mortelle; cependant c'est le contraire qui existe; comment cela se fait-il? il faut bien qu'il y ait eu une influence exercée sur l'une ou l'autre des deux conditions de la vie, ou épuisement de l'innervation par la douleur, ou altération du sang artériel par suite de l'épanchement que cause la maladie? mais laquelle de ces influences est réelle? et en quoi consiste-t-elle? c'est ce qu'il est bien souvent impossible de préciser. Toutefois, dans ce second genre de mort accidentelle, les phénomènes qui marquent la mort sont encore plus susceptibles d'être différens que dans la mort subite : tantôt c'est au milieu même des symptômes les plus orageux, et lorsqu'il y avait encore des indices d'une assez grande énergie vitale, que le dernier soupir est rendu : tantôt au contraire c'est après la disparition graduelle de ces symptômes, et à la suite d'un affaissement qui d'heure en heure a fait des progrès : quelquefois le malade conserve jusqu'à la fin ses facultés sensoriales, et sent sa mort s'approcher; d'autres fois, et heureusement c'est le cas le plus ordinaire, il n'a pas la connaissance de sa fin, soit parce qu'il est dans le délire, soit parce que le cerveau éprouve le premier les atteintes de l'affaissement qui pèse sur tous les organes. Rien n'est plus variable que la nature du genre de mort dont nous traitons ici; et tout médecin a lieu d'être frappé de la différence des tableaux qui lui sont offerts sous ce rapport ? Tel malade expire sans angoisses, et en parlant; tel autre lutte longtemps et ne meurt qu'après une longue et douloureuse agonie. Ces différences tiennent à l'organe qui est le siége du mal, et à la nature des réactions que cet organe malade suscite dans le reste de l'économie, et surtout dans les organes centraux de la vie. Si le cerveau est primitivement ou secondairement affecté, le malade généralement perd ses facultés sensoriales, et conséquemment n'a la connaissance, ni de ses souffrances, ni de sa mort. C'est le contraire, si cet organe reste intact, et alors la fin sera d'autant plus anxieuse, que la partie qui est le siége du mal sera par la nature de celui-ci plus apte à développer de la douleur. Si l'on excepte les maladies qui engendrent des douleurs, peu de morts sont aussi pénibles que celles qui résultent d'une maladie aiguë du poumon entraînant des difficultés dans la respiration. Remarquons cependant que, dans ces différens cas, pour que la mort arrive, il faut bien que les organes centraux, qui président aux deux conditions fondamentales de la vie, soient d'une manière ou d'une autre affectés; et à cet égard, il est vrai de dire que ce second genre de mort accidentelle se rapproche toujours plus ou moins du premier, c'est-à-dire, de l'une ou de l'autre des trois espèces de mort subite. Ou bien l'organe qui est le siége de la maladie est le poumon, ou le cœur, ou le cerveau, et la mort étant dû à l'arrêt de ces organes, arrive comme dans les morts subites, seulement avec plus de lenteur : ou bien la maladie siége en une autre partie, et alors cette maladie n'est mortelle qu'en entraînant fonctionnellement ou sympathiquement une altération de l'un ou de l'autre des trois organes centraux. Il est rare que ce soit le cœur; presque toujours c'est le cerveau qui est atteint, et sous l'influence de celui-ci se perturbe ensuite la respiration; le poumon s'engorge, la respiration devient difficile, se fait avec rale, comme dans la plupart des agonies ; et c'est ainsi que sauf les cas où la mort arrive par affaissement, le plus souvent on meurt comme dans une asphyxie graduelle. Les physio logistes expérimentateurs ont beaucoup étudié le mécanisme de la mort accidentelle subite ; c'est aux physiologites médecins praticiens et cliniques, qu'il appartient d'analyser celui de la mort accidentelle à la suite de maladies aiguës, et la science a encore beaucoup de lumières à désirer ici.

Enfin, dans un troisième cas, la mort accidentelle ne survient qu'après des mois, des années, ayant été annoncée et prévue de loin. Sa cause alors, ou réside encore dans un organe central, mais dont l'affection trop faible dans le principe pour arrêter son action, est de nature à ne faire que des progrès lents; ou siége dans un organe moins important, mais dont l'affection cependant anéantit à la longue, mais graduellement, soit la formation et distribution du sang artériel, soit l'innervation. Tel est le cas des morts par une phthisie pulmonaire qui peu à peu détruit l'organe qui fait le sang, ou par un squirrhe au pylore qui détruit celui qui fournit à ce fluide ses matériaux réparateurs, ou par une affection chronique de l'encéphale qui à la fin anéantit toute innervation. Dans ce cas, surtout les deux premiers, on voit chaque jour l'individu maigrir, s'affaiblir; et la mort arrive par des progrès aussi gradués que dans la vieillesse, si ce n'est que, sauf le cas de l'action organique du cerveau, généralement la vie animale persiste, et l'individu assiste à sa destruction.

Telle est la mort accidentelle, mort susceptible de présenter de nombreuses variétés, comme on vient de le voir, et qui en présentera d'autant plus dans les êtres vivans que ces êtres seront plus compliqués. Que d'oppositions sous ce rapport entre la vie simple et presque toujours la même du végétal, et celle de l'animal? Chez le premier les causes de mort sont moins multipliées; elles se réduisent aux lésions physiques, aux influences des constitutions atmosphériques et à un petit nombre de lésions organiques provoquées par le travail de la vie; par suite la mort offre toujours à peu près les mêmes traits, et ne diffère que par le temps qu'elle a mis à s'accomplir, et le degré de desséchement dans lequel elle a laissé le cadavre. Dans l'animal, les causes de mort sont bien plus nombreuses; une organisation plus compliquée expose surtout à un bien plus grand nombre de lésions organiques, et nous avons vu que c'était ces dernières qui imprimaient particulièrement à la mort des physionomies différentes D'ailleurs n'est-il pas reconnu dans les arts mécaniques, que plus une machine est compliquée, plus elle a de tendance à se déranger, se détruire? Et peut-on s'étonner dès lors que la complication de l'organisation multiplie les chances de maladies et de mort?

Toutefois, ce qui généralement caractérise la mort accidentelle au milieu de toutes les variétés qu'elle est susceptible d'offrir, c'est, qu'à la différence de la mort sénile, souvent elle survient vite, et toujours procède des centres à la circonférence. Ce sont les fonctions centrales qui s'arrêtent les premières, et ce n'est que consécutivement que s'arrêtent dans la généralité des autres organes les fonctions intimes pour lesquelles ces fonctions centrales sont un échafaudage obligé. De là la possibilité qu'on a eu quelquefois dans la mort accidentelle, et qui n'existe jamais dans la mort sénile, de rappeler l'individu à la vie, comme cela se voit dans beaucoup de mort subites, chez des noyés par exemple. De là surtout la persistance pendant quelque temps encore, des heures, des jours, de quelques actions vitales dans la profondeur des organes, et le retard de la putréfaction. Nous avons dit que le cadavre de mort sénile était aussitôt glacé, que toute fonction était aussitôt interrompue, qu'on ne pouvait même par aucun stimulus exciter des contractions dans les muscles, et que la roideur cadavérique ne s'établissait pas ou était de peu de durée. Nous avons expliqué ces faits en disant que la mort avait procédé de la circonférence aux centres. Dans la mort accidentelle, où la fatale suspension commence par ceux-ci, les phénomènes sont tous contraires. D'abord, le cadavre sera d'autant moins émacié, et présentera une proportion de fluides d'autant plus grande, que la mort aura été plus subite, plus prompte, et aura frappé l'individu à un âge moins avancé. Mille variétés pouvant exister sous ces deux points de vue, on conçoit que les cadavres doivent présenter souvent des traits extrêmement différens: quelle opposition entre le cadavre du jeune homme frappé par un accident subit dans la force de l'âge, et celui de l'homme déjà âgé, et qui succombe à une maladie chronique qui a longuement usé toutes les forces de la vie! De même que l'examen d'un cadavre peut faire préjuger l'âge qu'avait lors de la mort la personne dont il est le reste, de même cet examen peut annoncer à quel genre de mort elle a succombé. Ensuite, dans le cadavre de mort accidentelle, toujours persisteront quelques actions vitales, avant l'extinction desquelles la putréfaction ne pourra s'établir. Ces actions qui persistent sont celles qui sont les moins élevées dans l'animalité, qui se passent dans les parenchymes; et il en reste d'autant plus, et d'autant plus long-temps, que la mort a été plus imprévue, a surpris à un âge plus fort et au milieu d'une santé meilleure, et a été précédée d'une lutte moins longue. Ainsi, ce ne sont ni des actions sensoriales, ni des mouvemens musculaires volontaires qui persistent; ces actes sont les plus élevés de la vie; ils se sont arrêtés avec les fonctions centrales de la respiration, de la circulation et de l'innervation; mais ce sont des fonctions organiques. Voyez, par exemple, la chaleur animale; souvent il faut plusieurs heures, un jour et plus, après l'exhalation du dernier soupir, pour que le cadavre perde sa chaleur et arrive à l'état glacé qui lui est propre; et cela en raison de l'âge auquel a été frappé l'individu, de la promptitude avec laquelle il est mort, de la lutte qui a précédé sa fin. De même, on a vu des absorptions s'effectuer, certaines parties, comme la barbe, les cheveux, etc., croître. Et en effet, si les calorifications persistent encore quelque temps, pourquoi n'en serait-il pas de même des nutritions? Ces diverses actions ne doivent s'arrêter que lorsque ce qui reste d'influence nerveuse disséminée dans les organes est consommé. Ce reste de vie enfin peut s'observer en des fonctions plus relevées : qui oserait assurer qu'il ne se fait pas encore quelques sécrétions? que si des alimens sont dans l'estomac, ils n'y seront pas encore un peu digérés? On dit avoir artificiellement dans des cadavres prolongé l'activité de ces fonctions par le galvanisme, de même que par ce stimulus on a excité la contraction des muscles. Quant à la possibilité de la persistance de celle-ci, elle est incontestable. On a vu le rectum, la vessie se contracter dans les cadavres, et accomplir les actions d'excrétions; on a vu de même l'utérus effectuer l'accouchement. Qui ne sait que, par l'application aux muscles de stimulans divers, soit mécaniques, soit chimiques, on en excite pendant long-temps encore les contractions? Enfin, tandis que le cadavre après la mort sénile n'a pas manifesté le phénomène de la roideur cadavérique, après la mort accidentelle le cadavre présente ce phénomène, pendant un temps d'autant plus long et avec une énergie d'autant plus grande, que cette mort accidentelle a été plus subite et est arrivée à un âge plus rapproché de celui de la consistance; et encore une fois la roideur cadavérique est le reste de puissance contractile que conservent et développent encore les muscles après la mort. Cette persistance de quelques fonctions après la mort nous semble tenir, nous l'avons déjà dit, à l'influence nerveuse, qui ne s'éteint que par degrés quand le système qui la dispense était encore plein de force lorsque la mort est survenue; et elle est un nouveau fait qui confirme la conjecture que nous avons faite, que c'est la détérioration du système nerveux qui amène la mort sénile, et que c'est dans son action que réside le secret de la vie et de la mort.

Telle est l'histoire de la mort. Pour ce qui est du corps de l'homme après la cessation de la vie, et des changemens que ce corps éprouve, *voyez* les mots *cadavre* et *putréfaction*. (ADELON.)

MOTEUR, MOTRICE, adj., *motor, motrix;* qui meut, qui met en mouvement.

MOTEUR OCULAIRE COMMUN (le nerf), désigné aussi par la plupart des anatomistes sous le nom de *troisième paire*, communique avec la MOELLE ALONGÉE par deux filets d'origine ou racines; l'une est située en dedans, sur la surface triangulaire formée par la pulpe grisâtre qu'on remarque à la partie interne des pédoncules; l'autre, placée très en dehors, s'enfonce au-delà de la rainure où l'on voit la tache noire de Sœmmering, et qui sépare les deux faisceaux du pédoncule, le pyramidal antérieur et celui de l'infundibulum ou latéral moyen. Il passe entre les artères cérébrale postérieure et cérébelleuse supérieure, se porte obliquement en avant et en dehors, pénètre dans la partie externe du sinus caverneux jusqu'au niveau de la fente sphénoïdale, et se divise en deux branches avant de se prolonger davantage. Dans cette dernière partie de son trajet, il se trouve en dedans de la quatrième paire et de la branche ophthalmique, et un peu au-dessus d'elles. Après sa division, sa branche supérieure est croisée obliquement par ces deux nerfs qui passent au-dessus d'elle, et se trouvent à son côté interne.

La branche supérieure, après son entrée dans l'orbite, passe au-dessus du nerf optique, et se distribue au muscle droit supérieur et à l'élévateur de la paupière supérieure. La branche inférieure, plus volumineuse, se divise en trois rameaux destinés pour les muscles droit interne, droit inférieur et petit oblique. Le rameau destiné pour ce dernier muscle est plus long que les deux précédens, et fournit un filet gros et court, qui se rend à la partie postérieure et inférieure du ganglion ophthalmique.

Ce ganglion est situé au côté externe du nerf optique, à six lignes à peu près de distance du fond de l'orbite. Il est entouré ordinairement de tissu adipeux au milieu duquel il se présente sous la forme d'un corps rougeâtre, lenticulaire. C'est de la partie antérieure de sa circonférence que naissent la plupart des nerfs *ciliaires*, qui sont mous, flexueux, rougeâtres, réunis en deux faisceaux, s'avançant vers la partie postérieure du globe de l'œil, traversant obliquement la sclérotique sans fournir de filets à cette membrane, et se terminant enfin dans l'iris.

MOTEUR OCULAIRE EXTERNE (le nerf), qu'on nomme encore *sixième paire*, est réunie à la MOELLE ALONGÉE par trois ou quatre filets qu'on observe en haut et en dehors du sillon qui sépare les éminences pyramidales antérieures, des éminences olivaires, et qui sont continus avec les fibres des pyramides antérieures. Ce nerf se trouve sur le trajet des fibres qui descendent des bords supérieurs du *calamus scriptorius*, remontent jusqu'à la protubérance annulaire après avoir contourné les éminences olivaires, et constituent les filamens arciformes. Ces filets forment un tronc nerveux assez grêle, qui se détache de la périphérie de la moelle alongée au-dessous de la protubérance cérébrale, dans le sillon qui la sépare inférieurement du bulbe rachidien; il se porte d'arrière en avant, d'abord dans l'épaisseur de la paroi externe du sinus caverneux, en dehors de l'artère carotide interne, et s'anastomose avec deux filets fournis par le ganglion cervical supérieur du grand sympathique. Arrivé près de l'apophyse clinoïde antérieure, il est placé entre le nerf moteur oculaire commun qui lui est supérieur, et la branche ophthalmique qui lui est inférieure. Avant de pénétrer dans la fente sphénoïdale, il croise la direction du moteur commun, en remontant au-dessus de lui, et se trouve au côté interne de ce nerf et de la branche ophthalmique. Arrivé dans l'orbite, il se rend au muscle droit externe dans lequel il se distribue de telle sorte qu'on peut suivre ses filets assez loin dans l'épaisseur des fibres charnues. (MARJOLIN.)

MOTILITÉ, s. f., *motilitas;* faculté générale du mouvement des corps vivans. Cette dénomination, d'abord employée par M. Chaussier, dans sa table synoptique de la force vitale, y désigne les deux genres de forces motrices qu'il admet et qui sont ce qu'il nomme la *myotilité* ou la faculté du mouvement accordé aux muscles, et la *tonicité* ou la cause des mouvemens insensibles et fibrillaires; mais ce mot a reçu, depuis, une plus grande extension, et c'est par lui que l'on exprime la cause universelle de tous les mouvemens organiques : à la *motilité*, ainsi envisagée, se rapportent, en effet, non-seulement toutes les sortes de contractilités ou des mouvemens dus au resserrement des parties, mais encore tous ceux qui tiennent à l'épanouissement, l'expansion ou la dilatabilité active, forces diverses dont nous avons traité; et auxquelles nous devons nous contenter de renvoyer. *Voyez* donc CONTRACTILITÉ, DILATABILITÉ, IRRITABILITÉ, FORCE et TONICITÉ.

(RULLIER.)

MOUCHES, s. f.; nom donné par les accoucheurs aux premières douleurs, ordinairement légères et instantanées, qui précèdent l'accouchement. *Voyez* ce mot.

MOUCHETURE, s. f. *Voyez* SCARIFICATION.

MOULE, s. f., *mytilus edulis*, Lamarck. On donne ce nom à un animal de l'ordre des mollusques acéphales testacés, toujours facile à reconnaître à son corps ovale, comprimé, enveloppé dans un manteau à bords épais, non papillaires, adhérens; à son pied linguiforme et canaliculé; au byssus plus ou moins considérable qui garnit la partie postérieure de cette partie; à ses branchies grandes et presque égales; à sa coquille solide, épidermée, subnacrée, bivalve, régulière, libre, close, oblongue, courbe et un peu anguleuse à son bord dorsal, renflée à la partie antérieure du bord ventral, d'une couleur bleue et munie de trois ou quatre dents cardinales.

On trouve la moule dans les mers de l'Europe. Elle est universellement employée à la nourriture de l'homme, soit crue, soit cuite et assaisonnée de diverses manières, et cela depuis les temps les plus anciens, puisqu'Aristote en a parlé sous ce rapport.

On fait la pêche de ce mollusque toute l'année, mais plus particulièrement, depuis le mois de septembre, jusqu'au printemps, saison durant laquelle il a coutume de déposer son frai. Sa chair, d'un blanc jaunâtre et d'une saveur agréable, est en général, de difficile digestion, surtout pendant l'été, époque de l'année où souvent même elle devient nuisible et donne lieu à des accidens assez graves, mais surtout très-effrayans, et qui demandent l'assistance du médecin. J.- Christ. Mentzell, Forster, Quiéros, Robert Thomas de Salisbury, de l'ouvrage duquel j'ai publié une traduction française, Clarcke, Chisholm, Quarrier, et une foule d'autres auteurs, depuis les temps les plus anciens jusqu'à nos contemporains Du Rondeau et George Burrows, ont signalé ces effets malfaisans de la moule et ont mis en dépôt dans les archives de l'art une multitude de pièces qui démontrent que les moules, dans certaines circonstances, sont vénéneuses de la même manière que plusieurs poissons de l'océan équatorial, tels que le cailleu-tassart et le tétraodon scélérat.

Lorsqu'on a eu le malheur de manger des moules vénéneuses, on éprouve d'abord un malaise ou un engourdissement universel, qui survient trois ou quatre heures après le repas, et qui est suivi d'une épigastralgie et d'un sentiment de constriction à la gorge, d'ardeur et de gonflement dans toute la tête et aux yeux spécialement; d'une soif inextinguible, de nausées et de vomissemens. Lorsque ces derniers n'ont point lieu, tous les symptômes énoncés ci-dessus augmentent, et il s'y joint une tuméfaction de la langue qui rend la parole difficile, en même temps que le visage et, par fois, tout le corps deviennent le siége d'une éruption érythémateuse, accompagnée de vives démangeaisons, d'inquiétude générale et même de délire, avec suffocation, roideur cataleptique des membres, convulsions, spasmes, douleurs insupportables, et même angine gangréneuse. En même temps, le pouls est petit, fréquent, serré; la peau se couvre de taches pétéchiales; le corps est inondé d'une sueur froide, et la mort, enfin, peut survenir au bout de trois ou quatre jours et après des souffrances horribles.

Quelle que soit la cause de ces singuliers accidens, soit que l'on pense avec MM. de Breunie et Du Rondeau qu'ils sont dus à l'introduction de petites étoiles de mer ou à leur frai, si abondant pendant les mois de juin, juillet et août, soit qu'avec d'autres médecins, on en accuse la pomme de mancenilier, certains fucus prétendus narcotiques, le frai des méduses, les bancs de cuivre placés au fond des mers, une disposition spéciale de l'estomac des consommateurs, ou une affection morbide de l'animal lui-même, il convient de dire que, si les symptômes sont alarmans, ils ne sont que rarement redoutables, et qu'on peut les guérir en quelques heures, en favorisant les vomissemens à l'aide de l'eau tiède ou de la titillation de la luette, en administrant de la thériaque, des cordiaux, du vinaigre et d'autres acides végétaux, de l'éther et surtout, comme le recommande le professeur Duméril, de l'eau-de-vie et du rum. (HIPP. CLOQUET.)

MOUSSE DE CORSE, s. f. On donne ce nom dans les pharmacies à un mélange de plantes marines et de polypiers flexibles et articulés que l'on recueille sur les rochers des bords de la mer, et particulièrement sur ceux de l'île de Corse; de là le nom vulgaire de *mousse de Corse*, sous lequel cette substance est désignée. On avait long-temps considéré cette substance comme presque entièrement formée par le *fucus helminthocorton;* mais l'examen attentif qui en a été fait par M. De Candolle, a prouvé à ce célèbre botaniste que ce *fucus* forme seulement environ le tiers de ce mélange, tandis que d'autres espèces de fucus, telles que les *fucus plumosus* et *purpureus*, des ulves, des *ceramium*, des conferves, et même des productions animales, telles que des corallines et des sertulaires, en composent les deux autres tiers. L'expérience directe a démontré que le *fucus helminthocorton* était la partie la plus active de ce mélange, bien que la propriété vermifuge, que tous les auteurs s'accordent à lui attribuer, se retrouve aussi, quoiqu'à un degré plus faible, dans les autres substances qui forment avec lui la mousse de Corse. Telle que le commerce nous la livre, la mousse de Corse se compose d'un grand nombre de petits filamens bifurqués au sommet, d'une couleur grise brunâtre (*fucus helminthocorton*) ou irrégulièrement rameux, d'un brun rougeâtre (*ceramium*), de lames irrégulières (*ulva*), ou enfin de petites tiges blanchâtres et articulées (*corallina officinalis*), souvent mélangés de graviers, de petits coquillages et d'autres matières étrangères. Son odeur est désagréable, et ressemble beaucoup à celle des éponges; sa saveur est amère et nauséeuse.

Cette substance a été analysée par M. Bouvier (*Ann. de Chimie*, tome IX), qui a trouvé que 1000 parties de mousse de Corse contenaient : 602 de gélatine; 110 de fibres végétales; 112 de sulfate de chaux; 92 de muriate de soude; 75 de carbonate de chaux, et 17 parties de fer, de silice, de magnésie et de phosphate de chaux.

La mousse de Corse est un des médicamens les plus fréquemment employés pour combattre, chez les enfans, les vers qui se développent dans le canal intestinal : on a varié à l'infini son mode de préparation. Ainsi quelquefois on fait infuser une pincée de cette substance dans six onces d'eau bouillante, que l'on administre ensuite en deux ou trois doses, en ayant soin de bien édulcorer cette boisson, dont l'odeur et la saveur sont également désagréables ; d'autrefois on la donne en poudre à la dose d'un scrupule à un demi-gros, que l'on délaie dans une petite tasse d'eau rougie et sucrée, ou dont on forme un ou plusieurs bols, en y incorporant une certaine quantité de sirop. Lorsqu'on a fait bouillir le *fucus helminthocorton* pendant un temps assez long, il forme en se refroidissant une gelée que l'on sucre et que l'on aromatise avec une petite quantité de canelle. Cette gelée, que les enfans prennent volontiers, se donne par petites cuillerées à café : on prépare encore un sirop de mousse de Corse. Enfin, pour masquer entièrement l'odeur et la saveur de ce médicament et en faciliter encore davantage l'administration chez les enfans, on le fait entrer dans des biscuits, du pain d'épice, que les enfans prennent sans répugnance et sans s'en douter. (A. RICHARD.)

MOUTARDE, s. f. On donne ce nom à un genre de plantes appelé également *sénevé*, en latin *sinapis*, appartenant à la famille des crucifères et à la tétradynamie siliqueuse, et à une préparation culinaire employée comme condiment et qu'on fait avec les graines d'une des espèces du genre *sinapis*. Nous parlerons successivement de l'un et de l'autre. Le genre *sinapis* se reconnaît facilement à son calice formé de quatre sépales étalés, à sa corolle cruciforme composée de quatre pétales dressés, et à ses fruits, qui sont des siliques alongées contenant plusieurs graines, et terminées par une pointe plane ou carrée. L'espèce dont on fait usage est LA MOUTARDE NOIRE *sinapis nigra*, L., Rich. *Bot. méd.*, tome II, page 669. C'est une plante annuelle qui croît en général dans les lieux humides, et que l'on cultive dans plusieurs parties de la France. Sa tige est haute de deux à trois pieds, cylindrique, glabre et d'une teinte glauque. Ses feuilles alternes sont sessiles, grandes, lyrées, un peu épaisses et charnues ; les supérieures sont entières, lancéolées et étroites. Les fleurs sont petites, jaunes, pédonculées, disposées en longs épis à la partie supérieure de la tige. Les siliques sont grêles, dressées contre la tige, contenant de petites graines globuleuses, noires extérieurement, et jaunes intérieurement. Ce sont ces graines qui sont employées soit comme condiment, soit en thérapeutique. Elles ont une saveur extrêmement âcre et brûlante ; lorsqu'elles sont écrasées, leur odeur est forte, piquante, et détermine l'éternuement. Dans ces derniers temps plusieurs habiles chimistes se sont occupés de la composition chimique des graines de moutarde. M. Thibierge en a publié une analyse soignée dans le Journal de Pharmacie pour l'année 1819. Ce chimiste a trouvé dans ces graines 1° deux espèces d'huiles, l'une douce, fixe et légère; l'autre âcre, brûlante, volatile et pesante; 2° une matière albumineuse végétale; 3° une grande quantité de mucilage; 4° du soufre; 5° de l'azote. L'huile fixe, retirée des graines de moutarde, est soluble dans l'alcohol et dans l'éther, et pourrait être facilement extraite de la farine de moutarde, pour être employée soit pour l'éclairage, soit dans les arts, sans que cette farine perde rien de ses propriétés irritantes, qui, au contraire, seraient encore plus concentrées. L'huile volatile est soluble dans l'eau et dans le vin, et contient une certaine quantité de soufre, soit à l'état de simple solution, soit à l'état de combinaison, et auquel elle paraît devoir sa propriété vésicante. D'un autre côté, Marcgrave et M. Vauquelin ont constaté la présence du phosphore dans les graines de moutarde; et M. Henri fils, qui très-récemment s'est de nouveau occupé de les soumettre à l'analyse, a retiré de l'huile fixe de moutarde un acide nouveau qu'il nomme *sulfo-sinapique*, parce qu'il contient du soufre parmi ses élémens.

Cette saveur âcre, brûlante, existe aussi, mais en une proportion infiniment moindre, dans les feuilles de la moutarde noire. Aussi ces feuilles fraîches sont-elles considérées par plusieurs auteurs comme un excellent antiscorbutique, particulièrement en Hollande, où l'on cultive cette plante abondamment. Mais cette saveur piquante se perd facilement par l'ébullition, et dans quelques contrées on mange les feuilles de moutarde bouillies dans l'eau, comme on fait pour les choux et beaucoup d'autres crucifères.

La farine de graines de moutarde noire, délayée dans un peu de vinaigre et appliquée sur la peau, ne tarde pas à en déterminer la rubéfaction; et, si l'application est prolongée pendant quelques heures, il se fait un soulèvement de l'épiderme avec accumulation de sérosité. C'est pour produire ces différens phénomènes que l'on emploie plus spécialement en médecine la graine de moutarde. On appelle *sinapismes* les cataplasmes irritans que l'on prépare avec la farine du *sinapis nigra*. *Voyez* SINAPISME.

Malgré l'action irritante que la farine de graines de moutarde exerce sur les tissus vivans, plusieurs praticiens ont cru devoir en prescrire l'usage à l'intérieur. Une petite dose de cette farine, introduite dans l'estomac, détermine tous les phénomènes de la médication stimulante, surtout quand l'individu auquel on l'administre est dans un état de faiblesse assez marqué, et s'il ne fait pas habituellement usage de moutarde comme condiment. Cet emploi médical de la moutarde paraît remonter aux premiers temps de la médecine, et à différentes époques a été de nouveau préconisé et vanté. C'est particulièrement contre les fièvres intermittentes que l'on en fait le plus souvent usage; d'autres disent en avoir retiré des avantages contre certaines paralysies, dans la chlorose et les hydropisies. Mais aujourd'hui les praticiens ont généralement renoncé à l'emploi de ce médicament à l'intérieur, qui peut être fort dangereux toutes les fois qu'il y a une irritation plus ou moins vive portée sur quelque organe.

Selon Cullen et Macartan, une cuillerée de farine de moutarde délayée dans un verre d'eau tiède forme un émétique aussi prompt que certain; et, si l'on double la dose, la moutarde agit alors comme purgative.

Quant à la préparation de moutarde employée comme condiment, son usage remonte à la plus haute antiquité, et les anciens n'en paraissaient pas moins amateurs que beaucoup de modernes. Le mode de préparation de la moutarde n'est pas le même partout. D'après l'étymologie même du nom (*mustum ardens*) elle doit être faite avec du jus de raisin, dans lequel on broie les graines. C'est encore de cette manière qu'on la prépare dans plusieurs provinces de la France, aux environs de Saumur, d'Angoulême, etc. Mais plus généralement cependant on la fait avec le vinaigre et quelques autres assaisonnemens, qui servent à la fois à masquer un peu la trop grande âcreté de la farine de *sinapis* et à donner à cette préparation une saveur aromatique plus agréable. L'usage de la moutarde est extrêmement répandu; c'est un puissant excitant des fonctions digestives, mais dont l'habitude émousse singulièrement l'activité. On la mange soit avec les viandes, soit, mais plus rarement, avec certains légumes très-flatulans, tels que les navets par exemple; c'est surtout dans ce dernier cas que son usage peut être plus avantageux.

L'usage abusif de ce condiment peut amener à la longue les accidens les plus graves. Il détruit les forces digestives de l'estomac, et souvent amène un état de maigreur qui paraît dépendre d'une altération plus ou moins profonde dans les fonctions assimilatrices.

La moutarde, surtout la plus commune, qui en général est la plus forte, peut être employée à faire des sinapismes. Délayée dans l'eau, on en forme des pédiluves ou des manuluves irritans.

(A. RICHARD.)

MOUVEMENT, s. m., *motus*; changement de situation d'un corps par rapport aux autres corps qui l'environnent. Les considérations relatives aux mouvemens des corps en général forment une branche importante de la physique connue sous le nom de mécanique. Nous n'avons à nous en occuper que pour faire remarquer que le corps humain, ou certaines parties qui entrent dans sa composition, exercent des mouvemens qu'on peut rapporter aux lois que suivent les autres corps, quoiqu'il ne soit pas possible de calculer avec précision ces mouvemens. (*Voyez* DYNAMIQUE, MÉCANICO-DYMANISQUE.) Outre ces mouvemens sensibles, évidens, on en a admis d'autres qui se passent dans l'intimité des organes; quoiqu'ils échappent à nos sens, on les a supposés comme pouvant seuls expliquer les phénomènes qu'ils sont censé produire. Mais cette supposition ne conduit à rien, n'explique rien, du moment qu'on ne peut pas apprécier les lois qui président à ces mouvemens organiques, s'ils existent : il vaut mieux se contenter d'observer les effets dont ils sont regardés comme la cause. La théorie des mouvemens insensibles doit donc être réjetée de toute saine physiologie, comme elle ne peut être utile à la pathologie. L'expression *mouvement vital* ou *organique* n'est donc qu'une de ces expressions vagues, qui ne servent qu'à indiquer la cause inconnue d'un phénomènè vital, organique; elle ne sert, comme beaucoup d'autres, qu'à dissimuler aux autres et à nous-mêmes notre ignorance sur l'action intime des organes. (R. DEL.)

MOXA, s. m. On donne ce nom à un mode particulier d'ustion qu'on pratique, à l'aide d'un cylindre ou d'un cône de de matières très-combustibles qu'on brûle sur la peau. Ce mot d'origine portugaise, suivant le docteur Percy, et qui vient du mot *mechia*, mèche, a été d'abord appliqué par les Portugais aux espèces de mèches dont se servaient les Chinois et les Japonais pour brûler la peau. Ce genre d'ustion, qui paraît avoir pris naissance chez eux, a été introduit ensuite en Europe par les Portugais.

Les Chinois se servent pour leur Moxa d'un duvet qu'ils obtiennent en pilant les feuilles et les sommités de plusieurs espèces d'armoises, qu'ils tordent comme de la corde ou qu'ils roulent sous forme de cylindre. Une foule d'autres substances végétales peuvent servir au même usage : le chanvre, le lin, le coton cru ou bouilli dans l'eau ou dans une forte solution de nitrate de potasse, l'amadoue, les mèches d'artillerie qu'on prépare, soit avec le chanvre et le nitrate de potasse, soit avec le coton imprégné d'acétate de plomb, la moelle de plusieurs joncs, les tiges desséchées de plusieurs mousses, enfin les tiges très-moelleuses de l'*helianthus annuus*, proposées dans ces derniers temps par le Dr Percy, peuvent fournir d'excellens moxa. Les substances animales, telles que la soie dont se servent les Indiens, la laine de mouton, le poil de chèvre, la bourre de chameau, avec laquelle les Arabes et les Tartares se cautérisent, brûlent moins bien, et repandent une odeur fort désagréable. En Europe, on emploie maintenant plus généralement des petits cylindres de ouate de coton ou de charpie, roulés dans un morceau de linge, et plus ou moins serrés, à l'aide d'un fil fortement appliqué autour du cylindre, quand on juge convenable de lui donner plus de densité. Plus les substances combustibles sont en général serrées, plus leur combustion est vive et profonde, et se rapproche de celle du charbon. La moelle de l'*helianthus annuus* est peut-être de toutes les substances celle dont la combustion est la plus légère et cautérise le moins profondément ; aussi le professeur Percy lui a-t-il donné le nom de moxa de velour. Les cylindres préparés avec la mèche de coton bien serré donnent au contraire une escarre très-profonde.

Quelle que soit la substance qu'on emploie, on donne au moxa un diamètre variable, de huit à dix-huit lignes, et un pouce de hauteur. Pour appliquer le moxa, on place le cylindre ou le cône sur l'endroit indiqué, en l'environnant d'un linge mouillé ou d'une plaque de carton, afin que les étincelles ne brûlent pas la peau. Le linge ou le carton sont percés d'un trou du diamètre juste du moxa ; on l'allume et on le maintient à l'aide d'une pince à anneau, d'un fil de fer ou de laiton, environné de linge, ou mieux, comme le fait M. Larrey, au moyen d'un cercle métallique, monté sur un petit manche de métal, avec une poignée en bois. La combustion du moxa ne s'opère que lentement, et la plupart des cylindres s'éteignent, surtout quand ils sont serrés, si on n'excite pas la combustion à l'aide d'un soufflet ou d'un chalumeau.

On a prétendu remplacer le moxa par l'application de cautères nummulaires, rougis à blanc; mais ce mode d'ustion n'est pas précisément le même, surtout lorsque le médecin a pour but de favoriser la résorption d'un abcès enkysté ou d'un hydrarthrose.

On peut appliquer le moxa, sur presque toutes les parties du corps, excepté cependant, dans les endroits où la peau est mince et recouvre presque immédiatement des tendons, des cartilages ou des os, comme sur les parties inférieures de l'avant-bras sur les phalanges, sur le nez et les oreilles.

Les effets immédiats du moxa diffèrent de ceux des autres modes d'ustion. Il produit d'abord une douce chaleur, qui se répand par degrés à une certaine distance du point sur lequel on l'applique, et ensuite une excitation prompte et vive déterminée par une brûlure plus ou moins profonde et plus ou moins douloureuse, suivant la densité et l'étendue du moxa. Les effets secondaires, qui ont aussi plus ou moins d'intensité suivant l'espèce de moxa, sont une excitation inflammatoire qui provoque la séparation de l'escarre, et une suppuration profonde qui a le caractère des ulcères des brûlures. C'est à cette excitation soutenue qu'appartiennent tous les avantages secondaires du moxa, qu'on a préconisé avec raison dans beaucoup de maladies externes et internes.

Parmi les premières, l'utilité du moxa est depuis long-temps constatée dans les abcès froids qui ne peuvent être ouverts sans danger, particulièrement dans ceux qui se trouvent sur les parties latérales du rachis, et qui sont souvent accompagnés de maladies des vertèbres. M. Larrey a, par de nouveaux faits, confirmé dans ces derniers temps les succès de cette méthode déjà anciennement employée. Le moxa n'est pas moins recommandable dans les inflammations articulaires chroniques avec épanchement. Il serait nuisible, cependant, dans les inflammations qui sont accompagnées de beaucoup de douleur, et qui n'ont pas été préalablement combattues par les émollients et les antiphlogistiques. Il est essentiel, dans les hydrarthroses, de n'employer que des moxa légers, et qui ne brûlent que les superficies du derme, car il s'agit dans ce cas d'appeler seulement l'irritation profonde à la peau, et de favoriser la résorption des liquides épanchés; et il vaut mieux, pour atteindre ce but, renouveler plusieurs fois l'application de moxa superficiels, que de faire seulement une ou deux brûlures profondes.

Parmi les maladies internes, les paralysies ont surtout été avantageusement combattues par le moxa et particulièrement la paraplégie; elle cède souvent à ce moyen, quand elle ne dépend pas d'une altération organique. J'en ai plusieurs exemples remarquables. Mais il faut, dans ce cas, appliquer de larges moxa, et cautériser profondément le derme, parce qu'il est nécessaire de produire une impression profonde sur tous les organes, et surtout sur le système nerveux. Plusieurs praticiens ont obtenu des succès, moins constamment à la vérité, mais cependant également certains, de l'application du moxa sur le sommet ou sur la partie latérale de la tête dans quelques amauroses.

On a beaucoup vanté les avantages du moxa dans les maladies de poitrine. Il est incontestable que ce moyen a souvent réussi dans plusieurs maladies des parois thoraciques et même du poumon. Il est surtout utile dans la pleurodynie chronique, de même que dans la rachialgie rhumatismale. Il paraît avoir été également précieux dans quelques pleurésies chroniques, avec ou sans épanchement, et même dans certaines pneumonies latentes. Il agit alors à peu près à la manière des cautères, surtout quand on le transforme en un ulcère de cette nature, à l'aide d'un pois, afin d'y entretenir une suppuration soutenue; mais il me semble qu'aucun fait ne constate d'une manière positive la réussite du moxa dans la phthisie tuberculeuse, comme l'ont prétendu quelques praticiens modernes. Ce moyen, en effet, peut-il favoriser la résorption des tubercules non suppurés, et vaut-il mieux comme moyen dérivatif que le cautère, lorsqu'on cherche à obtenir la cicatrice d'un ulcère tuberculeux? Je ne le pense pas; je l'ai employé plusieurs fois sans succès sur des adultes et des enfans. Néanmoins on peut encore tenter le moxa dans la phthisie tuberculeuse pulmonaire, tant que le malade n'est pas épuisé par la fièvre hectique; mais il y a de la barbarie et certaine immoralité médicale à appliquer, comme on le fait de nos jours, des moxa sur des phthisiques au dernier degré.

Quant aux maladies des organes abdominaux, on a appliqué le moxa avec beaucoup de succès, sur la région de l'estomac, dans des vomissemens spasmodiques qui avoient résisté à tous les autres moyens. (GUERSENT.)

MUCILAGE, s. m.; quelques chimistes ont désigné sous le nom de *mucilage* un état particulier de la gomme, une gomme non encore élaborée, peu consistante, ne se présentant pas enfin avec tous les caractères physiques et chimiques, telles sont les matières gommeuses qu'on retire de la graine de lin, de la racine de guimauve, des bulbes de plusieurs liliacées, des semences de coing, etc. *Voyez* GOMME.

En pharmacie, on donne le nom de *mucilage* non-seulement à ces mêmes matières, mais encore aux gommes proprement dites dissoutes dans une petite quantité d'eau.

Les mucilages sont rarement employés en médecine, ils servent quelquefois comme adoucissans externes. En pharmacie, on les emploie pour réunir les poudres, le sucre pulvérisé, et en former des pâtes, des tablettes, des pastilles, des trochisques. Le mucilage de gomme adragant est le plus en usage dans ces différens cas. (J. P.)

MUCIQUE (acide). L'acide mucique, désigné d'abord sous le nom d'*acide saccholactique*, a été découvert par Scheèle; il est toujours le produit de l'art, et s'obtient en traitant par l'acide nitrique le sucre de lait et la gomme, ou les substances qui en contiennent. L'acide mucique se présente en poudre blanche presqu'insoluble dans l'eau froide, soluble dans soixante parties d'eau bouillante, presque sans saveur : humecté, il rougit cependant très-sensiblement le papier de tournesol; exposé à l'action du feu, il se décompose en partie, et en partie se volatilise en produisant un acide particulier, l'acide pyromucique. Il forme des sels solubles avec la potasse, la soude et l'ammoniaque; ses autres combinaisons salines sont insolubles. Il est formé de oxigène 62,69, carbone 33,69, hydrogène 3,62. Comme il n'est d'aucune utilité en médecine ni même dans les arts, nous nous bornons à cette courte notice. (J. P.)

MUCOSITÉ, s. f., *mucositas*. *Voyez* MUCUS.

MUCUS, s. m., *mucus*, *mucor*; fluide visqueux, filant, secrété par les membranes muqueuses. Le mucus animal, d'après les recherches de Fourcroy et de Vauquelin, est très-analogue au mucilage végétal, et en diffère par l'azote qu'il contient. A l'intérieur, il est le produit de la sécrétion muqueuse; à l'extérieur, on le retrouve dans l'épiderme, les poils, les ongles, parties qu'il constitue en grande partie. A l'état liquide, il est blanc, transparent, inodore, insipide, contient les neuf dixièmes de son poids d'eau. Il est insoluble dans l'alcohol, soluble dans les acides, non coagulable comme l'albumine, et non congélable comme la gélatine. Il est précipité par l'acétate de plomb. Exposé à l'air, il se dessèche; chauffé, il ne se coagule point, et ne se prend pas en gelée. A l'état solide, il forme presque à lui seul les durillons, les ongles, les parties épaisses de la plante des pieds, des mains; les écailles sèches qu'on remarque quelquefois à la surface de la peau en sont entièrement formées. Le mucus solide est demi-transparent comme la gomme, fragile, insoluble dans l'eau, l'alcohol et l'éther; susceptible de se gonfler et de se ramollir dans le premier de ces liquides : il est peu soluble dans les acides; chauffé dans des vaisseaux fermés, il se décompose, et fournit une très-grande quantité de sous-carbonate d'ammoniaque; mis sur les charbons ardens, il fond, se boursoufle, et répand l'odeur de la corne brûlée.

Les analyses des diverses mucosités données par Fourcroy, MM. Vauquelin, Berzélius et Hatchett, présentent des différences qui tiennent à la variété des parties où la mucosité a été recueillie, ou à des mélanges avec d'autres humeurs, ou aux individus différens, affectés de diverses maladies; car quoique le mucus soit identique, la mucosité n'est ni toujours, ni partout la même.

MUET, adj. m., *mutus*, qui est privé de la parole ou atteint de *mutisme*. *Voyez* ce mot, et consultez encore les articles *sourd-muet* et *surdi-mutisme* auxquels nous renvoyons, pour éviter d'inutiles répétitions. (RULLIER.)

MUGUET, s. m., *convallaria majalis*, L., Rich., *Bot. méd.*, tome I, page 84. Famille des Asparaginées, Hexandrie monogynie, L. Tout le monde connaît cette petite plante qui, aux approches du printemps, montre dans nos bois ses petites grappes de fleurs blanches en forme de grelots et répand une odeur suave et agréable.

L'eau distillée de ses fleurs, qui par son odeur se rapproche beaucoup de celle des fleurs de l'oranger, a été considérée comme calmante et antispasmodique. Les Allemands surtout en ont fait un grand usage sous le nom d'*eau d'or*. Mais aujourd'hui ce médicament est à peu près abandonné.

La racine de muguet a une saveur âcre et amère. Séchée et réduite en poudre, on l'emploie pour exciter la membrane pituitaire; elle fait partie de plusieurs poudres sternutatoires.

(A. RICHARD.)

MUGUET ou BLANCHET, s. m. On donne ce nom en français à une maladie qui attaque les membranes muqueuses des organes de la digestion, et particulièrement celles de la bouche, et qui est surtout caractérisée par une exudation blanche, d'où lui vient son nom vulgaire. La plupart des auteurs, jusqu'à nos jours, ont considéré cette maladie comme une sorte d'aphthe; c'est l'*aphtha lactamen* de Sauvages, l'*aphtha infantilis* de Plenck', l'*aphtha lactantium* de Bateman. Cependant quelques écrivains, tels que Sylvius, Amatus Lusitanus, avaient déjà signalé le muguet comme une maladie différente des aphthes; ce dernier même lui avait donné le nom de *lactamina* ou *luctamina*, parce qu'il regardait cette maladie comme le produit de l'altération du lait. Quoique cette théorie soit erronée, le muguet n'en est pas moins une maladie très-distincte: il faut en effet la séparer des véritables aphthes, avec lesquels elle n'a d'autre analogie que d'occuper les mêmes parties. Le muguet diffère essentiellement des aphthes, en ce qu'il n'offre point les caractères d'une véritable éruption pustuleuse, et qu'il n'est point déprimé au centre comme l'aphthe: il n'est pas moins distinct de la miliaire, à laquelle Dehaen et quelques autres médecins depuis lui rattachaient les aphthes, qu'ils regardaient comme le millet des membranes muqueuses; le muguet n'est point vésiculeux. La description de cette maladie prouvera d'ailleurs suffisamment qu'elle se rapproche des inflammations des membranes muqueuses avec exudation, et surtout de l'exudation pultacée. *Voyez* ANGINE PULTACÉE.

1° *Nosographie du muguet.* — La maladie commence tantôt par un gonflement de l'extrémité et du bord de la langue, tantôt par une rougeur plus ou moins étendue de cet organe, avec développement des papilles, qui deviennent saillantes et rouges, comme dans la troisième période de la scarlatine. La bouche est sèche et brûlante, la succion devient très-douloureuse, et souvent même impossible pour l'enfant à la mamelle; la déglutition même des liquides est souvent très-difficile, ce qui dénote ordinairement que la maladie s'étend dans le pharynx et l'œsophage. Les adultes affectés de cette maladie se plaignent d'une cuisson et d'un picotement douloureux de la langue, accompagnés de la sécheresse de la bouche. Après ces prodrômes de la maladie, qui durent un à trois jours au plus, il apparaît sur les parties latérales du frein de la langue ou vers l'extrémité et le milieu de cet organe, ainsi qu'à la partie interne de la lèvre inférieure, de petits points sémi-transparens d'abord, mais qui promptement deviennent d'un blanc mât ou luisant. Ces points se multiplient, se réunissent, et forment des plaques irrégulières alongées, d'une blancheur plus ou moins éclatante, et ressemblant pour l'aspect à une exudation caséeuse ou crémeuse. La blancheur de cette exudation est le plus souvent tellement comparable à celle du lait, qu'on peut s'y méprendre; elle s'étend ordinairement sur la paroi interne des joues, les gencives, les parties latérales de la langue, sur la voûte palatine, le voile du palais et la luette, et elle adhère souvent en grande quantité au devant des piliers antérieurs du voile du palais et dans l'angle des commissures des mâchoires : on retrouve cette même exudation sur les amygdales et sur la paroi postérieure du pharynx. En avant, cette exudation s'arrête sur le bord externe des lèvres et vers leur commissure, à l'endroit où l'épithélium commence à prendre la consistance de l'épiderme. La couleur du muguet, quoique étant le plus souvent blanche, offre cependant quelquefois une teinte jaune, grise, ou même brune.

Dans certains cas, l'exudation du muguet est très-abondante, et forme des croûtes épaisses sur la langue et les parois des joues, et ne laisse aucun intervalle qui permette d'apercevoir la membrane muqueuse; d'autres fois le muguet se présente sous la forme de points de linéamens ou de plaques, qui sont simplement disséminés çà et là dans l'intérieur de la bouche, et la membrane muqueuse se trouve hérissée de papilles rouges dans les intervalles qui ne sont point recouverts de muguet. On avait, d'après ces différences, admis un muguet discret ou benin et un muguet confluent ou malin; mais la rareté ou l'abondance de l'exudation dans la bouche ne constitue pas une différence très-essentielle de cette maladie; et ce n'est pas sur ces caractères, pris isolément, que sont fondées sa gravité ou son innocuité, mais bien plutôt sur le développement du muguet dans le canal intestinal, et sur les maladies qui compliquent ordinairement cette affection, et qui déterminent alors des symptômes généraux plus ou moins graves.

Les symptômes locaux du muguet dans la bouche se rencontrent quelquefois sans fièvre et sans aucun autre signe de maladie; mais le plus souvent, cependant, cette affection locale est accompagnée de fièvre, de nausées, de vomissemens et d'une diarrhée verdâtre, surtout quand cette maladie affecte l'intestin; ce qui ne s'observe ordinairement que chez les très-jeunes enfans : ils rendent quelquefois dans ce cas, au milieu des excrémens glaireux et verdâtres, des parcelles de l'exudation pultacée qui appartient au muguet. Lorsque la maladie se propage ainsi dans le canal intestinal, elle se termine ordinairement d'une manière fâcheuse; l'enfant est alors dans un état de somnolence plus ou moins profond, troublé par des gémissemens et des cris; la soif est plus ou moins vive; la couche épaisse du muguet, qui tapisse toute la bouche et y adhère fortement, est sèche et brune. Dans la dernière période de cette maladie, l'amaigrissement de l'enfant est rapide, sa figure est ridée comme celle d'un petit vieillard, ses yeux sont caves, cernés, éteints, sa voix cassée; son pouls est faible, insensible, ses extrémités froides, et il succombe dans un état complet de prostration, et ordinairement sans convulsion.

Lorsque le muguet est porté à un très-haut degré, il est presque toujours compliqué d'une autre maladie, tantôt d'une gastro-entérite, d'une entéro-colite; tantôt d'un ramollissement des membranes muqueuses gastro-intestinales; ou dans d'autres cas de catarrhe, de pneumonie, et quelquefois de pleuro-pneumonie avec épanchement. Si la maladie est compliquée, elle marche alors souvent très-rapidement, et se termine d'une manière funeste dans l'espace de cinq à six jours, et quelquefois moins. Lorsqu'au contraire le muguet n'est point compliqué, qu'il ne s'étend point dans le canal intestinal, et qu'il est seulement circonscrit à la bouche, cette maladie est alors légère et purement locale; le malade a peu ou point de fièvre; l'exudation du muguet se détache avec facilité; le petit malade, s'il est à la mamelle, continue de téter; ses évacuations alvines sont naturelles, et la maladie se termine plus ou moins promptement dans l'espace de quelques jours. Il arrive cependant parfois que le muguet affecte une marche presque chronique, ou paraît et disparaît plusieurs fois, et se renouvelle plus ou moins souvent dans l'intervalle de quelques mois. Cet état chronique n'a au reste rien de fâcheux, s'il ne s'accompagne pas d'autres maladies.

Il faut nécessairement rapprocher du muguet des jeunes enfans le muguet des enfans plus âgés et des adultes, qui complique quelquefois la scarlatine, et qu'on rencontre souvent chez les phthisiques de tous les âges, et dans la dernière période de différentes maladies aiguës ou chroniques. Quand cette éruption consécutive survient, n'importe à quel âge, à une époque avancée d'une maladie grave, on doit la regarder comme un signe très-fâcheux; elle annonce presque toujours une mort certaine.

Les altérations pathologiques qu'on observe sur les sujets qui ont succombé ayant le muguet, appartiennent à cette maladie ou à celles qui la compliquent. Les altérations particulières au muguet se retrouvent partout où cette exsudation se manifeste, dans la bouche, le pharynx, l'œsophage, l'estomac, le gros intestin, et dans le larynx et la trachée artère. Dans la bouche, et surtout sur la face interne des lèvres et des joues où l'épithélium est assez apparent, il est bien évident que cette exusadtion caséeuse a lieu d'abord au-dessous de la membrane de même que l'exsudation couenneuse : on ne peut l'enlever qu'en déchirant l'épithélium; mais au bout de quelques jours, surtout lorsque l'exsudation est très-abondante, l'épithélium est déchiré, l'exsudation devient superficielle; et quoiqu'elle adhère plus ou moins intimement à la membrane muqueuse, elle peut en être facilement détachée, même avec un corps mousse. Cette disposition anatomique du muguet se rencontre également vers la fin du rectum, où l'épithélium se rapproche par sa consistance de celle de l'épiderme; mais dans l'estomac, dans le colon et dans la trachée artère, où il est très-difficile de re-reconnaître la présence de cette membrane, qui échappe sans doute par sa finesse à nos regards, en supposant qu'on doive admettre qu'elle s'y trouve réellement, il semble que le muguet soit une exsudation développée à la surface même de la membrane muqueuse, et il est impossible de la distinguer, par d'autres caractères que par son adhérence, de cette même concrétion détachée du pharynx, et qui aurait ensuite passé dans d'autres organes par l'effet de la déglutition. On observe cette concrétion caséeuse du muguet très-souvent adhérente au pharynx, à l'œsophage, mais rarement dans l'estomac. Quelques personnes, comme M. Véron, prétendent même qu'il n'est jamais adhérent à cet organe; mais que lorsqu'on y retrouve du muguet, il est toujours le produit de la déglutition. On n'a point encore reconnu ni constaté l'existence du muguet dans l'intestin grêle. Cette éruption commence à paraître quelquefois, mais très-rarement vers la valvulve iléo-cœcale et dans tout le trajet du gros intestin. Nous n'avons pas remarqué que le muguet fût plus abondant dans les endroits où se retrouvent beaucoup de follicules muqueux : ils sont très-développés et très-abondans dans la partie supérieure du pharynx, vers l'extrémité pylorique de l'estomac, dans le duodénum, et on ne rencontre presque jamais d'éruption de muguet sur toutes ces parties. Dans la bouche même, quand le muguet est peu abondant, il est disséminé çà et là, et ne paraît point se développer plus particulièrement à la base de la langue, où les cryptes sont très-apparens. Je ne pense donc pas, comme M. Verron, que le muguet soit plus particulièrement sécrété par les follicules muqueux que par tout autre point de la membrane muqueuse, ce qui rapproche encore cette maladie de l'exsudation couenneuse. Il est assez rare de retrouver du muguet adhérent dans le larynx ou la trachée artère : on l'observe aussi rarement sur la membrane nasale.

L'exsudation du muguet est molle, pultacée, inodore, insoluble dans l'eau, et soluble dans les acides comme l'exsudation couenneuse; mais nous manquons d'une analyse bien faite de cette substance comparée à celle de la couenne.

Lorsque l'on a enlevé toute l'exsudation du muguet, on ne retrouve au-dessous aucune érosion ni altération de la membrane muqueuse, elle est seulement un peu plus rouge, et les papilles y sont souvent plus développées que dans l'état de santé. Quant aux altérations pathologiques de la membrane muqueuse qui coïncident quelquefois avec le muguet, tels que le boursouflement et la rougeur des cryptes agminés de Peyer, le ramollissement gélatineux de l'estomac, le ramollissement et la perforation de l'œsophage observés dans un cas par M. Verron; il est évident que ces altérations pathologiques sont indépendantes du muguet qui n'affecte pas même le corps muqueux.

Les altérations de tissu qu'on peut rencontrer dans les organes de la respiration chez les individus qui ont succombé ayant le muguet, tels que la rougeur de la membrane muqueuse de la trachée-artère et des bronches, l'engouement et l'hépatisation des poumons, l'épanchement dans les plèvres, sont également le résultat de maladies qui compliquent souvent le muguet et le rendent mortel, mais néanmoins lui sont étrangères.

Etiologie du muguet. — Cette maladie affecte tous les âges, depuis l'enfance jusqu'à la vieillesse ; mais elle est beaucoup plus fréquente à l'époque de la naissance qu'à tout autre âge. M. Verron pense même que le muguet peut se développer dans le sein de la mère; mais le fait sur lequel il s'appuie n'est point du tout concluant : on n'a point encore retrouvé le muguet sur un enfant au moment de sa naissance, et cette observation serait absolument nécessaire pour établir l'opinion de M. Verron d'une manière incontestable. On observe assez rarement le muguet chez les adultes, plus rarement encore dans un âge avancé; et, quand on le rencontre au-delà de l'enfance, il est presque toujours compliqué de quelque autre maladie plus ou moins grave.

Le muguet ne paraît point contagieux. A l'hôpital des Orphelins, où tous les enfans sont réunis dans les mêmes salles, boivent souvent dans les mêmes vases, on n'observe pas que cette maladie se communique de l'un à l'autre. La saison et la température ne paraissent pas influer d'une manière très-marquée sur la production et le développement de cette maladie; on l'observe également dans toutes les époques de l'année; peut-être cependant est-elle un peu plus fréquente pendant l'hiver et dans les temps humides, lorsque les affections catarrhales se rencontrent plus ordinairement. Le muguet règne souvent d'une manière épidémique dans les hôpitaux d'orphelins, où l'air est en général très-vicié, à cause des émanations que répandent les couches imprégnées de matière fécale et d'urine; mais dans les mêmes circonstances on observe souvent quelques exemples isolés de muguet dans les maisons particulières; ce qui semble prouver qu'un certain état de l'atmosphère que nous ne pouvons pas apprécier, contribue au développement de cette maladie. Indépendamment de l'influence générale de l'atmosphère, la cause la plus directe du muguet réside, comme la plupart des autres maladies, dans une disposition cachée des organes de l'individu qui est affecté de cette maladie. Il sévit plus particulièrement sur les enfans qui sont allaités artificiellement ou qui sont d'une constitution faible, ou qui ont beaucoup de peine à prendre le sein, soit parce que le mamelon n'est pas assez développé, soit parce qu'il est très-gonflé et crevassé.

Quant à la nature du muguet, il est évident qu'il est le résultat d'une inflammation superficielle de la membrane muqueuse gastro-intestinale, et que l'exsudation particulière qui le caractérise n'en est que l'effet.

Thérapeutique du muguet. — Les moyens thérapeutiques qui doivent être mis en usage sont ou locaux ou étendus à la surface du canal intestinal. Les moyens locaux ne peuvent être appliqués que dans la bouche ou sur le gros intestin : ils doivent être adoucissans et mucilagineux pendant la première et la seconde période de la maladie. Les infusions et les décoctions mucilagineuses de mauve, de guimauve, de graines de lin, de pepins de coing, etc., seules ou coupées avec le lait, doivent être portées dans la bouche à l'aide d'un pinceau mou de charpie ou d'une seringue à injection, ou enfin employées comme gargarisme, quand le malade est d'âge à pouvoir le faire. Il m'a paru qu'il valait mieux, au moins pour la première période, ne pas ajouter de sirop, et surtout de miel rosat pour ces gargarismes, comme on le fait ordinairement, parce que ces substances sucrées ou astringentes ont l'inconvénient d'échauffer et de dessécher la bouche. Dans la seconde période du muguet, quand les croûtes sont très-épaisses, sèches, et tapissent tout l'intérieur de la bouche qui reste ouverte; il est très-utile de l'humecter souvent avec une décoction mucilagineuse quelconque, à laquelle on ajoute un quart de la liqueur de Labarraque : on porte ce collutoire dans la bouche des jeunes enfans à l'aide d'un pinceau de charpie. La liqueur de Labarraque étendue dans une décoction mucilagineuse me paraît beaucoup préférable, dans le muguet, aux solutions de sous-borate de soude ou à celle de sulfate de zinc, recommandée par Heuker. Elle est également préférable en lavement à l'eau de chaux, qui irrite souvent beaucoup les intestins; mais, dans le cas où il y aurait une forte diarrhée, les lavemens mucilagineux et narcotiques sont préférables : on pourrait aussi y ajouter quelques gouttes d'acétate de plomb, comme le conseille le docteur Henker.

Les moyens thérapeutiques généraux qui doivent être mis en usage dans le muguet, sont nécessairement différens, suivant l'étendue plus ou moins considérable de cette maladie dans l'intestin, et la nature des maladies qui peuvent le compliquer. Dans le muguet simple, circonscrit à la bouche, et sans fièvre, le traitement local suffit, et le traitement général doit se borner à une boisson très-légère, mucilagineuse, telle que les infusions de mauve, de pas d'âne, ou d'une décoction d'orge perlé très-peu édulcorée; on donnera peu à téter à l'enfant, et seulement après lui avoir humecté la bouche avec soin. Chez les adultes, on diminuera la quantité des alimens, qui seront liquides.

Si le muguet s'étend dans le gros intestin, avec de la fièvre et la diarrhée, les lavemens émolliens, les fomentations sur le ventre doivent être réunis au traitement local de la bouche. Si la fièvre est intense, on appliquera quelques sangsues à l'anus ou sur le trajet du colon transverse ou à la région de l'estomac, si les vomissemens répétés, la sécheresse et la rougeur de la langue peuvent faire craindre une gastrite. Dans le cas d'une complication d'affection catarrhale pulmonaire ou de pneumonie, on dirigera vers la poitrine le traitement le plus actif, sans négliger toujours les moyens locaux, qui, quoique secondaires, n'en sont pas moins importans.

Les praticiens conseillent quelquefois dans le muguet compliqué de faire usage, dès le commencement, de vomitifs, et de recourir, dans la dernière période, aux purgatifs. Le vomitif me paraît presque toujours contre-indiqué dans le muguet, parce que l'estomac est souvent enflammé dans cette maladie; les laxatifs doux me paraissent plus convenables, surtout chez les enfans très-jeunes, lorsque les évacuations de méconium n'ont pas été suffisantes; on peut se servir alors avec avantage du sirop de chicorée seul, ou associé à l'huile d'amande douce, ou de la magnésie ou de l'eau magnésienne fortement saturée.

La diète la plus sévère est absolument indiquée dans le muguet compliqué d'affection grave. L'enfant à la mamelle sera presque entièrement sevré du sein, même quand la succion pourrait s'effectuer, et l'adulte devra être entièrement privé d'alimens solides et même liquides, si la maladie qui complique le muguet est de nature à entretenir une fièvre continue. (GUERSENT.)

MUQUEUX, EUSE, adj. On donne cette épithète à la membrane molle et humide qui tapisse toutes les cavités du corps qui communiquent au dehors. Considérée dans son ensemble, la membrane muqueuse forme un tégument interne, beaucoup plus étendu que la peau, avec laquelle elle se continue d'une manière insensible aux différentes ouvertures naturelles, à l'exception du bord libre des paupières et des lèvres, où la différence de texture est un peu tranchée; chez la femme, elle communique avec la membrane sérense abdominale, à l'orifice des trompes de Fallope. Cette membrane revêt l'appareil gastro-intestinal, depuis la bouche jusqu'à l'anus, en fournissant des prolongemens nombreux dans un grand nombre d'organes; ainsi, elle pénètre dans les cavités nasales et leurs sinus, dans les conduits auditifs, la caisse du tympan, dans les cellules mastoïdiennes, dans les conduits excréteurs des glandes en général; elle recouvre la surface du globe de l'œil, et constitue les membranes pulmonaire et génito-urinaire. Étudiée d'abord isolément dans ces diverses parties, on la regarda comme la membrane particulière à chacune d'elles, et on la désigna sous les noms de *pituitaire*, *villeuse*, *fongueuse*, *pulpeuse*, *folliculeuse*, *glanduleuse*, etc., etc.; plus tard, l'anatomie démontra que cette membrane offrait partout une structure identique, et l'on reconnut même qu'il existait une analogie complète entre le mucus qu'elle fournit et l'épiderme. Bichat a donné le premier une description générale de cette membrane, qu'il divisa en gastro-pulmonaire et génito-urinaire, et ses idées ont été admises à peu près généralement : cependant Gordon n'a pas compris dans une description commune toutes les membranes muqueuses, parce qu'il a trouvé entre elles des différences essentielles.

La membrane muqueuse présente deux surfaces, l'une externe ou adhérente et l'autre interne ou libre. La première est recouverte d'une couche de tissu cellulaire assez dense, que beaucoup d'anatomistes appelèrent *tunique nerveuse*, et qui n'est que du tissu cellulaire, parcouru d'un grand nombre de ramifications nerveuses et vasculaires, ainsi que l'ont démontré Albinus et Haller; Bichat l'a nommé sous-muqueux. Il est blanc, fibreux, assez dense et résistant, ne contient jamais de graisse; quelquefois il est infiltré de sérosité, et spécialement dans les cas où il y a obstacle à la circulation veineuse abdominale et dans l'œdème général. Cette couche cellulo-fibreuse est recouverte elle-même d'une couche musculaire, du moins dans le canal alimentaire; dans les poumons, la membrane muqueuse est doublée par un tissu élastique, et par un tissu ligamenteux ou fibreux, à la voûte palatine, aux bords alvéolaires, dans les fosses nasales et à leurs sinus, etc., etc.

La surface interne ou libre de la membrane muqueuse, qui est en rapport avec les substances étrangères au corps de l'animal, n'est pas lisse comme celle de l'enveloppe cutanée extérieure : elle offre des valvules, des plis, des rides, des dépressions et des saillies villeuses ou papillaires. Les valvules existent constamment, et sont formées par la couche musculaire, le tissu cellulaire sous-muqueux et la membrane muqueuse; c'est ce qu'on observe au pylore, au cæcum, au voile du palais, à l'ouverture du larynx. Les plis sont également constans, ne s'effacent jamais, et résultent de l'adossement de la membrane muqueuse avec elle-même : tels sont ceux de l'intestin grêle, de la face interne de la vésicule biliaire, des vésicules séminales. Les rides n'existent qu'accidentellement, et varient d'épaisseur, parce qu'elles sont causées par le degré de distension que l'organe peut avoir éprouvé et par sa contraction consécutive; elles sont, en outre, le résultat d'un excès d'étendue de la membrane, qui est en réserve pour des dilatations momentanées : telles sont les rides de l'œsophage et de l'estomac, celles de la trachée artère, du vagin, du col de l'utérus, etc. Les dépressions ou les enfoncemens qu'on remarque aussi à la surface libre de la membrane muqueuse, ont différens aspects; infundibuliformes, cellulaires ou alvéolaires, ils sont, ou très-apparens, comme dans le second estomac des ruminans, ou d'une petitesse extrême et microscopiques chez l'homme, surtout dans l'œsophage, l'estomac et le gros instestin.

On ne doit pas confondre ces enfoncemens particuliers avec ceux des cryptes ou follicules qui existent dans l'épaisseur de la membrane muqueuse, laquelle les forme en se renversant sur elle-même, et qui ont un orifice très-rétréci et un fond renflé, qui se trouve situé dans le tissu cellulaire sous-muqueux. Ces follicules, qui sécrètent une partie du mucus qui enduit la surface libre de la membrane muqueuse, sont tantôt isolés, et se rencontrent principalement dans la région pylorique de l'estomac, dans le duodénum, le cæcum, le gros intestin, et indifféremment au bord libre ou au bord adhérent de l'intestin, sur le sommet des valvules ou dans leurs intervalles : leur grosseur est celle d'un grain de millet : tantôt réunis, et aboutissant dans un orifice commun, nommé *lacune*, comme à la base de la LANGUE, dans l'urètre, le rectum; d'autres forment de petits amas; tels sont la caroncule lacrymale, les glandes aryténoïdes, ceux qu'on observé dans le tube digestif, le plus souvent au bord adhérent de l'intestin;

d'autres forment des plaques ovales ou olivaires, gaufrées ou ridées à leur surface, situées constamment au bord libre de l'intestin. Enfin, dans d'autres agglomérations de ces follicules, il existe des lacunes multiples et des conduits ramifiés, comme dans les glandes : tels sont les glandes de Cowper, la prostate, les amygdales, les glandes molaires, etc. Quant aux saillies villeuses ou capillaires, nommées encore villosités, elles sont excessivement nombreuses, se remarquent dans toute l'étendue de la surface libre de la membrane muqueuse, à laquelle elles avaient fait donner le nom de *veloutée*. La plupart sont à peine visibles à l'œil nu; les plus apparentes sont nommées papilles; telles sont celles de la langue, de la surface du gland, du clitoris. La membrane muqueuse est toujours recouverte d'un épiderme distinct, nommé épithélium, là où elle est pourvue de papilles. Les villosités sont de petits prolongemens foliacés de la membrane muqueuse, diversement ployés, longs et étroits dans le jéjunum, plus larges que longs dans la portion pylorique de l'estomac et du duodénum, vers la fin de l'iléon et dans le colon, où ils sont à peine saillans. Examinées au microscope, on aperçoit dans la substance gélatiniforme de ces villosités, des globules disposés en séries linéaires, et à leur base des ramuscules de vaisseaux sanguins et lymphatiques, d'une excessive ténuité.

La structure anatomique de la membrane muqueuse, qui présente d'ailleurs beaucoup de différences dans les divers points de de son étendue, consiste généralement en un tissu spongieux, plus ou moins mou, dont l'épaisseur décroît successivement, depuis les gencives, la voûte palatine, les fosses nasales, l'estomac, l'intestin grêle et le gros intestin, la vésicule biliaire et la vessie urinaire, jusqu'aux sinus et aux ramifications capillaires des conduits excréteurs; cet amincissement n'a pas toujours lieu d'une manière insensible; quelquefois, il y a sous ce rapport des différences très-tranchées entre des parties voisines, mais dont les fonctions sont différentes, comme entre l'œsophage et l'estomac, le vagin et l'utérus. On ne trouve pas de traces d'un réseau muqueux distinct dans les membranes muqueuses, à moins qu'on ne considère comme tel la couche de liquide coagulable qui sépare l'épiderme de la langue, de ses papilles, ainsi que la matière gélatiniforme des villosités; et que les taches, diversement colorées, qui existent à certains orifices des membranes muqueuses, soient considérées comme des preuves de son existence, de même que les productions cornées, les poils, et les végétations qu'on y observe quelquefois. Quant à l'épiderme, son existence est manifeste, mais bornée à certaines régions : il est d'autant plus marqué, qu'on examine les membranes muqueusse dans les points les plus rapprochés de leur continuité avec la peau. Il devient, au contraire, de moins en moins apparent, à mesure qu'on s'éloigne davantage des orifices extérieurs, et enfin, il n'existe plus dans les profondeurs des cavités muqueuses. Il présente quelques interruptions brusques, à la surface de quelques-unes des parties où on l'observe, comme à la réunion de l'œsophage avec l'estomac, sur les lèvres de l'orifice de l'utérus; dans les autres points, sa disparition est insensible, comme à l'ouverture des fosses nasales, à l'orifice du rectum.

Le tissu cellulaire sous-muqueux, qui correspond au corium de la peau, est spongieux, parcouru d'un grand nombre de vaisseaux sanguins et lymphatiques, ses nerfs viennent généralement du grand sympathique et du pneumo-gastrique, tandis que ceux qui existent à toutes les ouvertures naturelles proviennent, ou mieux, sont en communication avec la MOELLE.

La couleur de la membrane muqueuse, dans l'état sain, présente des différences d'aspect, que l'on n'a bien indiquées que dans ces derniers temps, surtout pour celle de l'appareil gastro-intestinal. Les recherches de M. Billard ont fait voir que cette membrane est d'un beau rose chez le fœtus, d'un blanc laiteux dans le premier âge, et blanche ou d'un blanc cendré chez l'adulte; pendant le travail de la digestion, elle est légèrement rosée. La couleur de la membrane muqueuse est due, en général, au sang qui circule dans son intérieur, comme on le voit dans l'asphyxie, où elle offre une teinte brunâtre, et, au contraire, une décoloration complète, dans la syncope. Sa consistance est mollasse, comme fongueuse, et sa ténacité médiocre. Est-elle susceptible de tannage, comme la peau? L'expérience n'a pas encore démontré si ce nouveau point d'analogie existe entre ces deux membranes.

La membrane muqueuse est peu irritable, mais elle possède un plus haut degré de contractilité que le tissu cellulaire. Sa sensibilité est vague et obscure, même pendant l'inflammation, dans les régions éloignées des orifices naturels, points où elle est, au contraire, très-prononcée, et où elle jouit d'une activité spéciale, comme on le voit dans les fosses nasales, la bouche, l'œil, le larynx. La membrane muqueuse se reproduit promptement, quand elle a été détruite, et présente, dans cette nouvelle formation, tous les caractères du tissu naturel. Cette membrane est le siége d'une absorption très-active, effectuée principalement par les villosités, et d'une sécrétion perspiratoire et folliculaire, qui constitue le MUCUS et les mucosités : elle jouit également d'une force de contraction tonique, qui est augmentée dans certaines régions par le tissu élastique et le tissu musculaire qui la doublent. C'est en elle aussi que résident certaines sensations, générales ou spéciales, qui constituent le sentiment des besoins et des appétits. Les fonctions organiques de la membrane muqueuse sont, d'ailleurs, très-intimement liées avec celles des autres parties, et spécialement avec celles de la peau et du système nerveux, avec la circulation, etc.; mais ses effets sympathiques sont surtout remarquables dans l'état de maladie.

La membrane intestinale ou vitellaire est la première partie apparente dans l'œuf; c'est par son prolongement vers l'estomac et l'anus, que se forme l'intestin. Quant aux villosités, les recherches de F. Meckel, ont appris que dès le commencement du troisième mois, on les distingue sous forme de plis longitudinaux, très-rapprochés, qui présentent sur leur bord libre des divisions dentelées, qui deviennent successivement de plus en plus profondes; vers la fin du quatrième mois, ces plis sont remplacés par un nombre infini de petites éminences, qui constituent les villosités, lesquelles s'accroissent progressivement, deviennent plus distinctes jusqu'au septième mois : elles sont, dans le principe, également nombreuses dans toute la longueur de l'intestin; mais celles du gros intestin, deviennent ensuite de moins en moins nombreuses, jusqu'à la naissance. La membrane muqueuse est plus épaisse chez l'homme que dans les mammifères carnivores, et plus mince que celle des herbivores.

Elle est sujette à des altérations nombreuses et très-variées. Ses vices de conformation coïncident presque toujours avec ceux des organes qu'elle tapisse : tels sont les interruptions dans sa continuité, des prolongemens digités, des renversemens, des rétractions. Elle se déplace à travers le tissu sous-muqueux éraillé, et forme ainsi de *faux diverticules*. D'autrefois, ce sont de simples prolongemens intérieurs, comme des valvules tendues dans le canal intestinal, des excroissances polypeuses : quelques-uns dépendent de la laxité du tissu sous-muqueux, comme l'alongement de la luette, les chutes de l'anus, du vagin, etc. Certains polypes semblent résulter d'une hypertrophie de la membrane et du tissu sous-muqueux, de même que les tumeurs de la luette vésicale, des amygdales, des paupières. L'inflammation affecte souvent les membranes muqueuses, et s'y offre sous toutes ses formes; elle est parfois bornée aux follicules muqueux, et constitue une phlegmasie pustuleuse. Cette membrane est le siége de différentes sortes de productions accidentelles, saines ou morbides, tels que les poils, la matière cornée, la mélanose, des kystes séreux et des tumeurs graisseuses, dans le tissu cellulaire sous-muqueux. Quelquefois, elle devient entièrement analogue à la peau, quand elle est long-temps exposée au dehors. Elle acquiert parfois les propriétés du cartilage, et même des os, soit par transformation, soit par suite de production accidentelle. En outre, il se forme assez souvent une membrane qui offre les caractères des membranes muqueuses, dans certains kystes, certains trajets fistuleux, et dans les abcès chroniques. Enfin, quand une cavité muqueuse est obturée, et qu'elle devient le siége d'une accumulation de fluide, comme on le voit dans la vésicule biliaire, par exemple, après l'oblitération du canal cystique, la membrane muqueuse prend l'aspect des membranes séreuses. (MARJOLIN.)

MURES, s. f. C'est le fruit du mûrier (*morus nigra*, L., Rich., *Bot. méd.*, tome 1, page 196), arbre dioïque, appartenant à la famille des Urticées. Le mûrier est originaire, selon les uns de la Perse, selon quelques autres de la Chine, d'où il aurait été transporté en Perse. Ce qu'il y a de certain, c'est qu'aujourd'hui cet arbre est naturalisé et cultivé en abondance dans les provinces méridionales de l'Europe. Ses fruits sont ovoïdes, d'un rouge foncé, mamelonnés, et composés d'un grand nombre de petites baies globuleuses très-rapprochées les unes des autres, quelquefois soudées, et dont la partie charnue est formée par le calice épaissi.

Les mûres noires, lorsqu'elles sont parvenues à leur état parfait de maturité, ont une saveur douce, sucrée, mucilagineuse, et légèrement acidule. Elles contiennent du sucre, de l'albumine, du muqueux et une petite quantité d'acide. On sert quelquefois les mûres sur nos tables; mais bien plus souvent on en forme en les écrasant dans l'eau des boissons rafraîchissantes et tempérantes, que l'on emploie utilement dans les inflammations des organes digestifs. On en prépare aussi un sirop que l'on prescrit dans les mêmes circonstances, et qui jouit d'une sorte de réputation populaire dans le traitement des inflammations légères du pharynx, des amygdales ou du voile du palais.

L'écorce de la racine de mûrier noir a une saveur légèrement âcre et amère. On l'emploie quelquefois comme vermifuge, et quelques médecins disent l'avoir prescrite avec succès contre le tœnia. On l'administre en infusion à la dose d'un à deux gros pour huit onces d'eau bouillante. (A. RICHARD.)

MURIATE, s. m., *murias*. On désignait ainsi il y a encore quelques années des corps, pour la plupart salins, que l'on regardait comme formés d'une ou de deux bases et d'acide muriatique, dont on ne connaissait pas alors la composition. Aujourd'hui que l'on sait que cet acide est formé d'hydrogène et de chlore, on reconnait que les muriates sont tantôt des composés de chlore et d'un métal (chlorures), qui par conséquent ne sont point des sels, tantôt des hydrochlorates, c'est-à-dire des sels formés d'acide hydrochlorique et d'une ou de plusieurs bases; d'où il suit que le mot muriate doit être banni du langage chimique, et que l'histoire des corps qui portaient ce nom appartient aux chlorures et aux hydrochlorates. (*Voyez* ces mots.)

MURIATE OXYGÉNÉ; ancien nom des chlorures d'oxydes ou des corps composés de chlore (acide muriatique oxygéné des anciens) et d'un oxyde métallique.

MURIATE SUROXYGÉNÉ; synonyme de *chlorate*. (*Voyez* ce mot). L'acide des chlorates est formé de chlore et d'oxygène: or, comme le chlore portait le nom d'acide muriatique oxygéné, on avait donné à l'acide des chlorates celui d'acide muriatique suroxygéné, et les sels qu'il fournit étaient connus sous le nom de muriates suroxygénés.

MURIATIQUE (acide); acide *hydrochlorique* des chimistes modernes. *Voyez* HYDROCHLORIQUE.

MURIATIQUE OXYGÉNÉ (acide); *chlore* de la chimie actuelle. *Voyez* CHLORE.

MURIATIQUE SUROXYGÉNÉ (acide); synonyme de *chlorique*. *Voyez* ce mot et muriate suroxygéné. (ORFILA.)

MUSC, s. m., *moschus orientalis*. Substance animale fournie par une espèce de chevrotin (*moschus moschiferus*, L.), qui habite le Thibet, la Tartarie, la Chine et la Sibérie. Elle est renfermée dans une espèce de poche particulière au mâle, et placée sous le ventre au devant du prépuce. Cette bourse membraneuse est oblongue, creusée d'un sillon qui reçoit la verge, et offre un conduit excréteur qui s'ouvre au devant du prépuce; elle est garnie dans son intérieur d'un grand nombre de replis irréguliers qui forment entre eux des cloisons incomplètes. C'est entre ces espèces de loges que se trouve, dans le mâle adulte seulement, et particulièrement à l'approche du rut, la sécrétion animale concrète connue sous le nom de musc. Il se vend dans le commerce toujours renfermé dans sa poche. Le plus estimé est celui qui vient de Tonquin et de Boutam; mais on le trouve rarement pur, la cherté de cette substance fait qu'on l'altère avec du sang, de la graisse, du foie de l'animal desséchés, des résines et même avec du plomb en poudre pour en augmenter le poids. On y trouve aussi presque toujours du sable et des poils. Lorsque le musc est falsifié, il ne brule pas bien, et ne se fond pas en entier, comme lorsqu'il est pur; il laisse un résidu ou charbon poreux, semblable à celui des autres substances animales.

Le musc, dans son état de pureté, est solide, en grumeaux, de différentes grosseurs, d'un rouge tirant sur le noir et assez semblable à du sang caillé et desséché. Il s'écrase facilement sous les doigts, est doux et onctueux au toucher; sa saveur est un peu âcre et légèrement amère; son odeur est forte, pénétrante, et se divise d'une manière si prodigieuse qu'une seule partie de musc suffit pour communiquer son arome à deux mille parties d'une poudre inodore, et qu'un seul grain peut, pendant une année au moins, parfumer une foule de corps différens, sans presque rien perdre de son poids.

D'après l'analyse de MM. Blondeau et Guibourt, le musc contient un grand nombre de principes différens, 1° de la stéarine, 2° de l'élaine, 3° de la gélatine, 4° de l'albumine, 5° de la fibrine, 6° une huile acide unie à de l'ammoniaque, 7° une huile volatile, 8° de la cholestérine, 9° une matière très-carbonée, soluble dans l'eau; 10° de l'hydrochlorate d'ammoniaque, de potasse et de chaux; 11° un acide indéterminé en partie saturé par les bases précédentes; 12° un acide combustible; 13° des carbonates, des phosphates de chaux et un autre sel calcaire soluble; 14° et enfin une petite quantité d'eau.

Ces nombreux matériaux qui entrent dans la composition du musc, ne sont qu'en partie solubles dans l'eau, l'alcohol et l'éther; aussi est-il préférable lorsqu'on veut apprécier les effets de ce médicament de l'employer, soit en poudre avec du sucre, soit sous forme de pilules.

Le musc est un médicament très-diffusible, très-odorant, qui pénètre rapidement toute l'économie, et qui agit plutôt sur le système nerveux que sur tous les autres. Son impression sur nos organes est d'abord passagère, comme celle des médicamens diffusibles, quoique tous les organes restent long-temps imprégnés de son odeur. Les urines, les sueurs, les matières fécales, chez les individus qui ont fait usage du musc, répandent l'odeur propre à cette substance. Tous les tissus de l'économie en sont pour ainsi dire imbus; la main qui touche le pouls du malade contracte l'odeur du musc. On la retrouve même après la mort, principalement dans les organes contenus dans les cavités abdominales et thoraciques. La plupart des faits les mieux constatés semblent établir qu'il se comporte d'abord à la manière des excitans; lorsqu'il est pris à la dose de plusieurs grains il provoque ordinairement la sécheresse de la langue, la soif et un sentiment de chaleur dans l'estomac. Quelquefois même, suivant Jouker et Wall, il agit sur la circulation, accélère le pouls, détermine de la céphalalgie et des saignemens de nez. Il faut bien distinguer cette espèce de céphalalgie consécutive à l'administration intérieure du musc, et qui est le produit d'une véritable excitation d'avec celle qui est le résultat de l'impression seule des molécules odorantes sur l'organe de l'odorat lui-même. En effet, chez les personnes très-susceptibles de l'impression des odeurs, les émanations, même les plus légères, du musc suffisent pour exciter de la céphalalgie, une anxiété précordiale et même quelquefois la syncope et des convulsions. Il est donc impossible d'administrer un médicament de cette nature chez les individus qui sont organisés de manière à ne pouvoir supporter ces émanations odorantes, sans les exposer à des accidens graves. Les propriétés excitantes du musc sont cependant loin d'agir d'une manière aussi prononcée sur tous les individus, et ce médicament, comme presque tous ceux qui ont une action spéciale sur le système nerveux, offre de grandes différences dans ses effets. Tous les praticiens ont eu occasion d'observer, comme je l'ai reconnu plusieurs fois moi-même, que le musc, à la dose de quelques grains, paraît souvent sans aucune action ni sur les organes de la digestion, ni sur ceux du système nerveux. A quoi tient cette énorme différence ? est-ce à la nature variable du médicament qui est si souvent falsifié ? est-ce à la susceptibilité particulière des individus ? ou enfin, aux circonstances différentes dans lesquelles le malade se trouve placé, et qui modifie beaucoup les effets du médicament ? Ces trois causes sont certainement très-souvent réunies dans beaucoup de cas d'expérience thérapeutique. Il n'est pas en effet de médicament sur lequel les opinions soient plus partagées, et dont les résultats soient souvent plus opposés ; l'emploi thérapeutique du musc se ressent nécessairement de l'incertitude qui règne sur ses effets : il est donc nécessaire de répéter de nouvelles expériences. En attendant que de nouvelles expériences viennent éclairer les points obscurs de l'histoire thérapeutique de ce médicament, nous nous bornerons à exposer ce qu'il y a de plus positif sur son emploi.

Le musc ne peut convenir dans aucune maladie aiguë ou chronique, essentiellement inflammatoire, à cause de ses propriétés excitantes ; mais il a été quelquefois avantageux dans certaines maladies aiguës ataxiques, sans phlegmasie intestinale, ou pulmonaire. C'est dans ce seul genre de maladie aiguë, très-rare à la vérité, où le système est principalement affecté et offre un grand trouble, que les propriétés légèrement excitantes du musc ont été quelquefois utiles, pour régulariser des mouvemens désordonnés, des spasmes, des dyspnées nerveuses, lorsque le système circulatoire est peu excité, et la chaleur de la peau à peu près dans l'état naturel. Le musc a échoué cependant dans plusieurs maladies aiguës du système nerveux qui ne sont pas essentiellement dépendantes de l'inflammation, telle que l'hydrophobie et la manie.

C'est plus particulièrement dans les névroses que le musc est vraiment recommandable, surtout chez les sujets qui ne sont point pléthoriques, et qui ne sont point exposés aux congestions cérébrales. Certains spasmes de l'œsophage, des palpitations, le hoquet, quelques convulsions ont cédé plusieurs fois à l'effet du musc ; j'ai vu aussi des accès de toux opiniâtre dans les bronchites sèches calmés comme par enchantement à l'aide de quelques grains de musc, lorsque les narcotiques même avaient été employés sans succès. Dans un cas de coqueluche, les quintes ont considérablement diminué, et presque entièrement cessé sous l'influence de vingt-quatre grains de musc.

Les effets de ce médicament sont très-variables dans la chorée et dans l'épilepsie essentielle ; tantôt il a paru évidemment utile, tantôt il n'a diminué en aucune manière les accidens ; mais c'est, au reste, ce que l'on peut dire de tous les moyens qui ont été mis en usage dans ces deux maladies. (GUERSENT.)

MUSCADE, s. f. ; graine du muscadier, *Myristica aromatica*. (Lamk., Rich., *Bot. méd.*, tome 1, page 189.) C'est un arbre de moyenne grandeur, d'abord placé dans la famille des Lauriers, mais qui est devenu le type d'un ordre naturel nouveau, auquel on a donné le nom de *Myristicées*. (*Voyez* ce mot.) Le muscadier est originaire des Moluques ; on le cultive surtout aux îles de Banda, dont il fait l'ornement et la fortune. Cet arbre, qui peut s'élever à une hauteur de vingt-cinq à trente pieds, est dioïque. Il a été transporté par Poivre aux îles de France et de Bourbon, en 1770 et 1772, et s'y est parfaitement naturalisé. On le cultive également à Cayenne. Mais il n'est pas encore assez répandu dans ces deux colonies pour que son produit puisse être versé dans le commerce.

Les fruits du muscadier sont charnus ; ils ont à peu près la forme et le volume d'une poire de moyenne grosseur, et se composent de trois parties, savoir : du péricarpe ou partie charnue qui est épaisse au moins d'un demi-pouce ; de l'arille ou macis, membrane mince et charnue, de couleur de chair, découpée en lanières étroites et irrégulières, et enfin de la graine qui elle-même se compose d'un test dur presque ligneux et de l'amande. Les muscades que l'on trouve dans le commerce sont les amandes dépouillées de leur tégument crustacé. Elles sont ovoïdes ou alongées, d'une couleur brunâtre, ridées à l'extérieur ; leur intérieur est marbré de brun sur un fond beaucoup plus clair. Leur odeur et leur saveur sont aromatiques et agréables. La muscade contient deux espèces d'huile ; l'une fixe et concrète, que l'on obtient par expression ; l'autre volatile, âcre et aromatique. L'huile que l'on retire de la muscade par le moyen de la chaleur, et que l'on connaît sous le nom d'*huile de muscade*, est un mélange d'huile grasse et d'huile volatile.

La muscade est bien plutôt regardée comme une épice et un aromate que comme un médicament. On l'emploie pour aromatiser certains alimens, tels que les viandes blanches et les légumes, dont elle facilite la digestion, en même temps qu'elle en rehausse le goût. Comme médicament on l'administre bien rarement seule, à cause de son extrême énergie. Elle est en effet très-puissamment stimulante, lorsqu'on la donne à la dose de quelques grains, et devient irritante lorsque la dose en est un peu plus forte. Associée à l'alun elle a été donnée avec succès comme fébrifuge par Cullen et Fr. Hoffmann. Elle entre dans une foule de préparations officinales.

Il en est à peu près de même du macis ou membrane charnue qui revêt le test de la graine. Sa saveur est plus agréable que celle de l'amande, parce qu'elle est moins piquante et moins poivrée. M. Henri, qui en a fait l'analyse, y a trouvé : 1° une petite quantité d'huile volatile; 2° une assez grande quantité d'huile fixe, odorante, jaune, soluble dans l'éther, insoluble dans l'alcohol même bouillant; 3° une quantité à peu près égale d'une autre huile fixe, odorante, colorée en rouge, soluble dans l'éther et l'alcohol; 4° une matière gommeuse particulière, ayant des propriétés analogues à l'amidine et à la gomme, entrant pour au moins un tiers dans la composition du macis. Le macis est également excitant, il fait partie d'un grand nombre de préparations officinales; il entre aussi dans plusieurs ratafiats et liqueurs de table. (A. RICHARD.)

MUSCLE, s. m., *musculus*. On donne ce nom à des organes mous, rouges ou rougeâtres, composés de fibres plus ou moins parallèles entre elles, irritables et contractiles, et destinés à mouvoir le corps en totalité ou en partie. Les muscles, qui sont en quelque sorte réduits à un état rudimentaire dans les animaux inférieurs, deviennent de plus en plus nombreux dans les classes plus élevées, et forment dans les vertébrés surtout, la plus grande partie de la masse du corps. Considérés dans l'homme, ils se rattachent à deux grandes classes : les uns sont extérieurs et les autres intérieurs. Les premiers sont pleins, de volume variable, appartiennent au squelette, aux organes des sens et de la voix, à la peau, et se contractent sous l'influence de la volonté : ils concourent à l'exécution des fonctions animales; les seconds sont creux, membraniformes, et spécialement destinés aux fonctions végétatives. Nous allons examiner rapidement et d'une manière générale les caractères propres à ces deux classes de muscles, et nous étudierons ensuite l'organisation et les propriétés du système MUSCULAIRE considéré dans son ensemble.

Les MUSCLES EXTÉRIEURS, nommés encore muscles volontaires ou de la vie animale, sont très-multipliés; mais leur nombre n'a pas été déterminé d'une manière précise parce que certains anatomistes regardent comme un seul muscle ce que d'autres considèrent comme la réunion de plusieurs, *et vice versâ*; néanmoins on peut dire qu'il y en a trois ou quatre cents. La dénomination de chacun d'eux, qui est très-variée, est tirée tantôt de l'ordre numérique, tantôt de leur situation dans les régions du corps qu'ils occupent; d'autrefois, de leur forme ou de leur ressemblance avec des objets connus. Enfin, leur direction, leurs attaches, quelques particularités de leur structure, et leurs usages, ont aussi servi de base à leur nomenclature. Quelques-uns de ces muscles sont, par leur situation, intermédiaires aux muscles extérieurs et intérieurs, avec lesquels ils se confondent insensiblement : tels sont ceux qui appartiennent aux orifices des cavités digestives, urinaires, respiratoires. D'autres sont spécialement destinés aux organes des sens, et ceux des os ou du squelette sont en général plus allongés aux membres, où ils forment des masses volumineuses, tandis qu'ils sont élargis et nombreux sur le tronc; quant à leurs dimensions respectives, ils sont grands, moyens, petits et très-petits. Tous sont doubles, excepté le diaphragme, les sphincters de la bouche et de l'anus, l'aryténoïdien et le releveur de la luette; leur disposition est symétrique des deux côtés du corps : le diaphragme seul fait exception. Les muscles du tronc qui sont larges, et ceux des membres dont la forme est, au contraire, allongée, sont disposés par couches, et les plus superficiels sont habituellement plus grands que ceux qu'ils recouvrent. Les muscles courts se rencontrent profondément au tronc, et aux membres, près des articulations. La direction des muscles, qui est fort variable, considérée par rapport à l'axe du corps, est souvent très-différentes de celle des fibres charnues; de là, surtout, des différences dans l'intensité et la direction de la force de leur action.

On considère généralement dans chaque muscle un corps charnu ou ventre, et deux extrémités qui sont ordinairement tendineuses, et qu'on distingue assez souvent en point fixe et en point mobile; ces divisions ne sont d'ailleurs applicables qu'aux muscles longs, et encore avec de fréquentes modifications. Le corps charnu compris entre les deux attaches, est tantôt unique, tantôt formé de faisceaux distincts qu'on pourrait prendre pour autant de muscles. D'autrefois, le corps charnu est divisé par un tendon moyen, ou par une aponévrose d'intersection. Quelques muscles sont simples à une extrémité, et divisés à l'autre en plusieurs portions. D'autres ont une structure plus compliquée : tels sont les muscles des gouttières vertébrales, par exemple, qui résultent chacun de beaucoup de faisceaux musculaires, distincts aux extrémités et confondus au centre; de telle sorte, que chaque portion de muscle, unique à une extrémité, se continue à l'autre avec deux portions, et chacune de celles-ci tient à une double portion de l'extrémité opposée. De la réunion de ces faisceaux qui se succèdent et s'unissent latéralement, résulte un muscle très-long, composé de faisceaux courts, distincts à leurs extrémités et réunis latéralement dans leur partie moyenne. Des tendons ou des aponévroses fixent par leurs deux extrémités au périoste et à la surface des os, les muscles nombreux du squelette. Ceux du larynx sont fixés de même aux cartilages : on observe également des fibres tendineuses aux deux extrémités de ceux qui s'étendent du squelette aux organes des sens. Les muscles qui s'attachent aux tégumens en sont dépourvus. Le plus souvent les fibres charnues sont droites et sensiblement parallèles dans toute la longueur du muscle, d'autrefois elles se rendent obliquement sur le tendon, tantôt sur une de ses faces, quelquefois sur ses deux faces opposées, et dans une direction différente; de là les noms de muscles *semi-pennés* et *pennés*. Quelques muscles sont formés de la réunion de faisceaux penniformes. Dans certains muscles, les fibres divergent en rayonnant, et forment ainsi un faisceau épais à l'une des insertions.

Les muscles dont nous venons de parler sont généralement composés de faisceaux plus ou moins distincts, formés eux-mêmes de fibres visibles, lesquelles résultent de fibres élémentaires microscopiques; ces faisceaux, qui se terminent ordinairement aux deux extrémités du muscle sur un tissu ligamenteux ou tendineux, sont enveloppés par du tissu cellulaire qui les isole les uns des autres, et qu'on retrouve dans les plus petits fascicules, mais moins distinct. En outre, il existe encore comme dépendances des muscles, des APONÉVROSES d'enveloppe qui servent à les maintenir et à leur fournir des points d'attaches, et des gaînes ou anneaux LIGAMENTEUX qui préviennent le déplacement des tendons, dont les glissemens sont facilités par les membranes SYNOVIALES. Ces muscles reçoivent un grand nombre de nerfs, surtout ceux des organes des sens. Ces nerfs se rendent presque tous à l'axe nerveux spinal, quelquesons au grand sympathique, mais ces derniers ne sont jamais seuls. Suivant Bellingeri, les nerfs rachidiens postérieurs se rendent aux muscles qui exécutent les mouvemens d'extension et d'adduction, tandis que les antérieurs se distribuent aux muscles fléchisseurs et abducteurs.

Les muscles extérieurs concourent au même mouvement, ou déterminent des mouvemens opposés, de là leur distinction en congénères et antagonistes. En outre, l'espèce de mouvement qu'ils impriment leur a fait donner les noms de fléchisseurs, extenseurs, supinateurs, pronateurs, élévateurs, abaisseurs, etc. Dans toutes les parties du corps à peu près, les muscles affectés à un mouvement déterminé sont plus forts que ceux qui produisent le mouvement opposé. En général, ceux du tronc n'offrent pas une différence sensible des deux côtés, tandis qu'elle est très-prononcée entre les fléchisseurs et les extenseurs. Borelli pensait que l'antagonisme des premiers et des seconds dépendait de leur longueur respective et conséquemment de leur tension, et que leur force de contraction étant égale, les fléchisseurs qui étaient plus courts que les extenseurs, causaient nécessairement la flexion : qu'ainsi ces derniers n'avaient pas l'avantage. Cette dernière opinion a été admise par MM. Richerand, Meckel et Roulin. Béclard, faisant remarquer qu'il faut chercher la prédominance dans la longueur des muscles et le nombre de leurs fibres, par conséquent dans leur volume, dans leur disposition relativement aux léviers qu'ils doivent mouvoir, dans l'attitude la plus ordinaire à certaines parties dans le repos, le sommeil, la paralysie et le tétanos, pense, d'après ces diverses considérations, que dans le tronc les extenseurs sont prépondérans ; que ce sont les élévateurs à la mâchoire, les fléchisseurs aux membres supérieurs en général, les pronateurs à l'avant-bras, les extenseurs aux membres inférieurs, et les adducteurs au pied.

Considérés en général, les muscles sont encore modifiés dans leur action par des causes dépendantes de l'organisation ; ainsi leur insertion oblique ou perpendiculaire sur la partie qu'ils doivent mouvoir, la différence des leviers, la résistance des muscles antagonistes, le frottement des tendons, celui des articulations, le changement de direction que le muscle éprouve, le volume des extrémités articulaires, l'existence d'apophyses et d'os sésamoïdes, etc., etc.; toutes ces circonstances influent sur la force des muscles, soit en la diminuant, soit en l'augmentant. Éminemment irritables, ils sont les organes immédiats de la contraction qui opère les mouvemens d'après l'influence émanée du centre nerveux. De cette contraction résultent les attitudes et les déplacemens d'une partie ou de la totalité du corps, le geste, la voix, la parole, les mouvemens des organes des sens, de la peau, et de ceux qui concourent à l'exécution des fonctions intérieures. Enfin, c'est à l'affaiblissement de la contraction musculaire qu'est dû le tremblement; son anéantissement constitue la paralysie; quand la contraction existe d'une manière permanente, elle produit les spasmes toniques, le tétanos; et lorsqu'elle est involontaire et irrégulière, elle détermine les convulsions, les contractions cloniques. Ces différens phénomènes de la contraction musculaire sont dus à des causes qui agissent sur le tissu des muscles, ou sur les nerfs, ou sur le centre cérébro-spinal.

Les MUSCLES INTÉRIEURS, qu'on désigne aussi sous les noms de muscles involontaires, muscles creux ou de la vie organique, n'ont pas de dénomination particulière. Les uns doublent la membrane muqueuse des appareils gastro-pulmonaire et génito-urinaire. Un autre constitue l'organe central de la circulation, le cœur. Ces muscles, dont le volume est très-peu considérable comparativement à celui des muscles extérieurs, contribuent à former des parois de canaux ou de réservoirs. Ils sont, en général, disposés par couches et faisceaux qui s'entrecroisent; ainsi, dans le canal alimentaire, ils forment des plans distincts de fibres longitudinales et circulaires, et dont l'épaisseur varie dans certains réservoirs, comme la vessie; les faisceaux musculaires se croisent entre eux, dans tous les sens; dans le cœur, les fibres sont repliées en anses, dont les extrémités sont fixées aux côtés des ouvertures de cet organe. Les fibres ont généralement une disposition plus distincte dans le canal alimentaire que dans les autres viscères. Les fibres des muscles intérieurs ne diffèrent de celles des muscles extérieurs que par une couleur plus pâle, d'un blanc grisâtre, si ce n'est dans le cœur, où elles sont rouges. Mais celles de l'utérus ont aussi des caractères tout-à-fait particuliers.

Le tissu cellulaire des muscles intérieurs est bien plus serré que celui des muscles extérieurs; il est peu abondant; leurs fibres ne s'insèrent point généralement sur un tissu ligamenteux ou tendineux, à l'exception de celles du cœur, organe où l'on retrouve ce tissu à ses différens orifices, aux valvules, et dans les tendons des colonnes charnues. Dans quelques points où le tissu cellulaire sous-muqueux est dense et résistant, il représente en quelque sorte le tissu ligamenteux, et donne attache aux fibres musculaires sous-jacentes. M. Ribes pense que les muscles intérieurs sont moins pourvus de vaisseaux que les muscles extérieurs; Béclard et Meckel sont d'une opinion contraire. Leurs nerfs, qui sont généralement en petit nombre, appartiennent au grand sympathique, quelques-uns au pneumogastrique, et d'autres à la moelle.

Les phénomènes de l'irritabilité sont les mêmes que ceux des muscles extérieurs, mais elle est bien moins sous l'influence nerveuse; le cœur seul, présente, en outre, l'agitation fibrillaire. Les contractions sont, en général, plus excitées par les irritations mécaniques que galvaniques : quelquefois elles résultent d'un effet purement sympathique, comme on le voit dans certains vomissemens; la volonté n'influe en aucune manière sur l'action des muscles intérieurs, surtout sur celle des plus profonds; mais ceux qui sont voisins des ouvertures naturelles, comme le rectum, la vessie, l'œsophage, et quelquefois même l'estomac, paraissent un peu soumis à cette influence. Les mouvemens du cœur sont complétement involontaires; cependant, on cite toujours, d'après Cheyne, le capitaine anglais qui pouvait à volonté suspendre ou accélérer les mouvemens de cet organe. M. Ribes rapporte que Bayle est dans le même cas. Quant à l'action des muscles intérieurs, elle était, suivant Haller, inhérente à la fibre musculaire, indépendante de l'influence nerveuse à laquelle, au contraire, Legallois l'a attribuée tout entière. Ces deux opinions sont trop exclusives, et les faits connus font voir, que si ces muscles agissent indépendamment d'un centre nerveux, chez certains animaux inférieurs, et chez ceux qui sont très-jeunes, ils en sont dépendans chez l'adulte; quand les muscles intérieurs se contractent, ils entraînent quelquefois, dans une action simultanée, certains muscles extérieurs, comme on le voit dans la défécation, l'accouchement, etc.; le rétrécissement des cavités qu'ils forment, est le résultat constant de leurs contractions. Ils n'ont point, à proprement parler, de muscles antagonistes, comme les muscles extérieurs; on considère cependant, comme analogues, les matières renfermées dans les cavités qu'ils forment; la contraction alternative des fibres des ventricules et de celles des oreillettes est aussi regardée comme une sorte d'antagonisme entre les diverses parties des couches de ce muscle de la vie organique. Dans le canal intestinal, cet antagonisme n'est que temporaire, et consiste dans le resserrement ou la dilatation que ses portions voisines éprouvent, en expulsant les substances contenues dans ce canal; enfin, les muscles intérieurs exercent quelquefois un véritable antagonisme avec les muscles extérieurs. Ces derniers n'ont pas, d'ailleurs, de point fixe dans leurs contractions, quand ils sont circulaires; mais ceux qui sont longitudinaux, ou qui concourent à former des cavités à orifices, trouvent une insertion fixe à ces orifices. C'est ce qu'on observe aux deux extrémités du canal alimentaire, aux ouvertures du cœur, à la vessie, etc. (C.-P. OLLIVIER.)

MUSCLES (physiologie). Les muscles sont les organes immédiats de tous les mouvemens volontaires, par suite de l'action de contraction que la volonté détermine en eux : sous une influence nerveuse que d'ordinaire régit la volonté, qui quelquefois en est indépendante et est irrégulière, mais qui toujours provient des centres nerveux, se produit dans la partie charnue de ces organes une *contraction*, dont le résultat est de rapprocher leurs extrémités de leur centre, de titer conséquemment en des sens divers les leviers osseux auxquels ils sont attachés, et qui ainsi constitue la véritable force motrice du corps. A l'article *locomotion*, nous avons traité de tout ce qui est de la volonté et de l'action des organes nerveux de la locomotion; nous avons parlé de cet influx cérébral et nerveux, soit régulier comme dans les volitions, soit irrégulier comme dans les irritations cérébrales, qui est le préalable obligé de toute contraction musculaire. Ici nous n'avons à nous occuper que de cette contraction.

D'abord décrivons-en les traits extérieurs. Lorsque arrive à des muscles l'influx nerveux qui est le principe de leur action de contraction, on voit les fibres de ces organes tout à coup se fléchir en zigzag en divers points de leur longueur, et par conséquent les extrémités de ces faisceaux charnus se rapprocher de leur centre. Cette action se produit brusquement et sans oscillations préalables. L'organe est raccourci d'une quantité qu'on a généralement évaluée le tiers de sa grandeur, mais qui est d'autant plus grande que ses fibres sont plus longues.

Celles-ci ont acquis une tension, une élasticité bien supérieure à celles qu'elles avaient d'abord, et telles qu'elles peuvent vibrer et produire des sons. Ces muscles sont plus durs, et offrent sur leur surface des rides transversales qui n'y existaient pas lors du relâchement. Le sang qui est dans leur intérieur en est plus complétement exprimé, non parce que la circulation y devient plus active, mais parce que les veines sont alors plus pressées entre les aponévroses extérieures aux muscles et les fibres de ces organes : cependant leur couleur reste la même. Ils ont acquis plus de solidité, car alors ils triomphent de résistances qui, dans leur état de relâchement, et surtout après la mort, auraient entraîné leur rupture. Enfin on avait dit, d'après Borelli, que tandis que les muscles lors de leur contraction diminuaient de longueur, ils augmentaient de grosseur, d'où il résultait qu'ils faisaient alors plus de saillie en dehors, et couraient même le risque d'être déplacés, s'ils n'étaient retenus par des aponévroses; mais ce dernier point est aujourd'hui contesté. D'abord Borelli avait cru reconnaître le fait à l'aide d'une machine qui, entourant complétement un membre, permettait de juger des différences de son volume selon que les muscles étaient relâchés ou contractés. Ensuite Glisson, faisant plonger le membre dans un vase plein d'eau, et voyant le niveau du liquide baisser lors de la contraction des muscles, admit une assertion contraire. En troisième lieu, M. Carlisle ayant répété l'expérience de Glisson avec plus de soins, revint à l'idée de Borelli. En quatrième lieu, l'opinion de Glisson fut professée de nouveau; d'abord par Swammerdam, qui ayant mis le cœur d'une grenouille dans de l'eau, vit ce liquide baisser lors de la contraction et monter lors du relâchement; ensuite par Ermann, qui ayant placé un tronçon d'anguille dans un tube étroit plein d'eau, vit l'eau baisser sensiblement dans le tube lorsqu'il excitait dans le tronçon des contractions par le galvanisme. Enfin M. Blanc, M. Barzoletti, et MM. Dumas et Prevost, ayant répété cette dernière expérience avec les précautions les plus minutieuses, n'ont jamais vu le niveau du liquide varier, de sorte qu'ils ne croient pas que le volume des muscles change par l'effet de leur contraction.

Telle est la contraction musculaire dans ses phénomènes apparens. Nous rappellerons encore ce que nous en avons déjà dit à l'article *locomotion*; c'est que l'influx nerveux, qui est le principe de ce phénomène, en règle toutes les particularités, c'est-à-dire l'intensité, la mesure, la durée : la contraction se fait plus ou moins vite, est plus ou moins énergique, et se maintient plus ou moins long-temps, selon que l'influx nerveux est lui-même plus ou moins rapide, intense et prolongé. Ce n'est pas cependant que l'état du muscle n'ait aussi une influence : il est certaines conditions matérielles qui rendent un muscle plus apte à effectuer son action de contraction ; on dit généralement que des fibres musculaires fermes, d'un rouge foncé, grosses, à rides transversales prononcées, sont plus contractiles que des muscles à fibres lisses, grêles, décolorées : peut-être chaque muscle a-t-il son irritabilité spéciale, non-seulement d'espèce animale à espèce animale, mais encore d'individu à individu, et de partie à partie dans un même individu ; il est, par exemple, assez probable que la fibre musculaire de l'oiseau a plus d'irritabilité intrinsèque que celle du reptile : enfin, si l'influx nerveux est le moteur de la contraction, ce muscle est l'instrument même qui l'effectue. Mais il est certain néanmoins que la plus grande part dans le phénomène est dûe à l'influx nerveux ; voyez quelle grande puissance musculaire développent en certains cas des femmes grêles qui paraissent avoir à peine des muscles, mais qui sont nerveuses !

Maintenant que nous avons décrit la contraction musculaire, il s'agit d'en rechercher l'essence, la nature. Ici nous devons avouer que ce phénomène de la vie n'est pas moins inconnu que tout autre, et que nous en sommes réduits à son égard à des conjectures, à de pures hypothèses. D'abord on expliqua les mouvemens par une traction du muscle, produite par le nerf qui lui arrive ; mais c'était méconnaître le fait même dont on cherchait l'explication, la contraction du muscle. Ensuite ayant admis la texture tubuleuse ou vésiculeuse de la fibre musculeuse, on fit dépendre sa contraction de la réplétion mécanique de son canal ou de ses vésicules par le fluide nerveux, ou par le sang, ou par ces deux fluides à la fois. (Galien, Descartes, Hoffmann, Newton, Borelli.) Mais, indépendamment des doutes à émettre sur la structure tubuleuse de la fibre musculaire, et sur l'existence du fluide nerveux, comme liquide, ce n'était que reculer la difficulté ; il restait toujours à indiquer ce qui lors de la volonté ou d'un influx cérébral, détermine cet afflux prétendu, soit d'esprits animaux, soit de sang. D'ailleurs, quelle prodigieuse quantité de ces fluides serait nécessaire pour produire un raccourcissement aussi considérable que celui qui se fait dans les muscles contractés ? Que deviendraient les esprits animaux, lorsque le relâchement du muscle succède à sa contraction ? Suffit-il de dire, avec les uns, qu'ils sont résorbés par les radicules veineux; avec les autres, qu'ils s'écoulent par les tendons, ou se neutralisent dans le muscle, qui, par suite, en acquiert cette épaisseur plus grande qu'il présente à mesure qu'il est plus exercé et plus avancé en âge ? ne sont-ce pas là autant d'assertions hypothétiques ? Nous en dirons autant de l'explication de Bernoulli, qui, accordant à la fibre musculaire une texture vasculaire, artérielle, rapporte la contraction à la stase du sang dans cette fibre, consécutivement à la constriction exercée sur elle, lors de la volonté ou d'un influx cérébral et nerveux quelconque, par les filets nerveux, qui étaient dits la brider d'intervalles en intervalles. Il n'est aucun phénomène physique et chimique, du genre de ceux qui produisent des mouvemens apparens, qui n'ait été invoqué pour expliquer la contraction musculaire. Ainsi Mayow, avec les mécaniciens, prétendit que les muscles étaient des assemblages de fibres torses, dont les nerfs retenaient ou laissaient se débander le ressort. Les anciens chimistes recoururent aux notions chimiques de leur temps; les uns attribuant la contraction à une effervescence arrivant dans le muscle consécutivement au mélange qui se fait dans cet organe, du fluide nerveux qu'on supposait acide, et du sang qu'on disait alkalin; les autres la faisant dépendre du dégagement d'un air élastique qui était primitivement contenu dans le sang, mais dont les esprits nerveux produisaient l'exhalation, en brisant, avec les pointes dont on les disait armés, les globules sanguins. On nous pardonnera, sans doute, de ne pas nous livrer à la réfutation de pareilles hypothèses. Haller crut résoudre le problème par sa fameuse doctrine de l'*irritabilité;* il établit que la contraction des muscles est due à l'exercice d'une force que ces organes seuls possèdent, *d'irritabilité,* mais qui a besoin, pour être mise en jeu, d'être suscitée par un stimulus; celui-ci consistait dans l'influx nerveux que produit la volonté. Mais ce n'est là que se payer d'un mot : élever l'action contractile du muscle au rang d'une force première, c'est avouer tacitement qu'on ignore son essence, et qu'on ne peut parvenir à la connaître; ce n'est qu'exprimer le fait, au lieu de l'expliquer.

Tous les phénomènes que nous présente le monde physique

sont, ou des phénomènes physiques et chimiques, dont on a jusqu'à un certain point pénétré les lois, ou des phénomènes exclusifs aux êtres vivans, qu'il est impossible de rattacher aux premiers, qu'on appelle, à cause de cela, *organiques* ou *vitaux*, et sur les lois productrices desquels on est encore dans la plus complète ignorance. Le physiologiste qui scrute la vie d'un être quelconque, doit, pour chacun des phénomènes que cet être lui présente, rechercher à laquelle de ces deux catégories de faits ce phénomène se rapporte; et c'est, par conséquent, ce qu'il est nécessaire de faire touchant le phénomène de la contraction musculaire. On doit donc se demander si cette contraction est un acte *physique* ou *chimique?* ou si aucune des notions physiques ou chimiques actuelles, ne pouvant lui être appliquée, on doit la dire un acte *organique* et *vital?* Et remarquons, en passant, qu'on ne peut faire à cette manière de philosopher aucun reproche, puisque ce n'est qu'après avoir tenté toutes les applications physiques et chimiques à un phénomène, qu'on le dit *vital;* et que ne le déclarant tel qu'après impossibilité démontrée de le prouver physique et chimique, on laisse néanmoins toute carrière ouverte à des essais plus heureux, et à des travaux plus propres à faire découvrir l'essence de la vie, et à en rattacher les phénomènes aux lois générales de la matière.

Or il nous semble que, dans l'état actuel de la science, aucune des applications physiques ou chimiques faites jusqu'à présent à la contraction musculaire, ne satisfait complètement l'esprit; et que, jusqu'à recherches plus heureuses, il faut mettre cette contraction au rang des phénomènes de *vie*, et partant inconnus. Nous venons de le prouver en ce qui concerne les hypothèses proposées par les anciens; nous osons penser de même des hypothèses des modernes, bien qu'elles présentent un bien plus haut degré de vraisemblance. Celles-ci se réduisent, on peut le dire, à deux; car nous ne croyons pas nécessaire de réfuter ceux qui assimilent la contraction du muscle au phénomène de la congélation de l'eau, supposant que la volonté enlève ou laisse libre dans le muscle un principe qui se comporte à l'égard des élémens de cet organe comme le fait le calorique à l'égard des molécules de l'eau. Dans l'une on fait de la contraction musculaire un phénomène de combustion; dans l'autre on en fait un phénomène d'électricité.

La première hypothèse est due à Girtanner; elle suppose que

la contraction musculaire dépend de la combustion des élémens comburans du muscle, hydrogène, carbone et azote, par l'oxygène du sang artériel; combustion qui est déterminée par l'influx nerveux, qui agit ici à la manière d'une étincelle électrique. Deux faits sont cités à son appui; l'un, que dans la série des animaux, l'irritabilité musculaire est toujours, pour son énergie, en rapport avec l'étendue de la respiration; l'autre, que les chairs sont d'autant plus dures et comme brûlées, qu'elles ont été plus exercées, et appartiennent à des animaux plus âgés. Mais que de difficultés dans cette théorie! et combien elle est loin d'avoir la rigueur que réclame la science? y a-t-il de l'oxygène libre dans le sang artériel? les muscles, s'ils étaient le siége de combustions si fréquentes, ne devraient-ils pas être promptement détruits? qui ne reconnaît ici plutôt un effort de l'imagination qu'une déduction rigoureuse de faits? Les deux qu'on invoque peuvent s'expliquer sans le secours de l'hypothèse; en effet, si l'irritabilité musculaire est généralement dans les animaux, en raison de l'étendue de la respiration, c'est que cette dernière fonction est celle qui fait le sang, et que plus ce sang est parfait, plus il imprime d'élan à toutes les fonctions; et quant à la plus grande densité des muscles très-exercés, elle est si bien un effet de l'augmentation de nutrition qu'amène l'exercice, qu'elle s'observe au même titre dans tous les autres organes du corps.

L'hypothèse qui fait de la contraction musculaire un phénomène d'électricité a bien plus de vraisemblance. D'abord, on sait que l'influx nerveux est comme le moteur de la contraction du muscle; conséquemment il était naturel de penser que cet influx nerveux, quel qu'il soit, est ce qui constitue l'essence de ce phénomène. Or parmi les conjectures faites sur la nature de cet influx nerveux, celle qui l'assimile à un agent du genre des fluides impondérables, qui en fait une espèce ou une modification du fluide électrique, est sans contredit une des plus spécieuses. Faut-il rappeler ici tous les faits que nous avons cités au mot *innervation*, et qui montrent que, pendant la vie comme après la mort, on a remplacé l'influx nerveux par un courant galvanique ou électrique, et déterminé par suite presque tous les phénomènes de vie, sensations, contractions musculaires, sécrétions, calorifications, digestion, etc. La puissance qu'a l'électicité pour provoquer pendant la vie et même après la mort les contractions musculaires n'est-elle pas surtout un fait bien constaté, et presque devenu vulgaire? Faut-il enfin rappeler toutes les analogies qui existent entre le fluide électrique et le fluide nerveux quel qu'il soit, et que nous avons aussi exposées à ce même mot *innervation*? Ajoutons que les nouvelles découvertes faites en physique et en chimie ont révélé la grande influence exercée par le fluide électrique lors de la production de tous les phénomènes naturels, et portent à croire que ce fluide est dans l'univers l'agent à la fois le plus répandu et le plus influent. Il y a donc quelques raisons de faire du fluide nerveux un analogue ou une modification du fluide électrique, et par suite de considérer la contraction musculaire que suscite ce fluide nerveux comme un phénomène d'électricité. Mais les fauteurs de cette théorie moderne ont beaucoup varié dans l'exposition qu'ils en ont faite. M. Rolando a considéré le cervelet comme un appareil électro-moteur, sécrétant un fluide analogue au fluide électrique, et qui, conduit par les nerfs aux muscles, en provoque la contraction. D'autres trouvant dans la colonne vertébrale un organe qui ressemblait encore plus que le cervelet à une pile de Volta, ont comparé la contraction du muscle à une décharge électrique ou galvanique. Il nous semble qu'il suffit d'exprimer de pareilles propositions pour prouver qu'elles ne sont que des vues ingénieuses de l'esprit. MM. Dumas et Prévost me semblent être les savans qui ont donné le plus de vraisemblance à la théorie qui fait de la contraction musculaire un phénomène d'électricité. Ils ont d'abord examiné avec un microscope grossissant de dix à quinze diamètres, la manière dont les nerfs se disposent dans les muscles : ils ont vu que toujours leurs rameaux se portaient dans une direction perpendiculaire aux fibres musculaires; et en outre qu'aucun nerf ne se terminait réellement dans les muscles, mais que ses ramifications dernières embrassaient en forme d'anse les fibres musculaires, puis retournaient au tronc qui les avait fournies, ou allaient s'anastomoser avec un tronc nerveux voisin. Ainsi, selon eux, les nerfs partant de la partie antérieure de la moelle spinale iraient aux muscles pour s'y comporter comme on vient de le dire, et après reviendraient à la partie postérieure de la moelle spinale. Examinant ensuite avec le même microscope les muscles lors de leur contraction, ils ont vu les fibres parallèles qui les composent se fléchir tout à coup en zig-zag, et présenter un grand nombre d'ondulations régulières; ces flexions constituaient des angles qui variaient d'ouverture selon le degré de la contraction, mais qui n'étaient jamais au-dessous de cinquante degrés; et ce qui est remarquable, c'est que ces flexions avaient toujours lieu aux mêmes points de la fibre. Du reste, c'était à ces flexions qu'était dû le raccourcissement du muscle; MM. Dumas et Prévost l'ont prouvé en calculant les angles produits par elles. Enfin, ils ont vu que les sommets des angles formés par les flexions correspondaient toujours au lieu où passent et sont fixés dans le muscle les petits filamens nerveux. Ils ont donc pensé que c'étaient les nerfs qui en se rapprochant déterminaient le phénomène de la contraction; et ils ont attribué leur rapprochement à ce que parcourus par un courant galvanique, étant parallèles et peu distans les uns des autres, ils ont dû s'attirer en raison de cette loi de M. Ampère, que deux courans s'attirent quand ils vont dans le même sens. Ils font donc des muscles vivans de véritables galvanomètres, très-sensibles à cause de la petite distance et de la ténuité des filets nerveux; et en effet ils ont expérimenté que les muscles étaient susceptibles d'accuser non-seulement les effets électro-moteurs découverts au moyen du galvanomètre de M. Schweiger, tels que l'action d'un métal chaud sur un métal froid, d'un acide sur un alkali, etc., mais encore des quantités d'électricité trop faibles pour affecter celui-ci. Il faut remarquer que des dispositions anatomiques fixent d'une manière absolue dans le muscle le nerf dans la position que nécessite son emploi; et que la matière grasse qui enveloppe les fibres nerveuses, et qu'a découverte M. Vauquelin, est un moyen d'isolement pour ces fibres, et empêche le fluide électrique de passer de l'une à l'autre. Nous avons rapporté avec plus de détail toute cette théorie de MM. Dumas et Prévost, parce qu'elle offre un modèle de la mesure dans laquelle il convient d'appliquer aux phénomènes de la vie les lois générales, et qu'elle nous semble plus près de la vérité. Cependant nous ne la présentons encore que comme une ingénieuse conjecture, et jusqu'à de nouveaux travaux nous nous en tenons à notre conclusion première.

La contraction est la principale action des muscles; ces organes remplissent encore quelques offices mécaniques, comme de servir d'abri, d'enveloppes aux parties subjacentes; mais tous détails à cet égard sont inutiles. (ADELON.)

MUSCULAIRE, adj., *muscularis;* qui appartient aux muscles, qui leur est relatif.

MUSCULAIRES (artères.) On désigne généralement ainsi les branches artérielles qui se distribuent aux muscles; mais on a donné ce nom particulièrement à deux rameaux fournis par L'OPHTHALMIQUE.

MUSCULAIRES (veines); elles suivent le même trajet que les artères, et sont spécialement indiquées là où l'on décrit les troncs dans lesquels elles se rendent.

MUSCULAIRE (contraction.) Ce phénomène est examiné à l'article SYSTÈME MUSCULAIRE.

MUSCULAIRE (fibre.) *Voyez* ce même article.

MUSCULAIRE (force.) *Voyez* ce mot.

MUSCULAIRE (mouvement.) *Voyez* ce mot.

MUSCULAIRES (nerfs). Ils se distribuent aux muscles : ce nom a été donné spécialement à certains muscles de l'œil.

MUSCULAIRE (système.) On donne ce nom à l'ensemble des muscles EXTÉRIEURS et INTÉIEURS, et dont nous allons étudier ici le tissu sous le double rapport de sa structure et de ses propriétés. Ces organes sont susceptibles de se diviser en faisceaux, en fascicules, composés eux-mêmes de fibres primitives dont la subdivision est bornée, ainsi que le montre l'inspection microscopique, à un degré de divisibilité fini et bien déterminé. Les faisceaux musculaires, plus ou moins distincts dans les différens muscles, varient, dans chacun d'eux, de nombre et de volume; ils sont toujours, comme nous venons de le dire, formés de faisceaux plus petits qui résultent eux-mêmes de fascicules généralement prismatiques, à cinq ou six pans, et jamais cylindriques. Ces fascicules s'étendent, suivant Prochascka, dans toute la longueur de la portion charnue du muscle : il paraît que l'opinion contraire, émise par Albinus et Haller, n'est pas fondée. Enfin, des dernières divisions auxquelles on puisse arriver résultent les fibres musculaires, visibles seulement au microscope. Hooke, Leuwenhoeck, Dehayde, etc., les ont plus ou moins exactement indiquées; mais Prochascka a reconnu qu'elles sont parallèles entre elles; toujours droites, aplaties ou prismatiques, formées d'une matière solide et diaphane, d'un diamètre beaucoup moindre que le plus grand diamètre d'un globule rouge du sang, ce qui ne paraît pas exact; il serait le cinquième de ce diamètre suivant M. Autenrieth, et égalerait, au contraire, sept fois celui de ces globules, d'après M. Sprengel. Prochaska n'ose pas assurer, d'ailleurs, que ces fibrilles soient des fibres élémentaires: d'après les observations microscopiques des frères Wenzell, il paraît que chaque fibre est composée de corpuscules ronds, excessivement tenus. Suivant M. Bauer et M. E. Home, la fibre musculaire est identique avec les particules de sang dépourvues de matière colorante, et dont les globules centraux se sont réunis en filamens. Telle est l'opinion de Béclard et de MM. Prévost et Dumas. Les fibres ont la même grosseur et la même forme dans tous les muscles.

Tous les anatomistes qui ont étudié le tissu musculaire ont parlé des rides que présente chaque fascicule; elles ne paraissent être que des flexuosités ou des ondulations, et existent toujours dans les muscles contractés. Elles disparaissent quand on allonge le muscle soit sur le vivant, soit sur le cadavre. On a émis un grand nombre d'opinions sur la texture intime de la fibre musculaire; comme elles ne sont aucunement fondées nous ne les rappellerons pas ici; nous nous bornerons à dire que rien ne démontre que cette fibre soit creuse, et qu'il est bien plus probable qu'elle est solide.

Chaque muscle est enveloppé d'une couche de tissu cellulaire, et chacun des faisceaux et des fascicules qui le composent est également entouré d'une gaîne cellulaire. L'épaisseur des lames de ce tissu diminue successivement, à mesure qu'il pénètre ainsi dans les interstices des fascicules dont l'enveloppe fournit des prolongemens intérieurs qui unissent les fibres entre elles. Quelquefois on trouve du tissu adipeux dans les intervalles des faisceaux musculaires, et même des fascicules. Les vaisseaux des muscles sont très-nombreux, et beaucoup plus dans les muscles intérieurs que dans les muscles extérieurs. Ils sont aussi d'autant plus abondans que le volume du muscle est plus considérable. Les veines ont une capacité supérieure à celle des artères. Ces vaisseaux, ramifiés à l'infini dans le tissu cellulaire du tissu musculaire, et après s'être anastomosés un grand nombre de fois, pénètrent dans l'intervalle des fascicules, entre les fibres, en se subdivisant à l'infini, et se terminent en s'abouchant avec les veines: on ignore comment ces vaisseaux concourent à la texture et à la nutrition des muscles, à la couleur desquels ils ne contribuent aucunement, ainsi que le démontrent les muscles intérieurs qui sont très-pâles, quoiqu'ils soient beaucoup plus vasculaires que les muscles extérieurs qui sont très-colorés. On distingue aussi des vaisseaux lymphatiques dans l'épaisseur de certains muscles, mais on ne sait pas de quelle manière ils en naissent. Quant aux nerfs, ils sont très-volumineux et fort nombreux, et d'autant plus, en général, que les muscles ont plus de masse. Ils accompagnent ordinairement les vaisseaux dans leurs divisions. On pense que leurs derniers filets s'étendent jusqu'aux fibres primitives. D'après MM. Prévost et Dumas, ils se terminent en s'insérant entre ces fibres dont ils coupent la direction à angle droit.

Les extrémités des fibres musculaires, surtout celles des muscles extérieurs, s'insèrent sur un tissu ligamenteux, par l'intermédiaire duquel leur action est transmise plus ou moins loin. Elles sont plus pâles dans les muscles intérieurs que dans les muscles extérieurs, mais leur couleur est généralement d'autant plus foncée que le volume du muscle est plus considérable. La consistance du tissu musculaire est très-variable, et dépend des causes qui ont agi antérieurement ou postérieurement à la mort; néanmoins la fibre musculaire est ordinairement molle, humide, peu élastique, et facile à déchirer sur le cadavre.

La chair musculaire desséchée par tranches perd plus de la moitié de son poids, acquiert plus de transparence, et devient brune et très-dure; elle se décolore par l'immersion dans l'eau froide, se gonfle et se ramollit par la macération. L'alcohol, les acides étendus et certaines solutions salines augmentent sa consistance, la durcissent, et retardent sa décomposition ou l'empêchent tout-à-fait : la dissolution de chlorure de calcium jouit entre autres de cette propriété, en conservant au tissu musculaire sa consistance et sa flexibilité. Traité par l'eau, il abandonne sa matière colorante, qui est un peu différente de celle du sang, de l'albumine, de la gélatine, et une matière extractive signalée par Thouvenel; par l'action de l'eau bouillante, il fournit en outre de la graisse. Les fibres du tissu musculaire épuisé par l'eau ont toutes les propriétés de la fibrine. On obtient par la calcination environ un vingtième de son poids de matières salines. Il résulte des analyses faites par Thouvenel, Fourcroy, Thénard, etc., que la chair musculaire de bœuf est principalement composée de fibrine, et qu'elle renferme aussi de l'albumine, de la gélatine, de l'osmazôme, des phosphates de soude et de chaux, et du carbonate de chaux.

Le tissu musculaire jouit d'une propriété active, que Haller nommait IRRITABILITÉ, qu'on a appelée *myotilité*, et qui présente plusieurs phénomènes remarquables : le mieux constaté est la contraction, d'où résulte le raccourcissement des muscles : on a admis aussi une *élongation active*, et une force de *situation fixe* dans les muscles ; mais ces deux phénomènes ne sont rien moins que prouvés. Quant à la contraction, voici ce qu'on observe : au moment où cet effet est produit, le muscle se raccourcit ; quelques anatomistes, Swammerdam, Glisson, Goddart, M. Ermann, ont pensé qu'il éprouvait alors une diminution de volume ; d'autres, au contraire, tels que Hamberger, Prochaska, M. Carlisle, ont soutenu le contraire. Mais il est très-probable, d'après les expériences de G. Blane, Barzelotti, Mayo, Prévost et Dumas, que le muscle ne change point de volume, et que le gonflement qui existe est compensé par le raccourcissement. Cette opinion est également celle de Sœmmering, Sprengel, Meckel et Béclard. Le raccourcissement ou la contraction du muscle produit aussi un endurcissement momentané de son tissu ; il n'apporte aucun changement dans sa couleur ; il n'y a point un afflux plus grand du sang dans les muscles lors de leur contraction, et ce phénomène ne doit point être attribué à cette cause, ainsi que quelques auteurs l'avaient pensé. Les fibres musculaires forment des sinuosités très-régulières pendant la contraction, et MM. Prévost et Dumas ont reconnu qu'elles ont toujours lieu de la même manière, et que les sommets des angles, qui sont les points de la fibre qui se rapprochent lors de la contraction, sont aussi ceux où se terminent les dernières ramifications transverses des nerfs. Pendant la contraction les fibres sont agitées d'un mouvement continuel, résultant de la contraction des unes, du relâchement des autres ; c'est à ce mouvement qu'on a donné le nom d'*agitation fibrillaire*, et qu'est dû le bruissement particulier qu'on entend soit à l'aide du stéthoscope, soit en appliquant le doigt sur le conduit auriculaire. Quelques muscles ont la faculté de se contracter partiellement ; on ignore encore si cela est particulier à ceux qui reçoivent plusieurs nerfs. La contraction est extrêmement rapide, comme on le voit dans une multitude de mouvemens, la course, la parole, etc.; sa force est extrême, puisqu'elle détermine souvent la rupture des parties les plus résistantes du corps; tels que des tendons, des os: dans cet état, les muscles conservent toujours un degré d'élasticité manifeste. Quant à l'étendue de la contraction, elle est relative à la longueur des fibres musculaires; et l'on a évalué, d'après des expériences directes, qu'une fibre contractée se raccourcissait d'un quart de sa longueur.

Les différens phénomènes que nous venons d'examiner ne peuvent avoir lieu par l'action d'un stimulant ou d'un excitant, qu'autant que le muscle jouit de la vie, que son tissu n'est point altéré, et que ses vaisseaux et ses nerfs communiquent avec les centres circulatoire et nerveux; son action est toujours très-affaiblie, quand on y intercepte la circulation; si l'on interrompt sa communication avec le centre nerveux, il est dès lors soustrait à l'influence de ce centre, et les mouvemens qu'il peut encore manifester par l'impression portée immédiatement sur lui, résultent de ce qu'il reste irritable et que l'impression agit sur le nerf qui n'est point détaché de son tissu comme tous les autres organes. La distension d'un muscle peut empêcher son action; son raccourcissement l'influence bien moins. L'irritabilité musculaire est généralement diminuée par le froid ou la chaleur portés à un haut degré, de même que par l'application immédiate de l'opium et de quelques autres substances. Enfin, il faut nécessairement un excitant pour que l'action musculaire se manifeste. Ainsi, indépendamment des stimulans portés directement sur les muscles, leurs mouvemens sont déterminés par la volonté, comme on le voit pour les muscles extérieurs, par les émotions vives, par l'altération des centres nerveux avec lesquels ils communiquent. L'impression exercée sur certains organes éloignés agit encore sur eux sympathiquement : telle est la stimulation de la peau ou de la membrane muqueuse. Quelquefois cet effet résulte en quelque sorte de leur contiguité avec certaines parties irritées; comme leur enveloppe celluleuse, les membranes des grandes cavités; celles de certains organes à parois musculeuses, etc. Quant à la *cause* de l'action musculaire, elle est impossible à déterminer, de même que toutes les autres actions organiques.

Nous ne chercherons point ici à résoudre si l'irritabilité est une force inhérente à la matière fibrineuse des muscles, ou si sa source unique est dans le système nerveux : ces deux questions nous paraissent également insolubles. Quoi qu'il en soit, l'action musculaire a pour effet de déterminer ou d'empêcher le mouvement des parties solides et liquides, et celui du corps en partie ou en totalité. Dans ces mouvemens, aussi nombreux que variés, les muscles agissent en ayant tantôt une extrémité fixe et l'autre mobile, tantôt une disposition telle que les deux extrémités des fibres agissent en même temps comme dans le diaphragme, ou bien qu'elles sont également mobiles comme dans les phincters, etc. Ces différens mouvemens sont, d'ailleurs, volontaires ou involontaires. Les premiers sont exécutés par les muscles extérieurs; les seconds par les muscles intérieurs. Ces derniers sont sollicités tantôt par un stimulant qui agit à travers une membrane mince qui est contiguë aux muscles : ici se rangent les mouvemens du tube intestinal, de la vessie, du cœur, etc.; tantôt par un stimulus analogue, mais qui sollicite secondairement l'action de beaucoup d'autres muscles, comme on le voit dans la déglutition, la respiration, etc.; d'autres fois ils sont causés par les passions, les émotions : tels sont les cris, le rire. Cette distinction des mouvemens volontaires et involontaires n'est pas aussi tranchée qu'elle peut le paraître au premier abord, car il est peu de fonctions que la volonté ou les passions n'influencent directement. D'un autre côté, les convulsions ne sont-elles pas un exemple de contraction involontaire des muscles extérieurs? La paralysie n'anéantit-elle pas également l'influence de la volition sur les mouvemens de ces mêmes muscles? La volonté agit d'ailleurs évidemment sur une infinité de mouvemens dits involontaires. Enfin, en examinant les muscles extérieurs et intérieurs, nous avons fait voir que leurs mouvemens étaient tantôt simultanés pour déterminer le même effet, et tantôt opposés de manière à produire des effets contraires; de là cette distinction des muscles en congénères et antagonistes. Nous ne reviendrons pas ici sur ces différences.

L'irritabilité et la contractilité ne disparaissent pas également vite après la mort dans les différens muscles; c'est dans le cœur que ces deux propriétés persistent le plus long-temps : néanmoins, l'état de santé antérieur à la mort, le genre de mort, les circonstances extérieures avant la mort, sont autant de causes qui influent manifestement sur la durée de l'irritabilité musculaire, et la nature du stimulus modifie beaucoup aussi la susceptibilité à la contraction. Différens auteurs, tels que Haller, Zinn, Zimmermann, Oeder, Froriep, Nysten, ont indiqué un ordre suivant lequel ce phénomène cesse d'être sensible dans les différens muscles ; mais cette succession est loin d'être constamment la même. Béclard pense que le mouvement très-circonscrit qu'on détermine seulement là où on irrite un muscle quand l'irritabilité y est épuisée ou presque éteinte, est du même genre que celui qu'on observe dans la fibrine du sang; c'est la *vis insita* de la fibre musculaire.

C'est après la cessation complète de toute irritabilité dans le cadavre, que se manifeste la raideur cadavérique qui a conséquemment son siége dans le système musculaire : il semble que ce soit le dernier effort de la contractilité de ce tissu. Cette raideur est analogue à la contraction du coagulum fibrineux du sang, et cesse comme lui quand la putréfaction commence. Cette raideur, jointe au refroidissement, peut être regardée comme un signe certain de la mort.

Les fibres musculaires, auxquelles on avait attribué encore d'autres propriétés, sont extensibles et jouissent d'une rétractilité indépendante de leur contraction par irritation. Elles ne sont que médiocrement sensibles; et, dans l'état de santé, la seule sensation qu'elles déterminent est celle de la fatigue qui résulte de leur action prolongée : quand elle a été violente ou très-longue, elle cause une sensibilité douloureuse. D'après les observations de Cabanis et de Yelloly, il paraît que certaines maladies détruisent la sensibilité des muscles. Un exercice soutenu favorise leur nutrition, et détermine une augmentation de leur volume et plus de coloration : le repos prolongé produit l'effet contraire. La quantité et le genre d'alimentation ont également beaucoup d'influence sur la forme et le volume des muscles. Dans leur atrophie, qui est causée surtout par certaines maladies, on ne sait pas s'il y a diminution de volume seulement, ou disparition des fibres.

Les muscles présentent quelques différences suivant les sexes : ils sont en général plus faibles, plus arrondis, moins solides chez la femme que chez l'homme. Jusqu'à présent on n'a pas apprécié jusqu'à quel point ils peuvent différencier les uns des autres dans les diverses races de l'espèce humaine; mais les observations de Péron prouvent qu'il existe toujours des différences dans la force musculaire chez les différens peuples, qui dépendent très-probablement du genre de vie et des habitudes de chacun d'eux.

Dans les premiers temps de la vie utérine, le tissu musculaire n'est pas distinct du tissu cellulaire, avec lequel il forme une masse gélatiniforme; il n'a dans le principe aucune structure fibreuse apparente, et sa couleur est très-pâle. Cependant celui du cœur paraît avoir acquis un degré de développement assez prononcé peu de temps après la conception, ainsi que l'annoncent les battemens de cet organe. A deux mois, les muscles extérieurs ont déjà des fibres distinctes, qui deviennent surtout apparentes par l'action de l'alcohol. Il paraît, d'après les recherches de Meckel, que les grandes divisions des muscles, les faisceaux, se forment avant les petites, phénomène remarquable, en ce qu'on voit aussi chez les animaux des classes inférieures les dernières subdivisions des muscles dans lesquelles prédominent la dimension en longueur, être proportionnellement et même absolument plus volumineuses que chez les animaux supérieurs, et qu'on n'aperçoit que des globules ou de petits points au milieu des gros faisceaux dans lesquels le muscle se partage lui-même; ils sont aussi plus minces et plus faibles, à l'exception du cœur, qui a comparativement un volume bien plus considérable dans les premiers temps de la conception que plus tard. A quatre mois, les muscles commencent à exécuter quelques contractions; ceux de la moitié supérieure du corps, de la tête, du cou et du dos, sont généralement plus développés que ceux des membres supérieurs. La portion libre des tendons est déjà proportionnellement aussi forte et aussi longue qu'on l'observe à une époque plus éloignée, mais elle est moins prononcée à l'intérieur des muscles. L'irritabilité des muscles est moindre chez le fœtus que chez l'adulte, suivant Bichat, et d'autant moindre que l'embryon se rapproche davantage du moment de la conception : les expériences de Meckel sont contradictoires à cette opinion par les résultats qu'elles ont fourni. Après la naissance, les muscles deviennent plus rouges et plus forts, mais ils restent peu volumineux relativement aux nerfs et au tissu adipeux : ils sont mous, arrondis, plus gélatineux que fibrineux; leurs mouvemens sont faciles, prompts et faibles : ils acquièrent une couleur rouge vermeille, et plus foncée chez l'adulte. C'est quand l'accroissement est terminé qu'ils deviennent épais, anguleux, plus résistans : dans la vieillesse ils perdent de leur coloration; ils sont pâles, fauves et livides; leurs contractions sont difficiles, lentes et faibles.

Dans certaines monstruosités, les muscles manquent, quoique la plupart des autres parties se soient formées; ce qui a lieu spécialement dans le cas de développement incomplet d'une grande partie du corps. On les a peut-être quelquefois méconnu alors, parce qu'ils étaient confondus avec les masses gélatiniformes qu'on rencontre sous la peau, et que leur couleur est, dans ce cas, ordinairement blanchâtre. Il est assez commun de voir certains muscles ne pas exister soit en partie ou en totalité. Ce sont principalement ceux dont les usages ne sont pas importans, et qui peuvent être suppléés par d'autres, qui présentent cette anomalie; tels sont les pyramidaux, le palmaire grêle, le petit zygomatique, etc. Quelquefois, au contraire, on trouve des muscles surnuméraires, et cette disposition se rencontre habituellement des deux côtés du corps à la fois, ainsi que Bichat et Meckel l'ont fait observer. De cette duplicité du système musculaire pour certains muscles, Tiedemann a conclu que la structure athlétique chez l'homme pouvait ainsi ne pas résulter d'un exercice long-temps soutenu, mais bien d'une multiplicité congénitale de plusieurs grands muscles. Ces muscles surnuméraires peuvent aussi par leur disposition n'avoir aucune espèce d'influence sur la force musculaire. J'ai vu, par exemple, un faisceau charnu large de deux travers de doigts, se séparer du muscle long dorsal, un peu au dessous de son attache à l'humérus, et venir se réunir, par un tendon fort et épais, à l'insertion du grand pectoral au même os. Ce plan charnu, dont la situation et les rapports étaient les mêmes des deux côtés du corps, fermait ainsi en bas la cavité de l'aisselle. Les muscles offrent quelquefois un accroissement ou une petitesse extrême dans leur volume ou leurs autres dimensions; ce changement est rarement congénital, il est le résultat de quelques circonstances accidentelles. C'est ainsi que le défaut d'exercice, la compression prolongée, produisent une atrophie plus ou moins prononcée de certains muscles : ils présentent aussi par fois des variétés dans leurs insertions, leurs rapports et leur situation.

Dans les lésions traumatiques qui mettent à découvert les muscles, et où l'inflammation de la plaie est adhésive ou suppurative, la phlegmasie a surtout son siége dans leurs gaînes celluleuses; on n'aperçoit aucun changement dans les fibres musculaires, seulement elles sont privées de la plus grande partie de leur irritabilité. Les muscles divisés se réunissent par une cicatrice fibro-celluleuse qui offre plus tard l'aspect du tissu LIGAMENTEUX, et qui devient quelquefois analogue au fibro-cartilage: cette cicatrice n'est formée qu'aux dépens du tissu celluleux intermédiaire aux fibres charnues; ces dernières y sont étrangères. Cette cicatrice n'est aucunement irritable: elle remplit les fonctions d'une intersection aponévrotique. Quand le muscle a été divisé complétement, on ignore si ces deux portions se contractent simultanément sous l'influence de la volonté, lorsque la cicatrisation est opérée. Les muscles sont quelquefois très-flasques et faciles à déchirer, ou bien durs et plus élastiques que dans l'état normal. On a vu leurs faisceaux et leurs gaînes séparés par un fluide gélatineux, dans le rhumatisme: ils perdent par fois leur couleur, deviennent blanchâtres et très-gras; mais leurs fibres n'ont pas subi dans ce cas une transformation graisseuse, ainsi qu'on l'a dit. Cet aspect résulte de la pâleur et de l'atrophie des muscles, dont les fascicules sont écartés par une accumulation de tissu adipeux. Ils contiennent rarement des productions accidentelles, soit de tissus analogues, soit de tissus morbides: on y a trouvé des concrétions osseuses. Béclard a vu les muscles du mollet envahis par une tumeur à la fois osseuse et cancéreuse: on y voit quelquefois le ver hydatique nommé *cysticercus cellulosæ* par Rudolphi. La formation accidentelle du tissu musculaire n'est rien moins que prouvée; le seul fait qui se rapproche d'un développement analogue, est celui qui a rapport aux changemens de texture de l'utérus pendant la grossesse. (C.-P. OLLIVIER.)

MUSCULO-CUTANÉ, *musculo-cutaneus*, adj. pris substantivement. On désigne sous ce nom deux nerfs fournis, l'un par le plexus brachial, et l'autre par le nerf sciatique poplité externe.

Le premier provient de la cinquième et de la sixième paire cervicales, qui se réunissent pour former un seul tronc qui se joint au plexus brachial, descend perpendiculairement jusqu'au niveau de l'attache commune des muscles biceps et coraco-brachial, où il se divise en deux branches, dont l'une, interne, se joint au nerf médian en passant au devant de l'artère axillaire, tandis que l'autre, externe, forme le nerf musculo-cutané.

En se portant en bas et en dehors, ce nerf traverse obliquement le muscle coraco-brachial auquel il donne un rameau assez considérable, passe au-dessous du biceps, descend entre ce muscle et le brachial antérieur qui en reçoivent des filets. Parvenu vers la partie inférieure du bras, il se dégage de dessous le tendon du biceps, passe sous la veine médiane céphalique, et près de la partie inférieure de l'avant-bras il se divise en deux ordres de filets qui se terminent dans la peau de l'éminence thénar et de la partie externe du dos de la main. Dans son trajet, il fournit des filets qui s'anastomosent en dedans avec ceux du nerf CUTANÉ INTERNE. Ses dernières ramifications nerveuses s'étendent jusque près de l'extrémité des doigts.

Le nerf musculo-cutané est quelquefois le siége de ces petites tumeurs circonscrites, roulantes sous la peau, et désignées sous le nom de tubercules sous-cutanés douloureux.

Le musculo-cutané de la jambe est, comme nous l'avons dit, une branche du nerf SCIATIQUE POPLITÉ EXTERNE : il se sépare de ce nerf un peu au-dessous de l'extrémité supérieure du péroné, descend d'arrière en avant entre le long péronier latéral et l'extenseur commun des orteils, puis entre le dernier muscle et le court péronier latéral, en leur donnant plusieurs rameaux. Vers le tiers inférieur de la jambe, ce nerf traverse l'aponévrose, fournit quelques rameaux tégumenteux, et se divise en deux branches sous-cutanées dont les ramifications se distribuent à la peau de la partie inférieure de la jambe, de la face dorsale du pied, et des cinq orteils. (MARJOLIN.)

MUSEAU DE TANCHE, s. m., *os tincæ*. Orifice vaginal du col de L'UTÉRUS.

MUSIQUE, s. f. L'influence de la musique sur l'économie animale ne saurait être révoquée en doute ; de toute antiquité ses effets ont été reconnus, et des exemples journaliers ne permettent pas d'en contester la réalité. Si elle exerce une influence quelconque, nul doute que, selon les cas, cette influence ne puisse être utile, nuisible ou indifférente. On peut donc considérer la musique sous le triple rapport de l'hygiène, de l'étiologie et de la thérapeutique.

C'est, par l'intermède de l'ouïe, directement sur le cerveau que la musique fait sentir son pouvoir ; elle le modifie de plusieurs manières. La diversité des modifications qu'elle produit tient à la différence des *modes* et du *rhythme* dont on fait usage. Les effets de la musique sont loin d'être les mêmes si l'on se borne à l'entendre, si on l'exécute, ou même si l'on compose.

On appelle *mode* le ton dans lequel la pièce de musique est composée ; la note qui le détermine se nomme *tonique*. On nomme *mode majeur* celui où la tierce au-dessus de la tonique est majeure, et *mode mineur* celui où la tierce au-dessus de la tonique est mineure. Le premier a quelque chose de gai, le second est sombre. Les anciens avaient quatre modes principaux. Chacun d'eux pouvait inspirer des passions différentes : le mode *phrygien* excitait le courage et la fureur ; le *lydien*, la tristesse, les plaintes, les regrets ; l'*éolien*, la tendresse et l'amour ; le *dorien*, la pitié, et le respect pour les dieux.

Nous n'avons rigoureusement aujourd'hui que les tons majeurs et les tons mineurs ; mais on peut les modifier de beaucoup de manières. Roger, qui a composé un Traité des effets de la musique sur le corps humain, compte vingt-quatre modes différens. Le premier ton, parmi ceux qu'on appelle majeurs, est plein de majesté, il est propre à inspirer la piété, l'amour de Dieu. Le second, lorsqu'il est tempéré, convient à la tendresse et à la pitié ; lorsqu'il est plus animé, il invite à la joie. Le troisième et le quatrième font naître la mélancolie ; ils nous attendrissent, nous arrachent des larmes. Le cinquième élève l'âme et l'excite aux entreprises difficiles ; il est remarquable par sa noblesse et sa dignité. Le sixième et le douzième respirent l'ardeur des combats et enflamment le courage. Les modes mineurs se rapportent plus particulièrement à la tristesse, à la pitié, à la crainte. Grétry, dans son *Essai sur la Musique*, s'est attaché à déterminer le caractère qui convenait à chaque passion, à chaque personnage, et l'a fait avec succès. Si l'on en croit les anciens, leurs différens modes exerçaient un pouvoir surprenant. Ici c'est un nommé Damon, musicien de Milet, qui excite à la fureur des jeunes gens pris de vin, en jouant de la flûte sur le mode phrygien, et les fait ensuite passer de l'état le plus violent au calme le plus parfait, en jouant sur le dorien. Là le célèbre Timothée, de la même ville, exerce le même empire sur Alexandre-le-Grand. Terpandre apaise une sédition ;

Phémius désarme Ulysse. Un joueur de psaltérion arrache des larmes à Amurat IV, les mains encore teintes du sang de ses frères.

Le *rhythme* est une mesure constante, d'une certaine étendue, et qui peut comprendre plusieurs sons de différentes durées, mais dont la somme est toujours égale à cette mesure, et de même grandeur qu'elle. Le rhythme donne à la mélodie cette variété piquante qui constitue son principal agrément. Chaque mesure ainsi que chaque mode jouit d'une propriété particulière. Il y a des mesures gaies, des mesures vives, des mesures majestueuses; elles ont aussi sur le moral une influence remarquable. Je ne sais si l'on doit ajouter foi à ce que rapporte Quintilien; voici ce qu'il dit à ce sujet : Pythagore, voyant un jeune homme dont on avait excité la fureur au point qu'il allait mettre le feu à la maison de sa maîtresse qu'il croyait infidèle, ordonne au joueur de flûte de changer sur-le-champ de mesure, et de prendre le spondée composé de deux temps. La gravité du nouveau mouvement arrête aussitôt le jeune homme furieux, qui ne tarde pas à reprendre tout son sang-froid. Quelque extraordinaire que puisse paraître cet exemple, il est indubitable que la musique exerce un empire très-puissant sur la portion de l'encéphale qui préside aux affections, et par suite qu'elle produit sur l'organisme entier les mêmes effets que les passions qu'elle fait naître. Personne ne peut révoquer en doute qu'elle n'enflamme le courage : ce qu'on raconte des chants de Tyrtée pourrait paraître fabuleux, si le bel hymne de la *Marseillaise* n'avait reproduit sous nos yeux les mêmes prodiges. La musique militaire a de tout temps contribué aux succès des armées. Le son de la trompette, du clairon, du fifre, du tambour, des timbales, excitent le cerveau, accélèrent la circulation qui, à son tour, surexcite cet organe, et rend l'homme capable des plus généreux efforts.

La musique peut calmer la peur, le chagrin, l'inquiétude, l'ennui. Une douce harmonie vient occuper l'esprit et le délivrer des idées sombres et tristes dont la seule continuité peut altérer toute l'organisation. Elle appelle le sommeil réparateur, et suspend les douleurs physiques non moins que les douleurs morales.

Bien loin d'inspirer la chasteté, ainsi que le croyaient les anciens, la musique (du moins la musique moderne) est un aiguillon puissant pour l'amour; elle inspire des pensées voluptueuses; excite les désirs des sens, et peu de femmes résisteraient aux séductions d'un beau chanteur. La plupart d'entre elles ont un penchant irrésistible pour cet art enivrant. Ce n'est pas seulement sur le moral que la musique fait sentir son influence, elle l'exerce aussi sur l'intelligence. Elle excite l'imagination, donne du mouvement à l'esprit, enfante, multiplie et développe les idées. Les peintres, les poëtes, les littérateurs peuvent en obtenir d'utiles secours.

Elle agit encore sur la portion du cerveau qui préside aux mouvemens. Le soldat soutient bien plus long-temps la fatigue, exécute bien plus facilement les marches forcées lorsqu'il est conduit au son des instrumens. Soutenue par la musique, une jeune personne débile passera une nuit entière à danser; elle ne pourrait marcher une demi-heure sans éprouver la plus grande lassitude.

Le cerveau se trouve donc puissamment modifié par la musique; mais si cet organe auquel tous les autres paraissent soumis dans l'homme; si cet organe éprouve une influence aussi profonde, doutera-t-on que les autres viscères n'en ressentent aussi vivement les effets? Nul doute, en effet, que la circulation, la respiration, la digestion, etc., ne soient accélérées ou ralenties par diverses sortes de musique. A peine entend-t-on les premiers sons d'une musique qui plait, que tout le corps est saisi d'un frémissement général; bientôt un charme inexprimable et plein de volupté s'empare de nos sens. Si la musique est vive et bruyante, les yeux deviennent brillans, la face se colore, le pouls devient fort et régulier, la chaleur augmente, et toutes les autres fonctions redoublent d'énergie. Cette observation n'avait pas échappé aux anciens, qui, dans leurs festins, goûtaient les plaisirs de la musique. Change-t-on de mesure et de ton, les yeux deviennent langoureux, la face pâlit, le pouls se concentre, la peau est froide, et la respiration devient suspirieuse.

Mais si la musique est un si grand modificateur de l'organisme, ses effets ne sauraient toujours être avantageux. Je ne doute pas qu'elle ne puisse figurer au premier rang parmi les causes des maladies, et principalement des maladies de l'encéphale et de ses dépendances. Je pense qu'elle peut produire la plupart des affections nerveuses. Elle produit ces fâcheux résultats d'une manière plus inévitable lorsqu'on se livre soi-même, d'une manière immodérée, à l'exécution musicale, et bien plus encore à la composition. Ce dernier travail, ainsi que toute espèce de travail porté à l'excès, peut conduire à l'aliénation mentale. On a remarqué que beaucoup de compositeurs avaient un caractère bisarre. Beaucoup sont mélancoliques, hypochondriaques, maniaques. On peut citer à l'appui Mozart, J.-J. Rousseau et autres. Les maladies convulsives, l'hystérie, l'épilepsie, tous les spasmes, la catalepsie, enfin la classe immense des névroses peuvent reconnaître pour cause la musique. Ce n'est pas ici le lieu d'en citer des exemples qu'on trouve d'ailleurs en grand nombre dans les auteurs.

La musique peut dans quelques circonstances devenir un bon moyen thérapeutique. C'est encore dans les maladies du cerveau et de ses dépendances qu'elle produira les plus heureux résultats. On l'a vue, en effet, dissiper l'aliénation mentale, l'hypochondrie, l'hystérie, l'épilepsie, et même l'hydrophobie, au rapport d'un médecin de Bordeaux. La nostalgie peut être guérie par la musique; mais que devons-nous penser des récits singuliers que des auteurs célèbres ont fait sur la morsure de la tarentule? (ROSTAN.)

MUSSITATION, s. f., *mussitatio*. On désigne sous ce nom un phénomène morbide qui résulte lui-même du concours de deux symptômes distincts: le malade fait mouvoir ses lèvres et sa langue comme s'il parlait, et il ne fait entendre aucun son; c'est une sorte d'aphonie dont il a si peu la conscience, qu'il croit être entendu de ceux qui l'entourent. Aussi la mussitation n'a-t-elle lieu que chez les sujets qui ont du délire. C'est particulièrement dans les maladies nerveuses, et surtout dans les fièvres ataxiques, qu'on a observé ce phénomène, qui est d'ailleurs assez rare. Il constitue généralement dans ces dernières affections un signe très-grave; tandis que dans les attaques d'hystérie, où on l'a plusieurs fois observé, il n'indique rien de fâcheux. (CHOMEL.)

MUTACISME, s. m., *mutacismus*. Sauvages a donné ce nom à ce vice de prononciation qui consiste à répéter plusieurs fois les lettres *m*, *b*, *p*, ou à les substituer à d'autres. Ce vice se rapproche du bégaiement. *Voyez* ce mot.

MUTÉOSE, s. f., de μυτης, *action muette* : mot proposé par M. Chaussier, et désormais consacré en physiologie, pour désigner tous les phénomènes d'expression appelés *gestes*, tous ceux qui ne consistant pas en des sons, fondent vraiment par opposition avec ceux-ci un langage muet.

A l'article *langage*, nous avons dit que les phénomènes d'expression étant destinés à révéler l'état moral de l'animal dans lequel ils se produisent devaient nécessairement saillir hors de lui, et être de nature à affecter les sens des autres animaux. Nous avons vu que ces phénomènes consistaient, ou dans des changemens survenus dans l'habitude extérieure du corps, ou dans des attouchemens, ou dans des sons proférés, et ainsi étaient recueillis par les sens de la vue, du toucher ou de l'ouïe. Enfin nous avons dit que, frappés plus particulièrement du contraste qui existe entre ceux de ces phénomènes qui consistent en des sons proférés et que recueille l'oreille, et ceux qui ne s'adressant qu'à la vue et qu'au toucher, fondent vraiment par opposition aux premiers un langage muet, on avait réuni ces derniers en un seul groupe sous le nom de *mutéose*.

C'est de cette mutéose que nous avons à traiter ici; encore une fois, comprenant sous ce nom tous les phénomènes d'expression, tant volontaires qu'involontaires, qui ne font impression que sur la vue et le toucher. Ce genre de phénomènes expressifs est le plus répandu dans la généralité des animaux, car il existe dans tous; et dans beaucoup qui ne jouissent pas de la faculté de proférer des sons, il existe seul. Il a cependant l'inconvénient de ne faire communiquer les animaux entre eux, qu'autant que ces êtres sont assez rapprochés pour pouvoir se voir et se toucher. Il se compose de phénomènes fort divers, savoir : de changemens dans la pose, l'attitude, le maintien des animaux; des caractères particuliers imprimés tout à coup à leurs actions de progression; de mouvemens divers exécutés par les diverses parties de leur corps; de modifications survenues dans la couleur, la chaleur de leur peau, dans l'état des poils, plumes ou écailles qui la recouvrent; de troubles qui éclatent dans les mouvemens de leur respiration, dans les battemens de leur cœur; enfin d'écoulemens insolites dus à des sécrétions qui augmentent tout à coup et qui versent leurs produits au dehors, l'écoulement des larmes, par exemple : cela varie du reste en chaque animal, selon son organisation. Sans doute ces divers phénomènes expressifs sont fort différens les uns des autres sous le rapport de leur essence organique, puisqu'ils appartiennent à des fonctions diverses, les uns à la fonction de la locomotion ou des actions musculaires volontaires, les autres aux fonctions de circulation, de calorification et de sécrétions : mais tous sont d'un même ordre sous le rapport de leur origine et de leur but, c'est-à-dire que tous sont des produits de sentimens intérieurs qu'ils révèlent, et que tous en fondent l'expression. Mais nous devons nous borner à ce qui est de la mutéose chez l'homme.

Dans cet être, elle comprend tous les genres de phénomènes que nous venons d'énumérer ; car bien que l'homme jouisse au plus haut degré du langage des sons, son langage en gestes n'est pas moins riche et puissant. Soit que volontairement il veuille communiquer une de ses idées, une de ses intentions, soit qu'involontairement une de ses passions, une de ses affections se transmette au dehors de lui, souvent ce sont de simples gestes, des phénomènes de la mutéose qui sont produits pour ce double résultat. Ainsi son maintien, sa pose, se modifient; sa marche, si elle s'effectue, revêt un caractère particulier; ses membres s'agitent, se livrent à des gestes divers; sa peau rougit ou pâlit, se sèche ou se couvre de sueurs, devient brûlante ou glacée ; sa respiration se presse ou se rallentit; son cœur palpite ou s'arrête, ses larmes coulent, son visage enfin prend une expression qui rend l'état intérieur de son âme avec autant de promptitude et d'éloquence que pourrait le faire la parole.

Comme on le conçoit, nous n'avons pas à étudier ces divers phénomènes en eux-mêmes, dans le mécanisme de leur production ; leur étude, sous ce rapport, rentre dans celle des fonctions auxquelles ils appartiennent, c'est-à-dire de la locomotion, de la circulation, des sécrétions, etc. Nous n'avons à les considérer que sous le point de vue de leur qualité expressive.

A cet égard, nous ferons d'abord la séparation de ceux qui se produisent au visage, et qui fondent ce qu'on appelle la *prosopose* ou la *physionomie*. Chez l'homme, ils sont si multipliés; ils l'emportent tellement dans cet être sur ceux que fournit le reste du corps, qu'on les a séparés de la mutéose proprement dite, et nous renvoyons leur histoire aux mots *physionomie* ou *prosopose*. Nous dirons seulement qu'il y a ici opposition entre l'homme et les animaux, l'expression muette des sentimens et des volontés étant chez le premier presque exclusivement concentrée dans la face, et étant bien moindre dans le reste du corps, et cette expression étant au contraire chez les seconds peu sensible à la face et plus énergique dans l'ensemble de leur corps.

Considérant ensuite la mutéose dans le reste du corps, nous partagerons ce que nous avons à dire des phénomènes expressifs qui la constituent, selon que ces phénomènes succèdent irrésistiblement au sentiment intérieur dont ils sont la représentation, et ressortent de ce que nous avons appelé le *langage affectif*; ou selon qu'ils sont produits par les facultés intellectuelles, dites du *langage artificiel* et de la *musique*, et se rattachent à ce que nous avons appelé les langages *conventionnel* et *musical*. A l'artile *langage*, on peut voir la distinction que nous avons faite de ces trois espèces de langage, et les caractères que nous avons assignés à chacun d'eux.

1° *De la mutéose considérée comme langage affectif.* — De même que consécutivement à un sentiment intérieur la physionomie irrésistiblement se modifie, et que souvent même on pousse un cri; de même et plus fréquemment encore se manifestent, à l'extérieur du corps et dans son habitude générale, divers phénomènes qui ont le même principe et la même fin. D'abord, la peau qui recouvre le corps peut, comme celle du visage, devenir rouge ou pâle; on a vu cela surtout en certains lieux de son étendue, aux aréoles des seins, par exemple. Elle devient aussi brûlante ou glacée, se sèche ou se couvre de sueur. Son ton enfin peut se modifier, de manière qu'elle paraisse flasque et distendue, ou dans un état de constriction qui la rende raboteuse, et qu'on appelle la *chair de poule*. Mais comme le corps est rarement nu, qu'il est ordinairement couvert de vêtemens, ces changemens dans l'état de la peau ne sont pas toujours appréciables, et c'est par d'autres phénomènes que la totalité du corps décèle l'état intérieur de notre âme. Ceux-ci consistent dans des changemens dans l'attitude, la pose de l'homme; dans la manière dont il effectue sa progression; dans des mouvemens exécutés par les diverses parties de son corps; et enfin dans des modifications survenues dans l'état de quelques organes intérieurs, mais apercevables à l'extérieur.

Chacun sait que la station, la pose, l'attitude de l'homme, se modifient dans les différentes affections de son âme : quel contraste entre la pose humble et comme affaissée de l'homme découragé par le malheur, et accablé de l'idée de sa dépendance, et l'attitude superbe de l'homme orgueilleux et puissant? Susceptible de revêtir autant de nuances que nos sentimens intérieurs en offrent eux-mêmes, l'attitude de l'homme trahit jusqu'au degré de délicatesse de ces sentimens; et c'est pour cela que celle de l'homme bien élevé le distingue de celle de l'homme sans éducation.

Il en est de même de la marche; non-seulement ce mode de progression se modifie selon l'acte déterminé qui doit le suivre, mais encore il revêt un caractère expressif particulier dans chaque affection de l'âme : combien la marche de l'homme esclave ou vaincu, diffère de celle de ce triomphateur qui semble fouler en maître la terre sur laquelle il s'avance. Ces mots, *marche grave*, à *pas comptés*, à *pas de loup ; marche fière*, *majestueuse*, *hardie*, *timide*; cette locution, se *regarder marcher ;* décèlent tous la puissance de la marche comme phénomène expressif. Différente aussi à ce dernier titre dans l'homme de la bonne compagnie, elle concourt avec l'attitude à fonder chez lui ce qu'on appelle les *manières*.

Indépendamment de la marche, souvent le corps se meut en totalité sans but déterminé, et sans autre besoin que de manifester des sentimens intérieurs; ainsi, le savant plongé dans des méditations difficiles de temps en temps quitte instinctivement son fauteuil, se promène à grands pas, et par ce mouvement trahit l'effort intérieur de sa pensée. Dans une joie grande et imprévue, le premier mouvement est de sauter et de se livrer à de grands mouvemens désordonnés. Mais, c'est surtout par des mouvemens partiels du corps, que se manifestent surtout nos divers sentimens. Ainsi, la tête se meut sur le rachis, s'incline en avant en signe d'affirmation, pivote sur l'odontoïde en signe de négation, ou se livre à de continuels tremblemens. Les épaules se haussent en témoignage d'impatience, de mépris, d'improbation. Le membre supérieur est entraîné irrésistiblement à de nombreux gestes; le membre infeférieur se livre lui-même à de semblables mouvemens; on le voit se mouvoir d'impatience; on trépigne, on frappe du pied dans la colère; quand on est assis, et que les jambes sont croisées, souvent l'une d'elles en se balançant marque l'ennui que l'on éprouve, etc.

Des divers mouvemens musculaires volontaires que modifient nos sentimens intérieurs, aucuns surtout ne le sont plus fréquemment que les mouvemens de la respiration; ou ces mouvemens se précipitent, ou ils se rallentissent, ou ils revêtent les formes variées de *soupir*, de *baillement*, d'*exhalation*, et engendrent le *rire* et le *sanglot*. Le soupir n'est qu'une grande et large inspiration dans laquelle on fait entrer d'une manière lente beaucoup d'air dans le poumon; destiné à proportionner la quantité d'air qu'on introduit dans le poumon à la quantité de sang qui est dans cet organe, il est, sous le rapport moral même, un véritable remède physiologique par lequel se rétablit l'équilibre de la circulation : aussi combien est plus oppressive la douleur morale, si on réprime les soupirs qu'elle suscite? Il en est de même du baillement considéré dans sa cause et ses effets, car il y a de la différence dans son mécanisme que nous avons décrit à ce mot. Du reste, nous ne faisons que nommer ici ces divers phénomènes expressifs tenant à des modifications de la respiration, savoir, *bâillement*, *rire*, *sanglot*, car ce sont des phénomènes mixtes; ils tiennent tout à la fois à la mutéose, à l'expression faciale, et à la phonation ou aux sons; exigeant quelques détails particuliers relativement au mécanisme de leur production, ils auront chacun un article spécial, comme il en a été du bâillement. (*Voyez* les mots RIRE et SANGLOT.) Nous dirons seulement que les modifications des mouvemens respirateurs, tantôt sont dus à une influence directe de la passion sur les organes qui en sont les agens, tantôt ne sont survenues qu'indirectement, consécutivement à la perturbation que la passion a amenée dans l'action du cœur.

Enfin l'affection morale peut modifier le jeu de certains organes intérieurs de manière à ce que leurs changemens deviennent perceptibles à l'extérieur. Ainsi le cœur presse, rallentit ou même suspend ses contractions; et alors mille changemens consécutifs surviennent dans les mouvemens de la respiration, dans les battemens des artères, le volume des veines sous-cutanées, la circulation capillaire de la peau et la coloration de cette membrane. Des syncopes, des convulsions, des vomissemens, etc., peuvent même survenir; mais alors la passion a perturbé l'économie au point d'amener de véritables phénomènes morbides.

Ainsi tout le corps, comme on vient de le voir, fournit des phénomènes expressifs : le col lui-même n'est pas étranger à la scène; les divers muscles qui le forment y dessinent diversement leurs reliefs; ses veines se gonflent, ses artères battent; il éprouve en certains cas une intermittence générale, d'où est venue cette locution *se rengorger*.

Maintenant deux questions se présentent. D'abord, pourquoi tout sentiment intérieur est-il ainsi irrésistiblement accompagné d'un certain nombre de changemens dans l'habitude extérieure du corps? Cela tient, comme nous l'avons dit au mot *langage*, à l'union des différens systèmes nerveux, et à la grande influence qu'a sur tous, et par conséquent sur toutes les fonctions, le cerveau qui est le siége de tous ces sentimens intérieurs. La production de ces changemens tient aux connexions, aux sympathies du cerveau avec les autres organes. Sous ce rapport, la théorie de leur développement éclaire l'étiologie des maladies produites par causes morales; car de la production de ces phénomènes à la suite des passions, à la production de véritables phénomènes morbides à l'occasion de ces mêmes passions, il n'y a qu'un pas. En second lieu, pourquoi chaque sentiment intérieur entraîne-t-il constamment à sa suite tel ensemble de phénomènes expressifs, ce qu'on appelle une mimique déterminée? on l'ignore. M. Gall a conjecturé que chaque mimique avait un rapport avec la situation de l'organe où se produit le sentiment intérieur qui la suscite. Cette idée lui a été inspirée par l'observation fréquemment faite, que dans les fractures du crâne la main se porte machinalement sur le lieu où existe la fracture. Dans l'exposition de sa doctrine crânologique, il montre toujours la mimique d'une faculté se rapportant au siége qu'il assigne à cette faculté dans le cerveau. Ainsi c'est au front qu'il fait correspondre les organes de la mémoire des mots et de la méditation, et c'est aussi sur le front que se porte la main quand on se livre à quelques efforts d'esprit: c'est au vertex qu'aboutit l'organe de l'instinct religieux, et dans l'acte de la prière tous les gestes tendent à cette partie supérieure du corps. Il y a quelques mimiques dans lesquelles il y a un balancement alternatif du corps, comme dans la musique, la peinture; c'est que les facultés auxquelles ces mimiques appartiennent ont leurs organes situés tout-à-fait sur le côté dans le cerveau, et que ces organes n'agissent qu'alternativement. Cette idée de M. Gall a sans doute quelque chose d'ingénieux; mais est-elle vraie d'une manière absolue? souvent la mimique se rapporte plus à l'organe que modifie la passion, qu'à celui dans lequel elle se produit; et de là même la cause des erreurs dans lesquelles on est tombé sur le siége des passions; souvent aussi la mimique se rapporte à l'action déterminée à laquelle la passion sollicite.

Telle est la mutéose considérée comme langage affectif. Tout ce que nous avons dit de celui-ci lui est entièrement applicable: savoir, qu'elle existe en tout animal que ce soit, mais a dans chacun son caractère propre, et qui est le même pour toute une espèce; qu'elle est irrésistible et involontaire. Quant à ce qui est de cette mutéose dans chacun des sentimens qu'elle exprime, on conçoit bien que nous ne pouvons en donner la description, puisqu'il faudrait passer en revue chacun de nos sentimens physiques et moraux, chacune des opérations de notre esprit et de notre âme, ce qui est vraiment innombrable. Il doit nous suffire d'avoir exposé les lois générales qui président à toutes ses variétés.

2° *De la mutéose considérée comme langage conventionnel.* La faculté intellectuelle dite du langage artificiel, et dont la destination est de créer les signes qui doivent représenter les idées, les produits abstraits de l'esprit, n'emploie pas seulement pour constituer ces signes les sons de la voix, d'où résulte la parole; mais souvent aussi elle emploie, ou des attouchemens, ou des mouvemens, en un mot des phénomènes appartenant à la mutéose. D'abord, cela est de toute évidence pour les animaux qui n'ont pas le pouvoir de proférer des sons, à moins qu'on veuille leur refuser le langage conventionnel, ce qui paraît peu raisonnable. Par exemple, est-il supposable que des animaux qui vivent en société comme les fourmis, n'aient pas besoin de se communiquer volontairement leurs idées, leurs vues, pour l'exécution de travaux qu'ils accomplissent en commun? et si dès-lors ces animaux ont une langue conventionnelle, n'est-il pas évident que chez ces animaux, qui n'ont pas de voix, cette langue sera composée exclusivement d'attouchemens? Chez d'autres animaux, cette langue pourra se composer de gestes; c'est ce qui est, par exemple, chez l'homme que la surdité native a rendu muet; la faculté de langage privée de l'élément avec lequel elle fait le plus généralement des signes, c'est-à-dire du son vocal, recourt à un autre élément, les mouvemens des doigts; et c'est ainsi que les sourds et muets ont une langue en gestes qui, comme la langue parlée, a ses signes élémentaires, son alphabet, etc. On dira peut-être que cette langue des sourds-muets est une traduction de la langue parlée qui a été inventée par les hommes qui ont joui de cette dernière, et dont l'esprit avait par suite acquis toute sa puissance. Nous ne contestons pas ce fait; mais d'abord cela n'empêche pas que des actes appartenant à la mutéose ne soient employés pour composer une langue artificielle; et ensuite qui assurera qu'un sourd-muet ne pourrait de lui-même arriver à la composition de cette langue en gestes, si son intelligence est forte? M. Gall le croit; et en effet, pourquoi cela ne serait-il pas? y a-t-il dans les sons de la voix quelque chose de plus que dans les mouvemens des doigts? et les uns et les autres sont-ils autre chose que des étiquettes auxquelles l'esprit seul peut donner une valeur? Cela est si vrai, qu'il n'est rien que les hommes ne puissent employer comme signes.

Toutefois, ce fait admis, que des actes de la mutéose peuvent être constitués langage par la faculté intellectuelle du langage artificiel, nous n'avons plus rien à dire de la mutéose considérée sous ce rapport, puisque, examinée dans son mécanisme brut, elle ne peut être qu'un acte musculaire volontaire, et qu'envisagée sous le point de vue de sa puissance comme langue, tout ce que nous avons dit du langage artificiel au mot langage lui est applicable. Ainsi, elle n'existera que dans les animaux qui posséderont la faculté intellectuelle dont elle est le produit; loin d'être constante comme la mutéose affective, elle variera dans les divers hommes, les divers peuples, et sera tout-à-fait d'invention; elle réclamera une éducation, un apprentissage; et enfin il y aura nécessité de l'*écrire*.

3° *De la mutéose considérée comme langage musical.* Enfin, la faculté intellectuelle dite de musique s'applique aux phénomènes expressifs de la mutéose comme à ceux de la phonation, et souvent coordonne les mouvemens comme elle coordonne les sons; c'est ce qui constitue la *danse*, qui est à la mutéose ce que le *chant* est à la phonation ou la voix. Évidemment la danse est un phénomène d'expression, qui n'est pas moins naturel que le chant; dans l'une comme dans l'autre, comme dans la parole, il y a deux choses à examiner, l'acte intellectuel qui les inspire, et le mouvement qui les constitue. Le premier rentre dans l'étude de la psychologie, et s'étend par la culture; de même que les langues graduellement s'enrichissent, de même le chant et la danse, bruts d'abord, se perfectionnent par degrés, et deviennent des arts étendus. Le second est un véritable acte musculaire volontaire, et nous en avons décrit le mécanisme général au mot locomotion. Voyez du reste encore ce que nous avons dit du langage musical au mot langage; cela est tout-à-fait applicable à la mutéose envisagée sous ce rapport.

(ADELON.)

MUTILATION, s. f., *mutilatio*. On désigne par ce nom la privation d'une partie quelconque du corps, soit que cette privation provienne d'une maladie qui a détruit l'organe, soit qu'elle résulte d'une opération.

MUTISME, s. m., *mutitas; muétisme*, ou plus ordinairement encore *mutité*, noms divers par lesquels on désigne l'état d'une personne muette ou dans l'impuissance de proférer une seule parole.

Le mutisme se distingue en celui de *naissance* et en mutisme *accidentel*. Le premier que nous ne ferons qu'indiquer ici, reconnaît pour causes, l'idiotisme, la surdité, la privation ou la mauvaise disposition de la langue, apportés en naissant. Il comprend ainsi le *surdi-mutisme*, état fort digne de remarque dont nous nous occuperons en son lieu, et auquel nous renvoyons. *Voyez* SURDI-MUTISME.

Le mutisme *accidentel* qui devient ainsi l'objet spécial de cet article diffère d'après ses causes : celles-ci sont-elles bornées aux organes immédiats de la voix et de la parole, elles produisent le mutisme *essentiel*, consistent-elles, au contraire, dans des affections étrangères aux lésions de ces mêmes organes, le mutisme devient *symptomatique*. D'après sa marche et sa durée, le mutisme est encore un état passager, continu et quelquefois intermittent et périodique.

L'importance connue de la *langue* pour parler a fait mettre au premier rang des causes du mutisme les lésions de cet organe: telles sont ses convulsions, sa paralysie, ses plaies et ses tumeurs. La compression de ses nerfs, sa mutilation, sa destruction entière, ses adhérences vicieuses, son absence native produisent d'ordinaire encore un mutisme plus ou moins complet. On sait, toutefois, depuis Roland-de-Bellebat cité par Louis (*Mémoire sur les usages de la langue*; Acad. de chir., tome v), que cet organe n'est pas absolument indispensable à la parole. L'histoire de l'Académie des sciences (année 1771, page 40), une observation curieuse et détaillée, recueillie à Lisbonne par de Jussieu, la quarante-unième observation du livre premier des *Observationes medicæ* de Tulpius, ont, en effet, prouvé que des personnes privées de langue, ou réduites à un simple rudiment de cette partie pouvaient parler. Dans le fait cité par Tulpius, le mutisme produit par la perte de la moitié de la langue cessa subitement après avoir duré trois ans, par l'effet d'une grande frayeur causée par un orage.

Les altérations du *larynx* qui causent l'aphonie, comme la paralysie de ses muscles intrinsèques, la section des nerfs récurrens-laryngés, notée par Balliou et Schenkius, l'induration de l'épiglotte, observée par Bonnet, deviennent nécessairement autant de causes de mutisme ; il en est encore ainsi des plaies transversales de la trachée-artère, par lesquelles l'air de l'expiration peut s'échapper. Dans tous ces cas, en effet, l'absence de la voix prévient l'articulation. L'on ne saurait dès lors admettre avec quelques auteurs l'aphonie sans mutisme ; la première entraîne nécessairement le second. Les prétendus exemples contraires ne regardent que l'extinction de voix plus ou moins prononcée, mais non l'aphonie véritable. L'absence du son vocal ou primitif est de tout point incompatible avec l'articulation ou la parole qui est un phénomène secondaire. Il n'en est point ainsi à l'égard du mutisme qui existe le plus souvent avec l'intégrité de la voix comme le prouvent les cris et les accens inarticulés que poussent la plupart des muets.

La colère qui arrête la voix et la parole produit par fois le mutisme comme Stoll (*Ratio med.* IV part. p. 435.) en cite un exemple remarquable. Scheid a vu cette affection, survenue inopinément et sans cause connue, disparaître subitement de la même manière (Haller, *coll. dis.* pr. VII, n° 357.). Nous vîmes nous-mêmes, il y a près de vingt ans une jeune fille de la campagne, belle et forte, devenue muette sans cause connue depuis dix-huit mois, et qui reçue à la clinique de perfectionnement de la faculté de médecine, y guérit complétement pas l'application de moxas aux parties latérales et supérieures du cou. Il faut sans doute noter encore ici la perte périodique de la parole dont on trouve différens exemples dans les *Ephémérides des Curieux de la nature*. L'espèce de fièvre larvée intermittente *aphonique*, observée par MM. Double et Alibert, et le mutisme qui accompagne parfois la grossesse, et qui cesse d'ordinaire de lui-même après l'accouchement; variété que M. Double a vu du reste survenir vingt-quatre heures après celui-ci, et persister ensuite jusqu'à une seconde grossesse.

Le *mutisme symptomatique* accompagne les affections de la gorge qui se lient aux maladies générales, comme la variole (Fabrici d'Hildan, cent. VI, ob. 14.), la scarlatine et quelquefois la rage. Il résulte souvent de l'angine portée à un très-haut point et de la grande sécheresse de la langue et de la bouche, produit d'un très-grand nombre de maladies, et qui constitue le *mutisme siccatif*, admis par Sauvage. Les fractures, les luxations de la mâchoire inférieure, l'état spasmodique de ses muscles ou *trismus* rendent encore muet, en empêchant les mouvemens propres à l'articulation.

Certaines affections regardées comme humorales produisent le mutisme, telles sont la syphilis (Forestus, l. XXXII, ob. 13.), la disparition d'une dartre, le déplacement du rhumatisme (*Transact. philos.* n° 486.), la suppression d'un exutoire habituel; celle des hémorrhoïdes et des menstrues. On voit encore le mauvais état des premières voies, ou l'embarras gastrique et intestinal produire le même effet. Il en est encore ainsi de la présence des vers dans les intestins. Les *Ephémérides des Curieux de la nature*, le journal de médecine de Vandermonde (tome X, pag. 129). La dissertation de Ziégler, *de aphonia periodica e vermibus orta* (Basil. 1724.) en fournissent tous autant d'exemples dignes de remarque.

L'histoire de l'Académie des sciences (année 1738, pag. 31), offre un exemple de mutisme causé par la rétention du placenta dans la matrice, après l'accouchement : quelques-uns ont attribué le même accident à de simples violences extérieures, à la section de la veine raniné, et s'il fallait en croire Pézold (*Observ. med. chir.* n° 4), il pourrait survenir chez l'enfant par suite du silence de la mère pendant sa grossesse.

Mais ce sont principalement les désordres fonctionnels du cerveau, les inflammations aiguës et chroniques de cet organe, ses dégénérescences organiques, les fièvres ataxiques et cérébrales qui produisent le mutisme comme un de leurs symptômes le plus remarquable. L'on sait, en effet, que certains maniaques ne peuvent parler, et que d'autres, comme les mélancoliques, gardent pendant des années un silence obstiné. Les femmes hystériques perdent d'ordinaire la parole pendant leur accès, et conservent même quelquefois plus ou moins long-temps après celui-ci l'impossibilité de parler. Il en est encore ainsi des accès d'épilepsie. L'ivresse légère produit déjà l'embarras de la langue, et plus prononcée, elle ôte la parole. Les substances narcotiques déterminent le même effet. Telles sont, en particulier, la belladone, la jusquiame et le stramonium. L'infusion des semences de cette dernière dans le vin servait, au rapport de Sauvage, à des voleurs qui endormaient ainsi les personnes qu'ils voulaient dépouiller, et qui ne récupéraient d'ailleurs la faculté de parler qu'après plusieurs jours. Galien cite encore un exemple de mutisme produit par l'opium injecté dans l'oreille pour apaiser la douleur de *l'otite*. On sait de plus que la plupart des altérations du sang qui constituent l'asphyxie ou l'empoisonnement par l'absorption des gaz délétères, mettent les malades dans l'impossibilité de parler.

La céphalite, la ményngite, le ramollissement du cerveau, la compression de cet organe par toutes les causes connues ; ses dégénérescences variées, l'apoplexie, l'hydrocéphale avancé, produisent, dans un grand nombre de cas, le mutisme le plus prononcé. Des recherches intéressantes de M. Bouillaud, soumises à l'Académie royale de médecine, et imprimées dans les *Archives générales de médecine*, pour l'année 1825, ont eu pour but de faire connaître dans quels cas particuliers de ces maladies, et notamment de l'apoplexie, les malades perdaient la parole et la voix, et ce médecin s'est cru fondé à avancer que c'était lorsque la lésion encéphalique occupait les lobes antérieurs des hémisphères cérébraux, lieu dans lequel il a dès-lors placé le siége de l'irradiation locomotile particulière à l'appareil vocal. Mais si des faits bien observés ont porté M. Bouillaud à cette conclusion, nous pensons qu'une foule d'autres non moins exacts sont loin de la confirmer, et nos propres recherches nous permettent en particulier d'assurer que nous voyons chaque jour que la perte ou la conservation de la parole chez les sujets qui succombent à l'apoplexie n'offre aucune coïncidence constante avec l'état d'altération ou d'intégrité de la partie désignée des lobules cérébraux antérieurs.

Les différences du mutisme en font singulièrement varier la *gravité ; idiopathique* où *essentiel*, il est toujours sans danger; mais il constitue dans tous les cas une déplorable infirmité qui isole pour ainsi dire l'homme au milieu de ses semblables, rétrécit extrêmement le cercle de ses idées, et le prive de tous les avantages de la vie sociale attachés à l'expression orale. Cette lésion se montre d'ailleurs plus difficile à surmonter lorsqu'elle est de *naissance* que lorsqu'elle est *accidentelle*. *Temporaire* et *périodique*, le mutisme présente encore des conditions moins fâcheuses que lorsqu'il est continu. Le mutisme *symptomatique* n'entre le plus souvent que pour une faible considération dans la maladie à laquelle il se lie. Il est toutefois un phénomène généralement fâcheux; résultat de l'affaiblissement extrême à la suite des maladies longues, il annonce une mort prochaine. Chez les personnes en délire et qui gardent un silence obstiné, il a paru fatal au père de la médecine. *Insaniæ vehementes*, a-t-il dit, *silente ægro, sed non etiam privato voce, lethale.* Hippocrate en signale encore le danger s'il survient après de grandes douleurs *qui ex dolore muti fiunt ægri*, dit-il en effet; (*in coac.*), *moriuntur*, et ailleurs (*in pror.*) il répète encore *quibus ex dolore aphonia, moriuntur*. Le mutisme, ordinairement fâcheux, s'est cependant parfois montré *critique* aux médecins de Breslau, et Fienus en cite un exemple remarquable dans son *Historia morborum Wratislaviæ* (page 302.) Ce qui a été dit au mot aphonie, si étroitement liée au mutisme, et auquel nous renvoyons, nous dispense de nous étendre davantage ici sur le pronostic de ce dernier.

Les soins que réclame le mutisme idiopathique ou qui se montre indépendamment d'aucune autre maladie, sont subordonnés à ses causes; et lorsque celles-ci sont obscures, comme cela arrive trop souvent, ils rentrent dans la catégorie des moyens empyriques. C'est ainsi que Rumfort l'a vu céder à des bains chauds ou de vapeur, Sigand de Lafond à l'électricité, d'autres au galvanisme; Vogel, à des épithèmes rubéfians, *Aaskow* (*in act. reg. soc. med., Hafn.* I, page. 370) au mercure, Séverin (*de effic. med.*, page 219) au feu, quelques modernes au moxa (*Bullet. de la Sociét. de Méd.*, page 69. *Journ. de méd.* continué, vol. XII), et d'autres enfin à la saignée et aux évacuans des premières voies, notamment à l'émétique.

Des cures singulières et inespérées ont encore été rapportées par les auteurs à des lésions accidentelles du crâne, à certaines affections vives de l'âme, comme la terreur et la joie (Gaubius, Schenckius), à la fièvre, et même à quelques lésions de la tête, notamment la fracture du crâne (*Éphémér. cur. natur.*). Stalpart van der Wiel (*Cent.* II, obs. 5) et les *Éphémérides des curieux de la nature* (*Cent.* X, obs. 45) citent enfin des exemples de mutisme guéris spontanément et par la seule influence du temps.

Nous ne pourrions donner aucun détail sur le traitement du mutisme *symptomatique* sans entrer dans le domaine des maladies nombreuses auxquelles il se rattache, et qui appartiennent à autant d'articles différens de ce Dictionnaire, auxquels nous devons renvoyer. Nous remarquerons seulement que le plus souvent le mutisme persiste, se guérit, et se reproduit avec ces maladies, sans réclamer dans leur cours l'emploi d'aucun moyen particulier. (RULLIER.)

MYDRIASE, s. f., μυδρίασις. Les auteurs ne sont pas d'accord sur la valeur de ce mot. Suivant les uns, il signifie faiblesse de la vue, produite par l'hydrophthalmie; et les autres l'emploient comme synonyme de *dilatation morbide de la pupille.* Nous adoptons cette dernière signification.

La mydriase affecte ou non les deux yeux; elle est congéniale ou acquise, permanente ou passagère, essentielle ou symptomatique. Ainsi, par exemple, on l'observe dans l'amaurose, dans les maladies vermineuses, l'apoplexie et la commotion du cerveau; dans l'hystérie, l'épilepsie, l'hydrocéphalie, la cataracte, l'héméralopie, etc. Dans ces cas, elle est permanente. Mais elle n'est que passagère dans le narcotisme. Elle est fréquente chez les enfans, et surtout chez ceux qui sont adonnés à la masturbation.

Dans la mydriase essentielle, la pupille est fortement dilatée, et cette dilatation est régulière ou irrégulière; l'iris est immobile, la lumière est incommode, et les objets paraissent quelquefois plus petits. Au reste, on concevra facilement que quelques personnes affectées de mydriase essentielle soient nyctalopes, et puissent voir au loin; le grand nombre de rayons lumineux qui entrent dans l'œil, à la faveur de la dilatation de la pupille, rend parfaitement raison de cette circonstance. Chez d'autres au contraire, il y a perte complète de la vue.

La première chose à faire, lorsqu'on a la mydriase à traiter, c'est de s'assurer si elle est essentielle ou symptomatique. Lorsqu'elle est symptomatique, c'est l'affection principale qu'il faut combattre. Si elle est essentielle, on aura recours successivement aux spiritueux dont la vapeur sera dirigée sur l'œil, aux bains locaux, aux fomentations excitantes, aux purgatifs, aux antispasmodiques; on appliquera des sangsues, des ventouses scarifiées aux tempes, et derrière les oreilles, des vésicatoires, des sétons à la nuque, des moxas sur le trajet du nerf surcilier, etc., etc. Ce n'est que par l'emploi bien ordonné de ces divers moyens, qu'on peut espérer de guérir la mydriase essentielle. (J. CLOQUET.)

MYÉLITE, s. f., de μυελὸς, moelle; mot créé récemment, pour désigner l'inflammation de la moelle. *Voyez* MOELLE (pathologie).

MYLO-GLOSSE, adj. et s. m., *mylo-glossus*. Winslow a considéré sous ce nom, et comme un muscle particulier, les fibres charnues qui se portent de la partie postérieure de la ligne myloïdienne de l'os maxillaire inférieur, et des côtés de la base de la langue, dans les parois du PHARYNX.

MYLO-HYOIDIEN, adj. pris quelquefois substantivement, *mylo-hyoïdeus*. On nomme ainsi un muscle mince, large, aplati, irrégulièrement quadrilatère, et situé en haut et au devant du cou. En avant, il correspond aux muscles digastrique et peaucier, et à la glande sous-maxillaire; en arrière, aux muscles génio-hyoïdien, génio-glosse, hyo-glosse, à la glande sublinguale, au conduit de Warthon et au nerf lingual. Toutes ses fibres s'insèrent par de courtes aponévroses à la ligne myloïdienne de l'os maxillaire inférieur; les plus antérieures sont très-courtes, se portent obliquement en bas et en dedans, celles qui les suivent augmentent successivement de longueur, et suivent une direction telle que les plus postérieures se rendent presque perpendiculairement sur le bord supérieur du corps de l'os hyoïde, tandis que celles des parties moyenne et antérieure du muscle se réunissent avec les fibres correspondantes du muscle du côté opposé sur la ligne médiane, où elles forment tantôt un véritable raphé, et tantôt où elles se confondent tellement que les deux muscles ne peuvent être distingués l'un de l'autre.

Ce muscle élève l'os hyoïde ou abaisse l'os maxillaire inférieur, suivant qu'il prend son point fixe sur ce dernier os ou sur le premier. Il porte l'os hyoïde, en avant en l'élevant, et comprime le canal de Warthon ainsi que les conduits excréteurs de la glande sublinguale. (MARJOLIN.)

MYLO-HYOÏDIENNE (ligne). On nomme ainsi la ligne oblique qui règne dans une partie de l'étendue de la surface interne de l'os maxillaire inférieur; on la nomme encore ligne oblique interne. *Voyez* MAXILLAIRE.

MYLO-PHARYNGIEN, adj. pris substantivement; nom donné aux fibres charnues que Winslow appelait muscle MYLO-GLOSSE.

MYOGRAPHIE, s. f. *myographia;* description anatomique des muscles.

MYOLOGIE, s. f., *myologia;* discours sur les muscles; partie de l'anatomie qui est relative aux muscles. (MARJOLIN.)

MYOPE, adj., *myops;* qui est affecté de myopie. *Voyez* ce mot.

MYOPIE, s. f., *myopia;* de μυω, se ferme, et de ὤψ, œil; action de fermer les yeux, parce que les myopes, en regardant, ferment à moitié les paupières.

Quand une personne ne peut distinguer clairement les objets placés à plus de sept ou huit pouces de ses yeux, on la dit affectée de *myopie*. La *myopie* est donc un vice de la vue qui empêche de voir de loin. A quoi tient ce vice? MM. Itard et Réveillé-Parise l'attribuent à une *altération de la partie nerveuse de l'œil*; mais la grande majorité des physiologistes pensent qu'il est lié à une organisation particulière de cet organe, dont les membranes ou les humeurs, et quelquefois les unes et les autres, réfractent trop fortement la lumière. En effet, pour que la vision soit complète, il faut que le cône lumineux, qui part d'un point, et dont la base appuie sur la cornée, subisse en traversant l'œil, une telle modification, que ses rayons forment un second cône dont le sommet aille tomber sur la rétine. Mais on sait que la lumière est d'autant plus fortement réfractée, qu'elle se rapproche d'autant plus de la perpendiculaire, qu'elle passe d'un milieu moins dense dans un milieu plus dense, et que ce dernier est de surface plus convexe : si donc les humeurs de l'œil sont trop denses ou trop abondantes; si le crystallin ou la cornée ont trop de convexité ou de densité, les rayons se réuniront au devant de la rétine, le sommet du cône oculaire n'ira plus tomber sur cette membrane, et la confusion qui en résultera dans la vision sera d'autant plus grande, que le point regardé sera plus éloigné, ou en d'autres termes, que le sommet du cône se formera plus près de la cornée.

Or, quels sont les individus chez lesquels on remarque le plus communément la myopie? il est certain que ce sont les jeunes gens, et surtout ceux qui ont les yeux gros et saillans, et par conséquent le diamètre antéro - postérieur de l'œil très-grand, à cause d'une des dispositions organiques que nous venons de supposer. La myopie est même naturelle aux enfans, et diminue ou disparaît avec l'âge. Cependant il est d'autres causes de la myopie. Ainsi, elle est quelquefois, surtout chez les enfans, le résulat de la mauvaise habitude de regarder de trop près : on l'observe encore, chez les personnes qui ont presque continuellement les yeux fixés sur des objets très-petits, comme les horlogers, les graveurs, etc., etc. Il est possible aussi que la myopie tienne quelquefois à la trop grande distance du crystallin à la rétine; dans ce cas, le foyer des rayons, partant d'un point éloigné, ne pourrait pas arriver sur cette membrane.

Les myopes distinguent avec beaucoup de netteté les corps les plus déliés, et lisent sans fatigue les livres dont les caractères sont très-fins; peut-être est-ce parce qu'ils les voient plus gros. Ce qui le ferait croire, c'est qu'ils écrivent également en très petits caractères. Au reste, l'élargissement de leur pupille, en laissant entrer dans l'œil un plus grand nombre de rayons lumineux, rend raison de la facilité avec laquelle ils voient à un petit jour, et même pendant la nuit, tandis qu'une lumière trop vive les fatigue.

Il n'y a qu'un moyen de remédier à la myopie et de rendre à la vue sa portée ordinaire, c'est l'usage des verres concaves; voici comme ils agissent. On a vu tout-à-l'heure que la trop grande réfringence des milieux de l'œil fait que les rayons lumineux, partant d'un point éloigné, se croisent avant d'avoir atteint la rétine, et n'arrivent à cette membrane que disséminés, parce que, presque parallèles entre eux, ils exigent des parties qu'ils traversent peu de force de réfraction pour être réunis. Que l'on mette au-devant de l'œil une lentille concave, c'est-à-dire un corps qui les disperse, ses milieux n'auront plus que la réfringence nécessaire pour les réunir, et le point où tous ces rayons seront réunis, ou le sommet du cône oculaire, ira tomber sur la rétine.

Mais il est beaucoup de précautions à prendre dans le choix des verres, et dans la manière de s'en servir, si l'on veut remédier à une incommodité sans fatiguer la vue. Si la grande sensibilité des yeux empêche de faire usage de verres blancs, il faut avoir recours aux verres colorés en bleu ou en vert; il est prudent aussi de commencer par les numéros les plus bas. Enfin, il faut avoir grand soin de tenir toujours les lunettes à la même distance des yeux.

Il y a des exemples de myopie guérie après l'extraction du crystallin devenu opaque. On le conçoit d'après ce qui a été dit plus haut. On explique aussi facilement la cessation spontanée de la myopie par les progrès de l'âge ; les humeurs de l'œil diminuent, la cornée s'aplatit, etc.

Nous avons dit que les enfans deviennent quelquefois myopes par l'habitude qu'ils prennent de regarder de trop près. Il faut dans ce cas, leur présenter à une distance convenable des objets capables de piquer vivement leur curiosité, et les empêcher d'approcher trop près de leurs yeux ceux qu'ils veulent voir. (J. CLOQUET.)

MYOTILITÉ, s. f., *myotilitas ;* mot par lequel M. Chaussier a cru devoir désigner spécialement la force motrice des muscles ; mais ces organes jouissant de plusieurs ordres de mouvemens, une seule et même dénomination ne saurait en désigner le principe. La diastole de certains muscles, et notamment du cœur, appartient à la dilatabilité ; la contraction volontaire ou animale à la contractilité cérébrale ; et la contraction sous l'influence des stimulans, à la contractilité organique sensible ou irritabilité. Indépendamment de ces forces diverses qui animent les muscles, ils partagent encore la tonicité ou contractilité organique insensible avec la plupart des autres parties, et ils possèdent éminemment l'*élasticité* à laquelle Bichat a imprimé la dénomination de contractilité de tissu. On consultera donc, pour se former une idée complète de la force des muscles, les articles contractilité, dilatabilité, ton, ainsi que le mot *muscle*, envisagé sous le rapport physiologique. (RULLIER.)

MYOTOMIE, s. f., *myotomia ;* dissection des muscles.

MYROBOLANS ou MYROBALANS, s. m. pl., dérivé de μυρον, onguent, et de βαλανος, fruit ou gland. On appelle ainsi en pharmacie des fruits originaires de l'Inde, et employés depuis un temps presque immémorial dans l'art de guérir. Les auteurs en ont distingué cinq espèces ou sortes ; savoir : le myrobolan chébule, le citrin, l'indien, le belliric et l'emblic.

1° MYROBOLANS CHÉBULES. Ils sont ovoïdes, alongés, de la grosseur d'une datte, ordinairement pyriformes, c'est-à-dire plus renflés vers leur partie supérieure : quelquefois cependant leur forme est olivaire ; leur longueur est de quinze à dix-huit lignes; leur plus grand diamètre d'environ dix lignes; leur surface est lisse et luisante, brunâtre, marquée de cinq côtes longitudinales obtuses, peu saillantes, entre chacune desquelles on en voit une autre encore moins élevée; coupés transversalement, on voit qu'ils sont composés d'une partie charnue d'environ deux lignes d'épaisseur, brunâtre et comme marbrée, croquante, d'une saveur acide, et d'un noyau alongé, marqué de dix côtes longitudinales, dont cinq sont plus saillantes. Ce noyau, dont l'épaisseur est d'environ trois lignes, renferme dans sa cavité centrale, qui n'a pas plus d'une ligne et demie à deux lignes de diamètre, un embryon dont les cotylédons sont minces et roulés plusieurs fois sur eux-mêmes. Les myrobolans chébules sont les fruits du *myrobolanus chebula* de Gartner, ou *terminalia chebula* de Roxburgh. Dans quelques ouvrages, et entre autres dans le *Nouveau Codex de Paris*, ces fruits, ainsi que les myrobolans citrins et indiques, sont rapportés au *balanites Egyptiaca* de Delile, arbre qui appartient à la famille des Térébinthacées; mais c'est une erreur qu'il nous a été facile de rectifier, en comparant la structure des myrobolans ci-dessus nommés avec celle du *balanites*. Le fruit de ce dernier se rapproche beaucoup plus par sa forme des myrobolans bellirics; mais l'organisation de son embryon est tout-à-fait différente. En effet il se compose de deux lobes ou cotylédons épais, simplement appliqués l'un contre l'autre par leur face interne; dans les vrais myrobolans, au contraire, ils sont minces, planes, et roulés plusieurs fois sur eux-mêmes. Or on sait que ce caractère appartient à toutes les espèces du genre *terminalia* de Jussieu, ou *myrobalanus* de Gærtner.

2° MYROBOLANS CITRINS. Ils sont moitié moins gros que les précédens dans toutes leurs parties; mais ils sont plus rarement pyriformes : leur surface extérieure est également lisse et marquée de côtes peu saillantes; leur couleur varie du jaune au brun; leur partie charnue est sèche, jaunâtre, astringente, et leur organisation intérieure est absolument la même. Ces fruits ne nous paraissent être qu'une simple variété des précédens; néanmoins on en a fait une espèce distincte sous le nom de *terminalia citrina*. Nous ferons remarquer ici que le fruit figuré par Gærtner (*De fruct.* et *sem.*, *ab.* XCVII) sous le nom de *myrobalanus citrina*, n'est pas le véritable myrobolan citrin du commerce : c'est une variété que nous avons souvent trouvée mélangée dans les myrobolans chébules.

3° MYROBOLANS INDIQUES. Cette troisième sorte de myrobolans a une forme irrégulière; celui-ci est alongé, souvent pyriforme, quelquefois terminé en pointe à ses deux extrémités, long de quatre à huit lignes, un peu comprimé, noirâtre, fortement ridé longitudinalement; sa cassure est noirâtre, compacte; il n'offre qu'une faible ébauche de noyau, et son centre est occupé par une cavité vide. La saveur des myrobolans indiens est encore plus astringente que celle des deux espèces précédentes: ils ne sont évidemment que les fruits du *terminalia chebula*, cueillis long-temps avant leur maturité.

4° MYROBOLANS BELLIRICS. Ils sont de la grosseur d'une petite noix, ovoïdes, arrondis, ou quelquefois tout-à-fait ronds, rarement offrant cinq côtes à peine marquées; leur surface est brunâtre, terne et comme terreuse; leur chair est moins épaisse, d'une saveur astringente et un peu aromatique; le noyau est plus gros et son amande plus volumineuse que dans les espèces précédentes. Les myrobolans bellirics sont produits par le *myrobalanus bellirina* de Gærtner.

5° Enfin les MYROBOLANS EMBLICS sont globuleux, déprimés au centre, de la grosseur d'une cerise, offrant six côtes très-obtuses, séparées par des sillons profonds, d'une couleur noirâtre; ils se composent d'une partie extérieure charnue, épaisse d'au moins deux lignes, se séparant en six valves par chacun des sillons, et d'un noyau ou coque également à six côtes, et s'ouvrant en six parties. La chair des emblics est très-astringente, sans aucune âcreté, circonstance assez rare dans la famille naturelle à laquelle appartient cette espèce de myrobolans. Elle est en effet produite par l'*emblica officinalis* de Gærtner, ou *phyllanthus emblica*, L., qui fait partie de la famille des Euphorbiacées.

Les cinq sortes de myrobolans que nous venons de décrire sont toutes originaires de l'Inde. Ce sont les médecins arabes qui en ont introduit l'usage dans la thérapeutique. Ils ont tous une saveur astringente très-marquée, et ils étaient particulièrement employés comme un purgatif doux; mais, quelle que soit la renommée dont ils aient joui autrefois, les médecins modernes en ont entièrement abandonné l'usage. Cependant on les voit encore figurer dans la recette de plusieurs préparations officinales. (A. RICHARD.)

MYRRHE, s. f., *myrrha*, gomme, résine qui nous vient

de l'Arabie et de l'Abyssinie, mais sans qu'on connaisse positivement l'arbre qui la produit. Les uns croient que c'est une espèce du genre *mimosa;* d'autres, et cette opinion nous paraît plus probable, pensent qu'elle découle d'une espèce du genre *amyris*, genre auquel nous devons déjà la résine élémi. En effet, selon Théophraste et Pline, l'arbre qui fournit la myrrhe est épineux, et ses feuilles ressemblent à celle de l'olivier. Il est facile de voir que ces caractères conviennent beaucoup mieux à un amyris qu'à une espèce de mimeuse. C'est donc un point encore obscur d'histoire naturelle médicale, que les voyageurs et les botanistes parviendront peut-être un jour à éclaircir.

La myrrhe est en morceaux peu volumineux ou en larmes irrégulières, pesantes, rougeâtres, demi-transparentes, fragiles, et couvertes extérieurement d'une poussière ou efflorescence blanchâtre, ainsi qu'on l'observe dans l'oliban; sa cassure est vitreuse et brillante : assez souvent les morceaux les plus gros présentent des stries semi-circulaires, que l'on a comparées à des coups d'ongle; de là le nom de myrrhe onguiculée. Ces stries paraissent être le résultat de la dessiccation de la myrrhe, qui est d'abord liquide lorsqu'elle exsude de l'arbre qui la produit. La saveur de la myrrhe est amère et résineuse; son odeur est fortement aromatique et assez agréable. Selon M. Pelletier, elle est composée de trente-quatre parties de résine, contenant un peu d'huile essentielle, et de soixante-six parties de gomme.

La myrrhe est un des médicamens les plus anciennement connus. Nous croyons inutile de rapporter ici la fable de Myrrha et de son père Cyniras, dont la métamorphose donna naissance à l'arbre d'où découle la myrrhe. Les habitans de l'Arabie et de l'Égypte sont dans l'habitude de mâcher continuellement de la myrrhe, ainsi que les Turcs et les peuples de l'archipel de la Grèce mâchent du mastic. Considérée sous le point de vue médical, cette gomme résine, de même que toutes les autres substances du même genre, est un médicament tonique et excitant. Administrée à faible dose, elle active les fonctions de l'estomac et augmente l'appétit : elle porte également son action sur le système sanguin, et a joui d'une très-grande réputation comme emménagogue, quand la cessation ou les irrégularités de l'écoulement menstruel étaient liés à un état de faiblesse local ou général. Néanmoins aujourd'hui ce médicament est généralement peu employé. On en a fait aussi usage à l'extérieur, particulièrement dans les maladies des os, telles que la carie et la nécrose; mais la teinture de myrrhe est maintenant beaucoup moins usitée, depuis que la nature de ces maladies est mieux connue. Cependant il y a quelques cas de nécrose où son emploi est avantageux, et sert à borner les progrès de la mortification; c'est surtout quand cette maladie est accompagnée de symptômes d'une débilité bien manifeste.

On administre la myrrhe soit en poudre, soit à l'état de teinture alcoholique : sa dose varie suivant l'intensité des effets qu'on veut produire et les cas où on l'emploie. Elle fait partie de la plupart des préparations officinales dont les anciens nous ont transmis la connaissance, tels que la thériaque, le mithridate, l'orviétan, la confection d'hyacinthe, le baume de Fioraventi, les pilules de cynoglosse, et plusieurs emplâtres pour la plupart entièrement abandonnés aujourd'hui. (A. RICHARD.)

MYRTE, s. m., *myrtus communis*, L. Famille des Myrtinées (icosandrie monogynie, L.) Ce nom rappelle l'un des arbrisseaux les plus élégans et les plus agréables de nos contrées, et à l'idée duquel se rattachent les souvenirs de la mythologie et de la fable chez les peuples de la Grèce et de l'Italie. Le myrte, qui sous le climat de Paris n'est qu'un arbuste rabougri, que nous ne pouvons conserver qu'en le préservant du froid de nos hivers, forme, dans les provinces méridionales de la France, en Italie, et surtout dans le Levant, des bosquets touffus de quinze à vingt pieds d'élévation. Ses feuilles, qui sont persistantes et toujours vertes, sont opposées, petites, ovales, aiguës, entières, parsemées de points translucides qui sont autant de petites glandes vésiculeuses remplies d'une huile volatile d'une odeur suave. Les fleurs sont blanches, polypétales, solitaires à l'aisselle des feuilles et portées sur des pédoncules longs et grêles. Il leur succède des fruits qui sont de petites baies globuleuses pisiformes, presque noires, couronnées par les dents du calice.

Toutes les parties du myrte répandent une odeur douce et aromatique. Ses feuilles ont une saveur astringente assez prononcée qui paraît due à la présence du tannin et de l'acide gallique. Autrefois le myrte était employé comme tonique et légèrement stimulant, dans les diverses espèces de catarrhes chroniques. Ce médicament ne manque pas d'une certaine énergie, mais néanmoins les médecins en ont abandonné l'usage.

Ses feuilles sont encore employées dans quelques-unes des contrées où il croît en abondance au tannage et à la préparation des cuirs.

Deux autres espèces appartenant au genre myrte doivent être mentionnées ici. L'une est le *myrtus caryophyllata*, L., qui croît dans l'Amérique méridionale. Son écorce nous est apportée sous les noms de *cannelle giroflée*, de *bois de girofle* ou *bois de crabe*. Elle est roulée, privée généralement de son épiderme, d'une couleur grisâtre extérieurement, brunâtre à l'intérieur. Sa saveur est âcre, piquante et aromatique, analogue à celle du gérofle. On s'en sert comme aromate. Mais en France elle est inusitée.

La seconde est le *myrtus pimenta*, L., également originaire de l'Amérique méridionale et particulièrement de la Jamaïque. Ses fruits qui sont de petites baies globuleuses, pisiformes, noires, ont une saveur poivrée très-prononcée. On les connaît sous les noms vulgaires de *toute épice*, *poivre de la Jamaïque* ou *piment des Anglais*. Cette saveur piquante qui réside particulièrement dans la partie charnue est due à une huile volatile très-pesante que l'on obtient facilement par le moyen de la distillation. La toute-épice est également employée comme aromate et condiment en guise de poivre. (A. RICHARD.)

MYRTIFORME, adj. pris substantivement, *myrtiformis*.

MYRTIFORMES (caroncules); petites éminences que l'on trouve chez la femme, à l'entrée du VAGIN.

MYRTIFORME (muscle). C'est l'ABAISSEUR de l'aile du nez.

MYRTIFORME OU INCISIVE (fosse); dépression que l'on observe à la surface de l'os maxillaire supérieur en dedans de la fosse canine, et dans laquelle s'insèrent les fibres du muscle myrtiforme. (MARJOLIN.)

MYRTINÉES, s. f. pl. Le myrte forme, avec les végétaux qui lui ressemblent par l'organisation de leurs diverses parties, une famille naturelle de plantes qui appartient à la classe des végétaux dicotylédons à étamines épigynes. Les myrtinées sont en général des arbres ou des arbrisseaux d'un port élégant, en tout temps ornés de leur feuillage. Leurs feuilles sont opposées simples; leur calice est adhérent avec l'ovaire infère et terminé par un limbe à quatre ou cinq dents persistantes; la corolle se compose de quatre à cinq pétales, souvent plissés et chiffonnés avant leur épanouissement. Les étamines sont nombreuses, insérées sur le sommet de l'ovaire. Celui-ci est infère et offre une ou plusieurs loges, contenant plusieurs graines : le style qui termine l'ovaire est simple ainsi que le stigmate qui le surmonte. Le fruit est généralement une baie à une ou plusieurs loges qui renferment plusieurs graines.

Les glandes vésiculeuses, pleines d'huile volatile que nous avons remarquées dans le myrte, existent dans toutes les autres plantes de la famille des myrtinées, à l'exception du grenadier, et forment ainsi un des caractères de cette famille. Aussi voyons-nous que le principe aromatique et odorant existe dans la plupart des myrtinées, comme on l'observe dans le myrte, la cannelle giroflée, le piment des Anglais, les clous de girofle, etc. C'est d'un arbre de cette famille le *melaleuca leucadendron*, qui croît dans l'Inde, que l'on extrait l'huile essentielle de Cajeput. La saveur acide et astringente existe aussi dans cette famille, ainsi que nous l'avons dit pour les feuilles du myrte qui servent au tannage des cuirs. Elle se retrouve surtout dans toutes les parties du grenadier, qui, étant privé des glandes vésiculeuses, n'offre nullement la saveur aromatique si commune dans les autres plantes de la même famille. Tout le monde connaît la saveur aigrelette et agréable des graines charnues contenues dans le fruit du grenadier. On sait que ses boutons de fleurs avant leur épanouissement, connus sous le nom de Balaustes, et l'enveloppe crustacée de son fruit, sont fréquemment employés comme astringens. Les fruits de quelques espèces de myrtinées dont le péricarpe est charnu et pulpeux, ont une saveur sucrée, qui masque un peu leur goût aromatique, c'est ce que l'on observe dans la Goiave et la Jamrose, qui néanmoins conservent encore une saveur térébinthacée, qui les rend peu agréables pour les personnes qui n'y sont pas accoutumées. (A. RICHARD.)

FIN DU QUATORZIÈME VOLUME.

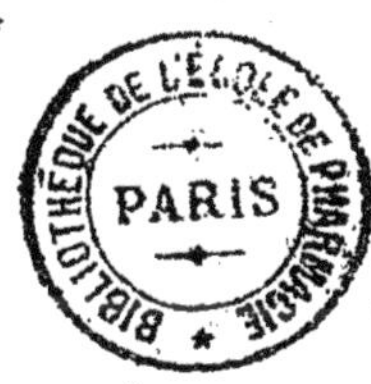

TABLE

DES PRINCIPAUX ARTICLES

CONTENUS DANS LE QUATORZIÈME VOLUME.

DISTRIBUTION DES MATIÈRES.

	MM.
Anatomie.	MARJOLIN, professeur de la faculté de méd., H. CLOQUET, OLLIVIER, doct. en méd.
Physiologie.	ADELON, COUTANCEAU, RULLIER, docteurs en méd.
Anatomie pathologique	BRESCHET, chef des travaux anatomiques de la Fac. de méd., ANDRAL *fils*, doct. en méd.
Pathologies générale et interne.	CHOMEL, COUTANCEAU, LANDRÉ-BEAUVAIS, RAYER, ROCHOUX, docteurs en méd., ANDRAL *fils*, doct. en méd.
Pathologie externe et opérations chirurgicales	J. CLOQUET, chir. de l'hôpital Saint-Louis; MARJOLIN, ROUX, prof. de la fac. de méd., et MURAT, chirurgien en chef de la maison royale de Bicêtre, OLLIVIER, doct. en méd.
Accouchemens, Maladies des femmes et des nouveau-nés	DÉSORMEAUX, professeur de la fac. de méd.
Maladies des enfans.	GUERSENT, médecin de l'hôpital des Enfans.
Maladies des vieillards	FERRUS et ROSTAN, méd. de l'hospice de la Salpêtrière.
Maladies mentales.	GEORGET, docteur en méd.
Maladies cutanées.	BIETT, méd. de l'hôpital Saint-Louis, et RAYER, doct. en méd.
Maladies syphilitiques.	LAGNEAU, docteur en médecine
Maladies des pays chauds.	ROCHOUX, doct. en méd.
Thérapeutique générale	GUERSENT, médecin de l'hôpital des Enfans.
Histoire naturelle médicale.	H. CLOQUET, docteur en méd., ORFILA, prof. de la fac. de méd., et A. RICHARD, démonstrateur de botan. de la faculté de méd.
Chimie médicale et pharmacie.	ORFILA, et PELLETIER, professeur de l'École de pharmacie.
Physique médicale et hygiène.	ROSTAN.
Médecine légale et police médicale.	MARC, doct. méd., ORFILA, et CORTAGE-DELORME, docteur en médecine, qui est aussi chargé des articles de vocabulaire.

www.ingramcontent.com/pod-product-compliance
Ingram Content Group UK Ltd.
Pitfield, Milton Keynes, MK11 3LW, UK
UKHW012000240726
13965UKWH00001B/63

9 782013 538305